Klaus Ludwig
Lexikon der Zahnmedizinischen Werkstoffkunde

Lexikon der Zahnmedizinischen Werkstoffkunde

Herausgegeben von
Prof. Dr. rer. nat. Klaus Ludwig

Unter Mitarbeit von

Prof. Dr. med. dent. Rainer Biffar
Priv.-Doz. Dr.-Ing. Horst Fischer
Dr. rer. nat. Roland Göbel
Prof. Dr. med. dent. Matthias Hannig
Dr. med. Michael Hopp
Priv.-Doz. Dr. rer. nat. Ralf Janda
Prof. em. Dr. med. dent. Edwin Lenz
Priv.-Doz. Dr. rer. nat. Roland Strietzel
Prof. Dr. med. dent. Dieter Welker
Prof. Dr. med. dent. Bernd Wöstmann

Quintessenz Verlags-GmbH
Berlin, Barcelona, Beijing, Chicago, Istanbul,
Kopenhagen, London, Mailand, Moskau, Neu-Delhi,
Paris, Prag, São Paulo, Seoul, Tokio und Warschau

Bibliografische Information der Deutschen Bibliothek
Die Deutsche Bibliothek verzeichnet diese Publikation in der Deutschen Nationalbibliografie;
detaillierte bibliografische Daten sind im Internet über <http://dnb.ddb.de> abrufbar.

Lithographie: S&T Digitale Medien GmbH, Berlin
Druck: Winkler-Druck GmbH, Gräfenhainichen

ISBN: 3-87652-310-9

Printed in Germany

Danksagung

Besonderer Dank gebührt den Autoren der verschiedenen Fachgebiete sowie deren Teams für ihr Engagement in der Unterstützung dieses Werkes und dafür, dass sie neben allen Verpflichtungen die Zeit für die Mitarbeit gefunden haben.

Im einzelnen gilt mein Dank:

Herrn Prof. Dr. Biffar für die Übernahme der Themenbereiche Dentalkeramiken, Metallkeramik, Dentallegierungen, Dentalguss;

Herrn PD Dr. Fischer für die Beiträge zu Eigenschaften und Bruchverhalten von Keramiken und neuen Gerüstkeramiken;

Herrn Prof. Dr. Hannig für die Bearbeitung von Stichworten zu permanenten und provisorischen Zementen, endodontischen Materialien, Schmelz- und Dentinadhäsiven sowie Klebetechniken;

Herrn Dr. Hopp für Themen aus dem Bereich Fügetechniken mit Löten, Schweißen, Lasern, Schrauben und Nieten;

Herrn PD Dr. Janda für Ausführungen über die Grundlagen von Physik und Chemie dentaler Kunststoffe und deren generelle Verarbeitung;

Herrn Prof. Dr. Lenz für die Themen Titan, Titanbearbeitung, Korrosionsmechanismen und -Wirkung; Herrn PD Dr. Strietzel für die Übernahme der Stichworte zu Labormaterialien mit Gipsen, Einbettmasse, Modellmaterialien, Wachsen und Isoliermitteln;

Der Autorengruppe Prof. Dr. Welker und Dr. Göbel für ihre Ausführungen zu Prothesenkunststoffen, weichen Kunststoffen, Kunststoffzähnen, Verblendkompositen, Kunststoff-Verbundsystemen, Provisorienkunststoffen, Kompomeren und Ormoceren, Materialbearbeitungen sowie zur Werkstoffprüfung, zur Biologie der Mundhöhle und zur Biokompatibilität;

Herrn Prof. Dr. Wöstmann für die Beiträge zu Abformmaterialien, Abformtechniken, Abformlöffeln, Situations- und Meistermodellherstellung.

Daneben danke ich allen Kolleginnen und Kollegen, die mir bei der Fertigstellung des Lexikons hilfreich zur Seite standen. Im einzelnen bedanke ich mich bei Frau G. Galsterer für die Unterstützung bei Erstellung und Korrektur von Zeichnungen und Formeln, bei Herrn Dipl. Ing. F. Lehmann für die Hilfe bei der Koordinierung der unterschiedlichsten Softwareformate und bei Herrn stud. rer. nat. E. B. Ludwig für die Mithilfe bei der Zusammenführung von Texten und Abbildungen der Autoren.

Dem Quintessenz-Verlag, Berlin und den beteiligten Mitarbeitern gebühren Dank und Anerkennung für die Realisierung des umfangreichen Projektes und die gute Zusammenarbeit.

Kiel, im Sommer 2004   K. Ludwig

Vorwort

Die Kenntnis von Eigenschaften und Anwendung eingesetzter Materialien und Methoden ist mitentscheidend für den klinischen und auch technischen Erfolg jeder zahnärztlichen Behandlung. Neben den klassischen Materialien sind zunehmend neue Materialgruppen und komplexere Verarbeitungstechniken zu berücksichtigen. Daneben gewinnt die Verträglichkeit von Therapiemitteln in der Anwendung eine immer größere Bedeutung.

Von verschiedener Seite wurde deshalb der Wunsch nach einem aktuellen Nachschlagewerk geäußert. Für eine Realisierung konnten 10 anerkannte Autoren unterschiedlicher Fachrichtungen gewonnen werden. Es wurde versucht, wesentliche Gesichtspunkte aus der gesamten Bandbreite der dentalen Werkstoffkunde unter Berücksichtigung von Aspekten zur Materialverträglichkeit und der Biologie der Mundhöhle als Lexikon zusammenzufassen. Besonderer Wert wurde hierbei auf Verdeutlichung durch bildliche Darstellungen gelegt.

Trotz Strukturierung als Lexikon war beabsichtigt, wichtige Sachthemen zusammenhängend darzustellen. Da eine Vielzahl von Materialien sowohl in verschiedenen klinischen als auch zahntechnischen Arbeitsgängen zur Anwendung kommen, wurden trotz der Querverweise Redundanzen hinsichtlich chemischer Strukturen und Eigenschaften sowie einer Beschreibung aus unterschiedlicher Sichtweise der Autoren bei wichtigen Materialien zugelassen.

Bei einigen neuen Techniken mußte in Einzelfällen von der Regel, Produkte oder Firmennamen nicht zu nennen, abgewichen werden, da diese Produkte bzw. Techniken direkt mit Herstellern verbunden und als solche bekannt sind.

In dieser Strukturierung wendet sich das Lexikon an Zahnärztinnen und Zahnärzte, Zahntechnikerinnen und Zahntechniker und auch besonders an Studierende der Zahnmedizin. Ziel ist neben der schnellen Information zu aktuellen Fragen auch die umfassende Darstellung grundlegender Themen der dentalen Werkstoffkunde im Sinne eines Repetitoriums.

Die Autoren hoffen, daß dieses Konzept auf Akzeptanz trifft. Anmerkungen und Ergänzungsvorschläge werden dankbar entgegengenommen, um diese in künftigen Auflagen berücksichtigen zu können.

Kiel, im Sommer 2004   Klaus Ludwig

Autorenverzeichnis

Prof. Dr. med. dent. Rainer Biffar
Poliklinik für Zahnärztliche Prothetik
und Werkstoffkunde
Klinikum der Ernst-Moritz-Arndt
Universität
Greifswald

Priv.-Doz. Dr.-Ing. Horst Fischer
Institut für Gesteinshüttenkunde
Rheinisch-Westfälische
Technische Hochschule
Aachen

Dr. rer. nat. Roland Göbel
Poliklinik für Zahnärztliche Prothetik
und Werkstoffkunde
Klinikum der Friedrich-Schiller-Universität
Jena

Prof. Dr. med. dent. Matthias Hannig
Abteilung für Zahnerhaltung
und Parodontologie
Universitätsklinikum des Saarlandes
Homburg

Dr. med. Michael Hopp
Berlin

Priv.-Doz. Dr. rer. nat. Ralf Janda
Poliklinik für Zahnerhaltung und
Präventive Zahnheilkunde
Westdeutsche Kieferklinik
Heinrich-Heine-Universität
Düsseldorf

Prof. em. Dr. med. dent. Edwin Lenz
Kiliansroda

Prof. Dr. rer. nat. Klaus Ludwig
Klinik für Zahnärztliche Prothetik,
Propädeutik
und Werkstoffkunde
Universitätsklinikum Schleswig-Holstein
Campus Kiel

Priv.-Doz. Dr. rer. nat. Roland Strietzel
BEGO Bremer Goldschlägerei
Bremen

Prof. Dr. med. dent. Dieter Welker
Poliklinik für Zahnärztliche Prothetik
und Werkstoffkunde
Klinikum der Friedrich-Schiller-Universität
Jena

Prof. Dr. med. dent. Bernd Wöstmann
Poliklinik für Zahnärztliche Prothetik
Justus-Liebig-Universität
Giessen

Abbeizen
Chemisches Verfahren zum Entfernen von Belägen, Deckschichten durch Beizen. Da i.R. eine Säure verwendet wird, wird es auch als Absäuern bezeichnet; → Absäuern

Abbindegeschwindigkeit
Zunahme der Vernetzung/Aushärtung eines (Abform)Materials pro Zeiteinheit. K-Silikone und Polysulfide zeichnen sich durch niedrige, insbesondere A-Silikone durch hohe Abbindegeschwindigkeiten (s.g. „snap-set" Effekt) aus; → Abformmaterialien (Abb. 1)

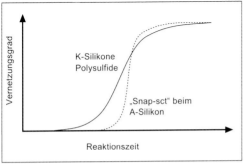

Abb. 1

Abbindeexpansion
Expansion, die während des Abbinde- oder Erhärtungsvorganges eines Materials eintritt. Von den Abformmaterialien erfährt nur → Abformgips eine Expansion, alle anderen Abformmassen schrumpfen (→ Abbindekontraktion).

Abbindekontraktion
Ausmaß der Kontraktion, die ein Abformmaterial während des Abbindeprozesses erfährt (→ Abformmaterialien). Von den elastomeren Materialien schrumpfen → Polysulfide am stärksten, → A-Silikone am wenigsten. → Abformgips ist das einzige Abformmaterial, das beim Abbindevorgang expandiert; → Abformmaterialien

Abbindeschrumpfung
→ Abbindekontraktion

Abbindezeit
Zeitspanne, die ein Material zum vollständigen Abbinden (gerechnet vom Mischbeginn) benötigt.

Abbindezeit
Zeitspanne gemessen ab Mischende bis zum Abbinden des Werkstoffes.

Abbrand
auch als Ausbrand bezeichnet; Verlust von Legierungsbestandteilen durch Verdampfung oder Oxidation während des → Schweißens oder Schmelzens; verändert die Eigenschaften des Materials in der Schweißzone.

Abbruchreaktion
letzte Phase einer → Kettenreaktion

Abdämmleisten
Am Abformlöffel angebrachte Randwülste (meistens aus Wachs), die ein Abfließen des Abformmaterials vom Löffel verhindern und so einen größeren Staudruck des Abformmaterials erreichen sollen. Abdämmleisten dienen insbesondere in der Hydrokolloidtechnik zur Individualisierung der Löffel; → Abformmethoden

Abdruckdesinfektion
Desinfektion von zahnmedizinischen Abformungen nach der Entnahme aus dem Munde. Eine Desinfektion ist aus hygienischen und forensischen Gründen unbedigt erforderlich. Vorgehen: Gründliches Abspülen der Abformung unter fließendem lauwarmen Wasser, Anwendung eines Desinfektionsverfahrens (z.B. Tauchbaddesinfektion) und erneutes Abspülen unter fließendem Wasser → Desinfektionsmittel. Der Desinfektionsvorgang kann zu Veränderungen der Abformung führen. Möglich sind (produktabhängig) sowohl eine Quellung als auch eine Kontraktion des Abformmaterials und dadurch Dimensionsänderungen im Modell. Durch geringste Rückstände der verwendeten Chemikalien kann es zusätzlich zu oberflächlichen Veränderungen (Kristallstruktur, Härte) bei Gipsmodellen kommen. A- und K-Silikone

sind am wenigsten empfindlich. Bei Alginaten und (reversiblen) Hydrokolloiden können stärkere Veränderungen auftreten. Neben Ungenauigkeiten können Gipsgegengüsse eine mehlige Oberfläche zeigen. Von Bedeutung ist die Kombination von Abformmaterial und -Produkt, Desinfektionsverfahren, Desinfektionsprodukt und Gipsprodukt, da sich in der Kombination produktbedingt Unverträglichkeiten zeigen können. Die Austestung und damit die Minimierung von Ungenauigkeiten ist im Einzelfall zu empfehlen. Bei Berücksichtigung der Fehlermöglichkeiten und der Herstellerangaben von Abdruckdesinfektionsmitteln ist in der Regel keine klinisch relevante Veränderung von Gipsgegengüssen zu erwarten.

Abformgips

Norm: ISO-Norm 6873 (DIN EN 13911) → Gips,
Zusammensetzung: ß-Halbhydrat des Rohgipses $(CaSO_4 . {}^1/_2 H_2O; 90 m\%)$.
Zusätze: roter und weißer Bolus; 4,5 bzw. 1,5 m% und Kieselgur; 2,5 m%. Weiterhin zur Beschleunigung des Abbindevorgangs Kaliumsulfat (K_2SO_4; 1,5 m%); Geschmackskorrigentien (<0,1 m%).
Abbindung: Rehydratation des Halbhydratpulvers.
Eigenschaften: Die Abbindeexpansion des Abformgipses beträgt initial 0,15 % lin., ist aber nach einigen Stunden wieder rückläufig.
Verarbeitung: Zur Applikation sind unbedingt unperforierte Löffel zu verwenden, da die Abformung in der Regel nicht in toto aus dem Mund entnommen werden kann, sondern zuvor in mehrere Stücke zerbrochen werden muß. Die Bruchstücke müssen anschließend im Löffel wieder zusammengesetzt und ggf. mit Klebewachs fixiert werden.
Desinfektion: Gipsabformungen sind problemlos desinfizierbar; jedoch muß auf die Verträglichkeit des Desinfektionsmittels mit dem anschließend zur Modellherstellung verwendeten Gips geachtet werden.
Modellherstellung: Gipsabformungen dürfen nicht sofort ausgegossen werden, vielmehr ist die Rückstellung der Abbindeexpansion abzuwarten. Die Ausgangsdimension wird allerdings auch nach mehrtägiger Lagerung nicht wieder erreicht. Da keine weiteren Dimensionsänderungen mehr eintreten, wird das Modell vorteilhaft erst am folgenden Tag angefertigt. Als Modellmaterial findet ausschließlich Gips Verwendung. Selbstverständlich ist die Abformung vor dem Ausgießen mit einem geeigneten Mittel gut zu isolieren.
Verträglichkeit: Unverträglichkeiten sind nicht bekannt.

Abformlöffel

Norm: keine
Eigenschaften: Präfabrizierte Serienlöffel werden im wesentlichen zur Situationsabformung sowie zur Abformung präparierter Zahnhartsubstanz verwendet. Als Löffelmaterial dient verchromtes Messing sowie nicht rostender 18/8-Stahl. Stahllöffel sind aufgrund des gegenüber den Messinglöffeln etwa doppelt so hohen → Elastizitätsmoduls zu bevorzugen. In der Regel stehen perforierte und nicht perforierte Löffeltypen zur Verfügung. Perforierte Löffel dienen vornehmlich der Applikation von knetbaren Abformmaterialien (→ Putty Massen). Die Löffel müssen eine ausreichende Stabilität und Verwindungssteifigkeit aufweisen, damit es im Zuge der Abformung nicht zu einer elastischen → Deformation des Löffels kommt. Deshalb sind Serienlöffel aus Kunststoff aufgrund ihrer Flexibilität für die Verwendung mit zähplastischen Materialien unbrauchbar. (Abb. 2) Die Löffelform muss so beschaffen sein, dass sie die darzustellenden Gebiete sicher umfasst und im Bereich der Unterschnitte ausreichende Stärken des Abformmaterials zulässt. Nur wenn die Schichtstärke des Abformmaterials im Bereich eines Unterschnitts mindestens dreimal – besser viermal – so groß wie dessen Tiefe ist, sind keine übermäßigen bleibenden Deformationen des Abformmaterials zu erwarten. (Abb. 3) Da im Unterkiefer – bedingt durch die Stellung der Zähne – die Unterschnitte stets lingual liegen, ist der Löffel so zu wählen, dass lingual ein ausreichender Abstand zur Zahnreihe vorhanden ist; im Oberkiefer dagegen muss vestibulär genügend Platz zur Verfügung stehen. (Abb. 4)

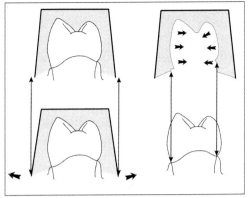

Abb. 2 Abformlöffel

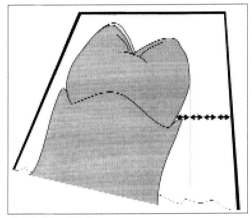

Abb. 3 Abformlöffel

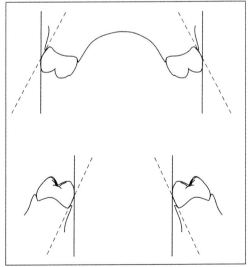

Abb. 4 Abformlöffel

Es ist weiterhin eine sichere Haftung des Abformmaterials am Löffel erforderlich. Diese kann entweder direkt durch geeignete mechanische Retentionen am Löffel (Perforationen bzw. → Rimlock-Löffel) oder indirekt mit Haftvermittlern → Adhäsivlack erreicht werden.

Abformlöffel, Halbindividuelle Löffel
Norm: keine
Eigenschaften: Prinzipiell handelt es sich um Serienlöffel, die allerdings in einer großen Formenvielfalt verfügbar sind, so dass ihnen ein „halbindividueller" Charakter zukommt. Beispiele: Abformlöffelsätze nach Schreinemakers für voll- und unbezahnte Kiefer; Rimlock-Löffel.

Abformlöffel, Individuelle Löffel
Individuelle Löffel werden auf einem zuvor gewonnenen Situationsmodell individuell – i.d.R. aus Kunststoff – angefertigt. Sie werden in der Absicht eingesetzt, in allen Bereichen der Abformung eine gleichmäßige Schichtstärke des Abformmaterials zu gewährleisten, damit der Absolutwert der unvermeidlichen Dimensionsänderungen der Abformung gering bleibt. Im Bereich von Unterschnitten muss vor der Anfertigung des Löffels die drei- bis vierfache Tiefe der Infrawölbung ausgeblockt werden, damit es beim Abziehen der Abformung nicht zu einer übermäßigen Stauchung der Abformmasse kommt. Zur Abformung vollbezahnter Kiefer sind individuelle Abformlöffel im allgemeinen nicht sinnvoll, da der Löffel bei sachgerechter Anfertigung beinahe die Form eines Serienlöffels erhält. Der Mangel an Formstabilität ist der Hauptnachteil individueller Löffel. Schellackplatten sowie die im Tiefziehverfahren verarbeiteten thermoplastisch verformbaren Kunststoffe sind zu stark verformbar und eignen sich nicht zur Herstellung individueller Löffel. Individuelle Löffel aus PMMA sollten zur Gewährleistung einer ausreichenden Verwindungssteifigkeit Schichtstärken von mindestens 3–4 mm aufweisen, und nach Abschluss der Polymerisation mindestens 24 Stunden gelagert werden müssen, da in dieser Zeit noch Formveränderungen des Löffels durch Rückstellung

11

endogener Spannungen eintreten können. Lichthärtende Löffelmaterialien (Urethan-Dimeth-
acrylate) stellen eine Verbesserung gegenüber
dem üblicherweise zur Löffelherstellung eingesetzten PMMA dar. Neben einer höheren Druckfestigkeit sind diese sofort einsetzbar.

Abformmaterialien

→ Abformgips; → Alginat; → Hydrokolloid; →
Polyether; → Polysulfidkautschuk (Thiokole); →
Silikone;

Abformmethoden

→ Abformverfahren

Abformverfahren

→ Doppelmischabformung; → Dual-Arch-Ab-
formung; → Ergänzungsabformung; → Funktionsabformung; → Hydrokolloidabformung; →
Korrekturabformung; → Monophasenabformung; → Ringabformung; → Sandwichab-
formung; → Washtechnik

Abkühlung

Bezeichnet die Temperaturabnahme eines Werkstückes von einer höheren Temperatur auf eine
niedrige Temperatur; → Sintern; → Brennen

Abkühlungsgeschwindigkeit

Temperaturabnahme pro Zeiteinheit z.B. der Legierung nach dem Gießen oder des Brennob-
jektes nach dem Keramikbrennen im Brennofen.
Wichtige Stellgröße beim keramischen Brand
wegen unterschiedlicher Wärmeausdehnungskoeffizienten von Dentalkeramiken und Dentallegierungen. Beeinflußt auch die Bildung kristalliner Strukturen in der Dentalkeramik; → Sintern; → Brennen; → Gießen

Abkühlungskurve

Grafische Darstellung des Temperaturverlaufes
bei Abkühlung eines Werkstückes in Abhängigkeit von der Zeit. Es ergibt sich ein zeitlich expo-
tentieller Abfall der Temperaturdifferenz zwischen der Objekttemperatur und der Umgebungstemperatur, die als konstant angegeben
werden kann. Bei der Abkühlungskurve von rei-

nen Metallen imponiert das Abkühlungsplateau
(Haltepunkt) bei dem Übergang von flüssiger zu
fester Phase (Schmelzpunkt). Die Abkühlungs-
kurve bei Legierungen zeigt bei dem Phasen-
übergang ein Schmelzintervall, das durch die
Solidus- und Liquiduspunkte definiert ist. Bei
Dentalkeramiken wird ein Erweichungsintervall
durchlaufen (s. Erweichungsintervall). Über die
Steuerung der Abkühlungskurve können ver-
schiedene → WAK zwischen Dentalkeramik und
Dentallegierung beeinflusst werden. Dies beugt
Spätsprüngen vor; → Sintern; → Brennen

Abkühlungsrisse

Entstehen bei Abkühlung von einer höheren
Temperatur auf eine bestimmte Umgebungstemperatur. Abkühlungsrisse basieren auf Wärmespannungen, die aufgrund unterschiedlicher
→ Wärmeausdehnungskoeffizienten entstehen
können; → Sintern; → Brennen

Abkühlzeit

Notwendige Zeit, um ein Objekt von einer
Anfangstemperatur auf eine gewünschte Temperatur abkühlen zu lassen. Beim Abkühlen von
gegossenen Objekten (Muffeln) soll die Abkühlzeit nicht durch Abschrecken verkürzt werden, da sonst Wärmespannungen und Material-
veränderungen eintreten können. Die Abkühlzeit bei Keramikverblendungen muß gesteuert
werden, um Spätsprüngen vorzubeugen.

Abrasion

In der Werkstoffkunde Materialabtrag von der
Oberfläche eines Werkstücks durch reibende
Wirkung eines antagonistischen Feststoffs, ggf.
in Partikelform. Komplizierter Vorgang bei →
Verbundkunststoffen mit unterschiedlicher →
Abrasionsfestigkeit bzw. Verbundfestigkeit der
Komponenten (→ Füllstoffe, → Komposite).

Abrasionsfestigkeit

Widerstand eines Werkstoffs oder Werkstücks
gegen reibenden Materialabtrag; ist nicht ausschließlich von der → Härte abhängig. Bei gefüllten Kunststoffen → Kompositen und Legierung
als Antagonistenpaar, kommt es ggf. auch an der

Legierung zum stärkeren Abrieb, da oberflächlich harte Silikatpartikel in hohen Prozentsätzen vorhanden sind und so als „Schleifkörper" wirken.

Abrasionszähne
abradierten natürlichen Zähnen nachempfundene künstliche Zähne mit flachen Höckern für Totalprothesen (→ anatomische Zähne).

Absäuern
Reinigung ausgebetteter Gußobjekte durch Einlegen in geeignete verdünnte Säuren, in der Regel erwärmte 10 %ige H_2SO_4. Der bei fortlaufendem Gebrauch eintretende Wasserverlust (= Erhöhung der Konzentration) muss ausgeglichen werden, weil höhere Konzentrationen Legierungsbestandteile herauslösen können, z.B. aus → EM-Legierungen Cu, Zn, Sn, In, Ga, Ag, Pd. Als Greifwerkzeug werden Quarzpinzetten benutzt, weil es bei Eisenpinzetten zur Lokalelementbildung, zu Niederschlägen von Fremdmetall auf dem abgesäuerten Objekt und später im Mund durch chem. Umwandlung zu Verfärbungen kommt.

Abschlussbrand
auch → Glanzbrand; Der letzte keramische Brand, bei dem mit niedrigerer Temperatur als beim zweiten Dentinbrand gesintert wird. In der Regel wird dieser Abschlußbrand unter atmosphärischen Bedingungen durchgeführt, auch um eine glasierte Oberfläche zu erzielen.

Abschreckrisse
Sprünge in einem Werkstück, die durch das schnelle Abkühlen (Abschrecken) hervorgerufen werden. Sie können an der Werkstückoberfläche sichtbar sein und die Werkstückqualität (Festigkeit, → Härte) reduzieren. Abschreckrisse sind die bei ungleichmässiger, schneller Abkühlung in metallischen Werkstücken auftretende inneren Spannungen, die durch Spannungsfreiglühen wieder aufgehoben werden können.

Abstrahlen
Das Abstrahlen einer Oberfläche mit einem Strahlmittel (fälschlich allgemein als Sandstrah-

len bezeichnet). Beim Strahlmittel kann es sich um Sand handeln (ungebräuchlich im Dentalbereich), meist werden Korundpartikel (Al_2O_3) unterschiedlicher Körnung oder Kunststoffpartikel (Glanzstrahlen) verwendet. Das Abstrahlen ist unerläßlich, da es wesentliche Aufgaben erfüllt: -Reinigung der Oberfläche von z.B. Gußartefakten oder anhaftenden Fremdpartikeln, -Schaffung von Mikroretentionen, dadurch können die Verblendwerkstoffe retentiv mit dem Gerüstmaterial verbunden werden. Ohne ausreichende Mikrorentention ist kein dauerhafter Verbund herstellbar. -Erhöhung der Oberflächenenergie (Erhöhung der Benetzbarkeit). Durch das Abstrahlen werden die obersten Schichten der gestrahlten Werkstoffe in einen energetisch höheren Zustand gebracht. Dies führt dazu, daß ein Verblendwerkstoff (Keramikschlicker oder Verblendkunststoff) sich besser auf der Oberfläche verteilt (höhere Benetzbarkeit). Dadurch kann ein besserer Verbund hergestellt werden, da dieser nur dort hergestellt werden kann, wo es zum Kontakt zwischen Verblend- und Gerüstmaterial gekommen ist. Die Oberflächenenergie nimmt jedoch mit der Zeit wieder ab. Daher sollte nach dem Abstrahlen zügig weiter gearbeitet werden. Der Erfolg des Abstrahlen ist von mehreren Parametern abhängig: – Art des Strahlmittels – Die kinetische Energie des Strahlmittels ist von der Partikelgröße und vom eingestelltem Druck abhängig. Sie hängt von der Beziehung „F = m * a" ab, wobei mit F die Kraft, m die Masse und a die Beschleunigung darstellen. Die Beschleunigung wiederum korreliert mit dem „Strahldruck" (üblich 2–6 bar). Prinzipiell benötigen NEM-Legierungen höhere Drücke und größere Partikel als EM-Legierungen, um anhaftende Oxidschichten zu entfernen. -Strahlwinkel (idealerweise ca. 45°)- Strahldauer (10–20 Sekunden)

α-case
→ Alpha-case

Acetale
aus den Worten *Acetum* und *Al*kohol gebildete Bezeichnung für Alkoholderivate von Aldehy-

den und Ketonen, z.B. des Acetaldehyds (die eigentlichen Acetale) oder des Formaldehyds (Formale); ein cyklisches Acetal ist Trioxan, das Trimere des Formaldehyds, das zu → Polyacetal-Kunststoff polymerisiert werden kann.

Acrylate
Ester und Salze der → Acrylsäure

Acrylharze
Kunststoffe, die durch Polymerisation von Acrylat-Monomeren entstanden sind. In der ZM z.B. Prothesenkunststoff Polymethylmethacrylat (→ PMMA), entstanden aus Methacrylsäuremethylester (→ MMA), temporäre Kronen- und Brücken-Kunststoffe als sog. „höhere Acrylate", entstanden aus Acrylaten mit höherem Molekulargewicht, wie Methacrylsäureethyl- und Methacrylsäurebutylester, sowie Füllungs- und → Verblendkomposit als Polymerisate von Diacrylatmonomeren zu Diacrylatpolymer.

Acrylsäure
chem. Formel: $H_2C=CH-COOH$; Trivialname Propensäure; Ausgangsmonomer, aus dem durch radikalische → Polymerisation → Polyacrylsäure, die Hauptbestandteil der Flüssigkeit für Polyalkenoatzemente ist, hergestellt wird; Auch als Ausgangsmaterial für → Acrylate von Bedeutung.

Adapta-Verfahren
→ Tiefziehen. Bezeichnung für thermoplastisch im Tiefziehverfahren hergestellten Kronengerüstkäppchen für die Gusstechnik. Tiefgezogen werden Folien unterschiedlicher Dicke bei einem Durchmesser von ca. 40 mm in einem Hilfsgerät. Zur Erzeugung eines Zementierspaltes werden dünne Platzhalterfolien (100 μm, auf der Modellstumpfseite) zusammen mit der Gerüstfolie (z.B. 600 μm) tiefgezogen. Die Platzhalterfolie wird später verworfen. Die Genauigkeit tiefgezogener Käppchen ist beschränkt. (Abb. 5)

Additionsreaktion
Chemische Reaktionsform, bei der zwei Moleküle ohne dass es zur Abspaltung eines dritten

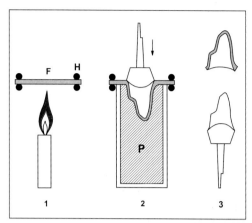

Abb. 5 „Adapta" Tiefziehverfahren. 1 Erwärmung der kreisförmigen in dem ringförmigen Halter H befestigten Tiefziehfolie über der Flamme, 2 Tiefziehen der Folie durch Eindrücken des Zahnmodellstumpfes in ein Gefäss mit zähplastischer Masse P, 3 Konturieren der Tiefziehkappe nach Abkühlung.

kommt, miteinander reagieren, sich „addieren". → A-Silikone und → Polyether vernetzen in einer Additionsreaktion (vgl. → Kondensationsreaktion).

Additive
unterschiedlichste Substanzen, die Stoffen zur Veränderung/Optimierung ihrer Eigenschaften (meist in kleinen Mengen) zugesetzt werden, wie → Beschleuniger, → Verzögerer, → Füllstoffe, → Farbstoffe, Geschmackstoffe, Alterungsschutzmittel, → Lichtschutzsubstanzen, → Weichmacher, → Inhibitoren/Stabilisatoren, Mikrobizide u.ä.

Adheseal-Methode
Verfahren der → Funktionsabformung, das sich zur Ausgestaltung des Funktionsrandes des Abformmaterials Adheseal (reversibel-plastisches Kunstharz) bedient.

Adhäsion
Haftung zwischen zwei Oberflächen über chemische oder physikalische Kräfte oder mittels eines Adhäsivs. Prinzipiell können zwei Mechanismen der Adhäsion unterschieden werden: Die chemische Adhäsion (Chemisorption)

und die physikalische Adhäsion. Bei chemischer Adhäsion werden Molekular-/Atombindungen aktiv. Bei physikalschen Adhäsivsystemen sind primär zwischenmolekulare Kräfte, van-der-Waals-Kräfte, Dipol-Dipol-Kräfte und div. Anziehungskräfte wirksam. Dies setzt voraus, dass der Abstand von Substrat und Adhäsiv weniger als 0,7 nm beträgt. Die physikalische Adhäsion basiert ferner auf der Retention durch mikromechanische Verzahnung („interlocking") oder Penetration des Adhäsivs in die Substratoberfläche → Kleben. (Abb. 6)

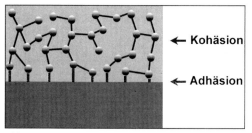

Abb. 6 Adhäsion und Kohäsion

Adhäsionsversagen

Bruch eines Werkstoffverbundes an der Kontaktfläche der Werkstoffe. Die → Verbundfestigkeit liegt unter der Festigkeit der Fügepartner. (Abb. 7)

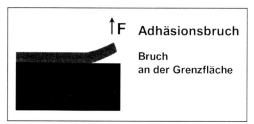

Abb. 7 Adhäsionsversagen

Adhäsiv

Mittel (Haftvermittler) zum Verbinden von zwei Werkstoffen unterschiedlicher oder gleicher chemischer Basis durch → Adhäsion. → Verbundsysteme, → Adhäsivsysteme, → Primer

adhäsiv

anhaftend, klebend

Adhäsive Befestigung

komplexes Verbundsystem zur Befestigung vollkeramischer, metallischer oder Kunststoff- Rekonstruktionen an der Zahnhartsubstanz mit → Kompositen ggf. unter Anwendung von Adhäsiven. Häufig eingesetzte Silanzwischenmoleküle können einerseits mit ihrem organischen Teil an die Matrix des Komposits ankoppeln und andererseits mit ihrem anorganischen Teil über Siliciumoxid-Bindung mit der Keramik bzw. dem geätzten Schmelz oder vorbehandelten Dentin reagieren. Die adhäsive Befestigung basiert auf der Anwendung der Schmelz-Ätz-Technik und der Silanisierung von keramischen Flächen, d.h. die adhäsiven Kontaktflächen werden mit Phosphorsäure bzw. Flusssäure konditioniert, mit einer Silanschicht versehen und mit einem Befestigungskomposit (verwandt mit gefüllten Füllungswerkstoffen) verbunden; → Adhäsion, → Adhäsivsysteme

Adhäsivlack

Norm: keine. Es sind drei Typen verfügbar: Für Silikone, Polyether und Alginate. Die Typen sind jeweils nur für die jeweilige Abformmaterialklasse geeignet und nicht untereinander kompatibel. Alle Abformlöffel sollten vor Gebrauch dünn mit einem geeigneten Adhäsiv bestrichen werden. Dabei muss das Adhäsiv auf den jeweiligen Abformmaterialtyp abgestimmt sein. Die Anwendung eines geeigneten Adhäsivlösungsmittels vereinfacht die Reinigung der Löffel erheblich.

Adhäsivsysteme (Schmelz-Dentin-Haftvermittler)

Flüssigkeits-Systeme. Adhäsivsysteme dienen zur adhäsiven Verankerung von Kompositmaterialien an Zahnschmelz und Dentin und bestehen prinzipiell aus den Komponenten Konditionierungsmittel, Primer und Adhäsiv. Diese drei Komponenten können miteinander kombiniert sein (siehe: Condi-Primer, Primer-Adhäsiv, selbstkonditionierender/selbstätzender Primer, selbstkonditionierendes/selbstätzendes Primer-Adhäsiv). Orientiert an der Zahl der prinzipiellen klinischen Arbeitsschritte lassen sich Adhäsivsysteme wie folgt einteilen:

Typ 1: 3 klinische Arbeitsschritte
-Ätzung von Schmelz und Dentin mit Phosphorsäure (Total-Ätz-Technik)
-Applikation des Primers
-Applikation des Adhäsivs

Typ 2: 2 klinische Arbeitsschritte
-Ätzung von Schmelz und Dentin mit Phosphorsäure (Total-Ätz-Technik)
-Applikation des Primer-Adhäsivs in einem Schritt, sog. one-bottle-System

Typ 3: 2 klinische Arbeitsschritte
-Konditionierung von Schmelz und Dentin mit einem selbstätzenden Primer (ohne separate Phosphorsäureätzung)
-Applikation des Adhäsivs

Typ 4: 1 klinischer Arbeitsschritt
-Applikation des selbstätzenden Primer-Adhäsivs auf Schmelz und Dentin (ohne separate Phosphorsäureätzung), sog. All-in-one-Adhäsiv

Entsprechend der Konditionierung von Schmelz und Dentin und der nachfolgenden Applikation von Primer und Adhäsiv können Adhäsivsysteme wie folgt klassifiziert werden:

1. Ätzung vom Schmelz und Dentin mit Phosphorsäure (Total-Ätz-Technik)
   a) Applikation des Primers und nachfolgend des Adhäsivs auf Schmelz und Dentin
   b) Applikation des Primer-Adhäsivs (one-bottle-Adhäsiv) auf Schmelz und Dentin

2. Selektive Schmelzätzung mit Phosphorsäure
   Selektive Applikation des dentinkonditionierenden Primers (condi-primer) auf das Dentin
   Applikation des Adhäsivs auf Schmelz und Dentin

3. Keine separate Ätzung mit Phosphorsäure
   a) Applikation des selbstätzenden (schmelz- und dentinkonditionierenden) Primers und nachfolgend des Adhäsivs auf Schmelz und Dentin
   b) Applikation des selbstätzenden (schmelz- und dentinkonditionierenden) Primer-Adhäsivs (All-in-one Adhäsiv) auf Schmelz und Dentin

Zusammensetzung: hydrophile Monomere (→ HEMA), hydrophobe Monomere (→ Bis-GMA, → TEGDMA), Photoinitiator (z.B. Campherchinon).
Abbindung: Die Erhärtung erfolgt durch radicalische Polymerisation. Adhäsive können aufgrund des Härtungsmodus in photopolymerisierende oder kombiniert photo-/autopolymerisierende (dualhärtende) Materialien eingeteilt werden.
Wirkungsweise: Die Penetration des Adhäsivs in die mit dem Primer vorbehandelte demineralisierte Kollagenschicht des Dentins führt zur Ausbildung der Hybridschicht. Am demineralisierten Zahnschmelz infiltriert das Adhäsiv die interprismatischen und interkristallinen Mikro- und Nanorauheiten.
Verarbeitung: Das Adhäsiv wird mit einem Applikatorbürstchen oder Pinselchen auf das konditionierte und mit dem Primer vorbehandelte Dentin bzw. auf den konditionierten Schmelz in dünner Schicht aufgetragen und (licht-)polymerisiert. Ein trockenes Arbeitsfeld ist zu gewährleisten, im Idealfall durch absolute Trockenlegung mit Kofferdam.
Anwendung: Schmelz- und Dentin- Haftvermittler für direkte und indirekte adhäsive Restaurationen, Dentinversiegelung.
Verträglichkeit: Bei sehr dünnen Dentinschichten (<0,5 mm) ist eine Diffusion von Bestandteilen aus dem Adhäsivsystem in die Pulpa und eine nachfolgende Irritation der Pulpa nicht auszuschließen. Adhäsivsysteme sind zur direkten Überkappung der Pulpa nicht indiziert. Unpolymerisierte Bestandteile des Adhäsivsystems können bei empfindlichen Personen Hautsensibilisierungen (Allergie, Kontaktdermatitis) hervorrufen.

Adhäsiv-Technik
beinhaltet die Verankerung von Kunststoff- (Komposit-) materialien am konditionierten Zahnschmelz und Dentin unter Verwendung von → Adhäsivsystemen. Die Anhaftung des Kunststoffes basiert auf der Infiltration des Kunststoffmaterials in die Irregularitäten und Mikroporen der konditionierten (angeätzten) Schmelzoberfläche bzw. in das Kollagenfibrillennetzwerk der konditionierten (demineralisierten) Dentinoberfläche und Ausbildung der sog. Hybridschicht.

Adstringentien

Stoffe, die durch Reaktion mit dem Eiweiß oberster Gewebsschichten zur Verdichtung des kolloidalen Gefüges mit Bildung einer fest zusammenhängenden oberflächlichen Membran (kapilläre Blutstillung) dienen. Vornehmlich Metallsalze, verdünnte Säuren und Oxidationsmittel. Zahlreiche Adstringentien inhibieren den Katalysator von → A-Silikonen und → Polyethern, so dass diese nicht aushärten. Die kombinierte Anwendung dieser Materialien mit Adstringentien ist daher nicht unproblematisch.

Aerosil

hochdisperse „pyrogene" Kieselsäure; aufgebaut aus amorphen, kugelförmigen Teilchen (Durchmesser: 10–20 nm). 1 g Aerosil nimmt ein Volumen von ca. 15 ml ein und besitzt eine Oberfläche von 100–400 m^2. An der Oberfläche der Aerosil-Teilchen befinden sich Si-OH-Gruppen. (Abb. 8, Abb. 9)

Ag

→ Silber

Agar-Agar

Langkettiges Polysaccharid aus Meerestang; neben Wasser Hauptbestandteil des → Hydrokolloids.

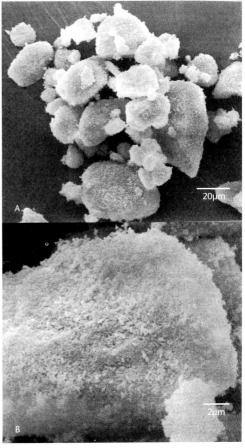

Abb. 8 Aerosil; A. Agglomerierte Primärteilchen; B. Aufbau der Agglomerate aus Nanopartikeln

Agar-Diffusionstest

Mikrobiologische Methode zur Erfassung der antimikrobiellen Wirkung einer Substanz oder auch eines zahnmedizinischen Werkstoffs; die Materialien werden mit Hilfe eines Trägers in definierter Menge und Konzentration auf eine mit einer Testspezies beimpfte Agar-Kulturplatte aufgebracht oder in ein ausgestanztes Loch (→ Lochtest) gegeben, diffundieren radial in den Agar und erzeugen, während die Kultur bebrütet wird, bei gegebener → antimikrobieller Wirkung metrisch auswertbare → Hemmhof. Da antimikrobielle Wirkung und → Biokompatibilität in der Regel reziprok korreliert sind, ist der A. zur vergl. biologischen Bewertung von zahnmedizinischen Werkstoffen geeignet. Die methodische Einschränkung durch ein mögli-

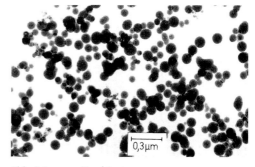

Abb. 9 Pyrogene Kieselsäure

cherweise unterschiedliches Diffusionsgefälle versch. Werkstoffe kann bei ähnlichen Prüfungen in Suspension (→ Bakteriostase, → Bakterizidie) ausgeschlossen werden.

AGC

Auro Galva Crown; ein von der Firma Wieland 1986 in die dentalen Technologie eingeführtes Verfahren der galvanischen Herstellung prothetischer Therapiemittel (→ Galvanoforming).

Ah-Linie

Ah-Zone; Übergang vom harten zum weichen Gaumen; markiert die dorsale Begrenzung der Prothese im Oberkiefer.

Aktivator

Substanzen organischer oder anorgansicher Natur, die den Start einer Polymerisationsreaktion bewirken und/oder die Wirksamkeit eines Katalysators erheblich steigern. Im Zusammenhang mit Abformmassen auch oft als „Härter" bezeichnet.

Akzelerator

(Syn. Synergist) Beschleuniger einer chemischen Reaktion. Akzeleratoren, die die Polyreaktion beschleunigen, sind beispielsweise tertiäre aliphatische oder aromatisch Amine sowie Chlorid- und Kupferionen.

Akzelerator

Chemische Zusätze, die den Polymerisationsprozeß (bei Abfommassen, Kunststoffen) ohne zusätzliche äußere Wärmezufuhr beschleunigen oder erst in Gang setzten (→ Aktivator) .

Alba-Legierungen

Handelsname für eine Gruppe von Palladium-Basislegierungen; → Palladiumlegierungen

Alginat

Norm: ISO-Norm 1563 (DIN EN 21563), ANSI-ADA Spezifikation Nr. 18
Zusammensetzung: Grundsubstanz Alginsäure, ein Polyglykosid der D-Mannuron- und L-Gulonsäure, in Wasser unlöslich. Weiterhin Füllstoffe (60–80 m%, Natriumalginat (10–20 m%), Calciumsulfat als Reagenz (0,5–3,5 m%), Natriumphosphat als Verzögerer (0,5–3,5 m%) sowie Farb- und Geschmackskorrigentien (1–5 m%).
Abbindung: Nach Zugabe von Wasser dissoziiert das gut lösliche Natriumalginat. Das Polyanion der

Alginsäure reagiert sehr rasch mit den Calciumionen des gleichfalls in Lösung gehenden Calciumsulfats. Um eine schnelle Ausfällung des schwerlöslichen Calciumalginates zu verhindern und eine ausreichende Verarbeitungszeit zu erhalten, ist ein Verzögerer zugesetzt, der die in Lösung gehenden Ca^{2+}-Ionen z.T. abfängt. Wenn der Verzögerer verbraucht ist, kommt die Abbindereaktion voll in Gang, wobei die zweiwertigen Ca-Ionen eine Vernetzung der Polyglykosidketten bewirken, in deren Maschenwerk sich das nur als Reaktionsmilieu dienende Anmischwasser befindet.
Eigenschaften: Das Rückstellvermögen der Alginate ist schlecht, im Bereich von Unterschnitten ist deshalb für eine ausreichende Schichtstärke des Abformmaterials Sorge zu tragen. Alginatabformungen sollten baldmöglichst ausgegossen werden, da es sonst zu erheblichen Volumenänderungen in Folge von Wasserverdunstung kommen kann. Selbst bei einer Lagerung im → Hygrophor sind – je nach Fabrikat – nach 5 Stunden Dimensionsänderungen zwischen 0,1 und 0,8 % lin. zu erwarten.
Verarbeitung: Vor der Anwendung ist ein Durchschütteln des Pulvers notwendig, da sich das Alginatpulver bei längerer Lagerzeit entmischen kann. Die Anmischung des Alginates erfolgt in der Regel von Hand. Mit den im Handel befindlichen Anmischgeräten lassen sich – je nach Gerätetyp – die Materialeigenschaften nur unwesentlich steigern. Ein Glätten des auf den Löffel aufgebrachten Materials mit Wasser vor dem Einbringen in den Mund sollte unterbleiben, da es zu einer Verminderung der Oberflächenqualität des Modells führt.
Desinfektion: Alginate sind nur begrenzt desinfizierbar, da sie bei der Lagerung in wässrigen Lösungen quellen. Eine Einlagerung über 10 Minuten in ein geeignetes Desinfektionsmittel ist aber weitgehend unproblematisch. Da nicht jedes Alginat mit jedem Desinfiziens gleich gut verträglich ist, sind die Herstellerangaben zu beachten.
Modellherstellung: Als Modellmaterial ist ausschließlich Gips geeignet. Da eine generelle Materialkompatibilität nicht gegeben ist, sind gemäß ISO 1563 in der Gebrauchsinformation eines jeden Alginates jeweils zwei kompatible Modellgipse der Typen III und IV genannt. Die Oberflä-

chenqualität des Modells lässt sich dadurch verbessern, dass die Abformung zur Neutralisation überschüssiger → Alginsäure vor dem Ausgießen mit Gipspulver bestreut und anschließend mit Wasser ausgespült wird. Alginatabformungen sollten nach der Entformung für ca. 15 Minuten in einem → Hygrophor (behelfsmäßig feuchtes, nicht nasses Fließpapier) ruhen, damit eine Rückstellung der bei der Abformung deformierten Bezirke erfolgen kann. Eine Lagerung über mehr als eine Stunde ist nicht zu empfehlen. Wenn sich eine längere Aufbewahrung ausnahmsweise nicht vermeiden lässt, muss die Abformung bei 100%-iger Luftfeuchtigkeit (z. B. in feuchtes Fließpapier eingeschlagen in einer Plastiktüte) gelagert werden, da unter diesen Bedingungen die geringsten Dimensionsänderungen eintreten.

Verträglichkeit: Einige der in Alginaten verwendeten Füllstoffe gelten bei fortgesetzter Inhalation als ätiologische Faktoren der Lungenfibrose. Es sollten daher nur sg. „staubfreie Alginate" verwendet werden (heute allgemein Standard). Die biologische Verträglichkeit des angemischten Alginates ist gut. (Abb. 10, Abb. 11)

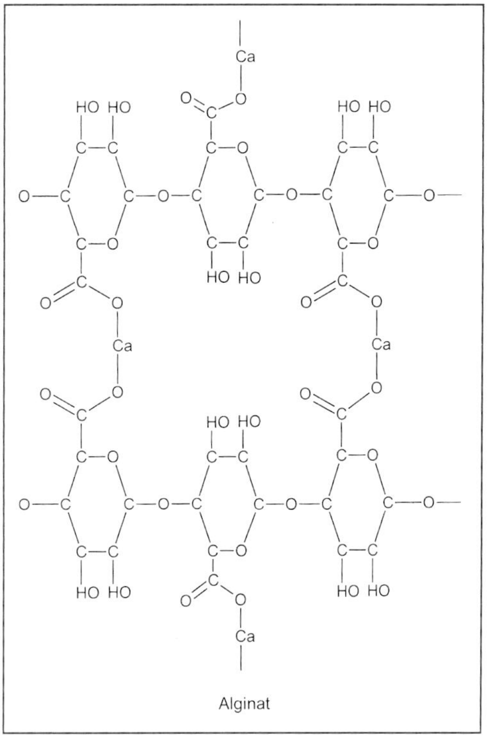

Abb. 10

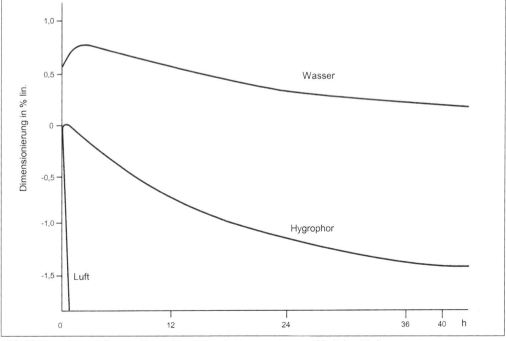

Abb. 11 Dimensionsverhalten von Alginatabformungen bei Lagerung in unterschiedlichen Medien.

Alginsäure

Grundsubstanz der → Alginate; ein Polyglykosid der D-Mannuron-und L-Gulonsäure, die α-1,4 glykosidisch miteinander verknüpft sind. Die Säure selbst ist in Wasser unlöslich. Ihre Salze mit den Alkalimetallen Natrium und Kalium sowie mit dem Ammonium (NH_4-Alginat) sind wasserlöslich. Zweiwertige Metalle bilden mit Ausnahme des Magnesiums bei der Reaktion mit Alginsäure ein schwerlösliches, vernetztes Gel.

Alkalimetalle

Elemente in der 1. Hauptgruppe des → Periodensystems: Lithium, Natrium, Kalium, Cäsium, Rubidium. Natrium und Kaliumoxide werden als Netzwerkwandler in die Struktur von Silikatglas bei Herstellung von Dentalkeramik eingebracht; → Netzwerkwandler

Allergen

Substanz, die eine → allergische Reaktion verursachen kann (→ Antigen, → Hapten). Bei Bestandteilen zahnmedizinischer Werkstoffe kann es sich um Kontakt- (zur Schleimhaut und Haut) oder Inhalations- (zu den Atemwegen) Allergene handeln.

Allergische Reaktion

von der normalen Reaktionsweise (normergische Reaktion) des Organismus abweichende, d.h. krankmachende, übersteigerte oder verminderte Reaktionsweise, insbes. als Überempfindlichkeitsreaktion (krankhafte Immunreaktion) nach einer erfolgten → Sensibilisierung durch Kontakt mit einem → Allergen bzw. Teilallergen (→ Hapten). Die A. setzt eine entsprechende Disposition (Sensibilisierungsbereitschaft) voraus und ist u.a. von der Art und Menge des Allergens, vom kontaktierenden Gewebe (Schleimhaut, Haut – Durchlässigkeit für das Allergen, Vorhandensein von Carrier-Proteinen bei Haptenen) abhängig. 4 Typen: Allergien vom Soforttyp (Typen I bis III) werden durch zirkulierende oder gewebsständige (Schleimhaut) Antikörper humoral vermittelt. Die auf Bestandteile von zahnmedizinischen Werkstoffen möglichen Allergien gehören zum Spättyp (Typ IV), dessen zellvermittelte (sensibilisierte T-Lymphozyten) Reaktion erst nach Stunden bis Tagen durch Bildung eines entzündlichen Infitrates und Ausbildung eines Ekzems oder einer Stomatitis (Kontaktallergie) in Erscheinung tritt. Etwa nach 6–24 h Migration (Wanderung) der T-Lymphozyten in den Antigen-Bereich, nach 24–48 h zur Bildung des Infitrates mit einem entzündlichen Hof. Lymphokine bewirken Gefäßerweiterung und Bildung des Ödems (entzündliche Schwellung).

Allergiediagnostik

Ziel: Verdachtsdiagnose klären und auslösenden Stoff identifizieren. Grundlage ist immer eine gründliche Anamnese (!), an die sich Haut-Tests (z.B. → Epikutantest) und Labortests (z.B. Blutuntersuchung auf Antikörper) und nur begründete (!) Provokationstests anschliessen (können). Keine leichtfertigen Testungen, da iatrogene Sensibilisierung möglich. Interpretationen nur in Kooperation durch erfahrenen Fachkollegen.

All-in-one Adhäsiv

Ein-Komponenten-Flüssigkeits-System. Selbstkonditionierendes Adhäsiv-System, das Konditionierungsmittel, Primer und Adhäsiv kombiniert in einer Lösung enthält. → Adhäsivsysteme.

alloplastisches Material

allos (griech.) = anderer; plastike (griech.) = Kunst des Gestaltens; körperfremdes, lebloses, synthetisches Material, das dem Strukturersatz und der (operativen) Wiederherstellung oder Verbesserung von Körperformen (und Funktionen) dient; Bez. trifft auf alle zahnmedizinischen Werkstoffe zu.

Alloy Primer

→ Primer. Material zur Erhöhung der adhäsiven Festigkeit bei Legierungs-Kunststoff-Verbundverfahren. Unterschiedliche Produkte werden als Einkomponentenmaterial angeboten. Bestandteil vieler A.P. ist z.B. ein Methacrylat-Phosphat-Monomer das an Oxiden unedler Legierungskomponenten (z.Teil auch an oxidischen Keramiken) angreift. Bei reinen Edelmetallen versagt das Material. Ein neuer einkomponentiger Primer enthält zwei bifunktionelle Monomere. Methacryloyl-oxidecyl-dihydrogenphosphat (MDP) und Vinylbenzyl-propylaminotriazin-dithion (VBATDT). Das Methacrylat-Phosphat-Monomer reagiert beim Auftragen auf eine Legierungsoberfläche mit Nichtedelmetallatomen, währen das Thiophen-Monomer einen chemischen Verbund mit Edelmetallatomen eingeht. Die Anbindung des Kunststoffes erfolgt bei beiden Monomeren über die Methacrylatgruppe. Mit diesem Alloy Primer ist eine chemische Anbindung methacrylathaltiger Kunststoffe sowohl an EM- als auch an NEM-Legierungen möglich. (Abb. 12)

Alpha-(α)-case

Randzone von Titan-Werkstücken. Folge der Sauerstofflöslichkeit des α-Titans (bis zu 33 Atomprozent). Sauerstoff wird interstitiell in das Gitter eingebaut und bewirkt anisotrope Gitterspannungen; außerdem wird die α-Phase stabilisiert. Folge ist die Aufhärtung und Versprödung der Randschichten; sie nimmt mit zunehmendem Sauerstoffgehalt zu. Die Eindringtiefe des Sauerstoffs (= Dicke der α-case) wird mit höheren Temperaturen größer.
(Siehe → Titan – Kristallstruktur). α-case Randschichten treten beim zahntechnischen → Titanguss auf; ihre Ausbildung hängt von Gussbedingungen und Qualität der Einbettmassen (Aufnahme weiterer Fremdelemente) ab. (Abb. 13)

α-Phase des Titans

Zustand von Titan und Titanlegierungen bei tieferen Temperaturen (<Transustemperatur) in der Kristallstruktur der hexagonal dichten Kugelpackung. → Titan – Kristallstruktur

α-Titanlegierungen

Einphasige Legierungen des Titans mit den Elementen Sauerstoff, Stickstoff, Kohlenstoff, Aluminium. Wichtigste α-Titanlegierung → Titan technischer Reinheit (Cp-Titan). Siehe auch → Titanlegierungen

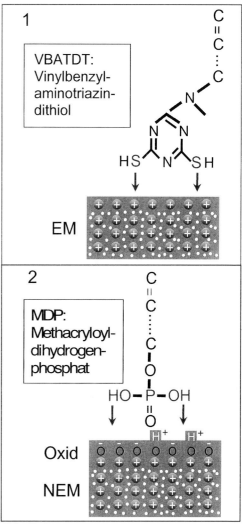

Abb. 12 Alloy Primer

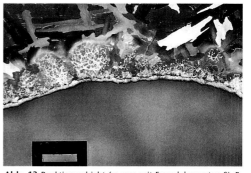

Abb. 13 Reaktionsschicht (α-case mit Fremdelementen Si, P, Al) an der Innenfläche einer Titankrone, die in eine phosphatgebundene SiO_2 – Basis-Einbettmasse gegossen wurde

(α + β)-Titanlegierungen

Zweiphasige Titanlegierungen; besitzen bei Raumtemperatur einen b-Volumenanteil von etwa 5–40 %. Sie weisen eine hohe Festigkeit und Duktilität auf und sind die am häufigsten eingesetzte Legierungsgruppe. Wichtigster Vertreter ist die Legierung Ti-6Al-4V. Siehe → Titanlegierungen

Alterung

In der Mundhöhle wirken viele unterschiedliche Alterungsprozesse auf dentale Werkstoffe ein und verändern diese. Diese Prozesse sind biologischer, chemischer, mechanischer oder physikalischer Natur. Die Alterung kann Oberflächenrisse, Verfärbungen, Verlust der Transparenz, Reduktion der mechanischen Eigenschaften, Versprödung, Korrosion und eine Veringerung von Werkstoffverbundfestigkeiten bewirken.

Biologische Alterung: Bezeichnet biologische Einflüsse, die auf Kunststoffe einwirken, so dass deren Gebrauchsfähigkeiten gemindert oder sogar verloren gehen. Sie spielt insbesondere bei Dentalkunststoffen, die über viele Jahre hinweg ihre Gebrauchsfähigkeit im Mundmilieu behalten müssen, eine Rolle. Es gibt Mikroorganismen, die bestimmte Kunststoffe oder Zusatzstoffe, wie beispielsweise Weichmacher, angreifen und abbauen können. Hierdurch verliert das Produkt seine Gebrauchseigenschaften.

Chemische Alterung bei Kompositen: Wird verursacht durch Wasser, organische Lösungsmittel, Fette, Säuren oder Laugen. Wasser kann die Grenzflächenhaftung zwischen Polymermatrix und anorganischem Füllstoff stark vermindern und somit die Festigkeit des Verbundkunststoffes insgesamt herabsetzen. Säuren und Laugen greifen in erster Linie die anorganischen Füllstoffe an und zerstören die Grenzfläche zur Polymermatrix. Schneller Füllstoffverlust ist die Folge von beiden Angriffsmöglichkeiten. Organische Lösungsmittel aber auch Fette lösen die Polymermatrix zwar nicht an, können aber die Ursache von Spannungsrisskorrosion sein.

Mechanische Alterung: Wird verursacht durch Vorgänge, wie sie bei starker und wechselnder Dauerbelastung zur Schädigung der Materialien führen. Hierzu gehören beispielsweise Kaubelastungen im Seitenzahnbereich oder Belastungen der Kunststoffprothesenbasis beim Kauen. Diese Belastungen bewirken fast immer ein sehr viel früheres Versagen der Produkte als es bei den einfachen mechanischen Prüfungen (Kurzzeitprüfungen) zu beobachten ist. In der Regel versagt bei Dauerbelastungen als erstes die Polymermatrix oder die Grenze Matrix/Füllstoff.

Physikalische Alterung: Wird beispielsweise verursacht durch Licht- (besonders kurzwelliges UV-Licht) und Wärmeenergie. Beide Einflüsse bewirken zunächst eine erst schwach gelbliche, später dann stark gelbe bis braune Verfärbung. (Im Endstadium, allerdings nur bei sehr hohen Temperaturen, tritt dann Verkohlung ein). Alterungsprozesse, die durch Wärme oder Licht ausgelöst werden, können durch spezielle Stabilisatoren und UV-Stabilisatoren vermieden oder doch hinausgezögert werden. Auch zu starke Kälteeinwirkung oder starke wechselnde Temperaturen können zu Spannungen in einem Verbundkunststoff führen. Vor allem ist dies der Fall bei stark verschiedenen thermischen Ausdehnungskoeffizienten von Matrix und Füllstoff. Hierdurch werden Rissbildungen an den Grenzflächen gefördert.

Experimentelle Alterung. (→ Stressung) durch verschärfte Beanspruchung gegenüber natürlichen und normalen Bedingungen, um die normale A. zu beschleunigen und Aussagen zur Alterungsbeständigkeit in möglichst kuzer Zeit zu erhalten. Typische Methoden sind Temperatur-Wechsellast-Beanspruchungen oder Kochtests von Verbundwerkstoffen und Werkstoff-Verbunden, dynamisch-mechanische Beanspruchungen, wie z.B. Dauerschwingversuche, Bestrahlungen von Kunststoffen. Bei der A. von metallischen Werkstoffen handelt es sich in der Regel um Ausscheidungsvorgänge (Oxid-, Nitridbildung), die Spannungsriß- oder interkristalliner → Korrosion Vorschub leisten, bei Kunststoffen um Veränderungen der Makromoleküle durch Sauerstoff, Wärme, energiereiche Strahlung und/oder Feuchtigkeit. Dabei sind sowohl fortschreitende Vernetzungen, die zur

Verspödung führen, als auch Molekülkettenbrüche (Depolymerisation) möglich. In begrenztem Maße kann der A. durch Alterungsschutzmittel, Syn. Stabilisatoren (Antioxidantien, Lichtschutzmittel, UV-Absorber u.a.) vorgebeugt werden oder sie kann zumindest verzögert werden. UV-Absorber in Dentalkunststoffen beugen einer A. vor, die sich als Verfärbung zeigen würde.

Aluminiumoxid

Al_2O_3, (kristallin) auch als Korund bezeichnet, sehr hartes Material; Schmelzpunkt 2.050 °C (pulverig als Tonerde), weiß bis weiß-gelblich → Hochleistungskeramik, ausgezeichnete → Biokompatibilität, hohe → Festigkeit (ca. 300–400 MPa), hoher → Weibullmodul (ca. 15–25), d.h. geringe → Festigkeitsstreuung, hohe → Risszähigkeit (ca. 3–5 $MPam^{0,5}$), geringe Neigung zum → unterkritischen Risswachstum (→ Risswachstumsparameter n >30). Gewinnung aus Bauxit in Form wasserhaltiger Hydroxide, Hauptverunreinigungen durch den alkalischen Aufschluss im sog. Bayerprozess: Natriumoxid (Na_2O). Anwendungen: Strahl- und Schleifmittel, in vorgesinterter Form für die Herstellung von Kronen, Brücken und Abutments. Edelkorund: reines Oxid; mit färbenden Beimengungen: Rubin oder Saphir.

Amalgam

Legierung des Quecksilbers. Bei Vermischung von Metallpulvern (Feilung) mit Quecksilber (bei Raumtemperatur flüssig, Siedepunkt 357 °C) entstehen Amalgame als intermetallische Verbindung durch Diffusionsprozesse. Als Feilung wurden Au-, Ag- und Cu-Späne eingesetzt. Für die Füllungstherapie werden (bedingt) heute nur noch Silberamalgame verwandt. Die Feilung basiert auf einer Ag_3Sn-Legierung mit ca. 70 % Ag-Anteil d.h. der sog. γ(gamma)-Phase. Mit Quecksilber können 2 Verbindungen entstehen, die γ_1-Phase Ag_2Hg_3 (Schmelztemperatur ca. 127 °C, Härte HV1 ca. 115) und die γ_2-Phase $HgSn_7$ (Schmelztemperatur ca. 58 °C, HV1 ca. 15). Bei sog. γ_2–haltigen Amalgamen liegen g_1- und γ_2-Phase und Restkörper der γ-Phase nebeneinander als hetergenes Gemisch vor (Druckfestigkeit ca. 300 MPa, Härte HV1 <100, Abbindexpansion bis 15 µm/cm, WAK ca. 25 µm/ °K). Da die Phasen unterschiedlich edel sind, kommt es spontan zur Kurzschlusselementbildung unter primärer Korrosion der γ_2-Phase mit Freisetzung von Sn und ggf. Hg-Ionen. Durch Zumischung von Partikeln eines Kupfer-Silber-Eutektikums (28 % Cu) zur Feilung kann die Bildung der problematischen γ_2-Phase verhindert werden. Bei der Abbindereaktion dieser γ_2-freien Amalgame ensteht die ψ-Pase, Cu_6Sn_5, die ihrerseits aber korrosionsanfällig ist. Da der Kupferanteil in diesem Amalgam 11–15 % beträgt, ist somit mit der Freisetzung von erheblichen Mengen von Cu-Ionen zu rechnen. Heute werden (wenn überhaupt) ausschließlich γ_2-freie Amalgame eingesetzt. Diese haben im Vergleich zu γ_2-haltigen bessere mechanische Festigkeitswerte und Eigenschaften (Druckfestigkeit >400 MPa, Härte >HV1 150, Expansion ca. 3 µm/cm). Die Anmischung sollte ausschließlich über vordosierte Kapseln (Mischungsverhältnis ca. 50 ≥ % Hg, 50 % Feilung) erfolgen, da die Eigenschaften des Amalgams stark von der Anmischung abhängen. Nach DIN EN 91559 beträgt die Zusammensetzung der Feilungslegierung: Ag >40 %, Sn <32 %, Cu <30 %, Zn <2 %, Hg<3 %. (Abb. 14, Abb. 15)
A. kann sehr selten Kontaktallergien durch Sensibilisierung auf die Hg-Komponente hervorrufen. Zu diskutieren ist auch lokale Freisetzung von Cu-Ionen bei γ_2-freien Amalgamen mit möglicher lokaltoxischer Wirkung. Toxische Wirkungen des

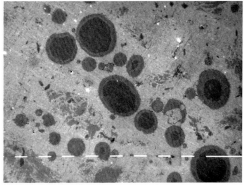

Abb. 14 Heterogene Struktur bei non-γ_2-Amalgamen mit γ-, γ_1-Phase und CuSn-Eutektikum

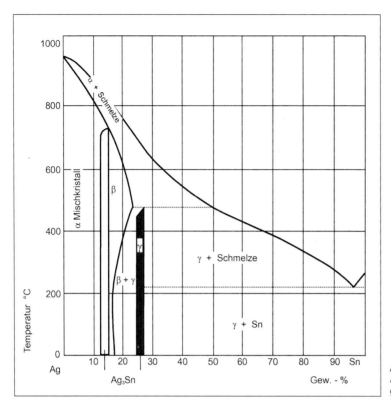

Abb. 15 Zustandsdiagramm des Ag-Sn-Systems (γ-Phase → Amalgam)

Hg aus Füllungen auf den Organismus sind umstritten und von regelrecht zubereiteten (Kapsel-System) Non-Gamma-2-Amalgamen nicht zu erwarten. Allerdings ist die Wirkung von elementaren Hg-Atomen bei Einatmung nach Freisetzung aus Amalgamfüllungen ebenfalls zu diskutieren. Zum Ausschluß fraglicher tox. Belastungen muß die Hg-Konzentration in versch. Körpermaterialien bestimmt werden. Der Epikutantest ist diesbezüglich ungeeignet.

Amalgamierung

Gewinnung von Gold und Silber durch Quecksilber. Bei Silber nur bei gediegenem Silber oder Silberoxid möglich. Beim Erhitzen der Amalgame wird das Quecksilber abdestilliert. In früheren Jahrhunderten sehr verbreitet, heute wird dieses Verfahren wegen seiner gesundheitlichen und umweltbedingten Risiken nur noch vereinzelt in Südamerika eingesetzt; → Gold; → Silber. Auch: oberflächliche Anreicherung von Feilungspartikeln für Silberamalgame mit Hg um die Diffu-

sionsreaktionen zu beschleunigen. Der Hg-Anteil in der Feilung beträgt ca. 3 % (EN DIN 21559).

Amine

Substitutionsprodukte des Ammoniaks durch Alkyl- oder Aryl-Reste mit vielseitiger Konfiguration, die in primäre, sekundäre und tertiäre sowie aliphatische und aromatische A. unterschieden werden. Tertiäre aromatische Amine, wie NN-Dimethyl-p-toluidin oder N,N-Bis-(2-Hydroxyethyl)-p-toluidin können (zusammen mit Dibenzoylperoxid) Bestandteil des Redox-Initiatorsystems autopolymerisierender → MMA-Kunststoffe sein. Da sie Gelbverfärbungen des Kunststoffs verursachen, werden in modernen Produkten an ihrer Stelle Redoxsysteme auf der Basis von Barbitursäureverbindungen und Cu-Ionen eingesetzt.

Anaerobier

Mikroorganismen (Pilze, Bakterien), die unter Sauerstoff-Ausschluß (anaerobe Bedingungen) leben und gebundenen Sauerstoff als Elektronen-/H-Akzeptoren verwenden (Gärung: Wasserstoff wird auf organische H-Akzeptoren übertragen; anaerobe Atmung: Elektronen werden auf anorganische Verbindungen übertragen). Mikrobielle Anaerobier werden durch Sauerstoff geschädigt oder abgetötet.

Anatomische Zähne

Anatoformzähne: künstliche Zähne, die in ihrer Gestalt der normalen Anatomie entsprechen; durch ausgeprägte Höcker gute Zerkleinerung der Nahrung ermöglichen, aber durch „scharfe" Verzahnung zwischen OK- und UK-Zahnreihe eine übermäßige Beanspruchung des Prothesenlagers durch horizontale Kräfte verursachen (Horizontalschub der Prothese).

Anbrennen

Additives Ansintern von Keramik an eine bereits gesinterte Keramik (Glaskeramik). Es wird benutzt zum Individualisieren von Konfektionszähnen oder bereits hergestellten Keramikrestaurationen. Ein Korrekturbrand wird bei Schulterkeramiken und Keramikinlays etc. ausgeführt, um die Randschlußqualität zu steigern; → Korrekturbrand

angeregter Zustand

Elektron(en) auf einem höheren Energieniveau im Bohr'schen Atommodell

Angießen

Angießen einer Schmelze aus einer Dentallegierung an vorgefertigte Halbzeuge (Wurzelstifte, Geschiebeteile, ehemals bei Ring-Deckelkronen). Angussfähig sind nur Legierungen die in der Aufheizphase der Gussform → Dentale Metall-Gussverfahren keine Oxide bilden- d.H. reine Edelmetalllegierungen.

Anlassen

Wärmebehandlung bei metallischen Werkstoffen, um die Gefügeeigenschaften zu beeinflussen. Es werden atomare Gleitvorgänge unterhalb der Solidustemperatur in Gang gesetzt. Folgende Verfahren werden beschrieben: Ho-

mogenisieren, Lösungsglühen, Rekristallisation, Vergüten, Weichglühen; → Diffusion; → Homogenisieren

Anlaufbeständigkeit

Durch das aggressive Mundhöhlenmilieu kann eine Legierung mit unedlen Bestandteilen zur Oxidation neigen. Dieser oberflächliche Oxidaufschlag ist bei manchen Legierungen sichtbar (Goldlegierungen mit Kupfer); → Korrosionsbeständigkeit

Anmischen

manuelles oder maschinelles Vermengen von Werkstoffkomponenten (Pulver+Flüssigkeit; Paste+Flüssigkeit; Paste+Paste) im Zuge der Zubereitung von Mehrkomponenten-Werkstoffen. Nimmt Einfluss auf die Werkstoffqualität. Einflußfaktoren sind die Mischintensität, Mischzeit, Umgebungstemperatur, Luftfeuchtigkeit. Die Komponenten müssen im fertigen Werkstoff homogen verteilt sein. Um Lufteinschlüsse zu vermeiden bzw. zu eliminieren, kann unter Vakuum gemischt werden oder nach dem Mischen zentrifugiert werden (→ Rotomix). (Abb. 16)

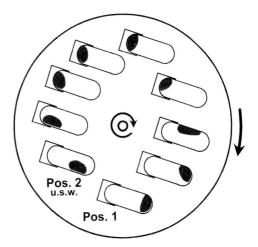

Abb. 16 Maschinelles Anmischen; Bewegung des Mischgutes in einer Kapsel (Prinzipbeispiel Planetengetriebe: Kapsel behält Richtung bei und bewegt sich auf einer Kreisbahn); Umzeichnung aus Superzeitlupenfilm 3300 Bilder/s, 5. Umdrehung ab Laufbeginn, Amalgam. Durch Fliehkraft wird das Mischgut an Kapselwand gedrückt und führt, beeinflusst durch Trägheit und Haftung, zu dieser eine knetende Relativbewegung aus, die zu homogenen Mischungen führt.

Anmischflüssigkeit

Bei phosphatgebundenen Einbettmassen wässrige kolloidale Kieseldispersion, deren Teilchengröße bei wenigen hundert Nanometern liegt. Durch die Verwendung steigender Konzentrationen kann man eine Erhöhung der Abbindeexpansion und eine leichte Erhöhung der thermischen Expansion erzeilen.

Anmischplatte

Flache Glas-/Porzellanplatte ggf. mit Schutzdeckel und unterschiedlich geformten Mulden zum Anmischen von keramischen Massen, Malfarben oder Kunststoff oder Zementen. Bei Keramik-Anmischplatten können die Mulden über ein Kapillarsystem mit Flüssigkeit versorgt werden, um die Keramikmasse lange verarbeitbar zu halten, ohne dass kontinuierlich darauf geachtet werden muß, daß Flüssigkeit zugeführt werden muss.

Anode

Positive Elektrode z.B. bei der Elektrolyse oder Galvanoforming; → Kathode; → Galvanoforming

Anodische Oxidation von Titan

Durch den Prozess der anodischen Oxidation in wässrigen Elektrolytsystemen werden festhaftende, chemisch stabile Titanoxidschichten erzeugt. Struktur und Dicke der Schichten werden durch Elektrolytzusammensetzung, Stromdichte und Anodenpotenzial bestimmt. Chemische Zusammensetzung (z.B. bei Einsatz phosphathaltiger Elektrolyte) und Oberflächenmophologie der oxidischen Konversionsschichten auf Titanoberflächen können den biologischen Anforderungen entsprechend modifiziert werden.

anodisches Polieren und Ätzen

Reziproke Nutzung des Prinzips der → Galvanisierung als Möglichkeit der Glättung von Oberflächen bzw. der Entwicklung des → Gefüges elektrisch leitender Werkstoffe, typischerweise Legierungen, die in einen Elektrolyten bestimmter Zusammensetzung eintauchen und im Elektrolyse-System als Anode geschaltet sind. Bei Stromfluß wandern bevorzugt von den Spitzen und Graten des Rauheitsprofils die in Lösung gehenden positiven Ionen der Legierung zur Kathode. Das Profil wird abgetragen und eingeebnet. Im Vergleich zur mechanischen Politur etwas welligeres Mikroprofil, keine Erzeugung von Spannungen (Spannungsrißkorrosion), etwa gleicher Substanzverlust.

anorganisch

Elemente und Verbindungen, die dem Bereich der unbelebten Natur zuzurechnen sind. Im Gegensatz dazu organisch: Verbindungen des Kohlenstoffs.

Anorganische Legierungs-Kunststoff-Verbundverfahren

Oberfächenkonditionierungs-verfahren zum chemischen Verbinden von Legierungen mit Kunststoffen. Der Verbund wird durch das Aufbringen von zwei Schichten erreicht. Die erste Schicht ist stets eine anorganische Schicht z.B. Silikatschicht oder Zinnoxidschicht, die durch bestimmte Verfahren (Silikatisierungsverfahren: → Silicoater, → Silicoater MD, Siloc, → Rocatec; Verzinnen und anschließende Oxidation: OVS) auf die Legierungsoberfläche aufgebracht wird. In einem zweiten Schritt wird auf diese Schicht ein bifunktionelles Alkoxysilan aufgetragen (→ Silanisierung). Mit einer funktionellen Gruppe erfolgt die chemische Anbindung an die anorganische Schicht und mit der zweiten funktionellen Gruppe die chemische Anbindung an den Kunststoff.

Anpolymerisieren

1. das chemische Anbinden weiterer Molekülbausteine an ein Polymerisat; in der MMA/PMMA-Technologie das Ergänzen vorliegender Objekte durch Kunststoffteig, der polymerisiert wird, z.B. → Unterfütterung oder Erweiterung einer Prothesenbasis oder Reparatur einer Kunststoffprothese. Die Verbindung zwischen vorliegendem Polymerisat (Prothese) und angetragenem Kunststoffteig (in der Regel und vorteilhafterweise gleichen chemischen Typs aus Monomer-Flüssigkeit und Polymerpulver) kommt im

wesentlichen durch die Ausbildung eines inter-penetrierenden polymeren Netzwerkes zustande, weshalb eine (zusätzliche) Monomerinfiltration der gesäuberten und angerauhten Fügeflächen vorgenommen wird. Bei schichtweisem Aufbau von Füllungs- bzw. Verblendkomposits auf Diacrylat-Basis wird die zuletzt aufgetragene Portion mit der vorhergehenden über die Sauerstoffinhibitionsschicht der ersten Portion durch A. verbunden. 2. dabei zugleich partielle, nicht bis zu Ende durchgeführte Polymerisation der einzelnen Portionen (um die Entstehung schädlicher Spannungen zu vermeiden), der nach Abschluss des Aufbaus eine Gesamt- oder Endpolymerisation angeschlossen wird.

Anquellen
allg. die Aufnahme von Flüssigkeit in einen Festkörper bei gleichzeitiger Volumenzunahme. Bei MMA/PMMA-Kunststoff die Diffusion von Füssigkeit (überwiegend Monomer, MMA) in die Polymerpulverteilchen nach dem Vermi-schen der Komponenten zur Gewinnung eines formbaren Kunststoffteiges. In der Anquellzeit (Herstellerangabe beachten) ist die Mischung vor dem Abdunsten von Monomer zu schützen. (Abb. 17)

Anrauhen von Zähnen
Bearbeitung der Basis von Kunststoffzähnen mit rotierendem Werkzeug zur besseren Verbin-dung mit dem Prothesenkunststoff (Entfernung von Isoliermittel und mikromechnische Ver-zahnung).

Anteigverfahren
Zubereitung des Kunststoffteiges aus Flüssigkeit und Pulver bei der Verarbeitung von MMA/PMMA-Kunststoff. Splitter- oder heute überwie-gend Perlpolymerpulver von → PMMA mit Zusatz von → Initiator wird mit Flüssigkeit aus → MMA, die bei autopolymerisierendem Kunststoff die zweite Komponente des Redoxsystems zur Polymerisationseinleitung enthält, zu einem pla-stischen und stopfbaren Teig angequollen, der in eine Küvettenhohlform eingebracht und durch Pressen der Küvettenhälften ausgeformt wird.

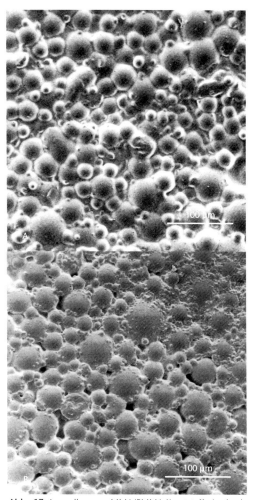

Abb. 17 Anquellen von MMA/PMMA-Kunststoff; **A.** durch monomere Flüssigkeit angelöste und verkittete Polymer-teilchen; **B.** Hohlräume durch Monomerdefizit bei zu ‚trocke-ner' Mischung.

Antigen
Abk. für *Antisomatogen;* Substanz, die vom Or-ganismus als körperfremd erkannt wird und eine Reaktion des Immunsystems hervorruft. Be-standteile zahnmedizinischer Werkstoffe sind im Gegensatz zu höhermolekularen Vollantigenen (Molekulargewicht >3000) niedermolekulare Teilantigene (→ Haptene), die erst durch Bin-dung an ein großes Carriermolekül (körpereige-nes Protein) zum wirksamen Antigen werden.

Antigen-Antikörper-Reaktion

Bindung eines → Antigens durch einen → Antikörper mit dem Ziel, das Antigen unschädlich zu machen. Geht in der Regel mit klinischen Symptomen einher, führt zur Immunität oder bei vorliegender Sensibilisierung zur allergischen Reaktion. Duldet das Immunsystem ein Antigen, ohne das eine A. auftritt, besteht Immuntoleranz.

Antikörper

Eiweiße (Immunglobuline, zur Gruppe der Gamma-Globuline gehörend), die von B-Lymphozyten und Plasmazellen als Reaktion auf den Kontakt mit einem Antigen gebildet werden und dem Unschädlichmachen des Antigens durch eine Antigen-Antikörper-Reaktion dienen. Ihnen ähnlich wirken die Oberflächenrezeptoren sensibilisierter T-Lymphozyten, die früher als Antikörper angesehen und als zelluläre Antikörper bezeichnet wurden.

Antimikrobielle Wirkung

Wirksamkeit einer Substanz oder auch eines zahnmedizinischen Werkstoffes gegen Mikroorganismen. In diesem Sinn vorgenommene Dotierungen von z. W. mit Antiseptika (z.B. versuchsweise bei Kompositen) haben den Nachteil, das sich die → Biokompatibilität des W. verschlechtert und dass durch Auslösung die anfängliche a. W. mit der Zeit nachläßt. Bei auf diese Weise „selbstdesinfizierenden" Abformwerkstoffen (Alginat) erfordert der kontaminierte Abformmasseträger trotzdem eine Desinfektion (→ Abdruckdesinfektion).

Antioxidanz

→ Inhibitor

Arbeitsgas

Gas, welches in die Wechselwirkungszone von Laserstrahl und Werkstück zugeführt wird. Bei zahntechnischen Lasern Argon-Schutzgas

Arbeitsplatzkonzentration, maximale A. (MAK)

höchstzulässige Konzentration eines Arbeitsstoffes als Gas, Dampf oder Schwebstoff in der Luft am Arbeitsplatz, die auch bei wiederholter und langfristiger Exposition (8 h/Tag und 40 h/Woche) im allgemeinen die Gesundheit der Beschäftigten nicht beeinträchtigt. Neben der MAK als Schichtmittelwert werden je nach Wirkungsprofil des Arbeitsstoffes auch Kurzzeitwerte angegeben, die Häufigkeit, Dauer und Höhe von Belastungsspitzen begrenzen. Die Konzentration wird in ml/m^3 (ppm) bzw. mg/m^3 angegeben.

Arbeitstemperatur T_A

Die Temperatur, die für einen bestimmten Arbeitsgang benötigt wird. z.B. beim Löten die Temperatur der Oberfläche des Werkstücks, bei der das Lot fließt, die Oberfläche benetzt und sich am Grundwerkstoff binden kann → Fließtemperatur.

A-Silikon

durch Additionsreaktion vernetzende Hydrogen- und Vinylsiloxane; in der Zahnmedizin als Abformwerkstoff und dauerhaft weicher → Kunststoff; → Silikon, A-Silikon (Abb. 18)

Ästhetik

Lehre von der Schönheit, vom guten Geschmack; subjektiver Eindruck. In der Zahnheilkunde betrifft dies das orale Erscheinungsbild. Dies wird bestimmt durch Zahnformen, Zahnstellung und Zahnfarben → Farben, die als ästhetische Kategorien neben der Kau- und Sprechfunktion bei der prothetischen Rehabilitation stehen.

Atombindung

auch homöopolare, kovalente Bindung (Nichtmetalle). Positiv geladene Atomprümpfe werden durch 1 bis 4 gemeinsame Elektronenpaare verbunden (Bindigkeit). Bei Gasen und organischen Verbindungen häufig anzutreffen. z.B. H_2 einfache, O_2 zweifache, N_2 dreifache Bindigkeit. Die Atombindung ist räumlich gerichtet.

Ätzbrücke

Brückenersatz, bei dem die Befestigung auf den substanzschonend im Zahnschmelz präparierten

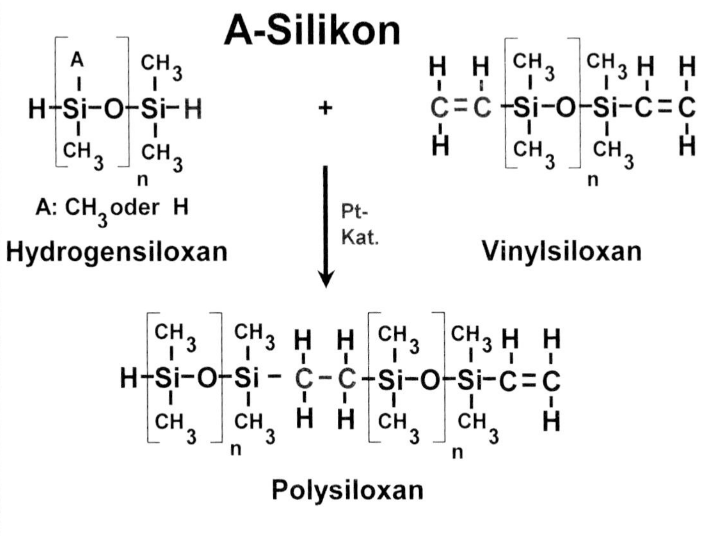

Abb. 18 Polyreaktion additions-vernetzender Silikone

Brückenpfeilern mittels → Befestigungskomposit nach Konditionierung des Zahnschmelzes und der kontaktierenden Legierungsfläche (Legierungs-Kunststoff-Verbundverfahren) erfolgt.

Ätzen

Verändern einer Oberfläche durch auflösende Flüssigkeiten oder Gase. 1. Methode der Strukturanalyse von Werkstoffen; in der → Metallographie, um das → Gefüge einer zunächst geschliffenen und polierten Legierung durch (selektives) Herauslösen von Legierungsbestandteilen mittels chem. aggressiver Substanzen oder auch durch elektrochem. Einwirkung (→ anodisches Ätzen) sichtbar zu machen. Die Ätzmittel (Säuren oder Salzlösungen) entfernen die obersten Atomlagen der Gitterebenen der räumlich unterschiedlich gelagerten Kristallite, so dass selbst bei gleicher Zusammensetzung an diesen unterschiedlich geneigte Flächen entstehen; das treppenähnliche Mikroprofil ergibt unterschiedliche Reflexionswinkel für auftreffendes Licht (Auflichtmikroskop) und macht so Kristallite (Körner), Korngrenzen (→ Korngrenzenätzung) oder auch Kristallfiguren neben Verunreinigungen durch Helligkeitsunterschiede sichtbar; ähnlich auch bei Gläsern bzw. zu deren Oberflächenveränderung (Mattieren,

Beschriften), bei Glaskeramiken zur Konditionierung vor adhäsiver Befestigung; als Gefrierätzen zur Untersuchung von biologischen oder künstlichen Membranstrukturen. 2. Methode der Mikrostrukturierung der Zahnhartsubstanzen mit Phosphorsäure in Zuge der adhäsiven Restauration oder Befestigung (→ Säureätztechnik). 3. in der Industrie vielseitig genutzte Technologie (Schaltkreisproduktion, Chemiegraphie, Offsetdruck).

Ätzgel, phosphorsäurehaltig

Paste-System.

Zusammensetzung: Phosphorsäure (15–42 Gew. % in Wasser; meist 35–37,5 Gew.-% in Wasser), Siliciumdioxid und Farbstoffe.

Verarbeitung: Ätzgele werden für 30–45 s auf den Zahnschmelz appliziert und anschließend mit Wasserspray abgesprüht. Die geätzten Schmelzflächen werden mit dem Luftbläser sorgfältig getrocknet und weisen ein kreidigweißes Aussehen auf. Eine Kontamination der geätzten Flächen mit Speichel oder Blut ist unbedingt zu vermeiden (absolute Trockenlegung mit → Kofferdam). Im Rahmen der Total-Ätz-Technik erfolgt die simultane Applikation des Ätzgels auf Schmelz und Dentin, wobei die Einwirkungszeiten auf dem Dentin maximal 15–20 s betragen. Es gilt zu beachten, dass Unterfüllungen aus Calciumhydroxid-Präparaten oder Glas-Polyalkenoat-Zement durch Phosphorsäure angelöst werden.

Anwendung: Schmelzätzung und Dentinkonditionierung im Rahmen von Versiegelungen, der Applikation von Kompositfüllungen und Kompomerfüllungen sowie zur adhäsiven Befestigung von indirekten Restaurationen (Inlays, Onlays, Kronen, Brücken), Wurzelstiften und orthodontischen Halteelementen (Brackets).

Verträglichkeit: Dentin kann Säuren effektiv abpuffern. Eine Dentinschichtstärke von 0,5 mm gilt als ausreichend, um die Pulpa während einer kurzzeitigen Dentinätzung vor irreversiblen Irritationen zu schützen (sofern das Dentin nachfolgend bakteriendicht gegenüber dem Mundhöhlenmilieu verschlossen wird).

Ätzmittel

Säuren und Salzlösungen für Strukturuntersuchungen (→ Gefüge) an Legierungen (Metallographie); legierungspezifische Mittel, z.B. Königswasser für → Gold, → Co-Legierungen, Ni-Basislegierungen, Cr-Ni-Stahl; Mischungen von Kaliumcyanid/Ammoniumpersulfat für → EM-Legierungen und → Pd-Legierungen; Salzsäure/Chrom-VI-oxid für Gold, Goldlegierungen; Königswasser in Glycerin für Cr-Ni-Stahl; Salpetersäure und Flusssäure für Ti und → Ti-Legierungen; wässrige Lösung von Ethanol und Ammoniumhydrogendifluorid für Ti und Ti-Legierungen; Salpetersäure/Salzsäure/Glyzerin für Pd-Legierungen. Ä. für Gläser und Glaskeramiken: Flusssäure und Fluoride. Ä. für Kunststoffe (Plastographie): Mischung aus Ameisensäure/Zyklohexanon für PVC; Xylol für Polyethylen. Ä. zur Mikrostrukturierung von Zahnhartsubstanzen s. SÄT, → Dentinhaftvermittler.

Au

→ Gold

Aufbaufüllungen

Füllungen größeren Ausmaßes zur Rekonstruktion eines Zahnes bzw. zum Aufbau eines Zahnstumpfes (Stumpfaufbau), der überkront werden soll. Füllungswerkstoffe: → Komposit + → Haftvermittler, ggf. → Amalgam, → Glasionomerzement; Retentionsunterstützung evtl. durch parapulpäre Stifte.

Aufbrennen

Aufbrennen bezeichnet die Herstellung des Verbundes aus dentalkeramischen Massen und einem Metallgerüst ähnlich der Emailletechnik (zu beachten ist die Verträglichkeit der Kombination von Legierung des Gerüstes und der Keramikmassen/WAK, Chemie). Dabei werden die keramischen Massen nach Modellation der gewünschen Zahnaußenform in einem Dentalkeramikofen auf das Gerüst aufgebrannt. In verschiedenen Brennprogrammen wird unter Einhaltung der Trockenzeit und der Aufheizzeit die Brenntemperatur über eine Haltezeit gehalten und während der Abkühlzeit das aufgebrannte Gerüst auf Raumtemperatur abgekühlt. Während der Vortrockenzeit werden die Anmischflüssigkeit und die in der Keramikmasse befindlichen Farbstoffe verdampft, ohne dass die modellierte Masse reisst oder platzt. Das Aufbrennen erfolgt in der Regel im Unterdruck (Teilvakuum). Die Temperatur wird langsam gesteigert, ohne die Oberfläche zu glasieren und Blaseneinschlüsse zu bilden. Das Abkühlen erfolgt langsam und schonend, um innere Spannungen und Risse zu vermeiden. Man unterscheidet in Grundmassenbrand (Opakerbrand, Bonderbrand), den Hauptmassenbrand (Dentinbrand), Glanz- oder Glasurbrand und die Korrekturbrände. Es handelt sich um eine → Sinterung mit einer produkt- und anwendungsbezogenen Schrumpfung um bis zu 20 %. Erforderlich ist eine „Übermodellation" bzw. Korrektur in mehreren Bränden. Bei der Abkühlung ist produktbedingt langsame oder schnelle Abkühlung erforderlich, um spannungsbedingte Sprünge zu vermeiden. (Abb. 19)

Aufbrennkeramik, → Dentalkeramik

Aufbrennkeramik bezeichnet als Sammelbegriff dentalkeramische Massen aus Feldspat und Quarz, die sich für die Verblendung von Metallgerüsten verwenden lassen. Leuzitkeramik. Die Sintertemperaturen liegen zwischen 660 °C für

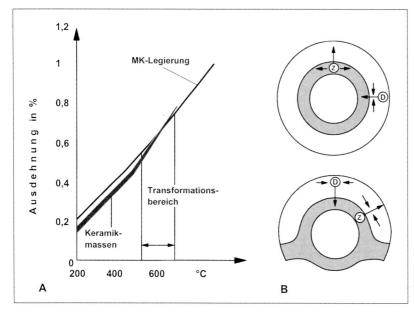
Abb. 19 Thermisches Kontraktionsverhalten und Spannungsverteilung von Aufbrennlegierung und Verblendkeramik. Z Zug, D Druck

niedrigbrennende Keramik und maximal 1000 °C für hochbrennende Keramik. Der Verbund zwischen Metall und Keramik wird durch physikalische und chemische Bindungsmechanismen mit unterschiedlichen Haftmechanismen verwirklicht. Die mechanische Oberflächenverzahnung (Aufrauhung mittels Strahlmitteln), die zwischenmolekularen Kräfte (van der Waal'schen Kräfte) und die chemischen Kräfte (Haftoxyde → Sauerstoff-Brücken-Bindung) bewirken den metallkeramischen Verbund. Eine mechanische Oberflächenverzahnung der keramischen Massen mit dem Metallgerüst erfolgt durch die Benetzung der im Mikrobereich rauh geschliffenen bzw. abgestrahlten Metalloberflächen mit den dentalkeramischen Massen. Die thermischen Ausdehnungskoeffizienten der Verbundwerkstoffe (Metall und Keramik) müssen aufeinander abgestimmt sein, weil beim Abkühlen nach dem Brand Spannungen auftreten können, die zu Sprüngen (Spätsprüngen) und Abplatzungen der Keramik führen oder das Metallgerüst deformieren. Die chemische Verbindung erfolgt durch die Eigenschaft, dass Quarzbestandteile Sauerstoff in ihre Matrix aufnehmen können und so einen niedermolekularen Verbund anstreben. Wesentliche Unterschiede zwischen den Keramiken bestehen in der Zusammensetzung der verwendeten Netzwerkwandler. Zusätze wie Alkalioxyde (LiO_2, Na_2O, K_2O) als einwertige und Erdalkalioxyde (CaO, MgO, BaO und ZnO) als zweiwertige Netzwerkwandler können die glasartige, amorphe Struktur des Quarzglases aufbrechen und die Schmelztemperatur von ca. 1100 °C auf die gebräuchliche Verarbeitungstemperatur herabsetzen. Diese Netzwerkwandler verringern die Korrosionsresistenz bei gleichzeitiger Anhebung und Angleichung des Wärmeausdehnungskoeffizienten. Eine weitere Möglichkeit, die Sintertemperatur herabzusetzen, besteht in dem Einbau von Hydroxylgruppen in das Netzwerk. Basierend auf dem Weinstein'schen Patent wird bei Aufbrennkeramiken der Wärmeausdehnungskoeffizienten an die Legierung angeglichen. Netzwerkwandler und die Zugabe von Leuzit, ein weissliches bis gräuliches Kristall des Kalifeldspates als kristalliner Bestandteil, können für die Anhebung und Angleichung des Wärmeausdehnungskoeffizienten verwendet werden. In der Anhebung des Wärmeausdehnungskoeffizienten hat Leuzit auch die Aufgabe, die Standfestigkeit des Grünlings während des Sinterns zu bewahren. (Abb. 20, Abb. 21, Abb. 22)

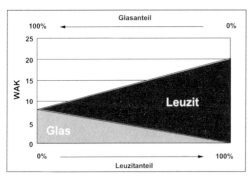

Abb. 20 Abhängigkeit des Wärmeausdehnungskoeffizienten (WAK) vom Leuzitanteil in Glaskeramiken

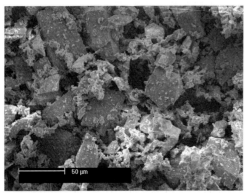

Abb. 21 Pulverpartikel einer Verblendkeramik für Dentinschichten

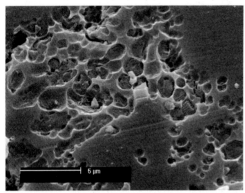

Abb. 22 Geätzte Oberfläche einer klassischen leuzitverstärkten Glaskeramik

Aufbrennlegierungen

Legierungen, die auf den Wärmeausdehnungskoeffizienten der Keramik abgestimmt sind und beim keramischen Brand eine auf die zugehörige Keramik ausreichende Warmfestigkeit besit-

zen. Sie sind in der Regel aushärtbar und haben eine hohe Dehngrenze. Bei Edelmetalllegierungen erzeugen nichtedelmetallische Anteile Haftoxide. Zu den Aufbrennlegierungen zählen: Hochedelmetallhaltige Legierungen (AuPt-Legierungen), Edelmetallreduzierte-Legierungen, CoCr-Legierungen, NiCr-Legierungen, Pd-Basislegierungen, Titan, Titanlegierungen; → Haftoxide; → Metallkeramik

Aufbrennwatte

Vlies aus watteähnlichen hochtemperaturfesten Mineralfasern als Unterlage für die Sinterung von Keramik in Brennöfen. Die metallischen oder keramischen Gerüste werden durch die Watte gestützt und vor Verformungen geschützt.

Aufgießen

Spezielles zahntechnisches Verfahren zur Herstellung von Sekundärkronen bei konischen Doppelkronensystemen aus NEM-(Co-Cr-)Legierungen. Auf den Primärkronen werden nach Beschichtung mit einer dünnen Schicht einer Sonderkeramik die Sekundärkronen in üblicher Form modelliert. Die Modellation wird mit den Primärkronen unter besonderer Anstiftung zur Erzeigung einer laminaren Strömung des einfliessenden Metalls eingebettet. Der Guss erfolgt wie üblich. Primär- und Sekundärkrone lassen sich nach dem Ausbetten mit einem Thermoschockverfahren trennen. Die Passung ist im A. sehr gut. Allerdings ist das Verfahren schwierig in der Durchführung.

Aufheizkurve

1. Dentallegierungen: Der Schmelzvorgang muß kontrolliert ablaufen, um einer Schädigung der Legierungen während des Gießprozesses vorzubeugen. Das kontrollierte Aufheizen nach einer definierten Aufheizcharakteristik verhindert das Überhitzen einer Legierung.
2. Dentalkeramik: Um die Sintertemperatur für den keramischen Brand in einem Brennofen zu erreichen, muß eine definierte Aufheizphase durchlaufen werden, die sich nach den materialtechnischen Rahmenbedingungen der Dentalkeramik und der Aufbrennlegierung richtet. Eine zu schnelle Aufheizkurve steht einer vollständi-

gen Sinterung des Werkstückes entgegen. Zu den Dentalkeramiken werden von den Herstellern Empfehlungen für die Aufheizcharakteristik vorgegeben.

Aufheizphase

Teil des keramischen Sinterprozesses. Während der Aufheizphase wird die Temperatur entsprechend eines Aufheizgradienten bis zur Sinterendtemperatur erwärmt. In der Regel sind langsame Anstiegsraten von ca. 55 Grad/Minute gewählt, damit einerseits ein Überschiessen der Ofenendtemperatur über die eingestellte Temperatur eingedämmt werden kann, weitere Gaseinschlüsse leichter austreten können und eine gleichmässige Durchwärmung der im Ofen eingebrachten Objekte erzielt wird. Es werden Aufheizraten bis zu 95 °C/min von den Herstellern der Dentalkeramik angegeben; → Aufheizkurve

Aufschleifen

Anpassen der Basis künstlicher Zähne an die Kieferkonfiguration durch entsprechendes Beschleifen bei Prothesen, die vestibulär ohne künstliches Zahnfleisch gestaltet werden. Da der Prothesensattel fehlt, Gefahr kleinflächiger Überlastung des Prothesenlagers und der Einlagerung in die Schleimhaut.

Aufsintern

Aufbrennen keramischer Massen auf ein metallisches Gerüst ähnlich der Emailletechnik in einem Sinterprozeß; → Aufbrennen; → Sintern

Aufstellen künstlicher Zähne

Die Anordnung von Kunststoff- oder Keramikzähnen ausgewählter Größe, Form und Farbe auf einer provisorischen Basis (Basisplatte + Wachs) der späteren partiellen oder totalen Prothese mit kaufunktioneller, ästhetischer und phonetischer Zielstellung und unter Beachtung prothesenhygienischer Aspekte, zum Zwecke der Einprobe am Patienten.

Ausbetten

Arbeitsphase des Entformens von Therapiemitteln aus Metall oder Kunststoffen unter dosierter Kraftanwendung, um Schäden, wie Deformationen bei Metallobjekten oder Sprünge bzw. Brüche bei Kunststoff- oder Keramikobjekten zu vermeiden, z.B. Gußobjekt aus der durch eine Muffel gestützten Einbettmasse; Kunststoffprothese aus dem in Küvettenhälften befindlichen Einbettgips, Preßkeramik aus Einbettmasse. Zerstörung und Entfernung des Formstoffs manuell, durch Abstrahlen (→ Korundstrahlen), unter Benutzung eines mit Presluft oder durch Motor betriebenen Meissels oder durch chemische Prozesse.

Ausbrennen

rückstandsloses Entfernen von → Wachs oder Modellierkunststoff aus der umgebenden Einbettmasse in einem Vorwärmofen zur Gewinnung einer Gußhohlform.

Ausbrühen

Entfernen des Wachses aus der Polymerisationsform (→ Einbetten); zunächst Erwärmen der geschlossenen → Küvette in heißem Wasser und nach Öffnen Herausziehen des Wachses; Wachs in der geschlossenen Form nicht verfüssigen, da es sonst in den Gips eindringt, kaum noch zu entfernen ist und eine wirkungsvolle Isolation der Polymerisationsform unmöglich macht; anschließend Abbrühen der Formhälften mit fließendem kochenden Wasser (ggf. mit Ausbrühgerät oder Dampfstrahler).

Ausdehnungskoeffizient, thermischer

Festkörper dehnen sich beim Erwärmen nach allen Richtungen proportional zur Temperatur aus. Der thermische Längenausdehnungskoeffizient α (auch WAK) ist definiert als das Verhältnis der relativen Längenänderung und der Gesamtlänge des Körpers $\Delta l/l$ zur Temperaturdifferenz Δt, $\Delta L/L = \alpha \, \Delta T$.

Metalle: Der WAK der meisten Metalle liegt zwischen 8,4 (Titan) und 19 (Silber) $*10^{-6}/°C$.

Abformmaterialien: Das Ausmaß der thermischen Kontraktion von Abformmaterialien bei der Abkühlung von Mund- auf Raumtemperatur ist insbesondere bei Elastomeren groß. Bei einem thermischen Ausdehnungskoeffizienten von $100–280 \cdot 10^{-6} \, K^{-1}$ beträgt die Schrumpfung je nach Füllstoffgehalt bei Silikonen zwischen 0,1 und 0,28 % lin. Je höher der Füllstoffgehalt, desto geringer ist der thermische Ausdehnungskoeffizient.

Aushärten bei Legierungen
→ Ausscheidungshärtung

Aushärtungszeit
Zeitdauer (gerechnet ab Mischbeginn), die ein Material zum vollständigen Aushärten benötigt.

Ausmodellieren
Modellieren eines Objektes bis zur endgültigen Gestalt. Aus verschiedenen Gründen empfiehlt sich die Regel „Ausmodellieren geht vor Ausarbeiten": geringerer Arbeitsaufwand, durch genaues Modellieren wird am ausgebetteten Werkstück kaum Material abgetragen, so dass mögli-che Strukturfehler (→ Porosität) im Inneren nicht freigelegt werden.

Ausscheidungshärtung
Bei Legierungen mit Mischungslücken werden beim Erstarren Legierungsbestandteile im Gefüge/an den Korngrenzen ausgeschieden und bewirken eine Erhöhung der mechanischen Festigkeitswerte; → Mischungslücke (Abb. 23, Abb. 24)

Außenventil
seitlicher Abschluss des kapillaren Spaltes zwischen Kiefertegument und Prothese durch Anlagerung der Weichteile (Wange, Lippe) an die vestibuläre Seite des Funktionsrandes (Ventilrand) einer totalen Prothese. Zusammen mit dem Innenventil wichtig für den → Prothesenhalt.

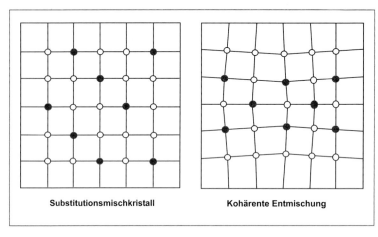

Substitutionsmischkristall   **Kohärente Entmischung**

Abb. 23 Starke Gitterverzerrung bei kohärenter Entmischung bei Legierungen mit Mischungslücke

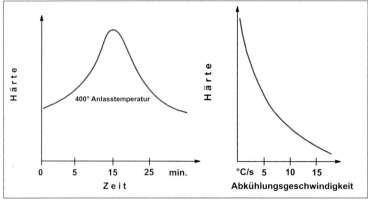

Abb. 24 Aushärtung von härtbaren Legierungen durch Anlassen oder langsame Abkühlung

Autopolymerisate

zweikomponentige Kunststoffe, in der Zahnmedizin des Typs → MMA/PMMA oder auf → Diacrylat-Basis, deren Polymerisation durch Vermischen der in einer flüssigen und einer pulverförmigen Komponente zunächst getrennt vorliegenden Bestandteile eines Redox-Initiator-
Systems in Gang gebracht wird und ohne weitere Maßnahmen zu Ende abläuft; Syn.: autopolymerisierende, kalthärtende, kaltpolymerisierende, selbsthärtende, schnellhärtende Kunststoffe.

Azeotrop, azeotropische Gemische

Mischung von Flüssigkeiten, die bei einem bestimmten Mengenverhältnis ein Minimum der
Siedetemperatur aufweisen. Die Bestandteile
des Gemisches können durch Destillation nicht
getrennt werden, da die Komponenten einen
einheitlichen Siedepunkt angenommen haben;
Bedeutung bei der Verarbeitung von → MMA/
PMMA-Prothesenkunststoff: Wasser (Sdp.
100 °C) aus dem Gips der Form und Methacrylsäuremethylester (MMA) (Sdp. 100–101 °C) aus
dem Kunststoffteig, können ein Azeotrop mit
einem Siedepunkt von nur 78,2 °C bilden, das
zu Siedeblasen im polymerisierten Kunststoff
führt.

Bakterienflora

Gesamtheit aller Bakterienspezies, die an einem Standort (z.B. Mundschleimhaut, Mundflora) regelmäßig (residente Flora) oder vorübergehend (transiente Flora) vorkommen und dort bei intakter Abwehrlage keine Infektionen auslösen.

Bakteriostase

Reversible Hemmung der Vermehrung von Bakterien. Im Bakteriostase-Verdünnungs-Test (Bouillon-Reihenverdünnungs-Test) wird anhand von geometrischen Verdünnungsreihen die Minimale Hemmkonzentration eines Stoffes ermittelt. Damit eignet sich dieser Test zur vergleichenden Bewertung zahnmedizinischer Werkstoffe hinsichtlich antimikrobieller Wirkung und Biokompatibilität. (Abb. 25)

Bakterizidie

Irreversibler Verlust der Vermehrungsfähigkeit von Bakterien. Im *Bakterizidie-Suspensions-Test* wird die konzentrations- und zeitabhängige Ermittlung der B. zur Bewertung von antimikrobieller Wirkung und → Biokompatibilität zahnmedizinischer Werkstoffe genutzt. (Abb. 26)

Balkenguß

Besondere Form der Anstiftung von modellierten Gussobjekten aus Wachs oder Kunststoff in der Gussmuffel. Verwendet werden runde Wachsprofile mit einem Durchmesser von ca. 5 mm als Gußreservoir. (Abb. 27)

Barbitursäure

Hexahydropyrimidin-2,4,6-trion; $C_4H_4N_2O_3$, MG. 128,09. Farblose, bitter schmeckende Prismen, Schmp. 248 °C, die sich in kaltem Wasser wenig lösen und schwach sauer reagieren. Wenn beide H-Atome an C-5 durch Alkyl- bzw. Aryl-Reste ersetzt werden, entstehen die als Schlafmittel wirksamen Barbiturate. B.-Abkömmlinge sind in Kombination mit Cu-Ionen Bestandteil von Redox-Initiatorsystemen für → MMA/PMMA-Kunstoffe. (Abb. 28)

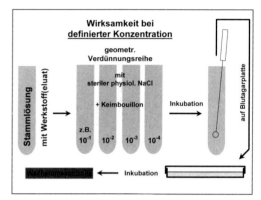

Abb. 25 Prinzip des Bakteriostase-Verdünnungs-Tests

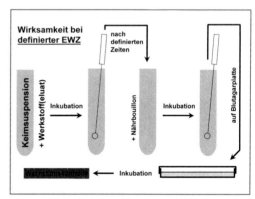

Abb. 26 Prinzip des Bakterizidie-Suspensions-Tests

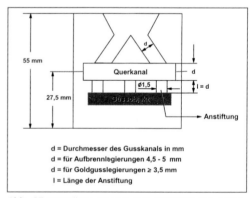

d = Durchmesser des Gusskanals in mm
d = für Aufbrennlegierungen 4,5 - 5 mm
d = für Goldgusslegierungen ≥ 3,5 mm
l = Länge der Anstiftung

Abb. 27 Darstellung zu Lage und Anstiftung von großen Gussobjekten (Brücken) in der Gussmuffel

Bariumaluminiumborosilikatsilikatglas

Wird aus der entsprechenden Glasschmelze hergestellt. Die erhaltenen Granulate werden in speziellen Mühlen zu Splittern auf mittlere Korngrö-

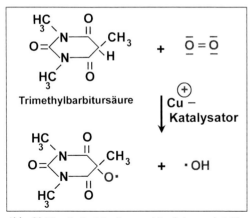

Abb. 28 Trimethylbarbitursäure und Kupferionen als Initiatorsystem

ßen zwischen 0,7 bis 1,5 µm gemahlen. Nach dem Silanisieren dient das Glas als Füllstoff für Komposite, Ormocere, Kronen- und Brückenverblendkunststoffe usw. Bei genügend hohen Anteilen von Barium im Glas, erhält das Komposit gute röntgenopake Eigenschaften. Die Giftigkeit der Bariumionen ist, wie beim Bariumsulfat, irrelevant, da diese Gläser im Mundmilieu unlöslich sind.

Basen

unter Basen versteht man Stoffe die mit Säuren unter Salzbildung eine Neutralisationsreaktion eingehen. Chemisch betrachtet handelt es sich bei Basen um Protonenakzeptoren, oder etwas vereinfachend als Wasserstoffkationenakzeptoren.

Basiseinheiten

Physikalische Basiseinheiten sind international im → SI-System genormt sowie deren dezimale Vielfache, Tab. 1. → Anhang, S. 317

Zehnerpotenz	Vorsilbe	Zeichen
10^{12}	Tera	T
10^9	Giga	G
10^6	Mega	M
10^3	Kilo	k
10^2	Hekto	h
10^1	Deka	da
10^{-1}	Dezi	d
10^{-2}	Zenti	c
10^{-3}	Milli	m
10^{-6}	Mikro	µ
10^{-9}	Nano	n
10^{-12}	Piko	p

Tab. 1: Zeichen und Vorsilben für die dezimalen Vielfachen von Einheiten

Bauxit

Nach dem Fundort Les Baux (F) benanntes Sedimentgestein mit 55–65 Masse % Al_2O_3 neben Fe_2O_3, SiO_2 TiO_2; Rohstoff für die Herstellung von Aluminium und künstlichem → Korund.

Beanspruchung

Im mechanischen Sinne eine Spannung, der ein Werkstoff ausgesetzt ist. Eine solche Beanspruchung hat die Einheit Pascal (Pa). Eine Beanspruchung wird in der Regel aufgrund einer von außen anliegenden → Belastung hervorgerufen.

Beizen

Entfernung von Oxyden oder Flussmittelresten (→ Borax) nach dem Giessen oder Löten von metallischen Werkstoffen. Zum Beizen in der Zahntechnik werden verdünnte Schwefelsäuren, verdünnte Salpetersäuren, Ameisensäure, Essigsäure verwendet. Weiterhin werden feste (pulverförmige) Beizmittel nach Auflösung in wässriger Lösung verwendet. Beizen bezeichnet die elektrochemische Behandlung metallischer Oberflächen in Säurebädern oder alkalischen Lösungen zur Entfernung von Oxiden, Schmutz und Fett als weitere Vorbehandlung für Oberflächenbearbeitung. Ein Abtragen der Werkstoffschicht findet statt, ist aber gering. Eine Glättung der Oberfläche und Nivellierung des Profils tritt nicht auf; → Abbeizen; → Absäuern; → Beizrisse

Beizrisse

Gefügerisse in Metallen nach dem Abkochen und Beizen in Säuren; → Beizen; → Absäuern

Befestigungskomposit

Dient zum Festsetzen vollkeramischer Restaurationen wie Inlays, Onlays, Veneers, Kronen und Brücken, aber auch zum Festsetzen metallischer Restaurationen wie Marylandbrücken, Attachments, intrakanalären Stifte und orthodontischen Halteelementen (Brackets). Befestigungskomposite werden unter Anwendung der Adhäsivtechnik und Verwendung von Adhäsiv-

Tab. 2:

	Druckfestigkeit Mpa	Zugfestigkeit MPa	E-Modul GPa	Wasser-löslichkeit % (in 24h)	Abbindezeit bei 37° C min	Filmdicke µm
Befestigungskomposit	200–300	34–37	4,4–6,5	0,01–0,1	3-6	15–20
Glas-Polyalkenoat-Zement	80–160	5,3–7,6	3,5-6,4	0,1–0,8	4-8	20–25
Kunststoffmodifizierter Glas-Polyalkenoat-Zement	120–155	13–24	2,5–7,8	0,05–0,4	4-6	15–25
Zinkphosphat-Zement	70–140	3,1–4,5	9,3–13,4	0,05–0,2	5-9	25
Zink-Polycarboxylat-Zement	50–90	3,6–6,3	4,0–4,7	0,1–0,2	5-9	25

systemen (Schmelz-Dentinadhäsive) verarbeitet. Während der Adhäsivapplikation und der Applikation des Befestigungskomposites muss Trockenheit herrschen. Die Anlage von → Kofferdam ist empfehlenswert. Man unterscheidet lichthärtende, selbsthärtende und dualhärtende Befestigungskomposite.

Zusammensetzung: Die Zusammensetzung der Befestigungskomposite ist mit der der Füllungskomposite nahezu identisch.

Basispaste: Ba-Al-Silikatglas, SiO_2, Dimethacrylate (Bis-GMA, UDMA, TEGDMA), Akzelerator (Amin).

Katalysatorpaste: Ba-Al-Silikatglas, SiO_2, Dimethacrylate (Bis-GMA, UDMA, TEGDMA), HEMA, Initiator (Benzoylperoxid), Photoinitiator (Campherchinon), z.T. mit Zusätzen von 4-META oder Ytterbium-Fluorid (radioopaker Füllkörper). In der Regel enthalten sie etwas weniger Füllstoff (ca. 50 % m/m), damit ihre Konsistenz nicht so fest sondern eher honigartig ist und sie beim Festsetzen der Restauration besser fließen. Es gibt jedoch auch Produkte, deren Konsistenz ebenso fest ist wie die der Seitenzahnkomposite. Diese müssen, damit sie fließen können, mittels Ultraschalleinwirkung angewandt werden. *Lichthärtende* Befestigungskomposite sind Einkomponentenmaterialien, die nach der Applikation mit Lichtbestrahlung ausgehärtet werden. *Selbsthärtende* Befestigungskomposite sind Zweikomponentenmaterialen, die angemischt und dann appliziert werden. Sie härten auf der Basis eines Redoxinitiatorsystems.

Dualhärtende sind Zweikomponentenmaterialien, deren eine Komponente „rein" lichthärtend ist. Wird diese mit der anderen Komponente vermischt, läuft zusätzlich eine Selbsthärtungsreaktion ab. Dadurch entsteht Aushärtungssicherheit auch an den Stellen, die vom Licht der Polymerisationslampe nicht bzw. nicht genügend erreicht werden. Heute werden fast ausschließlich dualhärtende Befestigungskomposite verwendet.

Verträglichkeit: Ohne adäquaten Pulpa-Dentinschutz sind in tiefen Kavitäten Pulpairritationen nicht auszuschließen.

Befestigungsmaterialien

Pulver-Flüssigkeits- oder Paste-Paste-Systeme. Einteilung in provisorische und definitive Befestigungsmaterialien. Als provisorische Befestigungsmaterialien finden Zinkoxid-Eugenol-Zemente und eugenolfreie Zinkoxidzemente Verwendung. Zum definitiven Zementieren von Restaurationen werden die wasserhärtenden Zink-Phosphat-Zemente, Zink-Polycarboxylat-Zemente und Glas-Polyalkenoat-Zemente sowie polymerisierende Materialien (Befestigungskomposite, kunststoffmodifizierte Glas-Polyalkenoat-Zemente) eingesetzt. Als Befestigungsmaterialien dürfen nach Normung nur Zemente mit einem ausreichenden Fließvermögen und einer minimalen Filmdicke von maximal 25 µm eingesetzt werden. Die minimale Filmdicke, zu der sich ein Befestigungszement auspressen lasst, hängt von der Korngröße des Pulvers, den

Fließeigenschaften (Pulver-Flüssigkeitsverhältnis, Viskosität) und Abflussmöglichkeiten des Zementes ab. Des weiteren üben das Anmischverhältnis von Pulver und Flüssigkeit, der ausgeübte Druck beim Zementieren sowie die Temperatur und Geschwindigkeit beim Anmischen des Zementes einen Einfluß auf die Schichtdicke des Zementes aus. Zemente füllen den Fügespalt zwischen Restauration und Kavität/Zahnstumpf auf und gleichen kleinste Paßungenauigkeiten aus. Mikromechanische Verzahnung in Oberflächenrauheiten und physiko-chemische Bindung stellen die beiden Haft- bzw. Adhäsionsmechanismen wasserhärtender Zemente dar. Während Zink-Phosphat-Zemente allein über mikromechanische Verzahnung an der Zahnhartsubstanz haften, besteht bei Glasionomerzementen und Zink-Polycarboxylat-Zementen zusätzlich die Möglichkeit der Adhäsion über physiko-chemische Bindungskräfte. Befestigungsmaterialien auf Kunststoffbasis → Befestigungskomposit werden zusammen mit Adhäsivsystemen unter Anwendung der Adhäsivtechnik verarbeitet. (Tab. 2)

Belag
Auflagerung, die als organische Deckschicht mit anschließender mikrobieller Besiedlung (→ Biofilm, → Plaque) und ggf. Mineralisation (Zahnsteinbildung) auf natürlicher Zahnhartsubstanz und eingegliederten Werkstoffen entsteht. Wirkt als kariogene Noxe an der Zahnhartsubstanz, ist Ursache von (mikrobieller) → Korrosion und von Verfärbungen an Werkstoffen. Weniger die Bildung der Beläge als vielmehr ihre Entfernbarkeit ist von der Art und Oberflächenfeinstruktur (Politur) der Werkstoffe abhängig. (Abb. 29)

Belastung
Im mechanischen Sinne eine von außen auf ein Bauteil einwirkende Größe, z.B. eine Kraft. Eine solche mechanische Belastung hat die Einheit Newton (N). Eine Belastung ruft im Werkstoff als Reaktion eine → Beanspruchung hervor.

Belichtung
1. Bestrahlung von lichtpolymerisierenden Kunststoffen mit Licht vorrangig im Wellenlängenbereich von 450–500 nm. Der Lichtinitiator absorbiert die Strahlung und zerfällt dabei in Radikale, die wiederum die Polymerisationsreaktion auslösen.
2. In der Radiographie übliche (physikalisch falsche) Bezeichnung für die Strahlendosis, die ein Aufnahmemedium erreicht hat (Maßeinheit: lx · s).

Belüftungselement
Beruht auf Konzentrationsunterschieden im angreifenden Elektrolyten, speziell des im Elektrolyten gelösten Sauerstoffs. Die Stellen höherer Sauerstoffkonzentration werden zur Kathode, die schlechter belüfteten zur Anode. Modellbeispiel ist ein Wassertropfen oder eine „Glocke" von Biofilmen oder Stoffwechselprodukten auf metallischer Oberfläche (Abb. 30). Im weniger belüfteten Mittenbereich gehen

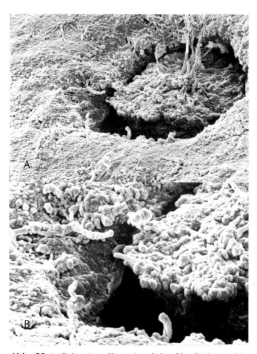

Abb. 29 A. Belag (→ Plaque) auf der Oberfläche und in einer Pore einer getragenen Krone aus temporärem K&B-Kunststoff (DMA-Komopsit); B. dominierende Spezies des Belages: Streptokokken

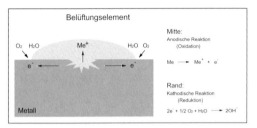

Abb. 30 Elektrodenreaktion in einem Belüftungselement (Tropfenmodell)

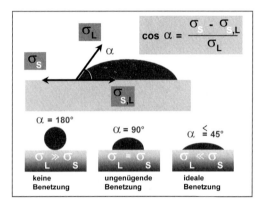

Abb. 31 Benetzung und Randwinkel

Metallionen anodisch in Lösung. Die frei werdenden Elektronen werden im gut belüfteten Randbereich zur Sauerstoffreduktion verbraucht (Sauerstoffkorrosion). Es entstehen OH^--Ionen, die mit den Metallionen zu (schwerlöslichen) Hydroxiden reagieren können. Sauerstoffkonzentrationsgefälle können auch vom Biofilm selbst durch Stoffwechselvorgänge ausgebildet werden (vergl. Plaquestoffwechsel). Belüftungselemente liegen auch bei der → Spaltkorrosion vor.

Benetzung

Fähigkeit von Flüssigkeiten, mit Festkörpern eine Grenzfläche auszubilden. Die Oberfläche wird benetzt, wenn auf einer Oberfläche die Oberflächenspannung des Flüssigkeitstropfens herabgesetzt wird und die Flüssigkeit auf der festen Unterlage zerfliesst. Die Benetzungstendenz läßt sich durch Messung des Randwinkels (Kontaktwinkel), den die Flüssigkeit mit der festen Oberfläche bildet, bestimmen: $\sigma_1 - \gamma_{1,2} = \sigma_2 \cdot \cos \alpha$ (Young'sche-Gleichung); [s_1: Oberflächenspannung des Festkörpers, σ_2: Oberflächenspannung der Flüssigkeit, $\gamma_{1,2}$ = Grenzflächenspannung fest/flüssig, α = Randwinkel]. Die Benetzungstendenz einer Flüssigkeit ist umso größer, je kleiner a ist. z.B. Gusswachse müssen benetzbar sein, um sich blasenfrei einbetten zu lassen. Wachse werden benetzbar, wenn sie mit Netzmitteln behandelt werden. Die Netzmittel reduzieren die Oberflächenspannung des Wassers. Im keramischen Aufbrennprozeß die Eigenschaft der aufsinternden Keramik mit der Aufbrennlegierung oder Grundkeramik in innigen Kontakt zu treten. Die Benetzung wird durch den Vakuumbrand begünstigt. Lote müssen den Basiswerkstoff gut benetzen, um einen möglichst festen Verbund zu erzielen. (Abb. 31)

Benetzung (beim Löten)

→ Benetzung. Die Ausbreitung des flüssigen Lottropfens auf der Oberfläche des auf Arbeitstemperatur erhitzten Werkstücks lässt sich mit Hilfe der Grenzflächenspannung Y beschreiben. $Y_{1,3} = Y_{1,2} + Y_{2,3} \cos \varphi$
φ = Benetzungswinkel (Abb. 32)

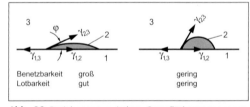

Abb. 32 Beziehungen zwischen Grenzflächenspannungen zwischen den Oberflächen von Grundwerkstoff und flüssigem Lot, modifiziert nach 2 – 1 Grundwerkstoff / 2 flüssiges Lot / 3 Flußmittel, Schutzgas, Vakuum

Benzoylperoxid (Dibenzoylperoxid)

$C_{14}H_{10}O_4$, MG. 242,22. Farbloses kristallines Pulver, Schmp. 103–106 °C (kann beim Erhitzen explodieren), MAK 5 mg/m^3, Initiator für Radikal-Kettenreaktionen, z.B. bei der Heißpolymerisation (ab ca. 80 °C) von Methylmethacrylat (MMA) zu Polymethylmethacrylat (PM MA) und bei der Kaltpolymerisation (Raumtemperatur) durch Umsetzung in einem Redoxsystem mit tertiären aromatischen Aminen. (Abb. 33)

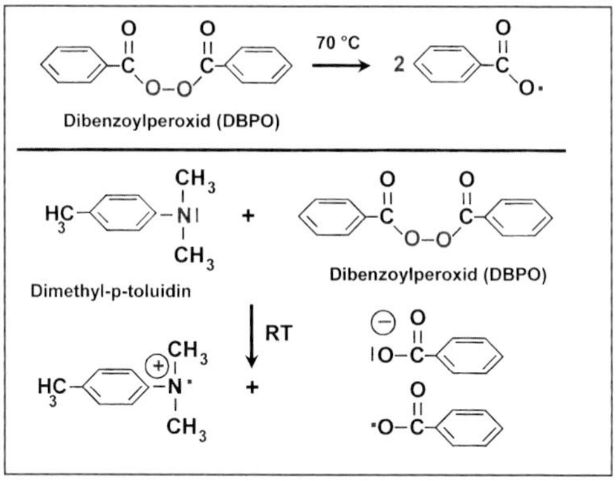

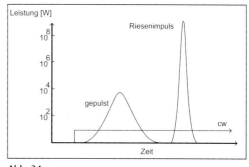

Abb. 33 Radikalbildung durch Zerfall von DBPO bei der Heißpolymerisation (oben) und in einem → Redoxsystem mit tertiärem aromatischen Amin bei der Kaltpolymerisation von MMA (unten).

Berylliose

Erkrankung der Atemwege und der Lunge, die durch Einatmen von berylliumhaltigem Staub oder Berylliumdämpfen, gelegentlich auch durch äusserlichen Kontakt mit Beryllium, entsteht. Chronische Verlaufsformen der Berylliumvergiftung zeigen sich in Form einer speziellen Staublungenerkrankung mit bindegewebig knotenförmigen, endzündlichen Veränderungen der unteren Lungenabschnitte, begleitet von starker Atemnot und allgemeinem Kräfteverfall → Pneumokoniose bei individueller Disposition durch langzeitige inhalative Aufnahme von Be auch in geringer Konzentration, z.B. aus Legierungen bei deren zahntechnischer Bearbeitung. Schwierige Differentialdiagnose, keine kausale Behandlung bisher möglich. Gefahr bösartiger Tumore (Bronchial-Karzinome). Obwohl in Deutschland keine Be-haltigen Dentallegierungen mehr angeboten werden (vergl. → DDV), ist der Zugriff auf solche Legierungen durch die Globalisierung des Marktes nicht auszuschliessen. Die Deklarationspflicht für den Be-Gehalt in Dentallegierungen liegt in Deutschland bei mindestens 0,02 Masse %, so dass Spuren, die bei entsprechender Disposition für die Entstehung einer B. ausreichen können, nicht deklariert sind. Be-haltige (Ni-)Legierungen sind auch wegen ihres schlechten Korrosionswiderstandes abzulehnen. Berylliose ist eine melde- und entschädigungspflichtige Berufskrankheit.

Beryllium

Chemisches Symbol Be; ist ein silberglänzendes bis stahlgraues Leichtmetall mit der Dichte von 1,85 g/m^3, Schmelzpunkt 1278 °C und Siedepunkt 2970 °C. Es besitzt ein hexagonales Raumgitter und die grösste spezifische Wärme aller Metalle. Beryllium zählt zu den seltenen Elementen und tritt nicht gediegen auf, sondern nur in Form verschiedener Mineralien. Beryllium ist leicht oxidierbar und überzieht sich mit einer passivierenden Oxydschicht, die weitere Auflösung und Korrosion des Metalls in oxydierenden Säuren verhindert.

Besetzungsinversion

liegt vor, wenn das angeregte Niveau (höhere Elektronenschale) stärker besetzt ist als das Grundniveau → Bohrsches Atommodell

Betriebsart

Arbeitsweise des Lasers, z.B. Pulsbetrieb, Dauerstrichbetrieb (cw – continuous wave), Betrieb mit Pulsüberhöhung (z.B. Superpulsbetrieb, Riesenpulsbetrieb) (Abb. 34)

Abb. 34

Bezugselektrode

Ist ein definiertes Halbelement, das zur Messung von Potenzialen mit der zu messenden Elektrode (System Metall/Elektrolyt) zu einem galvanischen Element (mit Hilfe einer Elektrolytbrücke [Stromschlüssel]) verbunden wird.

Theoretisch wichtigste Bezugselektrode ist die → Standard-Wasserstoffelektrode (Standardpotenzial = 0). Für elektrochemische Untersuchungen praktischer und verbreitet sind die Kalomelelektrode ($Hg/Hg_2Cl_2/Cl^-$) mit einem Potenzial von + 0,242 V gegen die Wasserstoffelektrode und die Silber/Silberchlorid-Elektrode (+ 0,198 V).

Beschichten

Aufbringen einer fest haftenden Schicht aus formlosem Stoff auf einem Festkörper. B. 1. aus dem gasförmigen Zustand (Aufdampfen, Metallisierung) 2. aus dem flüssigen Zustand (Anstreichen, Lackieren, Schmelzbeschichten, Gießen, Tauchen) 3. aus dem ionisierten Zustand (Galvanotechnik, elektrophoretische Abscheidung) 4. aus dem festen Zustand (Pulverbeschichtung, Flammenspritzverfahren, Beschichten durch Sintern). Bei Dentalwerkstoffen vornehmlich zur Steigerung der Verschleißfestigkeit, aber auch zur Farbgebung; → Galvanisieren. Achtung!!: Durch Beschichtung kann die Korrosionsfestigkeit von Legierungen nicht verbessert werden. Es ist mit verstärkter Korrosion zu rechnen.

Beschleuniger

unspezifische Bez. für Substanzen, die chemische Prozesse starten, wie → Initiatoren oder durch Senkung des Energieniveaus ermöglichen, wie → Katalysatoren oder in der Reaktionsgeschwindigkeit fördern, wie Aktivatoren (Syn. Akzelerator), oder die Wirkung von Stoffen synergetisch verstärken.

Biegefestigkeit

Kenngröße zur Charakterisierung des Widerstandsvermögens eines Werkstoffes bei Biegebelastung. Biegefestigkeit im 3-Punkt-Biegeversuch $\sigma = 3FL/2bh^2$; F: Bruchlast; L: Abstand zwischen den Auflagepunkten; b: Probenbreite; h: Probendicke

Biegemodul

Das Ergebnisdiagramm einer Biegeprüfung ist ähnlich dem einer Spannungs-Dehnungs-Prüfung, jedoch wird anstelle der Dehnung die Durchbiegung als Variable registriert. Für den elastischen Bereich dieser Kurve existiert in analoger Weise zum Elastizitätsmodul ein Biegemodul. Biegemodul = $FL^3/4bh^3\delta$; δ = Durchbiegung bei der Kraft F

Biegen

Verformen eines Körpers durch ein äußeres Drehmoment. Dadurch werden ursprünglich parallel verlaufende Querschnitte gegeneinander gekippt. Dehnung (Zugspannung) im konvexen Bereich, Stauchung (Druckspannung) im konkaven Bereich; im Probeninneren spannungsfreie, nur gekrümmte Ebene, die neutrale Faser.

Biegeversuch

Üblich sind der 3-Punkt- und 4-Punkt-Biegeversuch. Der Biegeversuch wird in der Regel an spröden Werkstoffen ausgeführt, da es bei plastisch verformbaren Materialen (z.B. Metallen) nicht zum Bruch kommt. Im Dreipunktbiegeversuch wird ein Probestab auf (abgerundete) Stützen/Rollen aufgelegt und in der Mitte bis zum Bruch belastet. Testmodalitäten sind in den jeweiligen materialbezogenen Normen festgelegt. Im Stab treten sowohl Zug- als auch Druckbelastungen auf. Aus den Werten beim Bruch errechnet sich die Biegefestigkeit σ_b = M_{bmax}/W_b. (W_b Widerstadsmoment, M_{bmax} Biegemoment) Das Widerstandsmoment hängt vom Querschnitt des Probekörpers ab. Aus der Messung im elastischen Verformungsbereich kann der Elastizitätsmodul bestimmt werden. Im Vierpunktbiegeversuch wird die Probe nicht mittig, sondern mit 2 symmetrisch zur Mittelachse angeordneten Stempeln/Rollen (Abstand oft 10 mm) belastet. Die Ergebnisse beider Versuchsanordnungen können sich (materialabhängig) unterscheiden. (Abb. 35)

Bimsstein

Syn.: Pumex; Bei Vulkanausbrüchen aus ca. 1000 °C heißen Lavamassen (Obsidian und Rhyolit) durch den plötzlichen Druckabfall und das damit verbundene Entweichen chem. gelöster Gase (SO_2, N, Cl, Wasserdampf) mit länglichen Blasen durchsetztes Gestein unterschied-

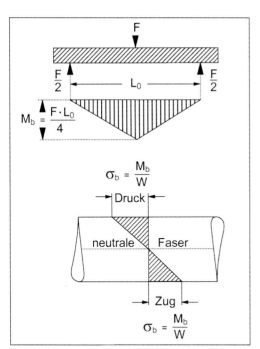

Abb. 35 Schematische Darstellung zur Spannungsverteilung im Dreipunktbiegeversuch. (Mb Biegemoment, W Widerstandsmoment, σ_b Biegespannung)

licher Korngrößen, als Sand, Kies oder zusammengepreßtes Sediment, das früher gemahlen in geeigneter Korngröße als Poliermittel benutzt wurde. MOHS-Härte 5–6; Zusammensetzung Masse% ca. SiO_2 >50, Al_2O_3 >20, Alkalien >10; heute wegen möglicher Entstehung von → Pneumokoniosen durch quarzfreien Bimssteinersatz (feinsten Elektrokorund, Feldspatabkömmlinge), der antimikrobiell dotiert sein kann, abgelöst.

Bindemittel
Anorganische oder organische, natürliche oder künstliche Stoffe, die andere Stoffe verbinden. In der ZM 1. B. für lose Schleifmittel, die zu Schleifkörpern geformt oder auf flexible Fäden, Streifen oder Scheiben bzw. rotationssymmetrische Grundkörper aufgebracht werden. B. sind bei Schleifkörpern, -scheiben oder -streifen mineralische oder keramische Stoffe oder Kunststoffe, bei → Gummipolierern gummielastische Massen, bei → Diamantschleifern galvanisch abgeschiedene Metallschichten. Bei der Herstellung von Schleifkörpern werden Schleifmittel, mineralisches Bindemittel und strukturbestimmende Zusatzstoffe gesintert und formgepreßt. Bei der Gummibindung wird die mit Schleifmittel angereicherte Gummirohmasse geformt und vulkanisiert. Bei Diamantschleifern wird das Diamantkorn durch eine auf rotationssymmetrische Stahlkörper galvanisch aufgebrachte Ni-Schicht partiell gefaßt. Das Bindemittel beeinflußt wesentlich → Selbstschärfung und Verschleiß bei Schleifsteinen. Gibt das B. stumpfe Schleifkörner zu spät frei, verschmiert der Schleifstein, entläßt es noch schneidfähige Körner, kommt es zum vorzeitigen Verschleiß. Daher Abstimmung zwischen Schleifmittel, B, Werkstoff und Empfehlungen für Bearbeitungsbedingungen (Drehzahl*, Druck) erforderlich.

Die hohe Zähigkeit der metallischen B. bei Diamantschleifern ist der hohen Standfestigkeit des Schleifmittels angepaßt. 2. Bindemittel in → Einbettmassen für den dentalen Präzisionsguß: Gips als a- und b-Halbhydrat in gipshaltigen Einbettmassen für Goldlegierungen, organische Polysilikate (Tetraethylsilikat) in Einbettmassen für → Co-Basislegierungen, Phosphate bei Einbettmassen für EM- und NEM-Legierungen* und Phosphate (mit Zusatz stabiler Oxide von Zr, Mg, Al) oder ethylsilikatgebundene Einbettmassen auf ZrO_2-, MgO oder MgO/Al_2O_3-Basis für → Titan.

bioaktiv
Form der → Biokompatibilität, gekennzeichnet durch stoffwechsel- oder wachstumfördernde Impulse gegenüber biologischen Substraten; Beispiele: Biovitrokeramik auf Hydroxylapatit- oder Calziumphosphatbasis, Biogläser. Ergebnis bei Einpflanzung in Knochen: Verbundosteogenese.

biodegradabel
Form der Biokompatibilität, gekennzeichnet durch Abbau des applizierten Materials und Ersatz durch körpereigenes Gewebe, zutreffend auf Tricalziumphosphat, das in den Knochenstoffwechsel einbezogen wird. Bei Implantaten aus Tricalziumphosphat-Keramik kommt es dadurch zur physiko-chemischen Verbundosteogenese (zugleich → bioaktives Material).

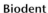

Biodent

1: Handelsname für eine Verblendkeramik
2: Farbsystem eines namhaften Herstellers

Biofilmbildung

erster Schritt der Bildung von → Belägen auf Werkstoffen und natürlichen Strukturen im Mund durch Adsorption von Eiweißen (Muco-proteinen), u.a. abhängig von der Ober-flächenenergie (→ Benetzung, Zeta-Potenzial).

Biofilm

Von Mikroorganismen besiedelter Belag aus extrazellulären Substanzen (spezifische oder unspezifische Proteine und Polysaccharide mikrobieller Spezies als Molekularbrücke – „Film-klebstoff" – zwischen Substrat und Mikroorganismen) auf Oberflächen von toten Substraten (Gesteine, Sedimente, Flüssigkeiten, auch Zahn-medizinische Werkstoffe und Biomaterialien) und lebenden Organismen (Haut, Schleimhaut, Zahnhartsubstanz); biologisch gesehen ein dynamisches, in ständiger Veränderung befind-liches Mikroökosystem mit positiven (Wachs-tumsförderung durch Bildung von Nährstoffen und Enzymen zur Spaltung von Makromole-külen) und negativen Wechselwirkungen (Lyse) zwischen den beteiligten Mikroorganismen eines breiten Spektrums und mit räumlich erheblichen Unterschieden in der Quantität und Qualität der Lebensbedingungen für die mikrobiellen Spezies (Substratkonzentrationen, Stoff-wechselprodukte, pH-Wert, Dichte, Verhältnis von aeroben und anaeroben Bedingungen); physikalisch gesehen eine zähviskose Flüssigkeit mit entsprechendem mechanischen und rheolo-gischen Verhalten. Im Wachstum gesteuerte B. sind in der Technik relevant für Abwasser- und Abluftreinigung, biotechnologische Produk-tionsprozesse (mikrobielle Auslagung von U, Ag, Co, Ni, Au aus Erzen, Entschwefelung von Kohle; Essigsäure-, Polysaccharid-, Pharmaka-Produktion) und in Biosensoren. Bedeutung in der ZM bei der Kariesgenese, Biokorrosion von Werkstoffen und bei der Integration von Im-plantaten. Die Bildung von Biofilmen ist abhän-gig vom Milieu, das das Substrat umgibt, ins-bes. von den Eigenschaften der Mikroorganis-men (Bildung extrazellulärer Proteine, Wachs-tumskinetik) und des Substrats [chem. Aufbau und Beständigkeit; festkörperphysikalisches Verhalten: Oberflächentopografie, Oberflä-chenenergie (→ Benetzung, Zeta-Potenzial). Bei ungenügender chem. Stabilität eines Werkstoffs können an der Grenzfläche zwischen Werkstoff und biologischer Umgebung Reaktionen ablau-fen, die die Substratoberfläche ungünstig verän-dern (Biokorrosion) oder toxische Produkte frei-setzen (Folge: Gewebereaktion). (Abb. 36)

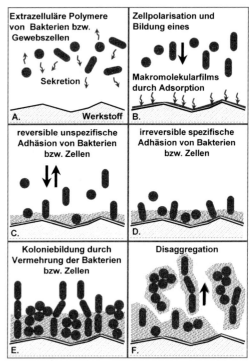

Abb. 36 Biofilm: A.-E. Bildung und F. partielle Auflösung

bioinert

Syn. biopassiv; Form der Biokompatibilität, ge-kennzeichnet durch neutrales (reizloses) Ver-halten gegenüber biologischen Substraten; zutreffend auf Al_2O_3, Titan, Tantal, Glaskohlen-stoff; führt bei Implantation in den Kiefer-knochen zu einer Integration mit minimaler bin-degewebiger Zwischenschicht (Kontaktosteogenese), so dass z.B. ein Implatat aus Titan stabil einheilt. Da bioaktive Materialien eine Verbundosteogenese herbeiführen, aber der Resorption unterliegen, werden bioinerte, im Gewebe resistente Werkstoffe (Ti) mit einer µm-dünnen Schicht aus bioaktivem Material beschichtet, die neben einer erheblichen Vergrößerung der wirksamen Oberfläche und einer vorteilhaften retentiven Mikrostruktur zur Verbundosteogene (Osseointegration) führt.

Biokompatibilität, chemisch, physikalisch

umfassend für biologische (d.h. im Lebenden) *Verträglichkeit*; *Histokompatibilität*: Gewebeverträglichkeit; *Zytokompatibilität*: Zellverträglichkeit. *Chemische Biokompatibilität*: bezieht sich auf die Inhaltsstoffe eines Werkstoffs und das Ziel, reaktionsträge, inerte Werkstoffe ohne → Toxizität, Allergenität, Kanzerogenität, Mutagenität und Teratogenität einzusetzen.
Funktionelle Biokompatibilität: bezieht sich auf die physikalisch (mechanischen) Eigenschaften eines Werkstoffs und die daran gebundene Eignung zur (langfristigen) Inkorporation und Rehabilitation, z.B. → E-Modul, → Bruchdehnung, Verschleißfestigkeit bei Implantaten.

Biokompatibilität, biologisch

Verträglichkeit eines (Fremd-) Stoffes oder (Fremd-) Materials beim Kontakt mit dem Biosystem. Besonders herausrangende Eigenschaft bei → Keramik. Differenziert wird in *bioinert, biotolerant* und *bioaktiv*.
Bioinert: keine biologisch-chemischen Interaktionen zwischen Inhaltsstoffen bzw. Zellen und dem Fremdmaterial, i. e Fremdmaterial und Biostruktur liegen ungestört nebeneinander vor. Bei Fremdmaterial-Knochen-Exposition: Kontaktosteogenese (Bspl.: → Aluminiumoxid).
Biotolerant: es bildet sich unmittelbar nach Exposition des Fremdmaterials in der Bioumgebung eine Passivierungsschicht. Nach Passivierung liegen Fremdmaterial und Biostruktur ungestört nebeneinander. Bei Fremdmaterial-Knochen-Exposition: Distanzosteogenese (Bspl.: Reintitan; Passivierungsschicht Titanoxid, z.B. Rutil).
Bioaktiv: Fremdmaterial wirkt aktiv auf Bio-

system ein; Auf- und Umbauvorgänge auf der Bioseite, z.B. bei Knochgengewebe werden stimuliert. Fremdmaterial-Knochen-Exposition: Verbundosteogenese (Bspl.: Hydroxylapatit, regt Osteoblasten zum Wachstum an).

Biokorrosion
→ Mikrobiell beeinflusste Korrosion

Biologie
bio (griech.) = Leben; Lehre von der belebten Natur.

biologisch
die Vorgänge des Lebens betreffend.

Biologische Werkstoffprüfung
Unverzichtbarer Teil der Werkstoffprüfung bei → Biomaterialien (im weitesten Sinn) zum Nachweis ihrer → Biokompatibilität vor breitem klinischen Einsatz; Verfahren auf zellulärer Ebene bei unspezifischer Applikation des Werkstoffs (Zellkultur, Hämolysetest, Bakteriostase-Verdünnungs-Test, → Bakterizidie-Suspensions-Test, → Lochtest), im Tierversuch bei atypischer oder typischer Applikation (Implantationstest) und als klinisch-kontrollierte Studie am Menschen. Spezifische Vorteile und Beschränkungen der unterschiedlichen Methoden hinsichtlich Durchführung, ggf. ethischer Aspekte, Aussagewert, ggf. Übertragbarkeit der Ergebnisse auf den Menschen, machen i.d.R. ihre Kombination und insbes. bei Neuentwicklungen ein Stufenprogramm erforderlich. Die b.W. ist Bestandteil internationaler Normungsarbeit (Norm, DIN EN ISO). (Abb. 37)

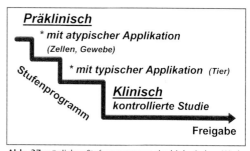

Abb. 37 mögliches Stufenprogramm der biologischen Werkstoffprüfung

Biomaterial

eigentlich „lebendes" Material (auf zahnmedizinische Werkstoffe so nicht zutreffend); im übertragenen Sinn Materialien, die in den Organismus (des Menschen) eingegliedert werden und vorrangig dem Ersatz von Körpergeweben dienen, z.B. Implantatwerkstoffe; Zahnmedizinische → Werkstoffe, die als Therapiemittel (Füllung, Prothese) für eine bestimmte Zeit im Organismus verbleiben. Dentalwerkstoffe können keine biologischen Eigenschaften aufweisen (bio = Leben), aber Effekte an biologischen Substraten hervorrufen. Sie dürfen nicht als (permanente) Noxe wirken.

bioreaktiv

→ bioaktiv

biotolerant

Form der Biokompatibilität, gekennzeichnet durch reizarmes Verhalten gegenüber biologischen Substraten; zutreffend auf Arcylate (Knochenzement), Co-Cr-Mo-Legierungen; führt bei Implantation in den Kiefer zu einer fibro-ossären Integration (Distanzosteogenese).

bis-EDMA

2,2-Bis[4(3'-methacryloyl-oxy-2'-hydroxy)ethoxyphenyl]propan → Monomer

bis-GMA

Bisphenol-A-Glycidylether, sog. → BOWEN-Monomer, wichtiges Diacrylat-Monomer in Füllungs- und Verblendkompositen. Chemische Bezeichnung: 2,2-Bis[4(3'-methacryloyl-oxy-2'-hydroxy)propoxyphenyl]propan (Abb. 38)

Bisquitbrand

→ Rohbrand

Bisswachs

Wachse zur Bissregistrierung mit ausreichender Festigkeit bei Mundtemperatur. Zur Verbesserung mechanischer und thermischer Eigen-schaften enthalten die Wachse Füllstoffe (Al-Pulver/Aluwachs, Cu-Pulver/Kupferwachs, mineralische Füller/ z.B. Beauty-Pink-Wachs), die Plastfizierungstemperatur liegt ca. 20 °C oberhalb der Mundtemperatur. Die Abkühlungskontraktion (1–8 %) hängt vom Füllstoffgehalt ab.

Blaßgold

Bezeichnung für EM-Legierungen mit vergleichsweise geringem Goldgehalt. Veraltete Bezeichnung; → Edelmetalllegierungen

bleibende Verformung (Formänderungsrest)

Wird ein Körper eine bestimmte Zeit einer Druck- bzw. Zugbelastung ausgesetzt, erfährt er eine Verkürzung bzw. Verlängerung (Gesammtverformung). Nach Entlastung stellt er sich wieder in die Ausgangsstellung zurück, jedoch auf Grund plastischer Eigenschaften nicht vollständig. Die zurückbleibende Verkürzung (initial Druckbelastung) bzw. Verlängerung (initial Zugbelastung) pro Ausgangslänge wird als bleibende Verformung bezeichnet. (Abb. 39)

Bleidioxid

Zusammensetzung: PbO_2.
Eigenschaften: Typischer Bestandteil der Reaktorpaste von → Polysulfiden, das diesen Materialien die charakteristische braune Farbe verleiht.

Blendgold

marktgängige Bezeichnung für Edelmetallpasten, die aus reinem Gold in Pastenzubereitung bestehen. Das Gold liegt in der pastigen Form von Sphäroidalpartikel vor, die durch das ver-

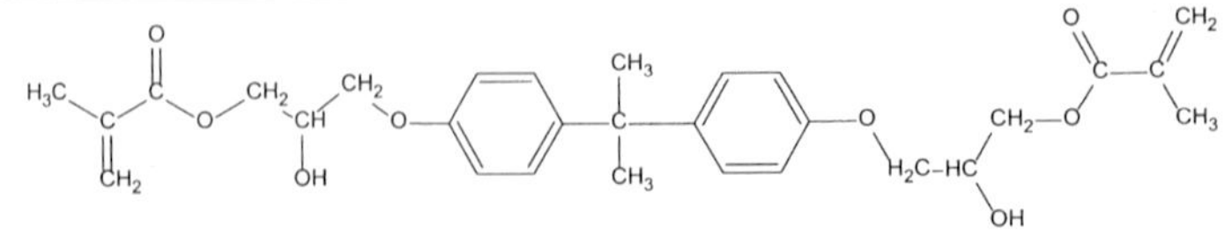

2,2-Bis[4(3'-methacryloyl-oxy-2' hydroxy)propoxyphenyl]propan (Bis-GMA)

Abb. 38

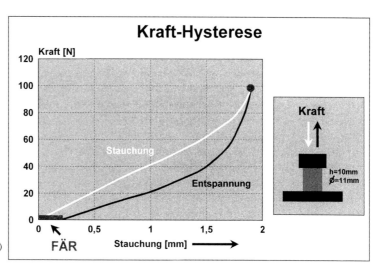

Kraft-Hysterese

Kraft [N]

Stauchung

Entspannung

Kraft

h=10mm
∅=11mm

Stauchung [mm] ⟶

FÄR

Abb. 39 FÄR (Formänderungsrest) im Kraft-Hysterese-Druck-Versuch

wendete Trägermittel zu einer Paste gebunden werden. Bei der Aufbrenntemperatur von ca. 820 °C (24 °C unter dem Schmelzpunkt von Gold, 1063 °C) diffundieren die sphärischen Goldpartikel ineinander und bilden eine dichte Goldschicht, die auch teilweise in die Oberfläche des Metallgerüstes hineindiffundiert (Pulvermetallurgie). Diffusionstiefe und Diffusionsgeschwindigkeit sind abhängig von der Brenndauer und Brenntemperatur. Es können zusätzlich Keramikpartikel beigemischt sein, um den Metall-Keramik-Verbund während des Brennens zu optimieren. Die Blendgoldpaste wird dünn auf das ausgearbeitete und abgestrahlte, entfettete und oxydfreie Gerüst in deckender Schicht aufgetragen und bei ca. 180 °C ca. 5 Min. getrocknet. Produktabhängig wird bei 820 °C bis 980 °C ohne Vakuum die Sinterung durchgeführt.

Blockpolymerisation

in der ZM übliche Bez. für die → Massepolymerisation (Syn. Substanzpolymerisation) von → MMA zu → PMMA, das zu Splitterpolymerpulver zerspant wird. Nach chemischer Nomenklatur ein Polymerisationsverfahren, das zu Blockpolymeren führt, die sich dadurch auszeichnen, dass aus identischen Monomeren aufgebaute Polymermolekülabschnitte – Blöcke – mit weiteren Blöcken aus einer anderen Monomerart zu Makromolekülen verknüpft werden.

Blockseigerung

Bei schneller Abkühlung von gegossenen Werkstoffen kann sich an den zuerst erstarrenden Zonen ein anderes Legierungsgefüge als bei den zuletzt erstarrenden ergeben.

BMK

Biodent Metall Keramik

Bohr'sches Atommodell

Nach BOHR können die Elektronen den Atomkern nur auf festgelegten Bahnen strahlungslos umlaufen. Jeder zulässigen Elektronenbahn entspricht ein Energieniveau auf dem zudem nur eine bestimmte Zahl von Elektronen zugelassen ist. Der Übergang von einer kernfernen zu einer kernnäheren Bahn erfolgt sprunghaft unter Abgabe eines Strahlungsquants. Die Bahnen und Bahnformen sind mit Quantenzahlen sind klassifiziert. Die Hauptquantenzahl n (1–7) entspricht der Bahn (von Kern aus gesehen), die Nebenquantenzahl l (Buchstaben s,p,d,f,g,h, i,k) unterscheiden Formen (Lage der Bahnen, Exzentrizität). (Zusätzliche Energieunterschiede auf den Bahnen werden durch die magnetische Quantenzahl m und die Spinquantenzahl s angegeben). Ordnet man die Elemente entsprechend dem Aufbau der Atomhülle an erhält man das Periodensystem der Elemente (Abb. 40, Tab. 3)

Tabelle 3 Besetzung der Schalen der Atomhüllen nach dem Bohr'schen Atommodell

Verteilung der Elektronen innerhalb der Atomhülle				
Name der Schale	Hauptquantenzahl n	Nebenquantenzahl	Bezeichnung der Bahn	Maximale Elektronenzahl der Schale=$2 \times n^2$
K	1	0	1s	2
L	2	0 1	2s 2p	8
M	3	0 1 2	3s 3p 3d	18
N	4	0 1 2 3	4s 4p 4d 4f	32
O	5	0 1 2 3 usw.	5s 5p 5d 5f usw.	50
P	6	0 1 2 usw.	6s 6p 6d usw.	72
Q	7	0 usw.	7s	98

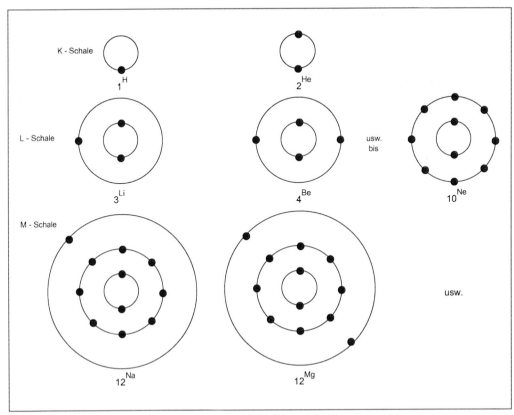

Abb. 40 Schematische Darstellung zum Aufbau der K-, L- und M-Schale im Bohr'schen Atommodell.

Bolzenformen

technische Bolzenformen kommen oft mit Kopf vor, Gewindezapfen und Splintlöcher können integriert sein (Abb. 41)

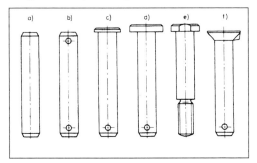

Abb. 41 Technischer Bolzenformen, a ohne Kopf, b ohne Kopf mit Splintlöchern, c mit kleinem Kopf, d mit großem Kopf und Splintloch, e mit Gewindezapfen, f Senkbolzen mit Nase, modifiziert nach 3

Bolzenverbindungen

Es bleibt meist ein Teil gelenkig. Eingesetzt werden Bolzen bei Laschengelenken, Stangenverbindungen, Lagerungen beweglicher Teile, wie z.B. bei Gelenken

Bonder

→ Haftbonder. Haftmittel in der Verblendkeramik

bonding agent (engl.)

haftvermittelnde Substanz (→ Haftvermittler, bonding, → Bonder).

Bondingmaterial

(Schmelz-Haftvermittler, Versiegeler), Flüssigkeits-System.
Zusammensetzung: aliphatische, alizyklische, aromatische Dimethacrylate (Bis-GMA, TEGDMA, UDMA), z.T. mit Zusatz von Füllkörpern (SiO$_2$).
Abbindung: Die Erhärtung erfolgt durch radikalische Polymerisation. Bondingmaterialien werden orientiert am Erhärtungsmodus in lichthärtende (photopolymerisierende) und autopolymerisierende Materialien eingeteilt.
Verarbeitung: Das Bondingmaterial wird mit einem Pinsel auf den geätzten Zahnschmelz aufgetragen, zu einer dünnen Schicht verblasen und polymerisiert.

Anwendung: Schmelz-Haftvermittler (Versiegelervorstrich) für adhäsive Füllungen nach der Schmelzätztechnik (ohne Anwendung eines Dentinadhäsivs).
Verträglichkeit: Unpolymerisiertes Bondingmaterial kann bei empfindlichen Personen Hautsensibilisierungen (Allergie, Kontaktdermatitis) hervorrufen.

Borax

Zusammensetzung: Na$_2$B$_4$O$_7$. 10 H$_2$0:
Eigenschaften: Dient im → Hydrokolloid als Zuschlagstoff zur Einstellung der Fließfähigkeit. Um die retardierende Wirkung des Borax auf die Abbindereaktion des Modellgipses zu beseitigen, ist eine etwa 2–5-minütige Lagerung von Hydrokolloidabformungen in einer 2%-igen Kaliumsulfatlösung empfehlenswert.

Bruchzähigkeit

→ Risszähigkeit

burning mouth syndrome

Syn. Glossodynie; Mißempfindungen an der Zungen- und Mundschleimhaut sowie den Lippen in Form von Brennen, Schmerzen, Dysästhesien, Geschmacksstörungen (häufig Symptom der psychosomatisch bedingten Prothesenunverträglichkeit), aber auch bei Nicht-Prothesenträgern als eigenständiges Krankheitsbild.

Bowen-Monomer

→ Diacrylat-Monomer, benannt nach dem Entwickler dieses ersten bedeutenden Monomers für Deantal-Komposits, Rafael Lee BOWEN (→ bis-GMA)

Brennen

Sintern von Metallen oder Keramiken durch Hitzeeinfluß; → Sintern

Brenngutträger

Eine feuerfeste Vorrichtung, auf der keramische oder metallische Gerüste während des Aufbrennens von Keramik im Brennofen gestützt werden können. Die Brenngutträger sind entweder aus zunderfreiem Metall oder aus

Aluminiumoxidkeramik. 1. runde gelochte Platten aus zunderfreiem, hitzebeständigem Material (Graphit, Keramik), auf die Stahlstifte gesetzt werden können, um das Brenngut sicher im Keramikofen zu positionieren. 2. Brenngutträger aus Graphit schaffen bei Ofenlötung eine reduzierende Atmosphäre. 3. Schamottplatten besitzen aufgrund der wabenförmigen Bauweise eine geringe Masse und lassen sich leicht aufheizen bzw. abkühlen. In der wabenförmigen Oberfläche lassen sich Haltestifte variabel positionieren. Die Haltestifte sind aus einer hochtemperaturfesten Legierung oder Keramik.

Brennmuffel

Brennraum ausgekleidet mit feuerfester Schamott in einem Brennofen. Über Heizwicklungen wird das Innere der Brennmuffel auf Temperatur geheizt. (Guss-)Muffel Bezeichnung für Der Einbettform für Gussverfahren)

Brennofen

auch Sinterofen; elektrisch beheiztes Gerät, das für das Brennen von Keramik eingesetzt wird. I.R. werden durch eine Programmsteuerung die Phasen Bereitschaftstemperatur, Trocknung, Schließen der Brennkammer, Aufheizrate, Haltezeit bei Sintertemperatur, Evakuierung, Abkühlung und Öffnung des Ofens kontrolliert. Unterschiedliche Modelle mit Frontöffnung, Liftführung bzw. Klappmechanismen sind verfügbar. Die für das Brennen benötigten Temperaturen liegen zwischen 800 °C und 1500 °C. Mit Hilfe einer Unterdruckpumpe (Vakuumpumpe) kann die Brennkammer evakuiert werden. Die zahntechnischen Brennöfen sind von den Herstellern in Bezug auf Brenntemperatur und Vakuumführung mit geeigneten Mitteln geeicht. Aufgrund der Veränderungen in der Nutzungsdauer müssen die Öfen regelmäßig in der Temperaturführung nachgeprüft werden.

Brennschwindung

Durch das Vernichten der Hohlräume im Pulverhaufwerk eines Grünlings während des Brennprozesses schwindet das Objekt in beträchtlichem Ausmaß (ca. 20–40 %). Das modellierte Objekt nimmt einen größeren Raum als das Endprodukt ein.

Bruchanfälligkeit

werkstoffspezifische Eigenschaft vor allem spröder Werkstoffe; wird gefördert beim Vorhandensein von Mikrostrukturdefekten an der Oberfläche von Werkstücken; Lage, Form und Tiefe der Risse, Spannungsbelastung und Materialeigenschaften (z.B. Kc-Wert bei Keramiken) bestimmen über die B. von Therapiemitteln.

Bruchdehnung

prozentuale Verlängerung einer Probe beim Bruch im Zugversuch.

Bruchfestigkeit

Widerstand eines Werkstoffes gegen mechanisches Versagen. Differenzierbar in Biege-, Zug- und Druckfestigkeit.

Bruchmechanik

Beschreibt die Vorgänge einer von einer einzelnen Fehlstelle ausgehenden Fraktur. Dies ist insbesondere bei spröden → Werkstoffen (→ Keramiken) von Interesse, da bei diesen Werkstoffen keine (makro-) plastischen Verformungen auftreten. Ein keramisches Bauteil frakturiert immer ausgehend von einer Fehlstelle. Beim sogenannten „Weakest-link-Prinzip" wird im Sinne des schwächsten Gliedes einer Kette davon ausgegangen, dass das Bauteil initial an seiner schwächsten Stelle frakturiert. Mit Hilfe der → Fraktografie läßt sich die Bruchspannung unter Verwendung bruchmechanischer Zusammenhänge aus der Größe der buchauslösenden Fehlstelle abschätzen.

Bruchspiegel

Charakteristische Struktur im Bereich der bruchauslösenden Fehlstelle auf der Bruchfläche eines frakturierten Bauteils (Abb. 42). Besonders klar stellt sich diese Struktur bei spröden Werkstoffen dar, da diese Werkstoffe ohne plastische Verformung brechen. Mit Hilfe der → Fraktografie lässt sich die Bruchspannung aus der Größe des Bruchspiegelradius abschätzen.

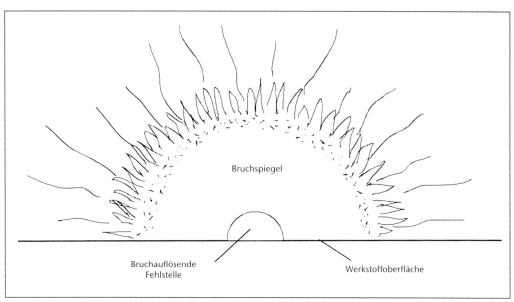

Abb. 42 Schematische Darstellung des sog. Bruchspiegelbereiches.

Bruchstatistik

Die Bruchstatistik beschäftigt sich mit der statistischen Wahrscheinlichkeit eines Frakturereignisses. Für Metalle und Kunststoffe gelten die Gesetzmäßigkeiten nach Gauß, d.h. Bruchereignisse sind statistisch normalverteilt. Dies trifft für spröde Werkstoffe, i.e. für → Keramik nicht zu. Keramiken weisen im Sinne der → Bruchmechanik real nicht nur eine einzelne Fehlstelle auf, sondern Mikrofehlstellen sind in Bezug auf ihre Größe, Form, Lage und Orientierung statistisch in einem keramischen Bauteil verteilt. Bruchereignisse bei Keramik werden am treffensten mit Hilfe der → Weibullstatistik erfasst.

Bruchzähigkeit

Widerstandsvermögen rißbehafteter Werkstoffe gegenüber Spannungsbelastungen. Ein Maß für die Bruchzähigkeit ist der kritische Spannungsintensitätsfaktor Kc.

Brückenverblendung

Verkleidung des metallischen Brückengerüstes mit dentalkeramischen Massen (→ Metall-Keramik) bzw. → Verblendkomposits

Bügeleinlage

in der Absicht, Brüchen von partiellen und totalen Prothesen aus Kunststoff vorzubeugen, in den Prothesenkörper eingebrachte Bügel (UK) oder Netze; diese schwächen ohne wirksamen Legierungs-Kunststoff-Verbund den Querschnitt bzw. die Festigkeit der Prothese und halten lediglich die Bruchstücke der Prothese zusammen

Bunsenbrenner

Leuchtgasbrenner, bei dem das aus einer Düse ausströmende Gas die Verbrennungsluft durch eine verstellbare Öffnung ansaugt. Die Flamme zeigt 3 Zonen, die kalte Zone, die reduzierende Zone und die oxidierende Zone. Bei der Flammenlötung soll die Erhitzung der zu lötenden Metallteile mit der reduzierenden Zone einer Leuchtgasflamme erhitzt werden, um die Oxidation unedler Metallkomponenten gering zu halten. (Abb. 43)

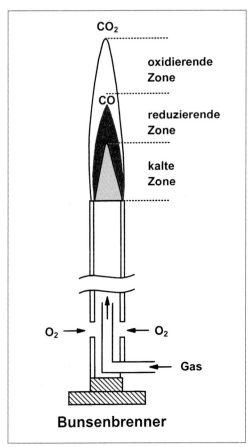

CO_2

oxidierende
Zone

CO

reduzierende
Zone

kalte
Zone

O_2 → ← O_2

← Gas

Bunsenbrenner

Abb. 43 Gas- (Bunsen-) flamme mit 3 Brennzonen

Butandioldimethacrylat

(= BDMA) Bifunktionelles Monomer (Vernetzer), das sehr häufig bei Prothesenkunststoffen oder Kunststoffzähnen als Comonomer eingesetzt wird. (Abb. 44)

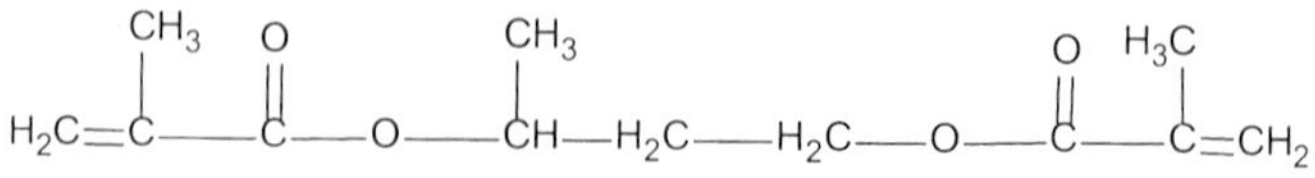

1,3-Butandioldimenthacrylat

Abb. 44

52

CAD-CAM-Systeme

(CAD computer aided design – CAM computer aided manufacturing) Komputergestützte Systeme zur Planung, Modellierung u. Ausführung von Zahnersatzkonstruktionen. Die Mundsituation wird nach Präparation direkt (→ Cerec) oder nach Abformung mit herkömmlichen Abformmaterialien und Herstellung von Modellen (ggf. mit speziellen farblich beaufschlagten (schwarz, braun) Gipsen lichtoptisch oder mit Lasersystemen abgetastet und am Bildschirm 2- oder 3-dimensional dargestellt (div. Verfahren). Die Festlegung von Präparationsgrenzen und Konstruktionsdetails erfolgt in der Regel durch den Zahntechniker. Anhand der elektronischen Daten stellt eine Drei- bis fünfachsen-Fräsmaschine aus einem Rohling (Metall- oder vor- bzw. dichtgesinterten Keramikblöcken) den Zahnersatz her. Bei Vollkeramiksystemen werden aus Glaskeramiken Kronen, Brücken, Inays und Veneers, aus hochfesten oxidischen Keramiken zu verblendende Gerüste hergestellt., → Zirkoniumdioxid, → inceram Zirkonia → Cerec, → Cercon, → Lava. DCS, Digident, Daneben sind Kopierfräsverfahren (z.B. Celay®) mit direkter Abtastung von modellierten Wachs- oder Kunststoffrekonstruktionen) und Press-/Sinterverfahren für Aluminiumdioxidgerüste (Procera) und Metallpuvertechnologien (Medifacturing System) üblich. Bei Abtastung der Modelle durch Laserscanner sind besondere Präparationsrichtlinien (keine scharfen Kanten, Mindestradien, Winkel 3 ° oder höher) und bei Vollkeramiksystemen höhere Gesamtschichtstärken zu beachten. (Abb. 45)

Calciumhydroxid

Paste-System.

Zusammensetzung: Calciumhydroxid (15–90 %), Radioopake Zusätze, z.B. Bariumsulfat, 5–50 %, Wasser.

Eigenschaften: Nach dem Anmischen weist die Calciumhydroxidpaste einen pH-Wert >12 auf und besitzt antibakterielle Eigenschaften. Durch die kontinuierliche Freisetzung von Ca^{2+}- und OH^--Ionen entwickelt $Ca(OH)_2$ im Wurzelkanal einen lang anhaltenden therapeutischen Effekt. Die freigesetzten OH^--Ionen bewirken eine Verringerung der Sauerstoffspannung und Anhebung des pH-Wertes (Alkalisierung).

Verarbeitung: Calciumhydroxidpasten werden in dünner Schicht auf die pulpanahen Areale der Kavität bzw. auf die eröffnete Pulpa aufgebracht. Im Wurzelkanal erfolgt die Applikation mit Hilfe eines Lentulos.

Anwendung: Cp-Behandlung, direkte Überkappung der Pulpa, temporäre/medikamentöse Einlage zur Desinfektion des Wurzelkanalsystems bei der Behandlung von Zähnen mit nicht vitaler oder bakteriell infizierter Pulpa.

Calciumoxid

zweiwertiger Netzwerkwandler in Dentalkeramik, Glaskeramik (Quarzglas); setzt die Sintertemperatur herab; hebt die Korrosionsanfälligkeit an.

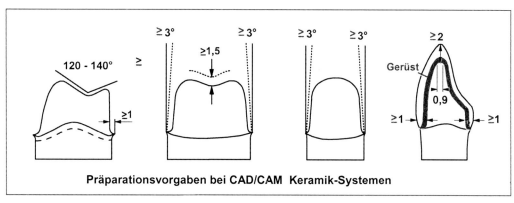

Präparationsvorgaben bei CAD/CAM Keramik-Systemen

Abb. 45 Mindestvorgaben zur Präparation bei Versorgungen mit lasergestützten CAD/CAM-Konstruktionen

Calcium-Salicylat-Liner
(Calciumhydroxid-Liner)

Paste-Paste-System.

Katalysatorpaste: Salicylatester (z.B. Butylenglycoldisalicylat 15–40 %), Calciumsalze (Calciumsulfat, Calciumphosphat) Titandioxid, Calciumhydroxid (50 %).

Basispaste: Zinkoxid (10 %), Ethylentoluolsulfonamid (40 %).

Abbindung: Während der Abbindereaktion entsteht durch Chelatbildung ein Calciumdisalicylat.

Verarbeitung: Gleiche Volumina der beiden Pasten werden innerhalb von 30 s vermischt. Die Verarbeitungszeit beträgt ca. 2 min.

Eigenschaften: Der frisch angemischte Liner weist einen pH-Wert von 11–12 auf und setzt $Ca(OH)_2$ frei. Druckfestigkeit: 8–20 MPa.

Anwendung: eingeschränkt als Unterfüllungsmaterial, Cp-Behandlung, direkte Überkappung der Pulpa. Calciumhydroxid-Liner sind aufgrund ihrer begrenzten chemischen und mechanischen Stabilität bei großflächiger Applikation in dicken Schichten als solide Basis unter einer Füllung nicht geeignet und sollten daher nur in tiefen Kavitäten möglichst kleinflächig und in dünner Schicht auf die pulpanahen Areale aufgetragen werden.

Verträglichkeit: Calciumhydroxid-Liner gelten als gut verträglich. (Abb. 46, 47)

Campherchinon

für lichthärtende, einkomponentige Dentalkunststoffe, typischerweise in Pastenform, häufig eingesetzter → Initiator, der bei Bestrahlung

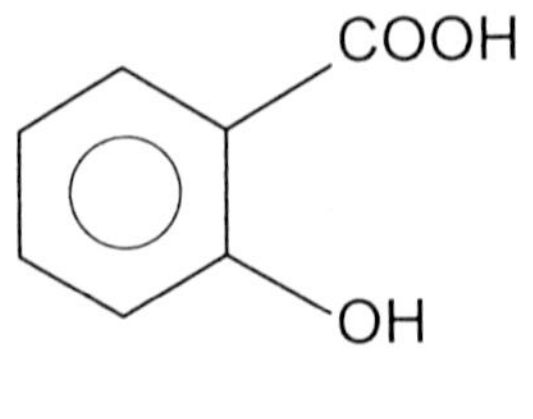

Salicylsäure

Abb. 46

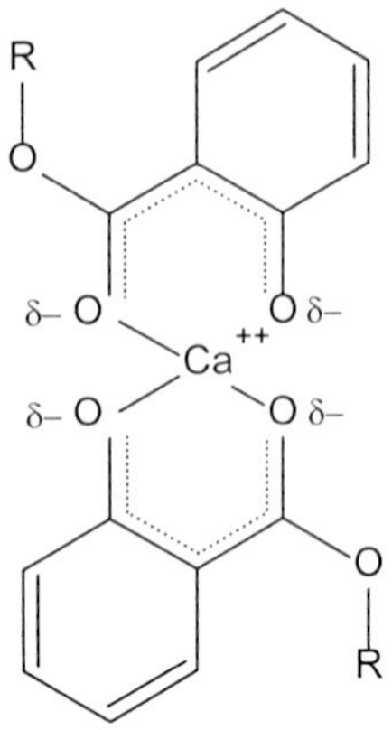

Calciumhydroxid/Salicylat-Komplex

Abb. 47 Bildung eines Calciumhydroxid/Salicylat-Komplexes

mit Licht (450–500 nm) zerfällt und Radikale zum Start der → Polymerisation bildet. Bei regelrechter Bestrahlung geht seine gelbe Eigenfarbe verloren und ist daher ohne Einfluß auf das ästhetische Endergebnis. (Abb. 48)

Candidamykose

(Syn. Candidiasis, Candidosis): Durch Sprosspilze (Hefen) der Gattung Candida verursachte Erkrankung (Entzündung) der Schleimhaut; in der Mundhöhle saprophytisches Vorkommen von Candida spezies (zumeist C. albicans); kann sich bei gestörtem Gleichgewicht der Mundhöhlenflora (geschwächte Immunabwehr, Behandlung mit Antibiotika, Ernährungs- und Stoffwechselstörungen, Bestrahlung) massiv vermehren, dadurch Soor(mykose). Falsche Bißhöhe, mikroretentiver (alter) Kunststoff (Keimreservoir!) beim Prothesenträger als Co-Faktor.

Carbon-in-Pulp-Prozeß

Verhüttungsprozeß bei der Metallgewinnung: Modifikation der → Cyanidlaugung;

Carbonsäuren

organische Säuren, die eine oder mehrere Carboxy-Gruppen (-COOH) enthalten; dementsprechend Mono-, Di-, Tricarbonsäuren, Polycarbonsäuren usw... Die Carboxy-Gruppen kön-

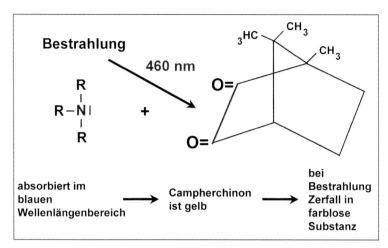

Bestrahlung

460 nm

R
|
R–NI   +
|
R

O=

O=

$_3$HC   CH$_3$
         CH$_3$

absorbiert im blauen Wellenlängenbereich → Campherchinon ist gelb → bei Bestrahlung Zerfall in farblose Substanz

Abb. 48 Campherchinon (Bicyclo-heptan-dion)

nen mit gesättigten oder ungesättigten Alkylresten (Fettsäuren) oder mit aromatischen Resten verbunden sein; weitere Substituenten am Grundgrüst der Carbonsäure führen zu Aminosäuren, Hydroxy- und Oxosäuren, Steroid-und Halogencarbonsäuren. Ersatz des Carbonyl- und/oder Hydroxysauerstoffs durch stickstoff- bzw. schwefelhaltige Gruppen führt zu Imid-, Hydroxam-, Thiosäuren etc.

Carboxymethylcellulose
Na-Salz des Glycolsäureethers der → Cellulose, wasserlöslich und sehr gut quellfähig, deshalb breitester Einsatz als Verdickungs-, Quell-, Emulgier-, Binde-, Plastifizierungsmittel u.ä. in sehr vielen Industriezweigen (Waschmittel-, Pharma-, Kosmetik-, Lebensmittel-, Farb-, Keramik-, Baustoff-Industrie). Für die ZM interessant als Verdickungsmittel in Zahnpasten und als Bestandteil von → Prothesenhaftmitteln.

Carmellose
internationaler Freiname für → Carboxymethylcellulose

Carnauba-Wachs
hartes, hochschmelzendes (80–90 °C) pflanzliches Wachs (brasilianische Wachspalme), früher als Poliermittel verwendet (Bohnerwachs); primär ein Ester der Ceratinsäure ($C25H51CO OH$) mit Myricylalkohol ($H63C31OH$); Teilweise in Gusswachsen enthalten.

Celluloid
als Ersatz für Elfenbein um 1870 von HYATT entwickelt, daher ältester Kunststoff (auf Naturbasis); Mischung aus 70–75 Masse % Cellulosedinitrat (Salpetersäureester der Cellulose*) und 25-30 Masse% Campher als äußerer → Weichmacher. Thermoplastischer Kunststoff mit einer Erweichungstemperatur ab 80 °C; rein transparent, aber gut einfärbbar. Der Name ist zusammengesetzt aus *Cellulose* und *...oid* (griech. = gleich, ähnlich). Das auch in der ZM zeitweise als Prothesenkunststoff eingesetzte C., z.B. das Produkt Hekolith, in Plattenform, wurde bei 150 °C in einer vorgewärmten Küvetten-Gipsform thermoplastisch verpresst. Wesentliche Nachteile, wie zu starke Wasseraufnahme, Quellung und Formveränderung, ungenügende Farbbeständigkeit, unangenehmer Geschmack durch Herauslösen von Campher, fehlende Reparaturmöglichkeit und Platzen der damals zur Verfügung stehenden künstlichen Zähne aus Porzellan durch den notwendigen hohen Preßdruck, standen einem erfolgreichen Einsatz entgegen.

Celluloid-Krone
Hohlkrone aus Celluloid zur Formgebung bei der Herstellung von temporären Kronen.

Cellulose
von dem französischen Landwirt PAYEN 1837 aus Pflanzzellen isoliertes und nach dem lat. cellu-

la (kleine Zelle) benanntes quantitativ vorherrschendes Biopolymer in der Natur; Polysaccharid; allg. Formel $(C_6H_{10}O_5)_n$; 500–5000 Glucose-Einheiten in β-glycosidischer Bindung bilden Kettenmoleküle*, die durch zwischenmolekulare → Wasserstoffbrücken zueinander stabilisert werden und dadurch die Faserbildungen in Pflanzen bewirken; mit Salpetersäure veresterte Cellulose bildet die Grundlage des in der ZM breit verwendeten Zellstoffs und des vorübergehend als Prothesenmaterial erprobten → Celluloid.

Cercon-Verfahren

(Cercon smart ceramics, Degudent) CAD/CAM-Verfahren zur Herstellung von zu verblendenden keramischen Gerüsten nach zahntechnischer Modellation im lasergestützten Kopierfräsverfahren aus Zirkondioxidgrünkörpern → Grünkörper und nachfolgender → Sinterung.
Anwendung: Herstellung von Hartkerngerüsten für vollkeramische verblendete Kronen und Brücken

Cerec-Verfahren

CAD/CAM-Herstellung vollkeramischer Restaurationen (Sirona). Verschiedene Entwicklungsstufen und Materialien. Cerec Mark II: Fräsbare Feldspatkeramik (Vita Zahnfabrik, Kronen, Inlays, Veneers). Cerec 3: lichtoptische Abtastung der Präparation an einzelnen Zähnen und Herstellung des Ersatzes aus Feldspatkeramiken. Cerec in Lab: Fräsautomat mit Laserscaneinrichtung zur Abtastung von Gipsmodellen und Modellationssoftware zur Modellation der Rekonstruktion. → In-Ceram-Verfahren.
Anwendung: Herstellung von Hartkerngerüsten für vollkeramische verblendete Kronen und Brücken

Cermet-Zemente
(Cermet-Ionomer-Zemente)

Pulver-Flüssigkeit-System oder Kapselsystem. Modifizierter Glas-Polyalkenoat-Zement, dessen Pulver Silikatglaspartikel mit eingesintertem Silberpulver enthält.
Eigenschaften: Druckfestigkeit: 200 MPa, *Biegefestigkeit*: 38 MPa, Diametrale

Zugfestigkeit: 18 MPa.
Abbindung, Verarbeitung, Verträglichkeit: siehe Glas-Polyalkenoat-Zement.
Anwendung: Aufbaufüllungsmaterial, semipermanetes Füllungsmaterial für den Seitenzahnbereich.

Ceromer

Kunstwort für ceramic optimized polymer.

Charakteristische Festigkeit

Zugfestigkeitswert bei dem im Sinne der → Weibullstatistik 63,21 Prozent einer Charge keramischer Bauteile frakturieren. Die charakteristische → Festigkeit σ_0 korreliert mit dem arithmetischen Mittelwert $\bar{\sigma}$. Es gilt

$$\bar{\sigma} = \Gamma\left(1 + \frac{1}{m}\right)\sigma_0$$

mit Γ als Gammafunktion und m als → Weibullmodul. Werte für die Gammafunktion können Standardtabellen entnommen werden.

Chelatorpaste

Paste-System (zur Wurzelkanalaufbereitung).
Zusammensetzung: Natriumedetat (Na-EDTA, 15–18 %) in wasserlöslicher Gelgrundlage (Polyethylenglykol), z.T. mit Zusatz von Harnstoffperoxid (10–15 %).
Wirkungsweise: Natriumedetat bildet mit Calciumionen einen Chelatkomplex. Dadurch wird die Schmierschicht von der Dentinoberfläche im Wurzelkanal entfernt, das Dentin demineralisiert und erweicht. Harnstoffperoxid und EDTA wirken desinfizierend. Die hygroskopisch wirkende Polyglykolmatrix dient als Gleitmittel für die Wurzelkanalinstrumente und hält abgetragene Dentinspäne und Debris in Suspension.
Verarbeitung: Die Chelatorpaste wird mit dem Wurzelkanalinstrument aufgenommen, in den Wurzelkanal appliziert und nach der Anwendung durch Spülen mit Natriumhypochlorit-Lösung aus dem Wurzelkanal entfernt.
Anwendung: Chelatorpaste dient zur chemischen Aufbereitung des Wurzelkanals und als Gleitmittel für Wurzelkanalinstrumente.
Verträglichkeit: Reizungen des periapikalen Gewebes, falls die Chelatorpaste über den Apex

gelangt. Chelatorpasten sollten daher bei weit offenem foramen apicale nicht verwendet werden.

Chemiegips

→ Gips. auch „synthetischer Gips". Bei vielen Prozessen der chemischen Industrie entsteht Gips als Abfallprodukt (Phosphorsäureproduktion, Abgasreinigung). Bei entsprechender Reinheit wird dieser Chemiegips zunehmend auch als Ausgangsprodukt für Dentalgipse vom Typ IV genutzt.

Chemische Bindungen

Verbinden Atome zu Molekülen und Moleküle zu Molekülverbänden. Im Wesentlichen gibt es folgende Arten der chemischen Bindung: Atombindung (kovalente Bindung), Ionenbindung, Metallbindung, Wasserstoffbrückenbindung, van der Waals Kräfte. Die verschiedenen Bindungsarten haben auch verschiedene Bindungsenergien.

Chlorphenol-Kampfer-Menthol (CHKM)

Flüssigkeitssystem.
Zusammensetzung: Chlorphenol 25–27 %, Kampfer 50–71 %, Menthol 1,6–25 %.
Anwendung: temporäre desinfizierende Wurzelkanaleinlage.

Chrom

Cr, Ordnungszahl 24, Atomgewicht 52,01, hellglänzendes Metall hoher Zähigkeit und Härte, Dichte 7,1, HV 350, Schmelztemperatur >1800 °C. Bildung voluminöser mechanisch fester und in verdünnten Säuren und Laugen unlöslicher Oxidschichten. Als Legierungselement in Fe-, Ni-, und Co-Legierungen zur → Passivierung eingesetzt.

Chrom-Kobalt-Legierung, CoCr-Legierung

Umgangssprachliche, aber technisch falsche Bezeichnung für Kobalt-Chrom-Legierungen. Es werden die Bestandteile in der Reihenfolge ihrer Häufigkeit benannt. Somit steht das Cobalt mit dem höchten Massenanteil an erster Stelle → Cobaltlegierung.

Chromoxid

1. Cr_2O_3; grünes, sehr hartes Pulver; Bestandteil von Feinschliff-, Vorpolier- bzw. Polierpasten und -wachsen für harte (NEM-)Legierungen.
2. Oxidationsprodukt des in NEM-Legierungen enthaltenen Chroms, Bestandteil der reaktionsträgen, vor Korrosion schützenden Passivschicht;
3. bei NEM-Metallkeramik-Systemen Haftoxid, das in stärkerer Schichtdicke Trennschicht zur Keramikmasse werden kann und deshalb nach seiner Entwicklung durch Glühen (→ Oxidbrand) mittels → Korundstrahlen reduziert werden muss.

Cleanser

→ Prothesenreiniger

Coating (engl.)

Beschichten, Überziehen; z.B. → *Silicoater*-Verfahren: Aufbringen einer Silikat-Schicht auf eine Legierung.

Cobalt

Co, (Kobalt). Metall aus der VIII. Nebengruppe. Ordnungszahl 27, Atomgewicht 58,93. Wertigkeit meist II und III. Stahlgrau, glänzend, hohe Zähigkeit und Härte. Unterhalb 480 °C hexagonales Gittersystem (a-Co), oberhalb 480 °C kubisch (b-Co). Dichte 8,8, Härte HV 125, Schmelzpunkt 1490 °C. Legierungsbestandteil oder Basismetall von NEM-Legierungen.

Cobaltlegierungen

Als Modellgusslegierung seit ca. 60 Jahren erfolgreich. Legierungen mit 60–75 m% Cobalt, 24–30 m% Chrom u. 3–6 m% Molybdän; dazu geringe Anteile (<1 m%) von Kohlenstoff, Mangan u. Silicium zur Verbesserung der Vergießbarkeit u. Begünstigung einer feinkörnigen Erstarrung. Es resultieren hohe mechanische Festigkeiten. Der Chrom- u. Molybdängehalt verleiht den Legierungen eine hohe Korrosionsfestigkeit, die mit hochedlen Goldbasislegierungen vergleichbar ist. Zur Verwendung als Aufbrennlegierung wurden die Modellgusslegierungen modifiziert, meist mit Zusätzen von Wolfram (5–12 m%) unter teilweiser Reduktion von Mo und Co. Im Vergleich zu den aufbrennfähigen Goldlegierungen sind Co-Legierungen aufwendiger zu verarbeiten. (Abb. 49)

CO₂-Laser

Gaslaser, dessen aktives Medium aus einer Missung von Stickstoff, Kohlenstoff und Helium besteht. Der Laserübergang findet im CO_2-Molekül statt, wobei Strahlung von überwiegend 10,6 µm Wellenlänge frei wird

Comonomer

Dem Basismonomer bei Monomergemischen für → Copolymerisate zum Errreichen bestimmter Eigenschaften zugesetzte(s) Monomer(e). Durch geschickte Auswahl der Comonomere können die Kunststoffeigenschaften nahezu „maßgeschneidert" werden.

Condi-Primer,
(dentinkonditionierender Primer, selbstkonditionierender Dentinprimer)

Bestandteil von Adhäsivsystemen.
Zusammensetzung: Hydroxyethylmethacrylat (HEMA 40–50 %), Triethylenglycoldimethacrylat (TEGDMA), Maleinsäure (0,4–4 %), Lösungsmittel (Aceton, Alkohol, Wasser).
Wirkungsweise: Condi-Primer lösen die präparationsbedingte Schmierschicht auf und bewirken eine oberflächliche Demineralisation des inter- und peritubulären Dentins. Die hydrophilen Primermoleküle infiltrieren das dabei freigelegte Netzwerk aus Kollagenfibrillen an der Dentinoberfläche. Diese Imprägnierung der Dentinoberfläche ermöglicht die nachfolgende Benetzung des Dentins mit einem Adhäsiv und die Ausbildung einer Hybridschicht.
Verarbeitung: Condi-Primer werden mit einem Pinsel selektiv auf die Dentinoberfläche appliziert und nach einer Einwirkzeit von 15–30 s verblasen, um das Lösungsmittel zu evaporieren.
Anwendung: Dentinvorbehandlung für adhäsive Restaurationen und zur Dentinversiegelung.
Verträglichkeit: Bei sehr dünnen Dentinschichten (<0,5 mm) ist eine Diffusion von Bestandteilen aus dem Primer in die Pulpa und eine nachfolgende Irritation der Pulpa nicht auszuschließen.

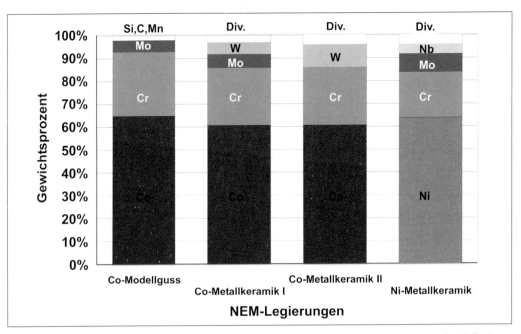

Abb. 49 Typische Verteilung der Legierungsbestandteile bei Nichtedelmetalllegierungen (NEM) auf Kobalt- und Nickelbasis. 1 Modellgusslegierung, 2 klassische Co-Aufbrennlegierung, 3 Mo-freie Version, 4 Ni-Aufbrennlegierung: Achtung Entmischungsneigung

Copolymerisate

Polymere die aus mehr als einem Monomer hervorgegangen sind. Die Zuordnung der Monomere kann statistisch zufällig, alternierend, in Blöcken (→ Blockpolymerisation) oder als → Pfropfpolymerisation vorliegen (→ Mischpolymerisat, → Luxene).

Copolymerisation

(Syn. Mischpolymerisation) Polymerisation zweier oder mehrerer unterschiedlicher Monomere miteinander. Beispielsweise sind alle heute verwendeten Füllungskomposite oder Verblendkunststoffe Copolymere, die aus unterschiedlichen Monomeren, die als Mischung das Matrixharz bilden, erzeugt werden.

Corticoid-Antibiotikum-Mischungen

Paste-Systeme.

Zusammensetzung: Corticoid (Triamcinolon, Prednisolon) 1–4 %, Antibiotikum (Tetrazyklin, Chloramphenicol, Neomycin) 3–4 %. Präparatebeispiele: Ledermix (Triamcinolon 1 %, Demethylchlortetracyclin 3 % in Polyethylenglykol), Pulpovital (Prednisolon 4 %, Neomycin 3 %, Chloramphenicol 4 %, Lidocain 4 %).

Eigenschaften: Entzündungshemmende Wirkung.

Verarbeitung: Applikation der Paste auf die entzündete Pulpa und Abdeckung mit einem provisorischen Füllungsmaterial.

Anwendung: endodontische Notfallbehandlung.

Cp-Titan

(Commercial pure Titanium). → Titan technischer Reinheit

Craquelierung

die Entstehung feiner, netzartig angeordneter Sprünge (Craquelees) in der oberflächlichen Schicht von Keramik nach Auftragen und Brand der Glasur beim Abkühlen durch unterschiedliche thermische Ausdehnungskoeffizienten; bei Zierkeramik gewünschter Oberflächeneffekt, bei zahnmedizinischen Werkstoffen unerwünscht. Kann bei Prothesenkunststoffen (→ MMA/PMMA, → Polycarbonate) durch Kontakt mit Lösungsmitteln und auch MMA, das als Lösungsmittel wirkt, entstehen, wenn der Kunststoff nach der Polymerisation oder Bearbeitung (Politur) endogene → Spannungen aufweist oder Biegespannungen ausgesetzt wird. Das Lösungsmittel lockert durch Penetration das Molekülgefüge auf; unter den Spannungskräften wird der Kunststoff an der Oberfläche mikroskopisch fein aufgebrochen. Klinische Folgen sind verstärkte exogene Verfärbungsneigung und Anlagerung von → Plaque mit nachfolgenden negativen biologischen Effekten. (Abb. 50)

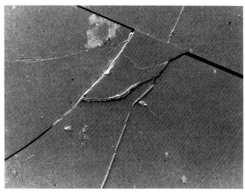

Abb. 50 Craquelierung von PMMA-Kunststoff durch Kontakt mit → MMA bei gleichzeitiger Biegespannung

Cristobalit, Quarz

Modifikation des Quarzes (SiO_2)

C-Silikon

vom englischen „condensation". Gleichbedeutend mit K-Silikon „Kondensieren" → Silikon (Abb. 51)

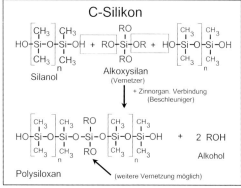

Abb. 51 Polyreaktion Kondensationsvernetzender Silikone

CVD-Verfahren

chemical vapour deposition (Bedampfung)

Cyanidlaugung

Gewinnung von Gold und Silber durch Laugung
in einem Cyanidbad; → Silber; → Gold

Cyanoacrylat

2-Cyanoacrylsäureester. Die Cyanoacrylat-Poly-
merisation wird sehr leicht durch Spuren von
Wasser initiiert. Cyanoacrylate werden als
lösungsmittelfreie Einkomponentenklebstoffe
verwendet, mit denen sich hohe Verbundfestigkeiten erreichen lassen. Grundlage von
Gewebe-Klebern. Kontakt mit Haut und Augen
sorgfältig vermeiden!

Dalbo®-Anker

von Dalla-Bona entwickelte Befestigungsele-
mente von Prothesen an Stiftkappen mit kugelförmiger Patrize.

Das Dental Vademekum

DDV; von der Bundeszahnärztekammer und der
Kassenzahnärztlichen Bundesvereinigung he-
rausgegebenes, im Deutschen Ärzte-Verlag er-
scheinendes Periodikum mit Angaben (Produkt-
name, Anbieter, Indikation, Kennwerte) zu allen
wichtigen zahnmedizinischen und zahntechnischen Werkstoffen und Arbeitsmitteln.

Dauerschwingfestigkeit

Spannungswert, unterhalb dessen die Bruchwahrscheinlichkeit kleiner als 50 % ist.

Dauerstrichlaser

Laser, dessen Energiezufuhr und Emission über
Zeiten größer oder gleich 0,25 Sekunden kontinuierlich erfolgt

DDV

→ Das Dental Vademekum

Decklage

Abschließende Lage bei mehrlagigen Schweiß-
nähten

Dendriten

(Abl. von dendron: Baum). Verästelte, strauch-
oder baumförmig aussehende Kristallbildungen
bei Nichtmetallen und Metallen. Bei Legie-

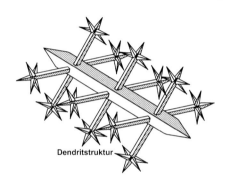

Abb. 52 Schematische Darstellung zur Bildung von Dendri-
ten bei hoher Wärmeleitungsgeschwindigkeit

rungen ist die „dendritische Erstarrung" mit
Entmischungserscheinungen verbunden, die zu
erhöhter Korrosion führt. Es ist die → Homoge-
nisierung erforderlich. (Abb. 52)

Defektprothese, Defektprothetik

→ Epithese; → Epithetik

Defokussierung

Abweichung von der normalen Fokuslage

Deformation

reversible (elastische) oder irreversible (plastische) Formänderung von Kunststoffen, Fasern,
Metallen usw., hervorgerufen durch Einwirkung
äußerer Kräfte durch Eigenspannungen.
(Abb. 53)

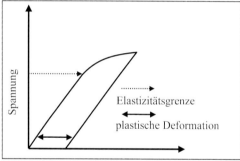

Abb. 53

Deformation, elastische

Temporäre Deformation einer Probe unter
Lasteinwirkung. Sie ist der einwirkenden Kraft
proportional (Hook'sche Gerade) und stellt sich
nach der Entlastung der Probe vollständig
zurück.

Deformation, plastische

irreversible Deformation, die aus Atomver-
schiebungen innerhalb des Probekörpers resultiert. Im Spannungs-Dehnungsdiagramm bei
Metallen entspricht sie der Strecke zwischen
dem Koordinatenursprung und dem Schnittpunkt der Abszisse mit der Entlastungskurve.
Mit der plastischen Deformation ist bei Metallen
stets eine Festigkeitssteigerung verbunden →
Spannungs-Dehnungs-Diagramm

Degradation

Prozesse, die das Aussehen und die Eigenschaften von Kunststoffen oder Zementen im allgemeinen negativ verändern. D. kann durch chemische, thermische, oxidative, mechanische, biologische oder durch Strahleneinwirkung (UV-Licht) verursacht werden. Dies kann zu Kettenspaltungen, → Depolymerisationen bzw. Abspaltung von Seitengruppen führen.

Dehnbarkeit

Verformbarkeit, Duktilität; bezeichnet die max. Längenänderung, die ein Werkstoff bis zu seinem Bruch erfahren kann.

Dehngrenze

Endwert der Spannung in MPa bis zu dem ein Metall elastisch verformt werden kann Anhang. → Elastizitätsmodul

Dehnung

bei Zugbelastung das Verhältnis der Länge nach Belastung (l) minus der Ausgangslänge (l_0) zur Ausgangslänge. $\Delta l = l - l_0$ Dehnung $= \varepsilon = \Delta l / l_0$ → Elastizität

Dekalzifizierende Materialien

Flüssigkeitssysteme; (→ Chelatorpaste).
Zusammensetzung: EDTA (17–20 %).
Wirkungsweise: Entfernen der anorganischen/mineralischen Anteile der Schmierschicht im Wurzelkanal durch Calcium-Chelatbildung.
Anwendung: Wurzelkanalaufbereitung.

Dentale Metallgussverfahren

Verfahren zur Herstellung von Zahnersatzkonstruktionen aus Dentallegierungen in der Arbeitsreihenfolge: Einbettung der aus ausbrennfähigem Material → Gusswachs modellierten Gussvorlagen (verlorene Form) in einer geeigneten → Einbettmasse, Vorwärmung der Gussform (Muffel) zum Austreiben/Verbrennen der Gussvorlage und Expansion der Einbettmasse → Quarz, Aufschmelzen der Legierung in einer Gussanlage in einem Tiegel → Graphittiegel, Positionierung der vorgewärmten Gussform in der Gussanlage, Auslösen des Gussvorganges. Üblich sind 2 generell

unterschiedliche Gussverfahren. Schleuderguss: Hierbei sich die Gussform und der Schmelzofen (Elektroheizung oder Hochfrequenz-Induktionsspule) mit den Schmelz-Tiegel auf gleicher Ebene in einer horizontal drehbaren Apparatur angeordnet, wobei die Gussform vom Drehpunkt weiter entfernt ist als der Tiegel mit der Schmelze. Bei horizontaler Drehung der Apparatur (Federkraft, Elektromotor) wird die Schmelze durch die Fliehkräfte in die Gussform „geschleudert" Vakuum-Druckgussverfahren: Schmelzofen mit Schmelztiegel und Gussform sind zunächst vertikal übereinander (Schmelzofen unten, Gussform oben) in einer vertikal drehbaren Apparatur angeordnet. Das Aufschmelzen erfolgt unter Vakuum (verminderter Luftdruck). Bei Erreichen der Gusstemperatur (liegt legierugsabhängig ca. 100 ° bis 150 °C über der → Liquidustemperatur) wird die Apparatur um 180 ° vertikal gedreht, die Schmelze fliesst unter der Schwerkraft in die Gussform. Mit der Drehung wird zusätzlich Druckluft (ca. 6 bar) eingeleitet, um die Schmelze in die Gussform zu pressen.

Beide Verfahren liefern etwa gleiche Gussergebnisse (bei Vermeidung von technologischen Fehlern). Im Metallguss ist die Erstarrungsschwindung → Gusslunker bei dem Übergang von der Schmelze zum festen Metall (ca. 5 Vol.-%) und die Abkühlungsschwindung nach der Erstarrung (bei Dentallegierungen im Bereich von 1,3 bis 1,8 % linear). Die Abkühlungsschwindung wird mit der Expansion der → Einbettmasse (Erstarrungs- und thermische Expansion) kompensiert (bei in Metallringen gefassten Gussformen ist die Auskleidung des Ringes mit einer elastischen Einlage/Gussfliess erforderlich um die Expansion nicht zu behindern). Für den Ausgleich der Erstarrungsschwindung muss in der Gussform ein Reservoir angelegt werden, aus dem Material nachfließen kann, um den Erstarrungsschwund auszugleichen. Dieses Schmelzreservoir ist so anzulegen (im/nahe dem Wämezentrum der Gussform), dass die Erstarrung dort zuletzt eintritt. Das Ziel ist die sog. gerichtete Erstarrung. In der Realisierung hängt die Anordnung des „Schmelzreservoirs" von der zu vergießenden Legierung und dem Gussverfahren ab (→ verlorener Kopf,

→ Balkenguss). Zu berücksichtigen ist auch die mit der Erstarrung verbundene Freisetzung der Schmelzwärme des Metalls. Bei mehreren Objekten in einer Gussform kann die Wärmefreisetzung zu unkontrollierter Aufheizung der Gussform führen und die gerichtete Erstarrung behindern. Bei der Einbettung mehrerer Gussvorlagen ist eine möglichst periphere Anordnung in der Gussform zu wählen. Die Abkühlung der Gussform sollte nach dem Guss langsam erfolgen → Aushärten Abb. 54, Abb. 55, Abb. 56, Abb. 57

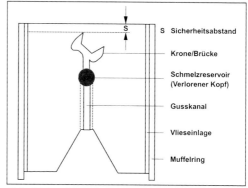

Abb. 54 Anordnung des Gussobjektes in der Gussmuffel

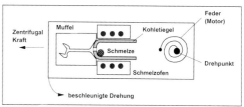

Abb. 55 Schematische Darstellung zum Schleudergussverfahren

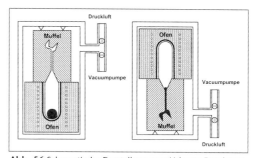

Abb. 56 Schematische Darstellung zum Vakuum-Druckgussverfahren

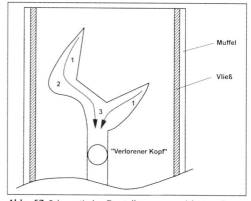

Abb. 57 Schematische Darstellung zur gerichteten Erstarrung der Schmelze in der Gussmuffel: 1>2>3>4

Dentalgipse

Bezeichnung für im Dentalbereich verwendeten Gipse. → Gips. Nach den Narmen ISO 6873 und EN DIN 26873 erfolgt die Einteilung in 5 Typklassen

Typ I → Abformgips,

Typ II: Feinpulvrige Struktur, hoher Anmischwasserbedarf von 40–50 cm^3 auf 100g Pulver. Aufgrund der resultierenden geringen Festigkeit und Härte bei einer gleichzeitig nicht zu vernachlässigenden Expansion (bis 0,3 %) wird Albastergips nur für Hilfsarbeiten eingesetzt (Situationsmodelle, Reparatureinbettungen, Vorwälle). Achtung!! zur Einartikulation ungeeignet (Expansion),

Typ III: natürliches α-Halbhydrat, geringerer Anmischwasserbedarf von ca. 30 cm^3 H$_2$O, höhere Festigkeitswerte und Abriebfestigkeiten als Typ II. Die Abbindeexpansion (Norm 0,2 %) kann bei wasserarmer Anmischung unter Zugabe Stellmitteln bis 0,5 % erreichen nicht überschreiten soll, aber in Abhängigkeit von Stellmitteln und der Anmischung höhere Werte erreichen kann. Anwendung bei der Modellherstellung in der Teil- und Totalprothetik sowie der Kieferorthopädie. Bei Anwendung in der Kunststoff-Heisspolymerisation ist eine Expansion von 0,3 bis 0,4 % zu wählen.

Typ IV: (Bez. auch Stonegips) In der Regel Halbhydratpulver aus → Chemiegipsen mit unterschiedlichen Kristallformen. Aufgrund der Zugabe von Stellmittel schwanken die benötigte Wassermenge und die Eigenschaften der einzelnen Produkte stark (Achtung! die Verarbeitungsanleitungen sind einzuhalten) hinsichtlich

63

der Härte, der Oberflächenstruktur und der Gesamtexpansion (Achtung! Sekundärexpansion, teilweise Überschreitung der Norm). Anwendung für die Herstellung von genauen, abriebfesten Arbeits-(Meister)-Modellen und für eine Vielzahl von zahntechnischen Arbeiten, bei denen eine hohe Genauigkeit gefordert ist (Sägeschnittmodelle + Sockel, Gegenkiefermodelle in der Artikulatortechnik, Splitcastsockel).

Typ V: Pulver und Festigkeitseigenschaften entsprechen etwa Typ IV. Erhöhung der Expansion durch Änderungen der Stellmittelkompositionen (z.B. Verringerung des K_2SO_4-Anteils) bis 0,3 %. Anwendung in der Modellherstellung bei Kunststoffarbeiten mit Heisspolymerisaten, um die Abkühlungskontraktion zu kompensieren.

Spezialgipse (Gipse für spezielle Arbeitsschritte ohne direkte Zuordnung zu den Normen): Artikulationsgipse (Abbindezeit <5 min., Expansion <0,05 %, geringere Festigkeit als Typ IV) für Bissverschlüsselung, Vorwälle, Frässockel, Sockelgipse (Abbindezeit <4 min., Expansion <0,06 %, Festigkeit wie Typ IV).

Anmischung: Anmischen von Typ 3,4,5-Gipse erfolgen mit einem Vakuum-Mischgerät. Die in einem Meßzylinder oder einer Dosierspritze genau abgemessene Wassermenge wird in einem völlig gereinigten Anmischgefäß vorgelegt. Einstreuen (langsam) der abgewogenen Pulvermenge, Abwarten einer „Sumpfzeit" für mindestens 20 Sekunden, kurzes manuelles Durchspateln, Mischung. Die Eigenschaften von D. werden außer vom Halbhydrattyp durch die Handhabung beeinflusst.

Fliessvermögen: Modifikation durch die Menge des Anmischwassers (Typ II 40–60 ml H_2O, Typ III 28 bis 32 ml H_2O, Typ IV/V 20–25 ml H_2O) sowie produktbezogen durch die Zugabe von Stellmitten (z.B. Melaminharze, Calciumoxid).

Abbindezeit: Verringerung durch längeres Anmischen, Zugabe von Trimmerwasser, Temperaturerhöhung, Zugabe von Stellmitteln (NaCl, K_2SO_4)

Dimensionsverhalten: Verringerung der Abbindeexpansion durch Erhöhung des Wasseranteils (größeres Porenvolumen), Verkürzung der Anmischzeit, Vermeidung nachträglicher Wasserkontakte (Achtung!! Sekundärexpansion bei Typ

IV/V und und Nachexpansion, Zugabe von Stellmitteln (Seignettesalz, Melaminharz, K_2SO_4).

Festigkeitsverhalten: abhängig vom Halbhydrattyp, von der Menge des Anmischwassers (Verringerung bedingt Härtesteigerung) Abb. 58, vom Anteil interkristallinen Restwassers (mit Austrocknung Härteanstieg), vom Anrührverfahren/-zeit (Durchdringungsgrad der Kristalle), Stellmitteln (Verringerung durch Salze, Kristallisationskeime), Temperatur → Gips, Kontakt zu Desinfektionsmitteln (in der Regel Verringerung) → Abdruckdesinfektion.

Lagerung: Achtung! Subhydratpulver sind hygroskopisch und können bereits aus der Luftfeuchtigkeit Wasser aufnehmen. Mit der Feuchtigkeitsaufnahme ist eine Verschlechterung der Eigenschaften verbunden. Mögliche Folgen sind eine Klumpenbildung, Abbindebeschleunigung, die Erhöhung der Abbindeexpansion und eine Verringerung der Festigkeitswerte. Gipspulver müssen deshalb in feuchtigkeitsdichten Behältern in trockenen Räumen gelagert werden. Die Lagertemperatur soll 25 °C nicht überschreiten. Die Lagerzeit geöffneter Packungen ist beschränkt. Abb. 59, Abb. 60, Abb. 61, Abb. 62, Abb. 63, Abb. 64, Tab. 4

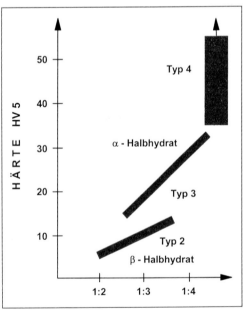

Abb. 58 Bereiche der Härte von Dentalgipsen von Typ 2, 3 und Typ 4 in Abhängigkeit vom Verhältnis Wasser zu Pulver.

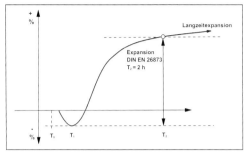

Abb. 59 Expansion bei der Gipsabbindung. T_0 Mischbeginn, T_1 Erstarrungsbeginn, T_2 Erstarrungsende nach DIN EN 26873

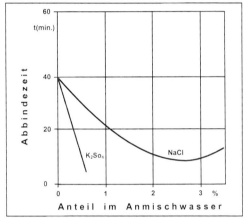

Abb. 60 Verkürzung der Abbindezeit von Gipsen durch Zu-gabe von NaCl oder K_2SO_4

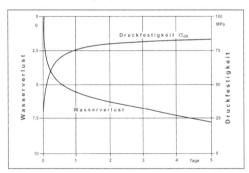

Abb. 61 Zusammenhang des Anstieges der Druckfestigkeit von Gipsen mit der Abnahme des interkristallinen Wassers

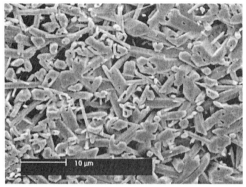

Abb. 62 Oberfläche eines Stonegipses Typ 4

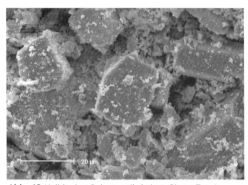

Abb. 63 Halbhydrat-Pulverpartikel eines Gipses Typ 4

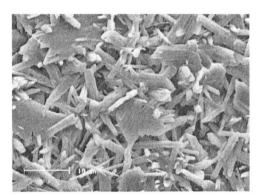

Abb. 64 Oberfläche eines Typ-3-Gipses

Typ	Gießzeit (min)	Fließfähigkeit (mm)	Erstarrungszeit (min)	Abbindeexpansion (%)	Druckfestigkeit (N/mm²)
1 Abdruckgips	1,25	>70*	2,5– 5,0	0–0,15	4,0–8,0
2 Alabastergips	2,5	>65*	6,0–30,0	0–0,30	> 9,0
3 Hartgips	3,0	30 ± 3**	6,0–30,0	0–0,20	> 20,0
4 Hartgips extrahart	3,0	30 ± 3**	6,0–30,0	0–0,15	> 35,0
5 "Hartgips extraharthohe Expansion"	3,0	30 ± 3**	6,0–30,0	0,16–0,30	> 35,0
* Fließmaß		** Konuseindringtiefe			

Tab. 4 Anforderungen an Dentalgipse nach DIN EN ISO 6873 (2000)

Dentalkeramik

allgem. Bezeichnung für alle in der Zahnmedizin verwendeten keramischen Werkstoffe; i.R. zum Ersatz von Zahnhartsubstanz; Keramikzahn, K~inlay, K~teilkrone, K~krone, K~brücke; Dentalkeramik ist zwar mit dem Porzellan verwandt, durch den hohen Anteil an Feldspat (60–80m %) und Quarz wird sie den Glaskeramiken zugeordnet. → Leuzitkeramiken Kaolin ist nur in Anteilen unter 5 m% enthalten. Durch den Glasanteil wird die Brenntemperatur erniedrigt und die Transluzenz erhöht. Die Mischung der Rohstoffe wird gebrannt → Fritten, zerkleinert und zu Pulver zermalen. Unterschiedliche Farbgebung der Pulver sind für den Zahntechniker Basis für eine zahnähnliche Farbgestaltung der Scherbe.

Verarbeitung: Die Pulvermassen, oftmals mit organischen ausbrennbaren Stoffen angereichert, werden mit destilliertem Wasser angemischt und auf das Objekt mit einem Pinsel aufgeschlickert. Das Objekt wird wegen der eintretenden Schwindung im Sinterungsprozeß um ca. 15–20 Vol% übermodelliert. Dentalkeramik wird eingeteilt in hochbrennende Keramik (Sintertemperatur: >900 °C) mittelbrennende Keramik (Sintertemperatur: 800–900 °C) und niedrigbrennende (Sintertemperatur: <800°C). Ausserdem sind Flussmittel und Farbkörper, Haftoxyde, Bindemittel und expansive Zusätze beigegeben. Die Flussmittel (Kaliumphosphat, Natriumkarbonat, Borax, Kaliumoxyd u.a.) sollen zu einer Schmelzpunkterniedrigung in den keramischen Massen führen und die Schrumpfung beeinflussen. Zur Farbgebung werden Farbstoffe zugesetzt, die hitzebeständig sind (Metalloxyde und Metallsalze). Eisenoxyd rot; Chromoxyd grün; Kobalt blau; Indium schwarz; Silber orange; Nickel grau; Gold purpur; Zinn weiss; Titan gelb; Mangan violett.

Den pulverförmigen keramischen Massen werden organische Farben zugesetzt, die die Unterscheidung während der Modellation und der Schichtung erleichtern (Dentin = rosa, Schmelzmassen = blau). Damit die Pulverpartikel modellierfähig werden, sind organische Bindemittel zugesetzt (Stärke, Zucker), die nach dem Anrühren mit Wasser verkleben. Beim Sintern (Brennen) verdunstet das Wasser, die organischen Bindemittel und die organischen Farbstoffe verbrennen rückstandsfrei. Nach dem Sintern entsteht ein Feldspatglas, das durch Leuzitkristalle o.ä. versetzt ist. Die gebrannten Massen zeigen hohe Härte und Druckfestigkeit, sind aber nicht elastisch und wenig zugfest. (Abb. 65)

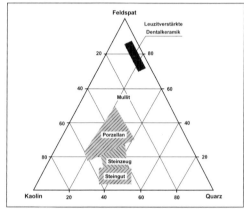

Abb. 65 Bereich der klassischen leuzitverstärkten Dentalkeramiken im ternären System Quarz-Feldspat-Kaolin

Dentalkunststoffe

allg. Bezeichnung für die in der Zahnmedizin verwendeten Kunststoffe, z.B. Prothesenkunststoffe, weiche Kunststoffe, → Komposite für Füllungen, Befestigung, Fissurenversiegelung, Verblendungen, Provisorium → Modellierkunststoffe, → Modellkunststoffe.

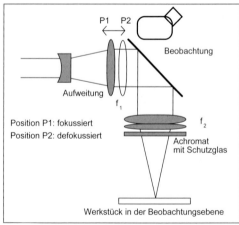

Abb. 66 Schematischer Strahlengang eines Dentalschweißlasers

Dentallaser
- Strahlengang auch Strahlformung in der schematischen Darstellung nach DVS 3207-1 (Abb. 66)

Dentallegierungen
Da reine Metalle eine nur geringe mechanische Stabilität haben, sind diese bis auf wenige Ausnahmen → Stopfgold, → Galvanoforming für dentale Anwendungen ungeeignet. Es kommen → Legierungen zur Anwendung. Der Legierungsbasis, dem Metall mit dem höchsten Anteil, sind weitere Metalle beigemischt. In Anlehnung an die in der Technik übliche Bezeichnung von Legierungen wird die Zusammensetzung nach den Bestandteilen in abnehmender prozentualer Reihenfolge angegeben, z.B. Au75Ag15Cu9Zn. Neben der Festigkeit werden hierdurch auch weitere Eigenschaften, wie z.B. das Schmelzintervall, der thermische Ausdehnungskoeffizient, die technische Verarbeitbarkeit und insbesondere die Mundbeständigkeit → Korrosion beeinflußt. Die Unterteilung der Dentallegierungen erfolgt üblicherweise nach der Legierungsbasis, der Möglichkeit einer keramischen Verblendung → Metallkeramik, sowie dem Indikationsbereich, d.h. der mechanischen Beanspruchungsklasse Typ 1/weich bis 4/extrahart.

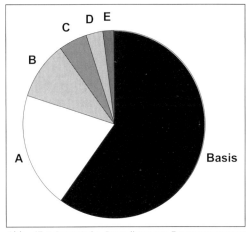

Abb. 67 Schematische Darstellung zur Zusammensetzung von Legierungen, A bis E: EM oder NEM-Legierungskomponenten.

Bei der Legierungsbasis wird zwischen „Edelmetallen" (EM) und „Nichtedelmetallen" (NEM) unterschieden. Zu den Edelmetallen gehören Gold, die Platinmetalle und Silber. Aufgrund von Verarbeitungsschwierigkeiten der höheren Platinmetalle eignet sich aus der Platingruppe legendlich Palladium als Legierungsbasis. Für EM-Legierungen stehen somit Gold → Goldgusslegierungen, Palladium → Palladium-Legierungen und mit eingeschränkter Indika-

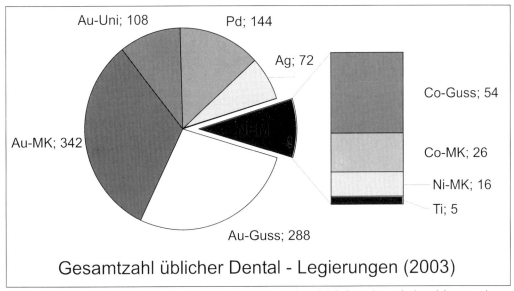

Abb. 68 Prozentuale Verteilung marktüblicher dentaler Gusslegierungen hinsichtlich der Legierungsbasis und der vorgesehenen Anwendungen.

tion Silber (geringere Mundbeständigkeit) → Amalgam, → Silber-Palladium-legierungen, → Silber-Gold-Palladium-Indium-Legierungen als Legierungsbasis zur Verfügung. Für NEM-Legierungen eignen sich Eisen → Eisenlegierungen, Nickel → Nickellegierungen und Kobalt → Kobaltlegierungen als Basismetalle in Kombination mit passivierenden Chromanteilen zwischen 10 % und 30 %. → Titan wird zumindest in der Gußtechnik – überwiegend unlegiert eingesetzt. Bei spanender Formgebung sind auch spezielle Legierungen üblich (z.B. Ti6Al4V). Nach ADA werden 4 Härtegruppen unterschieden: Typ I: weich; Typ II: mittelhart (Inlays); Typ III: hart (Kronen); Typ IV: extrahart (Kronen, Brücken). (Abb. 67, Abb. 68)

Dentallote

Legierung, die als Verbindungswerkstoff bei Arbeitsgängen angewendet wird, bei denen Teile aus Dentallegierungen zu einem Zahnersatz verbunden werden. Sie ist niedrigschmelzender als der Grundwerkstoff und gut benetzend, häufig unter Zugabe von Nickel oder Cadmium, sie können spezifisch auf die zu lötende Legierung zugeschnitten sein oder als Universallote verwendet werden. Dentallote sind nach der DIN EN 29333 genormt. Es sind u.a. Prüfbedingungen zur Messung der Zugfestigkeit von gelöteten Proben angegeben. Danach soll die Zugfestigkeit mehr als 350 MPa betragen.

- *Hauptlot*
auch als Lot 1 bezeichnet, die Arbeitstemperatur liegt ca. 50–100 °C unter der Solidustemperatur der Grundlegierung

- *Nachlot*
auch als Lot 2 bezeichnet, die Arbeitstemperatur liegt ca. 50 °C unter der Schmelztemperatur des Lotes 1

- *Keramiklot*
Lot für die Lötung nach erfolgtem Keramikbrand in der Metallkeramik, in der technischen Anwendung wird unter Keramikloten ein glasiges bzw. glaskeramisches Material verstanden, welches zum Löten von technischen Keramiken oder Glaskeramiken dient, z.B. Grünfolien zur Lötung von Al_2O_3-Keramiken im Kühlerbau. Die

D. sind sehr unterschiedlich zusammengesetzt. Als Legierungsbasis sind Au, Ag, Co, Ni und Cu üblich. Mehr als 90 % aller Lote sind auf Goldbasis bei allerdings stark unterschiedlichen Au-Anteilen aufgebaut. Der Au-Basisanteil schwankt 45 % und 85 %. 37 % der Lote haben einen hohen Goldanteil >75 %. 14 Lote sind auf Silber aufgebaut. Angeboten werden 6 NEM-Lote auf Co- oder Ni-Basis sowie auch 2 Lote auf Cu-Basis. Je nach der Basis sind eine Vielzahl von Komponenten teilweise in hohen Prozentsätzen zulegiert. Einzelne Lote enthalten bis zu 11 verschiedene Komponenten. Neben Ag, das in ca. 64 % der Lote enthalten ist, ist Cu die am häufigsten vertretene Legierungskomponente. Unter Einbeziehung der Cu-Basis-Lote enthalten 59 % aller Lote Cu-Anteile zwischen 3 % und 58 %.

Als problematisch wird die Lötung von Zahnersatzkonstruktionen unter dem Gesichtspunkt der Mundbeständigkeit angesehen. → Lote, → Korrosion. (Abb. 69, Abb. 70, Abb. 71)

Dentalwachse

Bezeichnung für alle im Dentalbereich verwendete Wachse, u.a. → Bißwachse, → Gußwachse, → Klebewachse, → Modellierwachse. → Wachse (Abb. 72)

Dentin

Zahnhartsubstanz. Dentin ist komplex aufgebaut (Odontoblasten in den Dentinkanälchen und periodontoblastischer Raum). Der feste Anteil (Elemente sind das intertubuläre Dentin, das peritubuläre Dentin, das Manteldentin) verfügt über einen hohen Anteil an organischer Substanz (Kollagenfasern, Matrixanteil bis 20 %). Die Dichte der Dentinkanälchen ist stark von der Lokalität abhängig. (Abb. 73)

Dentinadhäsiv

Flüssigkeits-System bestehend aus Primer und Adhäsiv.

Primer: HEMA, hydrophile Dimethacrylate, Lösungsmittel (Aceton, Ethanol, Wasser), ggf. saure Zusätze (Maleinsäure, Polycarbonsäure, Phosphatester) in selbstkonditionierenden Primern.

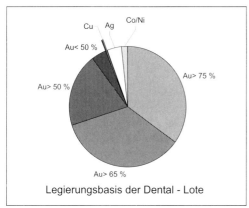

Legierungsbasis der Dental - Lote

Abb. 69 Prozentuale Verteilung marktüblicher Dentallote hinsichtlich der Legierungsbasis.

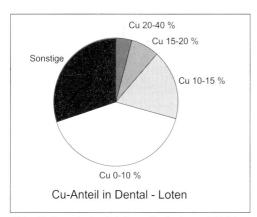

Cu-Anteil in Dental - Loten

Abb. 70 Prozentualer Anteil von Kupfer in marktüblichen Dentalloten.

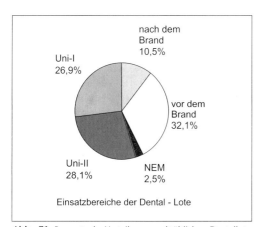

Einsatzbereiche der Dental - Lote

Abb. 71 Prozentuale Verteilung marktüblicher Dentallote hinsichtlich der vorgesehenen Anwendung. Prozentuale Verteilung marktüblicher Dentallote hinsichtlich der Legierungsbasis

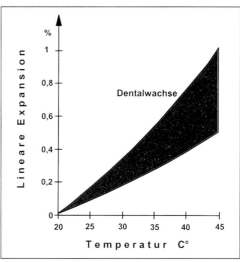

Abb. 72 Bereich der linearen thermischen Expansion bei Dentalwachsen

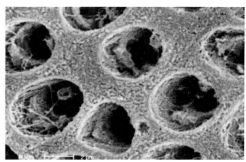

Abb. 73 Dentinoberfläche nach Konditionierung mit einer organischen Säure (HEMA)

Adhäsiv: HEMA, hydrophile und hydrophobe Dimethacrylate (Bis-GMA, TEGDMA), Photoinitiator (Campherchinon).

Abbindung: Die Erhärtung erfolgt durch radikalische Polymerisation.

Wirkungsweise: Dentinadhäsive dienen zur Haftvermittlung zwischen Dentin und Komposit. Durch die Applikation von Konditionierungsmittel, Primer und Adhäsiv und nachfolgende Polymerisation wird die hydrophile Dentinoberfläche in eine hydrophobe Polymeroberfläche überführt (Bildung der Hybridschicht), die eine Co-Polymerisation mit dem Kompositmaterial gestattet.

Verarbeitung: Der Primer wird für 15–30 s selektiv auf das konditionierte Dentin appliziert, anschließend vorsichtig verblasen und getrocknet. Nachfolgend wird die Adhäsivkomponente auf das Dentin aufgetragen, zu einer dünnen Schicht verblasen und lichtpolymerisiert. Ein trockenes Arbeitsfeld ist zu gewährleisten, im Idealfall durch absolute Trockenlegung mit → Kofferdam.

Anwendung: Dentinversiegelung und adhäsive Verankerung von Kompositmaterialien am Dentin.

Verträglichkeit: Dentinadhäsive können eine Irritation der Pulpa hervorrufen, wenn die Dentinschicht über der Pulpa nur noch sehr dünn ist (<0,5 mm). Unpolymerisierte Bestandteile der Dentinhaftvermittler können bei prädisponierten Personen Sensibilisierungen verursachen.

Dentinhaftvermittler

→ Dentinadhäsiv

Dentinkonditionierung

Behandlung der Dentinoberfläche mit Säuren (Phosphorsäure, Maleinsäure) oder sauren Monomeren (Ester der Phosphorsäure oder Phosphonsäure mit Methacrylaten). Die Konditionierung bewirkt neben der Auflösung (und Entfernung) der Schmierschicht auch eine Demineralisation der Dentinoberfläche unter Freilegung des Kollagenfibrillennetzwerkes sowie eine Eröffnung der Dentintubuli und Erhöhung der Dentinpermeabilität. (Abb. 74)

Dentinliquor

Im Dentin (Dentinkanälchen, Odontoblastenfortsätze, als freies Wasser) enthaltene zellfreie und wasserklare Flüssigkeit, die etwa 25 Vol% des Dentins ausmacht; Teil des hydraulischen Systems im Dentin (→ Hydrodynamik); erschwert die adhäsive Füllungstherapie, die sich deshalb → hydrophil (Dentinseite) → hydrophober (Kunststoffseite) → Dentinhaftvermittlersysteme bedient.

Dentinmassen

Dem natürlichen Dentin farblich und in seinen lichtoptischen Eigenschaften nachempfundene Keramikmassen zum Aufbau des Dentinkerns einer Krone oder Inlays. → Dentalkeramik oder Verblendkomposit für die schichtweise Gestaltung einer Verblendung bzw. festsitzenden Zahnersatzes (auch Zahnhalsmassen, Schmelzmassen).

Dentinwunde

nach der Präparation an vitalem → Dentin gegebener Zustand, der auf Grund der besonderen Morphologie und Physiologie dieses Hartgewebes zwar keine echte Wunde im pathophysiologischen Sinn darstellt, aber, da vitales Gewebe durchtrennt wurde, als Hartgewebswunde bezeichnet wird und einen Wundverband (Füllungstherapie, Unterfüllung, → Dentinwundverband) erfordert. Kennzeichen: Angeschnittene Dentinkanälchen ($\frac{1}{2}$ bis $\frac{1}{3}$ der Querschnittsfläche des Dentins je nach Lokalisation und Alter des Zahnes) mit durchtrennten Odontoblastenfortsätzen, Nervenfasern (pulpanah in etwa jedem 200. Kanal), → Dentinliquor, Flüssigkeitsbewegung in den Dentinkanälchen durch verschiedene Einflüsse (Hydrodynamik

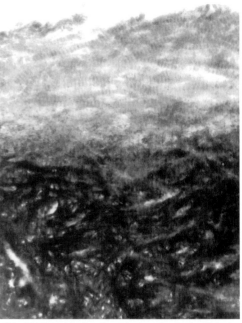

Abb. 74 Mit Maleinsäure konditionierte Dentinoberfläche im transmissionselektronenmikroskopischen Bild (Ultradünnschnitt, Org.-Vergr. 15000-fach)

des → Dentins) als wesentlicher Mechanismus der Reizübertragung.

Dentinwundverband

Aufgaben sind der Schutz der Pulpa, eine Desensibilisierung des Dentins, Vermeidung von Detritus und Plaqueablagerungen auf den präparierten Flächen und ggf. Wiederherstellung der normalen Kieferrelation während der Zeit der Fertigstellung der Ersatzkonstruktion. Während bei der Füllungstherapie die Dentinwunde im Zahninneren liegt, nimmt sie bei der Präparation eines Zahnes die gesamte Außenfläche ein. In diesem Fall wird der Wundverband in Form einer provisorischen Krone mit temporärem Zement aufgesetzt. Die Herstellung temporärer Kronen/Brücken erfolgt direkt (Abdruck/Schablone, Füllung mit temporärem selbsthärtenden Kompost, Applikation über die präparierten Zähne, Ausarbeitung nach der Erhärtung) oder durch laborgefertigte Provisorien (Schalenprovisorium).

Depolymerisation

unter physikalischer (Wärme, Strahlung) oder chemischer Einwirkung (Chemikalien, Enzyme, mikrobieller Abbau) ablaufende Zerlegung von Polymeren in niedrigermolare Verbindungen, ggf. seine Monomere. Möglicher Prozeß der Kunststoff-Alterung. Der Gebrauchsbereich vieler Polymerisate ist auf Temperaturen <100 °C beschränkt. Bei Depolymerisation durch Hitzeeinwirkung kann bei niedrigem Flammpunkt der Ausgangsmoleküle eine spontane Verbrennung eingeleitet werden. (Abb. 75)

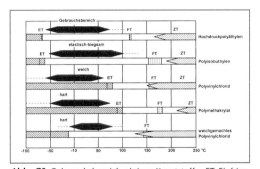

Abb. 75 Gebrauchsbereich einiger Kunststoffe, ET Einfriertemperatur, FT Fliesstemperatur, ZT Zersetzungstemperatur

Derivat

(lat). derivare = ableiten; Abkömmling einer chemischen Verbindung, die aus dieser häufig in nur einem Reaktionsschritt gebildet wird. Ester und Amide sind z.B. Derivate der Carbonsäure.

Desensitizer

Einkomponenten-Flüssigkeitssystem zur Dentindesensibilisierung.
Zusammensetzung: 50 %iges Glutaraldehyd (10 %), Wasser (55 %), Polyethylenglycoldimethacrylat (35 %).
Wirkungsweise: Glutaraldehyd reagiert mit den Aminogruppen von Proteinen aus dem Dentinliquor in den Dentintubuli. Die resultierenden, unlöslichen Proteinaggregate reduzieren die Permeabilität das Dentins und mindern so die Sensibilität.
Verarbeitung: Desentizer werden auf das trockene Dentin aufgetragen, für 10–20 s mit einem Pinsel in die Dentinoberfläche einmassiert und anschließend verblasen.
Anwendung: Dentindesensibilisierung, Reduktion von Dentinüberempfindlichkeiten und postoperativen Sensibilitäten.
Verträglichkeit: Glutaraldehydhaltige Präparate können Irritationen der Gingiva/Schleimhaut verursachen.

Desinfektion, Abformungen

von Des-... und (lat.) inficere = vergiften, anstecken. Das Abtöten oder Inaktivieren pathogener Erreger (Bakterien, Viren, Pilze, Protozoen), einschl. sporenbildender Formen, an Organismen und Gegenständen durch chemische Mittel (→ Desinfektionsmittel) oder physikalische Verfahren (z.B. ionisierende Strahlung, Ultraschall, UV-Bestrahlung), um über eine hochgradige Verminderung der Keimzahlen die Infektiosität zu beseitigen. Bei der Desinfektion wird eine Reduzierung der Keimzahlen mindestens um den Faktor 10^4, möglichst sogar 10^5, angestrebt.
Norm: keine direkte Norm, Empfehlungen der ADA, FDI und WHO: Insbesondere Abformungen, die bei HIV positiven bzw. Hepatitis

Patienten durchgeführt wurden, sollten dementsprechend für 12 besser 24 Stunden in ein Desinfiziens eingelagert werden.

Zusammensetzung des Desinfiziens: Aldehyd bzw. Peressigsäure als wirksamer Bestandteil.

Durchführung: Die Sprühdesinfektion eignet sich nicht allein zur Keimreduktion. Vielmehr ist ein regelrechtes Eintauchen der Abformung in das Desinfektionsmittel notwendig. Als Tauchbad sollte ein verschließbarer Behälter gewählt werden, um einer möglichen Verdunstung des eigentlichen Desinfiziens und seiner Anreicherung in der Raumluft vorzubeugen. Da die zu inaktivierenden Erreger unter Umständen durch Speichel- oder Blutproteine geschützt werden, sollte jede Abformung vor der eigentlichen Desinfektion unter fließendem Wasser abgespült werden.

Verträglichkeit: Bei der Auswahl eines Desinfektionsmittels ist neben seiner Verträglichkeit mit dem zu desinfizierenden Abformmaterial ebenfalls auf seine Kompatibilität mit dem zur Modellherstellung verwendeten Gips zu achten.
→ Abdruckdesinfektion

Desinfektionsmittel

Stoffe, die zur Bekämpfung pathogener Mikroorganismen (z.B. Bakterien, Viren, Pilze, Protozoen) geeignet sind, z.B. an der Oberfläche von Haut, Kleidung, Geräten, zahnärztlichen Werkstoffen/Therapiemitteln, aber auch in Trinkwasser und Nahrungsmitteln. Besondere lokal anzuwendende Desinfektionsmittel, z.B. zur Wund-Desinfektion, werden auch als Antiseptika bezeichnet. Es werden unterschiedlichste Wirkstoffe eingesetzt, eine einheitliche Wirkungsweise der D. ist nicht zu erkennen. Die Wirksamkeit ist im Einzelfall experimentell auszutesten. Viele Mittel sind gegen HIV nicht gesondert geprüft. Bei Wirksamkeit gegen HBV ist auch mit Wirksamkeit gegen HIV zu rechnen. Wirkstofftypen sind: Alkohole: Ethanol,1-Propanol, 2-Propanol, Isopropanol. Gesamtkonzentration 60–70 %, schnelle Wirksamkeit. Aldehyde: Formaldehyd, Gluteraldehyd, Glyoxal. Breites Wirkspektrum, längere Einwirkzeiten. Phenol-Derivate: 2-Biphenylol, p-Chlor-m-Kresol, Tetrabrom-o-phenol.

Durch Schmutz kaum beeinflusste gute bakterizide Wirkung. Chlorverbindungen: Hypochlorite, Chlorisocyanursäuren. Stark korrosiv, unangenehmer Geruch, selten benutzt. Quartäre Ammonium-Verbindungen: N-Alkyl-N-benzyl-N-dimethyl-ammoniumchlorid, Didecyldimethyl-ammoniumchlorid. Oxidantien: Kaliumperoxomonosulfat, Natriumpercarbonat, Peressigsäure, Wasserstoffperoxid. Wirkung durch Abspaltung von aktivem Sauerstoff, in mässriger Lösung Stabilitätsprobleme, kurze Standzeiten. Mikrobistatische Wirkstoffe: Aromatische Säuren, Chlorhexidinverbindungen, Natriumbenzoat. Unterschiedliche Wirkung, außer bei Chlorhexidingluconat keine Wirkung gegen Viren. Achtung bei der Entsorgung: Datensicherheitsblätter beachten!!

Desoxy-

in Trivialnamen von org. Verbindungen verwendetes Präfix zur Erklärung, dass aus einer Verbindung OH durch H oder Carbonyl-Sauerstoff durch H_2 ersetzt ist.

Devitalisierende Präparate

Paste-Systeme.

Zusammensetzung: Paraformaldehyd (46–49 %), Lidocain (37–38 %), Eugenol (5 %), Chlorthymol, Kresol.

Verarbeitung: Die Devitalisierungspaste wird für einige Tage auf die eröffnete, entzündlich veränderte, vitale Pulpa appliziert und mit einer provisorischen Füllung dicht abgedeckt.

Wirkungsweise: Aus dem polymeren Paraformaldehyd wird langsam Formaldehyd abgegeben. Das freigesetzte Formaldehyd wirkt denaturierend auf Proteine und übt dadurch eine nekrotisierende Wirkung auf das Pulpagewebe aus.

Anwendung: Die Indikation für eine Devitalisierung der Pulpa mit Formaldehyd freisetzenden Präparaten ist strikt limitiert auf klinische Situationen, in denen eine Lokalanästhesie nicht indiziert ist oder nicht wirkt.

Verträglichkeit: Die nekrotisierende Wirkung des freigesetzten Formaldehyds ist nicht zuverlässig auf das pulpale Gewebe zu begrenzen. Bei undichten provisorischen Füllungen oder zu langer Liegedauer besteht die Gefahr, dass die angrenzenden Gewebe (Gingiva bzw. periapikales Gewebe) nekrotisiert werden.

Diacrylate
aus → Diacrylatmonomeren, wie → TEGDMA, → UDMA, → bis-GMA durch Polymerisation entstandene Kunststoffe; typische Bestandteile der organischen Matrix von Füllungs- und Verblend- oder Befestigungskomposits; auch bei temporären K&B-Kunststoffen, Prothesen- und Unterfütterungskunststoffen eingesetzt. (Abb. 76)

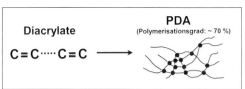

Diacrylate

PDA
(Polymerisationsgrad: ~ 70 %)

$$C = C \cdots\cdots C = C \longrightarrow$$

Abb. 76 Diacrylatmonomere polymerisieren zu Polydiacrylat (PDA) mit vernetzter Struktur

Diamant
natürlich vorkommendes Mineral (Nichtmetall) oder seit 1955 in größerem Umfang synthetisch (1200–3000 °C; 75.000–120.000 atm.) gewonnene kristalline Substanz (Industriediamanten) aus reinem Kohlenstoff mit tetraedischer Gitteranordnung; hohe Härte (Grad 10 nach → MOHS); in der Zahnmedizin als gebundenes Schleifmittel (→ Diamantschleifer, → Silikonpolierer, → Polierer), in der Werkstoffkunde auch in Pasten als Schleifmittel zur Probenpräparation (Metallographie) verwendet. In definierter Geometrie (geschliffen) als Eindringkörper von Härteprüfgeräten.

Diamantpolierer
Rotationssymetrische Körper aus einem mit feinsten Diamantkörnern be- oder durchsetzten Material, z.B. Silikongummipolierer, zur → Oberflächenoptimierung zahnmedizinischer Werkstücke.

Diamantpolierpaste
feinste Diamantsplitter (1 bis 10 µm) in einer pastösen Matrix. Politur von Keramik, Metallschliffen, → Diamant.

Diamantschleifer
Rotierende oder osszillierende Körper unterschiedlicher Form und Größe mit galvanisch aufgebrachten und gebundenen Diamantkörnern definierter mittlerer Korngröße (ISO-Nr. 544 und 534 grob, 524 mittel, 514 fein, 504 extrafein), für vorwiegend zahnärztlichen, aber auch zahntechnischen Einsatz in verschiedenen Antrieben und Kupplungen mit normgerechtem Schaft (Winkel-, Handstück). Das Einzelkorn schneidet/schabt bei plastischen Werkstoffen Anteile unter Entstehung von Rillen heraus und wirkt bei spröden Werkstoffen oberflächlich zertrümmernd unter Entstehung rauher Flächen. Die Oberflächenqualität wird vorrangig durch die nutzbare Korngröße, die Korndichte und durch den Anpreßdruck beeinflußt. (Abb. 77)

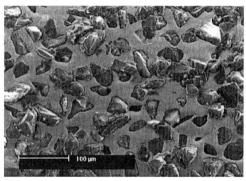

100 µm

Abb. 77 Finier-Präparationsdiamant

Diatomeenerde
→ Kieselgur, Füllstoff in Alginat-Abformmaterial

Dibenzoylperoxid
→ Benzoylperoxid

Dibutylphtalat
→ Phthalsäureester; → Weichmacher

Dicarbonsäuren
org. zweibasische Säuren; $HOOC - C_nH_m - COOH$. D. werden entweder mit Trivialnamen belegt oder durch Anhängen von „dicarbonsäure" an den Namen des um zwei Kohlenstoff-Atome ärmeren Grundkörpers (z.B. Ethandisäure,

Butendisäure) gekennzeichnet. Von besonderer Bedeutung sind die zweibasischen Aminosäuren (z.B. Asparaginsäure, Glutaminsäure).

Dichte

Massendichte (spezifische Masse, δ oder D); die D. eines einheitlichen Stoffes ist definiert als Masse pro Volumeneinheit. Es ist die in $1\,cm^3$ (bzw. 1 l) enthaltene Masse in g (bzw. kg). Die Dimension der Dichte ist somit Masse/Volumen. Masse bzw. Gewicht der Stoffe werden durch Wägen, Dichte von Flüssigkeiten durch Pyknometer, mit der Auftriebsmethode mittels hydrostat. Waage oder auch direkt mit Aräometern ermittelt.

Differentialindikation

Bei zahnmedizinischen Werkstoffen das sorgfältige Auswählen des optimalen Materials aus der Angebotspalette von Werkstoffen für ähnliche Indikationen, z.B. eines bestimmten Abformmaterials für eine konkrete Abformaufgabe, da es in der Regel keine „Universalwerkstoffe" (Abformwerkstoff, der unter Berücksichtigung aller Aspekte optimal wäre) gibt.

Diffusion

(lat.) diffundere = ausbreiten, sich zerstreuen. Die Durchmischung von verschiedenen miteinander in Berührung befindlichen gasförmigen, flüssigen oder festen Stoffen; Triebkraft ist die Tendenz nach gleichmäßiger Verteilung (Konzentrationsausgleich); kommt durch die Relativbewegung der Ionen, Atome, Moleküle oder Kolloidteilchen zustande und wird durch Konzentrations-, Temperatur-, Druckunterschiede oder äußere Feldkräfte hervorgerufen. Der Diffusionskoeffizient Δ eines binären Systems ist durch das FICKsche Gesetz definiert. Bei konstantem Druck und konstanter Temperatur ist die Teilchenstromdichte $j = \Delta N/\Delta t$ $A = N/V \cdot v$ (A = durchströmte Fläche, N = Anzahl der Teilchen, v = Geschwindigkeit der Teilchen, V= Volumen, t = Zeit) proportional zum Gradienten der lokalen Stoffmengenkonzentration (Molarität) $c = \Delta N/\Delta V$ einer Stoffkomponente $j = - D \cdot grad\ c$. In Metallen sind die D. entlang den Korngrenzen (Korngrenzdiffusion) u. die Oberflächendiffusion von Bedeutung; deren Geschwindigkeiten sind insbesondere bei niedrigen Temperaturen der Volumendiffusion deutlich überlegen. (Abb. 78)

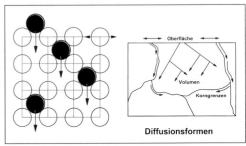

Abb. 78 Schematische Darstellung zur Diffusuion bei Metallen unterhalb der Schmelztemperatur

Diffusionsglühen

Anwendung bei Legierungen. Erwärmung zum Zwecke der Beschleunigung einer Diffusion, um so diffusionsbedingte Eigenschaftsänderungen zu ermöglichen; → Homogenisieren, Lösungsglühen, Vergüten, Oxidation in der Metallkeramik.

Dimensionsverhalten

Veränderungen der Abmessungen eines geometrisch definierten Stoffes durch verschiedene Ursachen (→ Volumenveränderungen, → Volumenverhalten)

Dimethacrylate

organische Moleküle, die zwei Methacrylat-Gruppen im Molekül enthalten. Sie bilden die organischen Matrix von Verblend- und Füllungskomposits. (Abb. 79)

DIN

Deutsches Institut für Normung. Festlegung von allgemeinen Normen zur Sicherheit, Eigenschaft, Mindestqualität von Materialien, Werkzeugen, Geräten usw., EN Europäische Norm, ISO International Standard Organisation, USA-Normen, im Dentalbereich auch für viele Instrumente gültig. → Anhang, S. 320

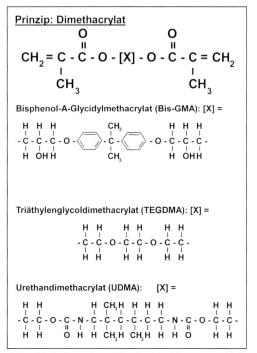

Prinzip: Dimethacrylat

$$CH_2 = \overset{\underset{\displaystyle CH_3}{|}}{C} - \overset{\overset{\displaystyle O}{\|}}{C} - O - [X] - O - \overset{\overset{\displaystyle O}{\|}}{C} - \overset{\underset{\displaystyle CH_3}{|}}{C} = CH_2$$

Bisphenol-A-Glycidylmethacrylat (Bis-GMA): [X] =

Triäthylenglycoldimethacrylat (TEGDMA): [X] =

Urethandimethacrylat (UDMA):   [X] =

Abb. 79 Aufbau eines Dimethacrylat-Monomermoleküls (oben) und typischer DMA-Monomere in Dentalkunststoffen

Dispersion

(lat.) dispersio = Zerteilung, ein System aus mehreren Phasen, von denen eine kontinuierlich (Dispersionsmittel) und mindestens eine weitere fein verteilt ist (dispergierte Phase, Dispergens). Beispiele sind Emulsionen, Aerosole, Suspensionen. → Lichtstreuung

Dispersionsschicht

→ Inhibitionsschicht

Dissoziation

(lat.) dissociato = Trennung. Spaltung von Molekülen in elektroneutrale Moleküle, Atome oder Radikale (Homolyse) oder in Ionen (Heterolyse). Bei der thermischen D. erfolgt die Spaltung durch Wärmezufuhr, bei der photochemischen D. wird Energie in Form von Lichtquanten zugeführt, bei der elektrochemischen D. zerfallen Säuren, Basen und Salze (Elektrolyte) in Wasser ganz oder teilweise in positive Kationen und negative Anionen. Die zur D.

benötigte Dissoziationsenergie ist identisch mit der Bindungsenergie.

Divergenzwinkel

Vollwinkel, der durch das Geradenpaar gebildet wird, das asymptotisch die Einhüllende der zunehmenden Strahlabmessung darstellt.

Doppelbindung

die in der chemischen Zeichensprache durch 2 parallele Valenzstriche symbolisierte Bindung zweier Atome durch zwei Elektronenpaare. Die D. verleiht infolge ihres ungesättigten Charakters vielen organischen Verbindungen eine typische Reaktivität. So bestimmt die Kohlenstoff-Kohlenstoff-Doppelbindung bei Alkenen, Dienen und Cycloalkenen das Reaktionsverhalten, während die Kohlenstoff-Sauerstoff-Bindung als Beispiel für eine polare Doppelbindung für Aldehyde, Ketone und Carbonsäure und deren Derivate (Amide, Ester u.a.) reaktionsbestimmend ist.

Doppelmischabformung

Verfahren: Einzeitig-zweiphasige Abformtechnik.
Durchführung: Bei der Doppelmischtechnik wird knetbares und niedrig visköses Material gleichzeitig angemischt und appliziert. Dabei wird der Zahn mit der dünnfließenden Komponente direkt umspritzt, während das in einen → Serienlöffel eingebrachte knetbare Material unmittelbar nachgeschoben wird.
Eigenschaften: Vermeidet die bei den zweizeitigen Abformverfahren auftretenden Verdrängungseffekte. Aufgrund der notwendigen verhältnismäßig langen Applikationsphase kommt es allerdings, vor allem bei fehlerhafter Verarbeitung, bereits zu einer Vorvernetzung der Materialien und damit zur Entstehung endogener → Spannungen. Im Bereich von Unterschnitten gegen die Einschubrichtung des Löffels treten typischerweise „Saugnasen" in Richtung der Einschubrichtung des Löffels auf. Bevorzugte *Anwendungsbereiche*: Abformungen, die eine hohe Präzision erfordern (Inlays, Teilkronen, Adhäsivbrücken und -attachments).

Dosieren

Dosis (griech.) Gabe. Das quantitativ genaue Messen von Stoffmengen. Wichtiger Arbeitsschritt beim → Zubereiten von Mehrkomponenten-Werkstoffen.

Drahtlegierungen

Legierungen zur Herstellung von Drähten. Federharte Drähte aus Cobaltlegierungen für Klammer-Retentionen bei Interimsprothesen. Speziell für kieferorthopädische Zwecke konzipierte Drähte bestehen aus Edelstahllegierungen, Cobaltlegierungen und neuerdings aus Nickel-Titan-Legierungen (52 m% Ni, 45 m% Ti u.a.) u. <β>-Titan-Legierungen (70–80 m% Ti, Rest Molybdän u.a.) → Titan → Memoryeffekt.

Drehmomentenschlüssel

Erlaubt ein drehmomentgesteuertes Anziehen von Schrauben oder Muttern. Die Schraubenmontage erfolgt dabei mit handbetätigten oder motorbetriebenen Werkzeugen, bei dem das zum Anziehen erforderliche Drehmoment gemessen und als Grenzwert durch Abschalten oder Übersetzen eingestellt wird. Bei handbetätigten Drehmomentschlüsseln, die anzeigend sind, wird das erreichte Drehmoment mittels eines Zeigers durch Verdreh- oder Biegeverformung angezeigt, bzw. der Werkzeugschaft knickt über einen Federmechanismus ab. → Implantate

Drehzahl

Die Anzahl vollständiger Umdrehungen der Welle eines Aggregates oder eines rotierenden Werkzeugs, meist angegeben pro Zeiteinheit. Zusammen mit weiteren Parametern (Umfang des rotationssymmetrischen Werkzeugs; Schnittgeschwindigkeit, Anpreßkraft, Milieu) kennzeichnend für die Leistung rotierender Antriebe und Werkzeuge. In der ZM unterschiedliche Drehzahlbereiche (Spanne zwischen min. und max. D) für die optimale Bearbeitung (Abtrag, Schonung des bearbeiteten Materials) von Dentin, Zahnschmelz und verschiedenen Werkstoffen, die durch unterschiedliche Antriebe (Mikromotor, Turbine) sowie Hand- und Winkelstücke mit Unter- oder Übersetzung (Codierungssystem) erreicht werden. Bei rotierenden Werkzeugen, insbes. bei turbinengetriebenen Diamantschleifern mit langem Arbeitsteil, kann es durch Überschreiten der sog. *kritischen* D. zum Wegknicken des Arbeitsteiles kommen.

Druck

Quotient aus Normalkraft und Fläche. Die Druck-Einheit im MKS-System ist das Newton je Quatratmeter (N/m^2), als SI-Einheit führt diese den Namen Pascal (Pa), und das bar ist davon als 1 bar = 100 000 Pa abgeleitet.

Druckelastizität

Unter klinischer Situation ist bei (plasto)elastischen Abformwerkstoffen die Gesamtverformung von Schichtdicke und Infrawölbung, die bleibende Verformung von Schichtdicke, Infrawölbung, Abzugsdauer unf Rückstellzeit bis zur Modellherstellung abhängig. (Abb. 80)

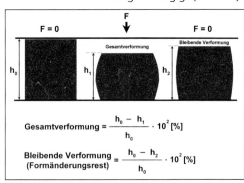

Abb. 80 Prinzip des Elastometer-Druckversuchs und einige ermittelte Werkstoffkenngrößen.

Druckfestigkeit

Die Druckfestigkeit wird überwiegend für nichtmetallische Stoffe an häufig zylindrischen Probekörpern bestimmt. Die Druckspannung σ_d bewirkt eine Verkürzung (Stauchung) des Probekörpers ε_d. Im Elastizitätsbereich gilt das Hooksche Gesetz $\varepsilon_d = \sigma_d / E$. Die Versuchsdurchführung und Festlegung der D. ist in den Normen der einzelnen Werkstoffe festgelegt. Die Angabe der D. erfolgt in N/mm^2.

Druckpolieren

Im Gegensatz zum → Schleifpolieren ein Poliervorgang, bei dem die Oberfläche durch plastische Verformung, Verschiebung der Spitzen in die Täler des Mikroprofils, eingeebnet wird.

Druckpolymerisation

→ Überdruckpolymerisation

Dual-Arch Abformung

Verfahren: Einzeitige, ein- oder zweiphasige Abformtechnik, die die gleichzeitige Abformung von Unter- und Oberkieferabschnitten erlaubt.
Durchführung: Zur Abformung dienen spezielle Abformlöffel. Es handelt sich hierbei um einen U-förmigen Abformträger, in dessen Mitte ein feines Netz gespannt ist, welches bei der Abformung die Zahnreihen des Oberkiefers von denen des Unterkiefers trennt. Dabei kommt die Schlaufe des U's distal der Zähne zum Liegen; nach mesial ist das Netz nicht von Metall bzw. Kunststoff begrenzt, da es sonst für den Patienten nicht möglich wäre, die Zahnreihen zu schließen. Da die gleichzeitige Abformung der Quadranten der rechten und linken Seite nicht möglich ist, sind diese Abformträger den partiellen Löffeln zuzuordnen.
Eigenschaften: Während der Abformung sollten sich die Zähne des Ober- und Unterkiefers in maximaler Interkuspidation befinden, wodurch die Kieferrelation bei diesem Verfahren bereits mit der Durchführung der Abformung bestimmt wird. Eine Gegenkieferabformung und die folgende Bissnahme sollen dadurch überflüssig werden.
Bevorzugte Anwendungsgebiete: Einzelrestaurationen im sonst vollbezahnten Gebiss mit definierter Interkuspidation.

Dualhärtung

Kombination von zwei unterschiedlichen Systemen der Aushärtung, z.B. Auto- und Photopolymerisation durch zwei unterschiedliche Initiatorsysteme bei Befestigungskomposits oder temporärem K&B-Kunststoff; Polymerisationsreaktion und Zementreaktion bei kunststoffmodifiziertem (Hybrid-)Glasionomerzement und bei → Kompomeren.

Dualkomposite

auto- und lichtpolymerisierende K. mit zwei Initiatorsystemen; vor allem bei Befestigungskomposits, um eine Polymerisation des Kunststoffs in den Bereichen sicherzustellen, die dem Licht unzugänglich sind.

Dualzemente

unzutreffende Bezeichnung für → Dualkomposite.

Dubliermasse

(auch Dupliermasse) Abformmassen hoher Abformgenauigkeit zur (Duplierung) Herstellung von Duplikatmodellen. Früher wurden vornehmlich reversible → Hydrokolloide verwendet. Heute sind überwiegend → A-Silikone niedriger Viskosität üblich.

Duktilität

Verhalten eines Werkstoffes bei äußerer stärkerer Krafteinwirkung mit Verschiebungen im Kristallgitter, kaltplastische Verformbarkeit. Metalle im kubischem Gittersystem (z.B. Gold, Silber, Eisen, Kupfer) sind prozentual stärker deformierbar aus Metalle im hexagonalen System (z.B. Kobalt).

Durchbruchspotenzial

→ Polarisationsmessungen

Durchgangsflora

transient flora; mikrobielle Besiedelung der Mundhöhle mit Keimen, die durch exogene oder endogene Ursachen nur vorübergehend anzutreffen sind, z.B. Darmbakterien oder apathogene bzw. pathogene Mikroorganismen der Außenwelt, im Gegensatz zur → Standortflora der Mundhöhle. Bei Störung der Standortflora, z.B. durch Werkstoffe/Therapiemittel, kann eine stärkere Kolonisierung bzw. Vermehrung der D. eintreten, die evtl. zu Infektionen mit entsprechenden Folgereaktionen führt.

Durchhärttiefe

Dicke der polymerisierten Schicht nach → Lichtpolymerisation, abhängig von der Art des →

Photoinitiators und der Wellenlänge des auftreffenden Lichtes (bei UV-Licht-Systemen geringer als bei Weißlicht), von der Bestrahlungsintensität und Dauer und limitiert durch die lichtoptischen Eigenschaften des Kunststoffs (Absorption und Streuung des Lichtes); bei dunklen Farben geringer als bei transparentem Kunststoff.

Duromere

auch als Duroplaste bez. Kunststoffe mit sehr hohem Vernetzungsgrad, die bis knapp unter die Zersetzungstemperatur weder viskos fliessen noch wesentlich zu deformieren sind, sondern sich elastisch verhalten. Herstellung durch Polymerisation oder Polykondensation von mindestens bi-, bzw tri-Monomeren oder höher funktionellen Monomeren. Duromere sind in der Regel sehr hart und spröde haben gute Festigkeitseigenschaften und sind nahezu unlöslich in Lösungsmitteln Formteile aus Duromeren müssen sofort in der Endform produziert werden, da sie nach der Aushärtung nur noch spanabhebend bearbeitet werden können. Verwendung als (gefüllte) Preß- und Gießmassen, Zu den D. gehören u.a. → Epoxidharze, Melamin-Formaldehyd-Harze und ungesättigte → Polyesterharze. (Abb. 81)

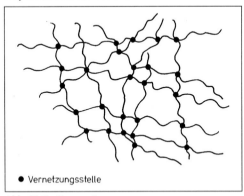

● Vernetzungsstelle

Abb. 81 Struktur von Duromeren

Duroplaste

→ Duromere

Dynamischer Biegetest

Mechanischer Test zerstörender Werkstoffprüfung zur Ermittlung der → Risswachstumsparameter n und B des → unterkritischen Risswachstums von → Keramik. Geprüft wird vorzugsweise an Proben mit rechteckigem Querschnitt im Vier-Punkt-Biegetest (zwei Stützrollen und zwei Lastrollen). Die Proben werden mit einer konstanten Lastrate beaufschlagt. Bei Reduzierung der Lastrate zeigt sich eine Abnahme der Biegebruchspannung aufgrund des → unterkritischen Risswachstums. Aus dem Abfall der Biegebruchspannung mit der Lastrate lassen sich die → Risswachstumsparameter bestimmen. Für Lastraten oberhalb von 100 MPa/sec bleibt die Biegebruchspannung unverändert, d. h. oberhalb von 100 MPa/sec tritt kein → unterkritischen Risswachstums auf. (Abb. 82)

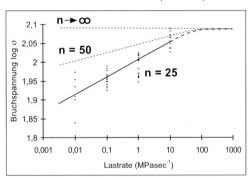

Abb. 82 Abhängigkeit der Bruchspannung von der Lastrate beim dynamischen Biegetest. Die Steigung der Regressionsgeraden ist indirekt proportional zum Risswachstumsparameter n.

Dynstatgerät

Pendelschlagwerk zur Prüfung von → Biegefestigkeit (statische Prüfung) und Schlagbiegefestigkeit (dynamische Prüfung).

Eckstoß

→ Stoßarten

Edelkorund

reines Aluminiumoxid. → Abstrahlen, Besonders harte und reine, dabei weniger zähe Variante des → Korund; → Schleifmittel und → Strahlmittel.

Edelmetall

Edel wegen der hohen Oxidationsbeständigkeit gegen Luftsauerstoff; Gold und Platinmetalle; Schwermetalle Pt Pd Os Rh Ru Ir; (Ag- ist nur eingeschränkt korrosionsbeständig).

Edelmetallguß

Gießen von Edelmetall im Schleuder- oder Druckgußverfahren mit Hilfe des verlorenen Wachsmodells in einer hitzebeständigen Einbettmasse

Edelmetalllot

zur Verbindung von edelmetallhaltigen Legierungen. Das flüssige Lot diffundiert in die zu verbindenden Werkstücke ein. Die Legierungen der Lote sind so eingestellt, daß die Arbeitstemperatur (-50–100°) unter der Solidustemperatur der zu verbindenden Legierung liegt. Soll nach dem Verblenden mit Keramik gelötet werden, muß die Lottemperatur unter der Erweichungstemperatur der Keramik liegen. Lote sind auf spezifische Legierungen eingestellt und nicht beliebig austauschbar.

Edelmetallreduzierte Legierungen

Goldanteil reduziert auf 50–60 Gew%. Edelmetallanteil insgesamt: 60–75 Gew%. Korrosionsfestigkeit wird durch 10–15 Gewichtsprozent Palladium erreicht. Gold wird durch Silber oder Palladium ersetzt. Inzwischen jedoch auch palladiumfreie Legierungen im Angebot. Dichte leichter als Hochedelmetallhaltige Legierungen (14 g/cm^3); Farbe blaßgelb bis weiß. Durch Palladium weißlich entfärbt. Zufriedenstellend korrosionsfest; jedoch empfindlicher auf Verarbeitungsfehler als Hochedelmetallhaltige Legierungen. → Gold-, → Platin-Legierungen

Effektmasse

stark eingefärbte Keramikmassen zur Imitation von Zahnmerkmalen, wie Schmelzrisse, Flecken etc. → Dentalkeramik

Einbetten

Einbringen eines Objektes in einen erhärtenden Formstoff

1. zur Fixation in der Metallographie oder Histologie vor Anfertigung von Schliffen oder Schnitten bzw.

2. Umhüllen eines Modells (meist aus Wachs) zur Gewinnung einer Guss- oder Press-Hohlform in der Metall-, Kunststoff- oder Keramiktechnologie. Bei der Verarbeitung von → MMA/PMMA-Kunststoff E. ohne oder mit Wall (Abb. 83). Beim

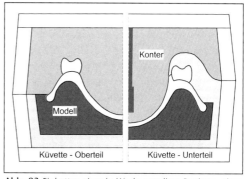

Abb. 83 Einbetten einer in Wachs erstellten Prothese ‚ohne Wall' (links) und ‚mit Wall' (rechts)

E. ohne Wall (Syn. „umgekehrtes" E.) befinden sich das Modell in der herumgedrehten oberen Küvettenhälfte, die künstliche Zahnreihe und Halteelemente im Gegenguß (→ Konter). Zur Isolation sind alle Flächen der Hohlform und zum Benetzen mit Monomer die Basis der künstlichen Zähne gut zugänglich; das Einlegen des → Kunststoffteigs geschieht unter Sicht. Für das → Ausbetten ist die Trennfläche günstig vorgegeben. Die bei zweiteiligen Pressformen stets entstehende Pressfahne führt beim E. ohne Wall zwangsläufig zu Bißerhöhung und vertikaler Lageveränderung der Halteelemente. Beim E. mit Wall werden die natürliche und künstliche Zahnreihe sowie die Haltelemente, die sich mit dem Wachsobjekt auf dem Modell in der unteren Küvettenhälfte befinden, mit Gips überbettet. Der Gips im Küvettenoberteil (→ Konter) enthält keine Teile der späteren Prothese. Dadurch verändert die Preßfahne weder die Lage der Halteelemente noch die Stellung der künstlichen Zähne zur Prothesenunterseite. Lediglich die Dicke der Prothesenplatte kann etwas zunehmen. Allerdings sind Übersichtlichkeit und Zugänglichkeit aller Bereiche der Form beim Isolieren eingeschränkt, und das Einpressen des → Kunststoffteigs in die bukkalen Anteile ist erschwert und kaum kontrollierbar.

3. Metallgusstechnik → dentale Metallgussverfahren

Einbettmasse

Keramischer Werkstoff zur Herstellung von Gussformen für den dentalen Feinguss von Edelmetall- und edelmetallfreien Legierungen, bestehend aus thermisch expandierenden Füllstoffen, einem Bindersystem und sowohl aktiven als auch inaktiven Zusätzen. Wichtigste Funktion ist der Ausgleich der Kontraktion der Gusslegierungenwährend deren Abkühlung durch materialeigene Expansion.

Zusammensetzung: Bei den im Handel erhältlichen Einbettmassen für die dentale Gusstechnik handelt es sich um Mehrkomponentengemenge, die zu größten Teil mit dem Bindergemisch Ammoniumdihydrogenphosphat ($NH_4H_2PO_4$) und Magnesiumoxid (MgO) versehen werden. Als Hauptkomponenten enthalten sie Quarz und Cristobalit. Bei Temperaturerhöhung transformieren die beiden Materialien aus deren Tieftemperaturmodifikation in die jeweilige Hochtemperaturmodifikation (Cristobalit bei ca 250 °C und Quarz bei ca 580 °C). Die Übergangstemperaturbereiche hängen von Verunreinigungen und Teilchengröße ab. Die Transformation hat in beiden Faäälen eine deutliche Volumenvergrößerung zur Folge. Dadurch wird die thermische Expansion der Einbettmassen maßgeblich mitbestimmt.

Verarbeitung: Einbettung von modellierten dentalen Restaurationen (Wachs, Kunststoff) mit der durch Anmischflüssigkeit fließfähig gemachten Einbettmasse; Austreiben flüchtiger Bestandteile (u.a. Wasser, Ammoniak) und an-

schliessende Erhitzung auf Gusstemperatur; Schleuder oder Vakuumguss

Verwendung: Gusseinbettmassen für die Kronen- und Brückentechnik, sowie für die Modellgusstechnik, Einbettmassen für Keramik-Presstechnik, Stumpfmaterialien für Metall- und Keramik-Sintertechnik, Feineinbettmassen, Löteinbettmassen (DIN EN ISO 11244:1999-12 (= EN ISO 11244:1999; = ISO11244:1998)

Bindersysteme: Phosphatbindung (→ Einbettmasse, phosphatgebunden) (DIN EN ISO 9694: 1999-03 (= EN ISO 9694:1998; = ISO 9694: 1996), Gipsbindung (→ Einbettmasse, gipsgebunden) Reaktion (EN ISO 7490:2000), Ethylsilikatbildung (→ Einbettmasse, ethylsilikatgebunden) (DIN EN ISO 11245:2000-10 (= EN ISO 11245:2000; = ISO 11245:1999), Kunstharz-, Chelat- und Silikatbindung

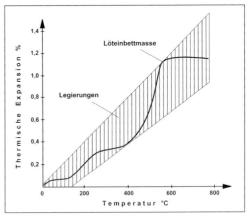

Abb. 84 Thermische Expansionskurve einer Löteinbettmasse im Vergleich zum Expansionsbereich bei üblichen Dentallegierungen

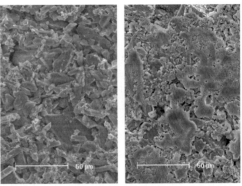

Abb. 85 Oberflächen von 2 verschiedenen phosphatgebundenen Einbettmassen

Achtung: Die Herstellerangaben zur Verarbeitung und Expansionssteuerung sind zu beachten. Für Präzisionsgüsse (Geschiebe, Doppelkronen) sind die einzelnen Herstellerchargen hinsichtlich der Expansionststeuerung auszutesten, da im Einzelfall erhebliche Abweichungen von den Produktbeschreibungen resultieren können. (Abb. 84, Abb. 85)

Einbettmasse, ethylsilikatgebunden
Reaktion:
$$Si(OC_2H_5)_4 + 4\ H_2O \rightarrow Si(OH)_4 + 4\ C_2H_5OH$$
Der Kieselsäureethylester wird vor der Reaktion hydrolysiert. Durch die Reaktion mit Wasser entsteht unter Abspaltung von Ethanol (Alkohol) kolloidales Siliciumhydroxid. Es geliert in dem Gemenge und kristallisiert aus. Die Hydrolyse wird durch Zugabe von Salzsäure katalysiert.

Einbettmasse, gipsgebunden
Reaktion:
$$2(CaSO_4 \times 4\ H_2O) + 3\ H_2O \rightarrow 2(CaSO_4 \times 2\ H_2O)$$
Chemisch betrachtet handelt es sich bei der Abbindereaktion von gipsgebundenen Einbettmassen um die Hydratation des Calciumsulfat-Halbhydrates. Es handelt sich dabei um einne exotherme Reaktion, d.h. es wird Wärme frei. Daher kommt es beim Abbinden zu einer thermisch bedingten Expansion.

Einbettmasse, phosphatgebunden
Reaktion:
$$MgO + NH_4H_2PO_4 + 5\ H_2O \rightarrow MgNH_4PO_4 \times 6\ H_2O$$
Basisches Magnesiumoxid (Periklas) reagiert mit saurem Ammoniumdihydrophophat zu Magnesiumammoniumphosphat-Hexahydrat (Struvit). Das Wasser erhält das Feststoffgemenge aus der Anmischflüssigkeit. Es dient sowohl als Suspensions- und Lösemittel als auch als Reaktionspartner. Die Reaktion kann durch Stellmittel erheblich beeinflusst werden (Verzögerung, Beschleunigung, etc.). Der Einfluß von Stellmitteln erschöpft sich nicht in der Einflußnahme auf die Reaktionsgeschwindigkeit, sondern macht sich auch bei der Gefügeausbildung der Einbettmasse bemerkbar.

Beim Vorwärmen der Gussform in einem Mufelofen laufen weitere Reaktionsschritte ab:
Ab 160 °C wird aus dem Magnesiumammoniumphosphat Wasser freigesetzt, Ab 250 °C bildet sich durch das Freisetzten von Wasser und Ammoniak das Magnesiumpyrophosphat, Ab 1000 °C bildet sich ortho-Magnesiumphosphat aus dem Magnesiumpyrophosphat; Zudem reagiert jetzt Magnesiumoxid mit Siliziumoxid zu Magnesiumsilikat.

Einbettmassen, speed- oder shock-heat
Schnell aufheizbare Einbettmassen

Einbringzeit
→ Verarbeitungszeit

Einküvettieren
→ Einbetten eines Modells mit aufmodelliertem Therapiemittel in eine → Küvette (→ Stopf-Preß-Verfahren).

Einphasenabformung
→ Monophasenabformung

Einlagentechnik
→ Schweißen. Naht wird mit einer Lage beim Schweißen gefüllt, es bilden sich typische Stengelkristalle aus, Verunreinigungen werden in dar Nahtmitte angehäuft und begünstigen die Heißrißbildung

Einschubrichtung
→ Doppelmischabformung, Sandwichtechnik

Einzelabformung
→ Ringabformung

Eisenchlorid
Zusammensetzung: Eisen(II)-Chlorid $FeCl_2$ bzw. Eisen(III)-Chlorid $FeCl_3$
Eigenschaften: Eisen(II)-Chlorid ist ein Oxidationsmittel, das als → Adstringens zur Blutstillung eingesetzt werden kann. Aufgrund seiner oxidierenden Wirkung inhibiert es aber auch den → Katalysator von → A-Silikonen und → Polyethern und sollte mit diesen Substanzen nicht verwendet werden.

Eisenlegierungen

Legierungen des Eisens (Fe).

1. Eisen-Kohlenstoff-Legierungen (Stahl, Guss-eisen). → Eisen kann im flüssigen Zustand bis zu max. 6,67 % Kohlenstoff lösen, in der festen Phase zeigen sich aber Mischungslücken, durch die überschüssiger Kohlenstoff unter Bildung von Eisencarbid, Fe_3C ausgeschieden wird. Je nach Abkühlungsmodalitäten entstehen meta-stabilt Systeme (Härtung). Für C <2,06 % bilden sich zwischen 723 und 1493 °C stabile γ-(Austenit)-Mischkristalle. Für C=6,67 % bildet sich reines Eisenkarbit Fe_3C (sehr hart, HV10 = 1100). Einteilung nach Kohlenstoffgehalt: C <0,6 % schmiedbarer Stahl, 0,6 <C <1,7 % wei-cher bis harter Stahl, 1,7 <C <3,5 % Grauguss, 3,5 <C <4 % Hartguss.

Härtung: Kühlt man die bei niedrigen Tem-peraturen nicht stabilen γ-(Austenit)-Misch-kristalle (kubisch flächenzentriert) schnell ab, kann der überflüssige Kohlenstoff nicht ausge-schieden werden. Es entsteht der metastabile Martensit mit nadelartigem Gefüge. Hiermit verbunden ist eine erhebliche Festigkeitssteige-rung. Fe-C-Legierungen finden aufgrund der Korrosionsanfälligkeit keine Anwendung im Dentalbereich.

2. Eisen-Chrom-Legierungen (Edelstahl). Indus-triell bewährt haben sich Legierungen mit ca. 8 % Nickel (Ni), 18 % Chrom (Cr) und 74 % Fe, C <0,1 %. Das austenitische Gefüge bleibt bis zu tiefen Temperaturen erhalten. Es resultieren eine große Zähigkeit, niedrige Streckgrenzen und eine hohe Härte der Legierung (V2A, V4A). Die Legierungen sind antimagnetisch.

Korrosionsfestigkeit: Ausreichende Chromanteile bilden eine oberflächliche geschlossene Oxid-schicht auf der Legierung, die bei niedrig dosierten Säuren und Laugen vor Korrosion schützt → Passivierung und bei Anwendungen z.B. im Haushalt die Anwendbarkeit gewährleis-tet. Unter Mundbedingungen (weitere Reagen-zien) sind „Edelstähle" nur bedingt korrosions-fest.

In der Orthodondie werden Drähte und Brackets aus Edelstahllegierungen häufig als Standardmaterial eingesetzt. (Abb. 86)

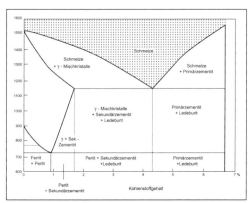

Abb. 86 Zustandsdiagramm des Eisen-Kohlenstoffsystems.

Eisenoxid

Fe_2O_3; rote bis schwarze Substanz, je dunkler, um so härter; als Poliermittel in Polierpasten (Polierrot, Pariserrot) für Legierungen, in der opt. Industrie für Glas.

Einstückgußprothese

Aus einheitlicher Legierung (vorzugsweise Co-Basis-Legierung) im → Modellgussn (Syn. Modellgußprothese) hergestelltes gegossenes Prothesengerüst mit Verbindungselementen zum Restgebiß, im Sattelbereich durch Pro-thesenkunststoff (künstliches Zahnfleisch) und künstliche Zähne zur abnehmbaren Prothese komplettiert. Entsprechend bei Brückenersatz Einstückgußbrücke.

Elastizität

Eigenschaft fester Stoffe, nach einer Defor-mation wieder in ihren ursprünglichen Zustand zurückzugehen. Zwei Arten: Energieelastizität (Stahlelastizität) und Entropieelastizität (Gum-mielastizität). Zwischen beiden mehr oder weniger stark ausgeprägte Übergangsbereiche, die durch die → Glasübergangs- und die → Schmelztemperatur charakterisiert sind. Die ver-schieden starke elastische Verformung fester Körper hängt mit deren unterschiedlichen Elas-tizitätsmoduli zusammen. Unterschieden wird zwischen dem Scherelastizitätsmodul G, dem Volumen- (oder Kompressions-) Modul K und dem am meisten verwendeten Dehnungselastizitätsmodul E.

Elastizitätsgrenze

Grenzspannung, bei der nach einer Entlastung einer Zugprobe noch keine bleibende Formänderung nachweisbar ist.

Elastizitätskoeffizient

reziproker E-Modul (1/E).

Elastizitätsmodul

Verhältnis von mechanischer Spannung zur Dehnung; Reziprokwert der Nachgiebigkeit. Im sog. linearelastischen Bereich ergibt sich der Elastizitätsmodul E aus der Steigung der Geraden im Spannungs-Dehnungs-Diagramm. E. wird mittels Stabdehnversuch als Verhältnis der Zugspannung σ (σ = F/A; F = Kraft, A = Querschnittsfläche) zur Längsdehnung ε (ε = $\Delta l/l$; Δl = Längendehnung, l = Gesamtlänge) im linearen Bereich der Spannungs-Dehnungs-Kurve (Hookscher Bereich) bestimmt. E = σ/ε. Die Dimension der Module K, G und E ist Kraft pro Fläche (Einheit: Pascal).

Je größer die Steigung, d.h. je mehr mechanische Spannung für eine vergleichbare elastische Dehnung aufgebracht werden muss, desto größer ist der E-Modul. → Hochleistungskeramiken besit-

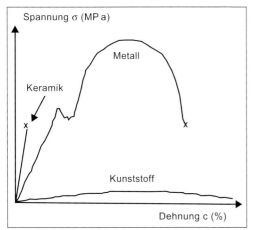

Abb. 87 Spannungs-Dehnungs-Diagramm für Keramik, Metall und Kunststoff im Vergleich. Typisch für Keramik ist der hohe Elastizitätsmodul (steiler Anstieg der Spannungs-Dehnungs-Gerade) und der spontane Bruch (X) ohne plastische Verformung am Ende des linearelastischen Bereiches.

zen hohe E-Module (z.B. Aluminiumoxid: E = 400 GPa), Metalle Werte im mittleren Bereich (z.B.: Stahl: E = 220 GPa), Kunststoffe besitzen sehr niedrige E-Module (1–20 GPa). Die meisten glashaltigen Dentalkeramiken haben Elastizitätsmodule im Bereich 50–70 GPa. → Elastizität (Abb. 87) → Anhang, S. 318

Elastomere

Abformmassen. Polymere mit gummielastischem Verhalten; Entstehung durch Vernetzungsreaktionen unterschiedlicher Reaktionsmechanismen. weitmaschige bis zur Zersetzungstemperatur vernetzte hochpolymere Werkstoffe. E. haben eine niedrige → Glasübergangstemperatur Tg (amorphe Polymere) bzw. eine niedrige → Schmelztemperatur (teilkristalline Polymere). Zu den E. zählen natürliche und synthetische → Kautschuke, → Polysulfide, → A-Silikone, → C-Silikone (Vinyl- Polysiloxane) sowie → Polyether. Bei → Abformungen ist das elastische Rückstellvermögen begrenzt.

Probleme: zeitliche Abbindereaktion, bleibende Deformation, chemieabhängige Langzeitstabilität, teilweise anquellbar. (Abb. 88)

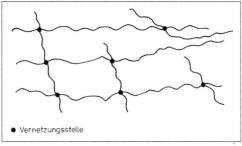

Abb. 88 Darstellung zur Struktur der Elastomere

Elektrochemische Doppelschicht

→ Elektrodenpotenziale, → galvanisches Element

Elektrochemische Korrosion

Korrosion, bei der elektrochemische Vorgänge stattfinden. Voraussetzung für die elektrochemische Korrosion ist das Vorhandensein eines → Korrosionselementes, bestehend aus: Elektroden, die Anode und Kathode mit unterschiedlichen → Elektrodenpotenzialen darstellen. Diese können gebildet sein werkstoffseitig: durch unterschiedliche Metalle (mit unterschiedlichen → Standardpotenzialen); oder bei gleichem Metall milieuseitig durch unterschiedliche H^+ - oder OH^- - Konzentrationen).

Beispiele: Lochkorrosion (→ Lochfraß). Elektrolytischer Metallabtrag nur an kleinen Oberflächenbereichen durch Korrosionselement mit sehr kleinen zusammenhängenden Anoden- und Kathodenflächen (→ Lokalelement). Spaltkorrosion. Örtlich beschleunigte Korrosion in Spalten durch Korrosionselement, das durch Konzentrationsunterschiede im Korrosionsmedium verursacht ist (→ Belüftungselement, → Spaltkorrosion). Kontaktkorrosion. Korrosion eines metallischen Bereichs durch ein Korrosionselement, dessen Anode und Kathode aus unterschiedlichen Metallen mit deutlichen Potenzialdifferenzen besteht. Selektive Korrosion. Lokale Korrosion mehrphasiger Legierungen mit Potenzialdifferenzen zwischen einzelnen Gefügebestandteilen; die elektrochemisch stärker negative Phase wird aufgelöst.

Elektrochemische Korrosion im Mundmilieu

Korrosion an metallischen Therapiemitteln im Munde beruht überwiegend auf der Bildung von → Lokalelementen, die durch die chemischen, biochemischen und mikrobiellen Besonderheiten des Mundmilieus beeinflusst werden (siehe auch → mikrobiell beeinflusste Korrosion).

Mundmilieu: Der sogenannte Gesamtspeichel ist das Produkt der großen Speicheldrüsen und der Schleimhautdrüsen und enthält außerdem Bakterien, Epithel- und Blutzellen sowie Speisereste. Menge (0,5–1,5 l / d) und Zusammensetzung schwanken stark. Unter den anorganischen Speichelbestandteilen überwiegen Kalium- und Natriumionen sowie Chloride und Bikarbonate. Der pH-Wert des Speichels schwankt zwischen 5,8 und 7,1; er wird durch den Bikarbonatpuffer geregelt. Die organischen Speichelbestandteile sind überwiegend Proteine. Sie sind für die Entstehung von Biofilmen auf Zähnen und Werkstoffen von Bedeutung. Die Bildung der „Plaque" vollzieht sich in drei Phasen. Pellikelbildung: Adsorption von Speichelproteinen an den Oberflächen (Bildungszeit etwa 2 h, Filmdicke <10 µm). Plaquebildung: Adhäsion von Mikroorganismen („Plaquebakterien") an der Pellikel. Anhaftung durch die Speichellektine der Pellikel und die Produktion von extrazellulären Polysacchariden durch die Plaquebakterien. Es entsteht ein Geflecht aus Polysaccharidfasern, das die Zellen umgibt und untereinander und mit den Oberflächen verbindet. Plaquereifung/Plaquestoffwechsel: Nach mikrobieller Reifung (etwa 7 h) beginnt Vergärung von Kohlehydraten unter Säurebildung; deutlicher pH-Abfall (bis 4,0) in der Plaque. (Tab. 5)

Einflüsse des Mundmilieus auf die Korrosionsvorgänge: Art und Konzentration der Anionen im Speichel: hohe Chloridkonzentrationen fördern die Bildung von Metallchloriden und können dadurch die Passivierung von Metallen verhindern; Thiozyanationen begünstigen als Komplexbildner die Auflösung einiger Edelmetalle (z.B. Kaliumrhodanit KS CN). PH-Wert und Sauerstoffpartialdruck: kurzzeitiger pH-Abfall kann physiologisch (Nahrung, Getränke) oder pathologisch

anorganische Bestandteile (in mmol/l)		organische Bestandteile (in g/l)		zelluläre Bestanteile
Kationen	*Anionen*	Proteine:	1,8–4,2	Bakterien
K: 13–26	Cl: 11–28	Muzine:	0,5–0,6	Epithelien
Na: 5–30	HCO_3: 15	Aminosäure:	0,009–0,003	Leukozyten
Ca: 1–3	PO_4: 4–6	Lipide:	0,1–10,0	Erythrozyten
Mg: 0,3–0,5	SCN: 0,5-5			
NH_3: 3–7				

Tab. 5: Zusammensetzung des menschlichen Nüchternspeichels

(z.B. Reflux bei Hyperacidität des Magens) auftreten. Anhaltend niedrige pH-Werte (bis 1,0) bestehen in schlecht belüfteten Spalträumen (z.B. Sulcus gingivae, Spalten an Therapiemitteln). Pellikelbildung auf Metalloberflächen: Behinderung des Austauschs von Ladungsträgern an der Grenzfläche Elektrode/Elektrolyt. Auch kann durch Bindung von Metallionen an Eiweißkörper die Dynamik der Korrosionsprodukte beeinflusst werden. Plaqueakkumulation und Plaquestoffwechsel: Verringerung der Sauerstoffdiffusion, wodurch sich lokale Belüftungselemente ausbilden, die den Korrosionsangriff fördern. Durch den Plaquestoffwechsel kommt es zur pH-Absenkung, wodurch Säurekorrosion unter den Belägen ausgelöst wird.

Charakteristische Korrosionserscheinungen an zahnmedizinischen Therapiemitteln:

Bestimmte Dentallegierungen (z.B. Palladiumbasislegierungen, Nickelbasislegierungen) erstarren nach dem Guss heterogen mit Ausscheidung „unedler" Phasen. Technologische Fehler (z.B. Überhitzen beim Gießen) begünstigen Inhomogenitäten im Gefüge (Seigerung, Lunker). Bei Hochtemperaturbehandlung (Keramikaufbrand, Löten) kommt es besonders bei goldreduzierten Legierungen und Palladiumbasislegierungen zur Anreicherung bzw. Ausscheidung von Nichtedelmetallen in oberflächennahen Schichten (Abb. 89). Im Kontakt zum Mundmilieu bilden die heterogenen Bereiche Lokalelemente und es erfolgt → selektive

Korrosion der weniger korrosionsbeständigen Legierungselemente. Dadurch entsteht → Lochfraß; an der Metall-Keramik-Grenzfläche wird Spaltkorrosion begünstigt. Bei Zahnersatz werden häufig elektrochemisch unterschiedliche metallische Werkstoffe (elektrisch leitend) verbunden (Löten, Verschrauben, Anpressen [z.B. Attachments]). Unter Zutritt des Mundmilieus entstehen lokal begrenzte Korrosionselemente (Kontaktelemente). Legierungselemente des unedleren Anteils im Verbundsystem gehen als Ionen in Lösung (Kontaktkorrosion).

Metallische Dentalmaterialien werden häufig konstruktionsbedingt (z.B. Doppelkronen, Geschiebe) oder entsprechend der klinischen Situation (Kronenränder in der Zahnfleischfurche) in engen, schlecht belüfteten Spalträumen eingesetzt. Das dabei vorhandene → Belüftungselement mit seinen aggressiven Milieubedingungen (niedriger pH-Wert) wird zur Ursache von → Spaltkorrosion. Diese ist die häufigste Korrosionsform in der Mundhöhle. Sie wirkt sich besonders aus, wenn heterogene Strukturen (z.B. Metall-Keramik-Verbundzone) oder unterschiedliche metallische Werkstoffe im Kontakt (z.B. Doppelkronen bei weniger edlen

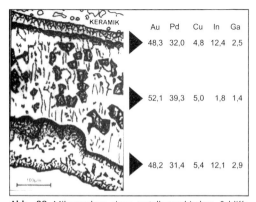

Abb. 89 Mikroanalyse eines metallographischen Schliffs durch eine Metallkeramikkrone aus einer goldreduzierten Legierung: Anreicherung von In und Ga in den Randschichten

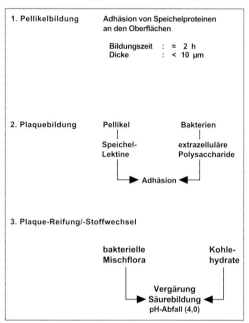

Abb. 90 Phasen der Biofilmbildung im Mundmilieu

Legierungen) dem Milieu des Spaltraumes ausgesetzt sind (Kombination verschiedener Korrosionsformen). (Abb. 90)

Elektrochemische Spannungsreihe

Anordnung der Metalle nach ihren → Standardpotenzialen in einer Reihe, in der oben (oder links) die Elemente mit dem größten negativen und unten (oder rechts) die mit dem größten positiven Potenzial stehen, ergibt die Spannungsreihe der Metalle (Tab. 1; siehe auch → Elektrodenpotenziale). Das negativere Metall gibt stets Elektronen an das positivere ab; es wirkt als Reduktionsmittel für alle positiveren Metalle. Je negativer das Standardpotenzial eines Metalls ist, desto unedler ist das Metall, um so schneller wird es oxidiert und um so stärker wirkt es als Reduktionsmittel. Von einem Metallpaar strebt jeweils das mit dem negativeren Standardpotenzial den Ionenzustand, das mit dem positiveren Potenzial den elementaren Zustand an. (Tab. 6)

Metall	Kation	E0 [V]
Magnesium	Mg^{2+}	-2,38
Aluminium	Al^{3+}	-1,66
Titan	Ti^{2+}	-1,63
Mangan	Mn^{2+}	-1,18
Chrom	Cr^{2+}	-0,91
Zink	Zn^{2+}	-0,76
Eisen	Fe^{2+}	-0,44
Indium	In^{3+}	-0,34
Kobalt	Co^{2+}	-0,27
Nickel	Ni^{2+}	-0,23
Zinn	Sn^{2+}	-0,14
Wasserstoff	H^+	0
Kupfer	Cu^{2+}	+0,34
Quecksilber	Hg^{2+}	+0,80
Silber	Ag^+	+0,80
Gold	Au^{3+}	+1,42
Platin	Pt^{2+}	+1,60

Tab. 6: Spannungsreihe der Metalle mit Standardpotenzialen

Bezogen auf Wasserstoff (Standardpotenzial = 0) wirken alle Metalle mit negativen Potenzialen als Reduktionsmittel gegenüber den Wasserstoffionen; sie verdrängen Wasserstoff aus verdünnten Säuren.

Das nach der Spannungsreihe theoretisch zu erwartende Korrosionsverhalten ist nicht auf das Verhalten unter natürlichen, insbesondere biologischen Bedingungen übertragbar. Es gilt streng genommen nur für die jeweiligen Elemente in den Lösungen ihrer eigenen Ionen. Das Mundmilieu stellt dagegen einen wässrigen, belüfteten Elektrolyten mit anorganischen, organischen und zellulären Bestandteilen dar. Passivierung: In diesem Milieu passivieren bestimmte Metalle (z.B. Ti, Ta, Nb, Cr, Al) durch Chemisorption von Sauerstoff bzw. Bildung dichter Oxidschichten. Es bilden sich Deckschichten durch Reaktion der Metalle mit Speichelanionen und Proteinen aus. Es können sich mikrobielle Beläge auf den Metalloberflächen formieren.

Zur Orientierung über die Korrosionsbeständigkeit metallischer Werkstoffe im Mundmilieu wird daher an Stelle der thermodynamischen Spannungsreihe eine Skala des Korrosionswiderstandes in synthetischen Speichelelektrolyten (Stegemann) und eine in vivo-Skala der Korrosionsbeständigkeit (Steinemann) empfohlen. (Tab. 7)

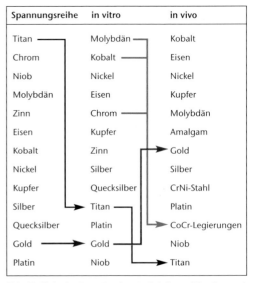

Spannungsreihe	in vitro	in vivo
Titan	Molybdän	Kobalt
Chrom	Kobalt	Eisen
Niob	Nickel	Nickel
Molybdän	Eisen	Kupfer
Zinn	Chrom	Molybdän
Eisen	Kupfer	Amalgam
Kobalt	Zinn	Gold
Nickel	Silber	Silber
Kupfer	Quecksilber	CrNi-Stahl
Silber	Titan	Platin
Quecksilber	Platin	CoCr-Legierungen
Gold	Gold	Niob
Platin	Niob	Titan

Tab. 7: Skala der Korrosionsbeständigkeit von Metallen und Legierungen (n. Wirz)

Elektrode

Elektronenleitendes Werkstück, das in einen Elektolyten eintaucht und in einen Stromkreis eingebunden ist. Im Sinne der Elektrochemie ist als Elektrode das System Metall/Elektrolyt definiert; d.h. allgemeiner formuliert das System elektronenleitender Werkstoff in einer ionenleitenden Phase. → Galvanisches Element

Elektrodenpotenziale

Taucht ein Metall in die wässrige Lösung eines seiner Salze (z.B. Cu in $CuSO_4$-Lösung), so sind zwei gegenläufige elektrochemische Vorgänge möglich: (Abb. 91) Auflösung des Metalls unter Bildung positiver Ionen (Kationen) und Freisetzung von Elektronen, $Me \rightarrow Me^{n+} + n\ e^-$. Die frei werdenden Elektronen bleiben auf dem Metall zurück und verursachen einen Elektronenüberschuss. Chemisch gesehen handelt es sich um einen Oxidationsvorgang (weil Elektronen abgegeben werden). Abscheidung des Metalls aus der Salzlösung unter Aufnahme von Elektronen: $Me^{n+} + n\ e^- \rightarrow Me$. Als Folge des Elektronenaustauschs entsteht auf dem Metall Elektronenmangel. Chemisch gesehen liegt ein Reduktionsvorgang vor.

Die beiden Reaktionen laufen (zunächst) gleichzeitig, aber mit unterschiedlichen Geschwindigkeiten ab.

Überwiegt die Auflösung (1), so nimmt das Metall als Folge des Elektronenüberschusses gegenüber der Lösung eine negative Ladung an (der auf der Elektrolytseite ein positiver Ladungsüberschuss gegenübersteht). Es entsteht eine elektrochemische Doppelschicht (Abb.), an der eine Potenzialdifferenz auftritt. Die Potenzialdifferenz an der Grenzfläche Metal-/ionenleitende Phase wird als Elektrodenpotenzial ε bezeichnet.

Mit zunehmender Kationenkonzentration in der Lösung (anstauende positive Ladungen im Elektrolyten) wird die Auflösung gebremst und die Metallabscheidung (2) durch die negative Aufladung des Metalls beschleunigt. Es stellt sich ein Gleichgewichtszustand zwischen den Reaktionen (1) und (2) ein. Das Elektrodenpotenzial bei dem sich die Elektrodenreaktionen im thermodynamischen Gleichgewicht befinden, wird als Gleichgewichtspotenzial ε_0 bezeichnet.

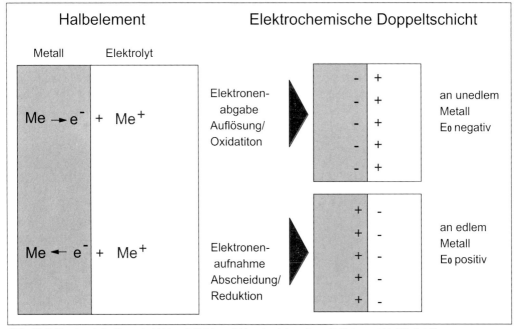

Abb. 91 Elektrochemische Doppelschicht und Gleichgewichtspotenzial an einem Halbelement Me/Me-Salzlösung

Die Gleichgewichtspotenziale sind materialabhängig verschieden. Metalle, die eine starke Neigung zur Ionenbildung (Auflösung) haben, tendieren zu negativer Aufladung („unedle" Metalle, „hoher Lösungsdruck"). Zur Elektronenaufnahme (Abscheidung) tendieren „edle" Metalle; sie nehmen gegenüber der Lösung eine posive Ladung an .

Um die Potenziale der Grenzfläche Metall/Elektrolyt (sogen. Halbelement) messen zu können, ist ein Bezugssystem erforderlich. Das Halbelement wird durch eine → Bezugselektrode zu einem galvanischen Element ergänzt und dessen Zellspannung gemessen. Als Bezugssystem dient das Halbelement Wasserstoff/Salzsäure, das als → Standard-Wasserstoffelektrode bezeichnet wird. Das Standard-Wasserstoffpotenzial ist definitionsgemäß mit Null festgelegt.

Wird das Gleichgewichtspotenzial eines Halbelementes Metall/Salzlösung unter Standardbedingungen (25 °C, 101,3 kPa, wirksame Kationenkonzentration 1 mol/l) gegen die Standard-Wasserstoffelektrode gemessen, so ergibt sich das Standardpotenzial E_0. Dieses ist eine werkstoffspezifische Größe. Es erhält, je nachdem, ob sich ein Metall gegen die Wasserstoffelektrode negativ oder positiv auflädt, ein negatives oder positives Vorzeichen.

Werden die Metalle nach ihren Standardpotenzialen (vom höchsten negativen zum höchsten positiven Wert) angeordnet, so ergibt sich die → elektrochemische Spannungsreihe.

Elektroerosion
→ Funkenerosion

elektrolytisches Glänzen
→ anodisches Polieren und Ätzen

Elektronenmikroskop
Gerät zum vergrößerten Abbilden von Objekten mit Hilfe von Elektronenstrahlen. Grundlagen dazu von E. RUSKA 1931. Zu unterscheiden sind Transmissionselektronenmikroskop (TEM) und Raster-Elektronenmikroskopie (REM). Bei beiden werden beschleunigte Elektronen zur Bilderzeugung benutzt. Da die Auflösung eines Lichtmik-

roskops nach ABBE durch die Wellenlänge begrenzt ist ($\Delta x = \lambda/n \cdot \sin \alpha$; Δx = dichteste Abstand zweier Linien, die noch getrennt werden können, λ = Wellenlänge, $n \cdot \sin \alpha$ = numerische Apertur; mit sichtbarem Licht λ = 500 nm), können Punkte mit Δx <500 nm nicht mehr getrennt werden. Nach DE BROGLIE haben Elektronen ebenfalls Wellencharakter $\lambda = h \cdot c / \sqrt{e \cdot E \cdot E_0}$ (E_0 = Ruheenergie [0,511 eV], E = kinetische Energie [E = e $\cdot$ U]; für Elektronen, die mit 100 kV beschleunigt werden ergibt sich damit eine Wellenlänge λ = 0,0037 nm. Dies ist etwa 10^5 mal kleiner als die Wellenlänge von sichtbarem Licht. Prinzipiell besteht ein E. aus der Hochvakuumapparatur, damit die freie Weglänge der Elektronen genügend groß ist, einer Strahlquelle zur Erzeugung eines Elektronenstrahls. Elektronenlinsen (magnetische Linsen) lenken die Bahn der Elektronen durch Magnetfelder um. Die Elektronen werden auf eine Detektorplatte, ähnlich der Kathode einer Fernsehkamera, abgebildet und das Signal wird elektronisch verarbeitet (Transmissionsmikroskop, Auflichtmikroskop).

Elementarzelle
kleinstes Volumenelement bei Stoffen, die kristallin erstarren (viele Nichtmetalle, auch Metalle) aus dem in Vervielfachung der konkrete Körper beschrieben werden kann. → Metallbindung. Dreidimensionale Festlegung der Winkel zwischen den Koordinatenachsen und den Abständen der Atome/Ionen (Metalle), die eine Elementarzelle bilden und den Aufbau eines kristallinen Körpers beschreiben können. Die E. ist bestimmt durch die Länge ihrer Kanten u. der drei Winkel zwischen diesen Kanten des x,y,z-Koordinatensystems → Kristallgitter. Als einfachster Typ gelten die kubischen Elementarzellen (trifft auf viele Metalle zu, die Kantenlängen auf den Achsen und die Winkel des Koordinatensystems (90°) sind jeweils gleich). Zu unterscheiden sind: die kubisch-einfache (8 Atome je Elementarzelle), die kubisch-raumzentrierte (krz; 9 Atome je Elementarzelle, zusätzlich ein Ion im Zentrum des Kubus) sowie die kubisch-flächenzentrierte (kfz; 12 Atome je Elementarzelle, zusätzlich je ein Ion auf den Punktlagen im Zentrum der 6 Kubus-

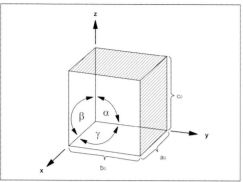

Abb. 92 Dreidimensionale Elementarzelle bei kristallin auf-gebauten Körpern

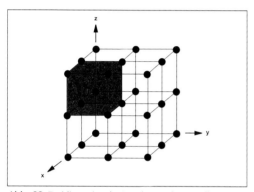

Abb. 93 Dreidimensionale Anordnung der Metallionen im Raumgitter mit schematischer Darstellung einer Elementarzelle

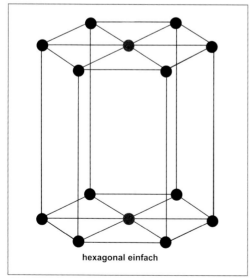

hexagonal einfach

Abb. 94 Schematische Darstellung der Elementarzelle des hexagonal einfachen Kristallgitters

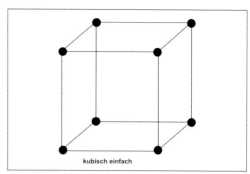

kubisch einfach

Abb. 95 Schematische Darstellung der Elementarzelle des kubisch einfachen Kristallgitters

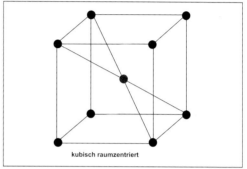

kubisch raumzentriert

Abb. 95 Schematische Darstellung der Elementarzelle des kubisch raumzentrierten Kristallgitters

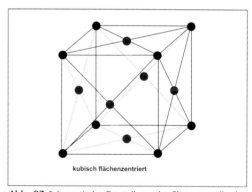

kubisch flächenzentriert

Abb. 97 Schematische Darstellung der Elementarzelle des kubisch flächenzentrieten Kristallgitters

flächen). Die meisten im Dentalbereich einge-stezten Metalle kristallisieren im kubischen System. Einige nichtedle Metalle zeigen andere Systeme, z.B. die hexagonal dichteste Kugel-packung (Co, Ni). Für viele Nichtmetalle gelten entsprechende Kristallsysteme. (Abb. 92, Abb. 93, Abb. 94, Abb. 95, Abb. 96, Abb. 97)

Elimination

(lat.) Beseitigung, Ausschaltung. In der biologischen Werkstoffprüfung Eliminationstests, d.h. Prüfung von Einzelbestandteilen eines Werkstoffs, um toxische Wirkungen zu erkennen und bei der Werkstoffentwicklung zu vermeiden bzw. durch atoxische zu ersetzen.

Elution

in der Chemie das Herauslösen von adsorbierten Stoffen aus festen Adsorptionsmitteln; in der biologischen Werkstoffprüfung das Herauslösen von Bestandteilen eines (Werk)stoffs in ein (physiologisches) Lösungsmittel, um den Lösungsmittelangriff in der Mundhöhle zu simulieren und ein Eluat zu gewinnen, das der eigentlichen biologischen Prüfung, z.B. an Zellkulturen, unterworfen wird (Elutionstest)

Emission

1. Abgabe gasförmiger, flüssiger oder fester Stoffe in die Umgebungsluft. Bei Schadstoffen mit arbeitsmedizinischer oder umwelthygienischer Relevanz (z.B. Monomerdampf, Hg-Dampf).
2. Aussenden von Strahlung. (Abb. 98)

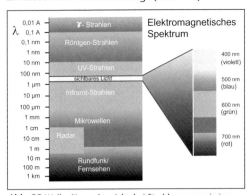

Abb. 98 Wellenlängenbereiche bei Strahlungsemmission

EM-Legierung, Edelmetalllegierung

Kurzform von Edelmetalllegierung

E-Modul

→ Elastizitätsmodul

Empress 1

Feldspatkeramik mit ca. 35 % kristallinem Anteil,

dominierende kristalline Phase ist Leuzit, $K[AlSi_2O_6]$, Zusammensetzung (Gew.-%): SiO_2 (59–63), Al_2O_3 (17–21), Na_2O (3,5–6,5), K_2O (10–14), CaO (0,5–2,5), B_2O_3 (0–1), BaO (0–1,5), CeO_2 (0–1), TiO_2 (0–0,5) und Pigmente.

Empress 2

→ Glaskeramik aus dem System SiO_2-Li_2O mit erhöhter → Festigkeit (ca. 300 MPa) und → Risszähigkeit (ca. 2,5 MPam^{0,5}). Vorherrschende Kristallphase: Lithiumdisilikat, Nebenkristallphase: Lithiumorthophosphat (Li_2O-P_2O_5); kristalliner Anteil: ca. 60 Vol.-%. Herstellung im uniaxialem Heißpressverfahren wie Empress 1, jedoch bei geringerer Presstemperatur (920 °C). (Abb. 99, 100)

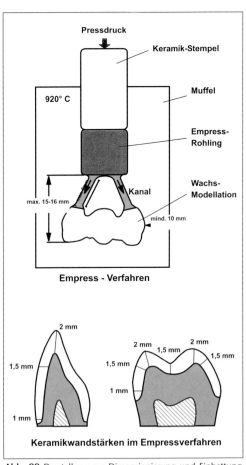

Abb. 99 Darstellung zur Dimensionierung und Einbettung von Vollkeramikrestaurationen aus Presskeramiken im Empressverfahren

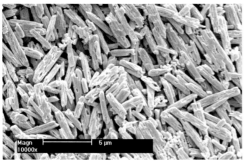

Abb. 100 Geätzte Oberfläche der litiumdisilikatverstärkten Glaskeramik Empress 2

Energieflussdichte
Symbol in $J.cm^{-2}$, Angabe bei gepulsten Lasern

Energiequellen
können zum Schweißen mechanische Energie, Reibung etc., Reaktionswärme, Brenngas-Sauerstoff-Flamme, elektrische Energie, elektrischer Widerstand, elektrische und elektromechanische Energie, Lichtbogen, oder kinetische Energie der Korpuskularstrahlung, Elektronenstrahl und Laser, sein

Entmischung
Bei Erstarrung aus der Schmelze kann es bei Legierungen zur Entmischung (ungleichmäßige Verteilung) der Legierunskomponenten im Gefüge kommen. Ag-, Pd- und Ni-Legierungen zeigen eine Entmischungsneigung. Unter Mundbedingungen ist mit erhöhter → Korrosion zu rechnen. Verbesserung durch → Homogenisieren.

Entzündung
Abwehrreaktion des Gewebes auf eine → Noxe, gekennzeichnet durch einen phasenhaften Ablauf nach typischem Reaktionsmuster (vaskuläre Reaktion, erhöhte Gefäßdurchlässigkeit, Exsudation, Leukozyten-Migration, Bindegewebsproliferation) und die Symptome „rubor et tumor cum calore et dolore" = Rötung, Schwellung, Temperaturerhöhung (Fieber) und Schmerz. Histologisch regressive Prozesse (Atrophie, Degeneration; Nekrose; Beispiel: Pulpa nach Füllungstherapie) und/oder Reaktionen wieder-

herstellender Art (Regeneration: z.B. Sekundärdentinbildung; Hypertrophie: z.B. sog. lappige Fibrome) in unterschiedlichem Ausmaß und Verhältnis zueinander. Die E. entspricht der Reaktion bei normaler Reaktionslage (normergische Reaktion) nach Eingliederung zahnmedizinischer Werkstoffe; liegt meist nur in minimaler, klinisch nicht erkennbarer Ausprägung vor; ist abhängig von der Intensität der Noxe (Konzentration geht vor Zeit) und der innerhalb bestimmter Grenzen schwankenden individuellen Reizschwelle. Symptone (auch subklinisch) fehlen, wenn der Reiz unterschwellig geblieben ist oder verschwinden durch Werkstoffveränderungen (z.B. zunehmende Abbindung von Befestigungszement) oder wenn sich die Reizschwelle erhöht (Adaptation). Nach längerer unauffälliger Inkorporation treten Gewebereaktionen dadurch auf, dass die individuelle Reizschwelle absinkt oder dass durch Langzeitveränderungen an den Werkstoffen (z.B. → Alterung von Kunststoff) die Reizintensität des Werkstoffs/Therapiemittels erhöht. Zwischen (fehlender) klinischer Reaktion und tatsächlich vorliegendem, histologischem Befund, können erhebliche Diskrepanzen bestehen. Das Fehlen von Schmerzen entspricht nicht einer reaktionslosen Pulpa und die klinisch unauffällige Mundschleimhaut nicht einem reaktionslosen Prothesenlager. Bei abnormer Reaktionslage findet sich statt der normergischen Reaktion möglicherweise eine überschießende → allergische Reaktion. (Abb. 101)

epikutan
auf der Haut

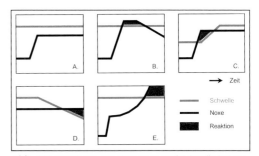

Abb. 101 Beziehung zwischen Noxe und Schwelle bei normergischer Reaktion; Beispiele im Text zu → Entzündung

Epikutantest

diagnostische Methode der Allergologie zur Erkennung einer vorliegenden Sensibilisierung. Der vermutlich die allergische Reaktion auslösende Stoff wird mit geeignetem Trägermaterial auf der Haut befestigt und die mögliche Reaktion der Haut in bestimmten Zeitintervallen kontrolliert. Bei Verdacht auf allergische Genese bei Hautreaktionen (z.B. berufsbedingte Allergie beim Zahntechniker, allergische Cheilitis oder → periorale Ekzeme beim Patienten nach zahnärztlichen Eingriffen) relativ zuverlässig, bei Verdacht auf allergische Schleimhautreaktion durch zahnmedizinische Werkstoffe wegen der Unterschiede zwischen Haut und Schleimhaut (an der Schleimhaut durch gute Durchblutung und durch Speichel Verdünnung und hohe Transportkapazität für das Hapten; geringe bis fehlende Keratinisierung und damit wenig Hapten-Carrier-Proteine) eingeschränkte Übertragung der Ergebnisse auf die Situation an der Schleimhaut und fehlerhafte Testergebnisse möglich (Abhängigkeit der Reaktion von der Art des aufgebrachten Stoffes – Metallsalz entspricht nicht der Legierung oder das Metall des Salzes kommt in der Legierung gar nicht vor –, Art des Salzes und Konzentration, Oxidationsstufe eines Metalls, pH-Wert). Testungen vor dem Erstkontakt zum → Allergen können keine Aussage zur künftigen Verträglichkeit liefern. Nie „prophetische" Testung (!), da Gefahr der → iatrogenen Sensibilisierung, insbes. bei reaktiven → Monomeren. Auch ist der E. zur Toxizitätsabklärung sinnlos.

Epimukosa-Test

Wegen der Unterschiede zwischen Haut und Schleimhaut wünschenswert, aber wegen methodischer Schwierigkeiten (vor allem unzuverlässige Befestigung sowie Eingriff in das lokale mikrobielle Milieu und dadurch lokale Irritationen) teilweise unzuverlässig. Austestungen von Legierungen oder Kunststoffen, von denen kleine Materialplättchen mittels Schienen oder an vorhandenen Prothesen in den Lokalkontakt mit der Schleimhaut gebracht werden, sind aber üblich und eine sinnvolle Ergänzung bei der Abklärung von Unverträglichkeiten.

epimukös

auf der Schleimhaut

Epithese

Gesichtsprothese; extraoraler Ersatz von Gesichtsteilen, wie Wange, Lippe, Nase, Ohr, Auge, nach Tumoroperation, Trauma, Missbildung, Nichtanlage, falls plastisch-chirurgische Rekonstruktion nicht durchführbar, durch alloplastisches Material; häufig kombiniert mit Resektions- oder Obturatorprothesen. Verankerungen über Brillengestell, osseointegrierte Implantate + Stegkonstruktion oder Haftmagnete. (Abb. 102)

Epithesenwerkstoffe

Vielfalt (meist) zahnmedizinischer Werkstoffe (harte, weiche Kunststoffe, Legierungen, Titan, Glas- künstliches Auge), die meist kombiniert,

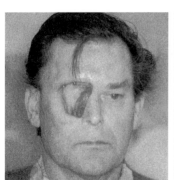
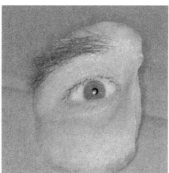
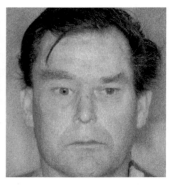

Abb. 102 Epithese, auf zwei Implantaten durch Magnete befestigt.

ggf. als Werkstoffverbund (z.B. harter und weicher Kunststoff) für → Epithesen verwendet werden. Müssen den besonderen Anforderungen des schwierigen Strukturersatzes und der Wiederherstellung der gestörten Funktionen Rechnung tragen; z.B. Ästhetik (Farbgebung durch Einfärben oder Bemalen), Beständigkeit gegen äußere Einflüsse (Sonnenlicht, Witterung); hohe Formbeständigkeit und Reißfestigkeit wegen dauerelastischer Beanspruchung dünnauslaufender Ränder, die der Bewegung der minischen Muskulatur folgen müssen, geringes Gewicht (Dichte).

Epithetik
Gesichtsprothetik, spezielles Arbeitsgebiet der epithetischen und prothetischen Versorgung von Patienten mit Kiefer-Gesichts-Defekten durch klinische und labortechnische Maßnahmen.

Epoxidharze
Oligomere Verbindungen mit mehr als einer Epoxid-Gruppe (– HC $\overset{O}{\diagup\diagdown}$ CH$_2$) pro Molekül, die zur Herstellung von Duroplasten eingesetzt werden, bzw. die entsprechenden Duroplaste selber. Entstehung durch Polyaddition von sekundären Alkoholen mit Diepoxiden (Oxiranen) gemäß der Reaktionsgleichung (Abb. 103). Mit

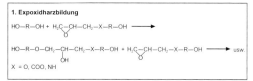

Abb. 103 Epoxidharze

steigender Vernetzung nehmen Temperatur- und Chemikalienbeständigkeit zu. Die Umwandlung der E. in Duroplaste erfolgt über → Polyaddition mit geeigneten Härtern bzw. durch → Polymerisation über die Epoxid-Gruppen. Je nach Einsatzgebiet werden E. kalt, z.B. durch Reaktion der Epoxid-Gruppen mit polyfunktionellen aliphatischen Aminen, oder heiß, z.B. durch Reaktion mit polyfunktionellen aromatischen Aminen und Säure(anhydride),

erhalten. Die Schrumpfung beim Härtungsprozeß ist gering; die gehärteten Produkte sind spannungsfrei, reiß-, schlag- und abriebfest sowie beständig gegen atmosphärische Einflüsse, Wasser, Säuren, Laugen, Öle und organische Lösungsmittel (ggf. Quellung). Bei Verarbeitung Arbeitshygiene beachten – Allergiegefahr!

Epoxydharze
→ Epoxidharze

Epoxymodell
Arbeitsmodell aus Epoxidharz. Da ungefüllte Kunststoffe als Modellwerkstoffe nicht hart genug sind und beim Abbinden zu stark schrumpfen, werden Kunststoffe mit Füllern verwendet. Zwar sind die Modellkunststoffe in der Detailwiedergabe den Gipsen durchaus gleichwertig, wenn nicht sogar überlegen, allerdings bietet sowohl ihre Applikation (oft müssen die Massen geradezu in die Abformung eingestrichen werden) als auch ihre Bearbeitbarkeit Schwierigkeiten. Auch reproduzieren sie die Stümpfe regelmäßig zu klein. Insgesamt haben sich die Epoxidmodellmaterialien gegenüber den Gipsen nicht durchsetzen können.

Erdalkalimetalle
Elemente der 2. Hauptgruppe (Be, Mg, Ca, Sr, Ba); werden als alkalische Erden bezeichnet, da die Oxide in Wasser mit alkalischer Reaktion löslich sind; Ca wird als Netzwerkwandler in Dentalkeramiken eingesetzt. → Anhang, Periodensystem

Ergänzungsabformung
Verfahren: Zweizeitig-zweiphasige Abformtechnik
Durchführung: Wie → Korrekturabformung; die Erstabformung wird vor der Präparation der Pfeiler durchgeführt.
Eigenschaften: Verfahrensbedingt steht bei der zweiten Abformung mit der dünnfließenden Paste am präparierten Zahn ein sehr breiter Spalt zur Verfügung, so dass es zu keinem Stau des Zweitmaterials kommen kann. → Verdrän-

gungseffekte lassen sich so weitgehend vermeiden. Die Reproduktionsgenauigkeit der Präparationsgrenze erreicht bei infragingivalen Präparationen nicht die Werte der Korrekturabformung.

Bevorzugte Anwendungsbereiche: wie → Korrekturabformung

Ergonomie

Wissenschaft von den Leistungsmöglichkeiten und -grenzen des arbeitenden Menschen sowie der besten wechselseitigen Anpassung zwischen dem Menschen und seinen Arbeitsbedingungen. Aspekt bei der Auswahl Zahnmedizinischer Werkstoffe.

Erhärten

Das Verfestigen eines thermoplastischen Werkstoffes durch Abkühlen, eines chemoplastischen Werkstoffs durch chemische (Abbinde)reaktion.

Erhärtungszeit

Die von einem Werkstoff benötigte Zeit zum Erhärten bzw. die z.T. in Normen als → Abbindezeit festgelegte Zeit ab Anmischbeginn bis zum Erreichen des harten (abgebundenen) Zustands oder der notwendigen → Elastizität, um einen Abdruck mit der geringsten → Deformation entnehmen zu können.

Ermüdung

durch zyklische Belastung eines Werkstoffes verursachte Schädigung (→ Stressung).

Ermüdungsbruch

durch andauernde mechanische Spannungsveränderungen, z.B. durch periodisches Biegen, auftretende Ermüdungsrisse an der Oberfläche, die sich senkrecht zur Spannungsrichtung vertiefen und damit zum Materialbruch führen.

Erosion

(lat.) erodore = abnagen. Von der Oberfläche ausgehende Zerstörung von Werkstoffen durch mechanische Wirkung (Verschleiß), z.B. durch Festkörperteilchen enthaltende strömende Gase. Ist E. von → Korrosion begleitet, spricht man

von Erosionskorrosion. Eine zur Bearbeitung von Metallen eingesetzte Spezialform der E. ist die Elektroerosion (→ Funkenerosion).

Erosions-Verfahren

→ Funkenerosion

Erweichen

Übergang eines Werkstoffes vom festen in den plastifizierten Zustand. Dentalkeramik wird durch Brennen in einen plastifizierten Zustand versetzt, um zu sintern.

Erweichungstemperatur, -intervall

1. Temperatur bzw. Temperaturbereich, bei dem Gläser oder amorphe und teilkristalline → Polymere vom glasigen oder hartelastischen in den gummielastischen Zustand übergehen (→ Glasübergangstemperatur).

2. Temperatur, bei der ein thermoplastischer Werkstoff unter bestimmten Bedingungen (Schubspannung) zu fließen beginnt

3. Temperaturintervall in der Dentalkeramik vom festen in den plastifizierten Zustand (untere Erweichungstemperatur) und vom plastifizierten in den flüssigen Zustand (obere Erweichungstemperatur) übergeht. (→ Rheologie, → Viskosität, → Fließen, → Fließgrenze); → Glastemperatur

Essigsäureester

H_3C-C(O)-O-R; häufig als Acetate der jeweiligen Alkohol-Komponente benannte Ester. Die niedermolekularen Ester sind farblose, brennbare Flüssigkeiten von angenehmem, oft fruchtigem Geruch. Sie sind mit org. Lösungsmittel mischbar, in Wasser unlöslich. Die einfachen Alkylester sind gute Lösungsmittel.

Ester

wichtige Gruppe von Carbonsäure-Derivaten. Entsprechend der Benennungen bei anorg. Salzen erhalten die Ester die Endung ...at (Ethylacetat, Butylacetat) oder man reiht an den Namen der Säure den Alkyl-Rest des Alkohols und setzt das Wort Ester an den Schluß (Essigsäureethylester). In der Natur sind die E. in Form der Fette und fetten Öle (E. der Fettsäuren mit Glycerin), Wachse (E. von Fettsäuren mit Fettalkoholen), Lecithine, Phosphatide und Riechstoffe von Früchten und Blüten (Aromen) anzutreffen.

Ethanol

(Ethylalkohol, Weingeist), H_3C-CH_2-OH, MG. 46,07. Klare, farblose würzig riechende und brennend schmeckende, leicht entzündliche, hygroskopische Flüssigkeit, verbrennt mit schwach leuchtender Flamme zu Kohlendioxid und Wasser. Mit Wasser, Ether, Chloroform, Benzin und Benzol ist E. in jedem Verhältnis mischbar. Mit Wasser, aber auch einer Reihe weiterer Lösungsmittel, bildet E. → Azeotrope (ein Gemisch aus 95,6 Gew.-% Ethanol und 4,4 Gew.-% Wasser siedet z.B. konstant bei 78,2 °C). E. zeigt die typischen Reaktionen primärer Alkohole wie Dehydratisierung, Dehydrierung, Oxidation und Veresterung.

Ethoxybenzoesäure-Zement

(EBA-Zement), Pulver-Flüssigkeits-System. Zinkoxid-Eugenol-Zement mit Zusatz von Aluminiumoxid (Al_2O_3) zum Pulver und Ethoxybenzoesäure zur Flüssigkeit zwecks Verbesserung der mechanischen Eigenschaften.
Pulver: Zinkoxid (ZnO) 70 %, Aluminiumoxid (Al_2O_3) 20–30 %, sowie Zusätzen von Kolphonium und Copolymeren.
Flüssigkeit: ortho-Ethoxybenzoesäure 62,5 %, Eugenol 37,5 %.
Abbindung und Verarbeitung: siehe Zinkoxid-Eugenol-Zement.
Eigenschaften: Druckfestigkeit: 60 MPa.
Anwendung: Provisorisches/temporäres Füllungsmaterial.
Verträglichkeit: siehe Zinkoxid-Eugenol-Zement.

Ethyl.-

Bez. für die Atomgruppierung $-CH_2-CH_3$ in systematischen Namen.

Ethylen..-.

Bez. für die Atomgruppierung $-CH_2-CH_2-$ in systematischen Namen.

Ethylenglykoldimethacrylat (EDMA)

Bifunktionelles Monomer (Vernetzer), das sehr häufig bei Prothesenkunststoffen oder Kunststoffzähnen als Comonomer eingesetzt wird. (Abb. 104)

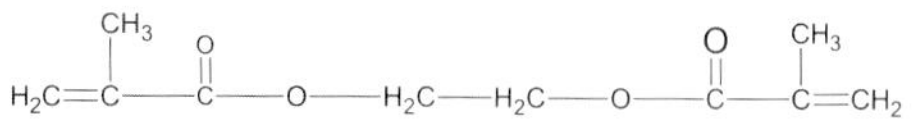

Ethylenglykoldimethacrylat

Abb. 104

Eugenol

Hauptbestandteil des Nelkenöls
Zusammensetzung: 1-Allyl-3-methoxy-4-oxybenzol.
Eigenschaften: schwach gelbe, aromatisch riechende Flüssigkeit. Wirkt antibakteriell und lokalanästhetisch.
Verwendung: Vorzugsweise mit Zinkoxid angerührt; als provisorisches Verschluß- und Befestigungsmaterial aber auch als Abformmasse vorzugsweise zur Schleimhautabformung eingesetzt.

Eugenolfreier Zinkoxidzement

Pulver-Flüssigkeits-System oder Paste-Paste-System (DIN EN 3107). Variante des Zinkoxid-Eugenol-Zementes, bei dem anstelle von Eugenol in der Flüssigkeitskomponente aromatische Öle Verwendung finden.
Pulver/Basispaste: ZnO,
Flüssigkeit/Aktivatorpaste: aromatische Öle.
Abbindung, Eigenschaften, Verarbeitung: siehe Zinkoxid-Eugenol-Zement
Anwendung: provisorischer Befestigungszement.
Verträglichkeit: Eugenolfreie provisorische Befestigungsmaterialien gelten als gut verträglich.

Eutektikum

Typisches Gefüge von Legierungen mit 2 oder mehren Komponenten, von denen mindestens 2 eine Mischungslücke oder völlige Unmischbarkeit im festen Zustand zeigen. → Zustandsdiagramm. Das Gefüge besteht aus einem fei-

nen Gemenge zweier oder mehrerer Kristall-
sorten, meist in lamellarer Anordnung. Dieses
Gemenge schmilzt (u. erstarrt) ähnlich einem
reinen Metall bei einer konstanten Temperatur
(eutektische Temperatur), die immer unter der
Schmelztemperatur des am niedrigsten schmelzenden Vertreters der beteiligten Komponenten
liegt. Nur Schmelzen mit einer bestimmten, der
eutektischen Zusammensetzung, erstarren rein
eutektisch; bei anderen Zusammensetzungen
erstarren zunächst die überschüssige Komponenten (Primärausscheidungen der über die
eutektische Zusammensetzung hinausgehen-
den Legierungsanteile), bis die Schmelze durch
entsprechende Verarmung unter kontinuierlicher Abkühlung bis zur eutektischen Temperatur die eutektische Konzentration erreicht u.
die gleichzeitige Erstarrung aller am E. beteiligten Komponenten bzw. deren eutektischer
Mischkristalle beginnt.
Für zahntechnische Anwendung (Modellmaterialien) wurden eutektische Legierungen
mit niedrigschmelzenden Metallkomponenten
hergestellt. (z.B. Wood-Metall, Zusammensetzung Bi 50; Pb 25; Sn 13; Cd 12 mit dem
Schmelzpunkt von 70 °C, oder Melotte-Metall in
der Zusammensetzung Bi 52; Pb 32; Sn 16
und der Schmelztemperatur 96 °C). Industriell
werden niedrigschmelzende eutektische Legierungen als Spritzmetalle für die Formgebung
von experimentellen Mustern/Vorserien von z.B.
Presswerkzeugen eingesetzt.

Eximerlaser

Abkürzung von exited dimer, Laser mit Edel-
gashalogeniden in angeregtem Zustand als aktives Medium (ArF, KrF, XeCl, XeF), emittiert im
kurzwelligen Bereich

Ex-3-N- Methode

Verfahren zur → Funktionsabformung, das sich
des Abformmaterials Ex-3-N (Wachs-Harz-Kom-
bination) bedient.

Expansion, Expansionskoeffizient, thermische(r)

Mit zunehmender Erwärmung ansteigende Ausdehnung von Festkörpern und Flüssigkeiten. Bei
Erwärmung nimmt die Amplitude der schwin-
genden Moleküle zu, ihr Abstand vergrößert
sich und der Körper bzw. die Flüssigkeit nimmt
einen größeren Raum ein. (→ Wärmeausdehnungskoeffizient).

exogen

Außerhalb (des Organismus) entstehend bzw.
von außen in ihn eindringend. (Gegensatz: endogen).

exotherm

Exotherme Reaktionen laufen unter Freisetzung
von Wärme ab (Gegensatz: endotherm). Beispiele: Erstarren von Schmelzen, Kondensieren
von Dämpfen, Verbrennungsreaktionen, Polymerisationsreaktion.

Expansion

Ausdehnung eines Werkstoffs;
thermische Expansion: durch Wärmezufuhr ver-
gößern sich die Schwingungsamplituden der
Bausteine (Atome) eines Stoffes und bewirken
eine Volumenzunahme (→ Wärmeausdehnungskoeffizient).
Abbindeexpansion: Bei → Gips durch das Kris-
tallwachstum (Halbhydrat > Dihydrat), bei →
Amalgam durch die Diffusion von Hg in das
Legierungspulver und die Ausbildung neuer
intermetallischer Phasen. Merkuroskopische
Expansion: Herauswachsen der Füllung aus der
Kavität und Brüche an den Füllungsrändern bei
„konventionellem" (→ Gamma-2-Phase enthal-
tendem) Amalgam durch → Korrosion von
Gamma-2-Phase (Sn_8Hg); das dabei freiwerdende Hg setzt sich unter Volumenzunahme mit
im Überschuss vorhandener Gamma-0-Phase
(Ag_3Sn) zu Gamma-1-Phase (Ag_3Hg_4) und weiterer Gamma-2-Phase um.
Milieubedingte Expansion: → Quellung.

Fadenmoleküle

→ Makromoleküle

Fällungspolymerisation

Verfahren, bei denen die Monomere zunächst in Lösungsmitteln vorliegen und bei der → Polymerisation als unlösliche → Polymere ausfallen.

Farbbeständigkeit

Beständigkeit der Farbwirkung von Restaurationen über der Zeit. Insbesondere bei Kunststoffen und Kompositen wird durch die Einwirkung von Lösungsmitteln und/oder mechanischer Abrasion oberflächlich die Rauhigkeit erhöht. Hierdurch und mit Einlagerung von Farbstoffen (Rauchen, Tee, Medikamente) kommt es zu Farbveränderungen. Hinzu kommt die Farbalterung durch Lichteinwirkung vornehmlich im kurzwelligen Spektrum. Bei Keramiken können die Aufrauhung, aber auch die Löslichkeit unter dem Einfluss von Säuren langfristig den Farbeindruck verändern, da sich das Verhältnis von Transmission und Reflexion bei einfallendem Licht ändert.

Farbbestimmung

Festlegung der Zahnfarbe in der Füllungstherapie oder für die Herstellung von Ersatzkonstruktionen durch den Behandler. Die korrekte Farbwahl ist eine wesentliche Voraussetzung für die Akzeptanz des Zahnersatzes durch den Patienten. Üblich sind der visuelle Vergleich mit Farbmustern in stilisierter Zahnform aus Keramik oder Kunststoff → Farbring. Die Farbringe sind nicht einheitlich sondern produktabhängig in den Farben und Formen gestaltet und entsprechend kodiert. Da die Farbwirkung von Zähnen stark von den Umfeldbedingungen – Hintergrundfarbe, Spektrum der Lichtquelle – abhängen, sind auch spezielle Leuchten zur vergleichenden Farbbestimmung üblich. Vielfach wurde der Versuch unternommen, industriell übliche Farbmessgeräte zur Bestimmung von Oberflächenfarben unter Modifikationen für die Farbbestimmung von Zähnen einzusetzen. Bislang konnte sich kein System erfolgreich etablieren. Gründe sind die Transparenz/Transluzenz von Zähnen, die Oberflächenmessungen verfälschen

und die vielfältige Farbwirkung an individuellen Zähnen (Schmelz von bläulich transparent bis weiß, Dentin von weiß bis gelblich mit Rottönen, Zahnhals mit starker Färbung gelb/braun). → Farbsysteme (Abb. 105)

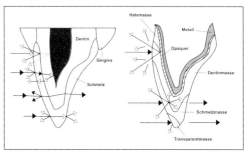

Abb. 105 Lichtbrechung am natürlichen Zahn und an einer Metallkeramikkrone

Farbe

der durch das menschliche Auge vermittelte Sinneseindruck. Die Strahlung im sichtbaren Bereich des Lichts (400 nm–730 nm) zersetzt in den lichtempfindlichen Sinneszellen des Auges, den Zapfen, drei verschiedene Proteine mit spektral unterschiedlichem Absorptionsvermögen (Maximum des roten Pigments 570 nm, des grünen P. 530 nm, des blauen P. 420 nm). Durch die Zersetzungsprodukte werden die Nervenverbindungen mit unterschiedlicher Stärke erregt. Nur in seltenen Fällen entsteht der Farbeindruck direkt aus der → Emission (Flammenfärbung, glühende Körper). Gefärbte Körper erhalten ihre Farbigkeit dadurch, dass sie einen Teil des auf sie fallenden weißen Lichtes absorbieren, worauf der reflektierte Anteil dem Auge als Farbe erscheint. → Metallfarben

Farbring

Stilisierte Musterzähnen eines bestimmten Fabrikates zur Farbbestimmung. Die „Philosphie" der Farbkodierung ist unterschiedlich. Einige Systeme sind stärker verbreitet. z.B.: Vitapan classical (VITA). 4 Farbgruppen A1–A4 (Rötlich braun), B1–B4 (rötlich-gelb), C1–C4 (Grautöne), D2–D4 (rötlich-grau). Innerhalb der Gruppen gibt es eine Helligkeitsabstufung 1–4. Chromascop (IvoclarVivadent). 5 Farbgruppen mit je 4 Farbabstufungen. Jede Farbe ist durch eine dreistellige Nummer gekennzeichnet (z.B. 110, Farbgruppe erste Stelle, Farbintenstät Folgestellen) Üblich sind zusätzliche Aufschlüsselungen der Farbmuster zur Anwendung in der Zahntechnik für Dentin- und Schmelzmassen.

Farbstoffe

Sind in geeigneten Lösungsmitteln lösliche organische Verbindungen, die es in vielen verschiedenen Farben und Qualitäten gibt. Als Lösungsmittel kommen beispielsweise Wasser, organische Lösungsmittel, Säuren, Laugen oder Fette in Betracht. Es gibt bestimmte Farbstoffe für Lebensmittel, Arzneimittel, Kosmetika und andere Gebrauchsgegenstände sowie Industriegüter. Lebensmittel-, Arzneimittel- und Kosmetikfarbstoffe werden im Dentalbereich beispielsweise zum Färben von Phosphorsäure-Ätzmitteln, Mundwässern, Zahncremes etc. eingesetzt.

Farbsysteme

Metrische Farbsysteme sollten Farbton, Farbhelligkeit und Farbsättigung umfassen. Verschiedene Systeme wurden eingeführt. Üblich sind das Farbmaßsystem mit dem xy-Farbdreieck (CIE 1931/xy Normfarbtafel), das CIE-Lab-System sowie das Munsell-Farbsystem. Im XY-System werden mittels Farbmessgeräten mit x und y die Koordinaten des Farbortes im Farbdreieck. Als auch die Sättigung angegeben. Die Helligkeit Y wird zusätzlich in Prozentwerten ausgedrückt. (Angabe Yxy). Im CIE-La*b*-System sind die Basiseigenschaften von Farben dreidimensional in einem Kugelmodell beschrieben. In der Zentralachse der Kugel ist die (farblose) Helligkeit von schwarz (L*=0, unten) bis weiß (L*=100, oben) dargestellt. Die Farbtöne (a*,b*) liegen außerhalb der Zentralachse im Außenmantel der Kugel, wobei die Farbsättigung mit dem Abstand zur Zentralachse zunimmt Kleinste Farb- und Helligkeitsunterschiede lassen sich im L*a*b*-System beschreiben (die Sterne * an den Koeffizienten sind eigentlich unsinnig, aber festgelegt). Das L*a*b*-System wird bei dentalen Farbmesssystemen überwiegend eingesetzt. Das Munsell-Farb-

system kennzeichnet Farben symbolisch mit Farbtafeln/Farbvergleichen. Im Munsell-Farbenrad sind die Grundfarben festgelegt, wobei Farbtafeln Helligkeit und Sättigung der Grundfarbe beschreiben (DIN, RAL-Nummern) (Abb. 106, 107, 108, 109)

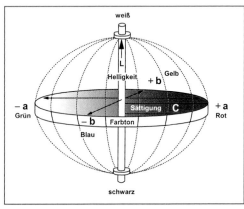

Abb. 106 Farbkugel im CIE-Lab-System

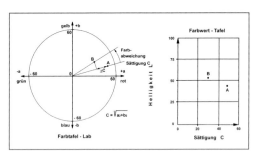

Abb. 107 Horizontalschnitt durch die CIE-Lab-Farbkugel mit Angabe der Farborte zweier Farben und deren Abstand

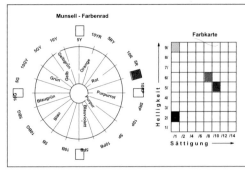

Abb. 108 Darstellung zum Munsell-Farbenrad und Variation der Farbmuster der Grundfarben auf der Farbkarte

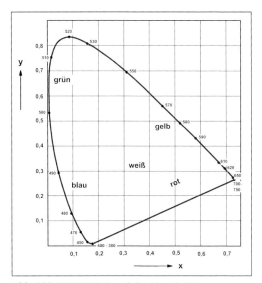

Abb. 109 CIE 1931 XY-Normfarbtafel nach DIN..

schen Federn lässt sich diese Wirkung durch Verwendung hochelastischer Werkstoffe und durch geeignete Gestaltung tatsächlich erhöhen. Die Verwendung ist vielfältig: Arbeitsspeicherung als Uhrwerksfedern, Stoß- und Schwingungsdämpfung, Kraftmessung bei Federwaagen u.a. Federn kommen in der Gestalt von Blattfedern, Tellerfedern, Drehstabfedern, verschieden geformte Schraubenfedern usw. vor. In der Zahntechnik werden sie z.B. als Rückholfedern bei Riegeln oder Spannfedern bei Snaps angewendet.

Faserverstärkung

Einbringen von Fasern in Werkstoffe, insbesondere Kunststoffe, zur Erhöhung der mechanischen Festigkeit (FK = Faserkunststoffe). Werden Gemische von Fasern eingesetzt, spricht man von Hybrid-Verstärkung. Die größte Bedeutung der FK haben die glasfaserverstärkten Kunststoffe (GFK). Andere FK-Kunststoffe sind Mineral-, Metall- oder Kohlenstoff-FK für hochfeste und hochtemperaturbeständige Verbundwerkstoffe. Der wesentliche Vorteil der FK sind ihre sehr guten mechanischen Eigenschaften, so dass sie in bestimmten Fällen Metalle, bei gleichzeitig geringem Gewicht, ersetzen können. (Abb. 110)

Feder

als Fixierung von Formteilen auf Achsen und Wellen, in einer Nut oder einem Federfach gesichert. Passung ist formschlüssig und dienen meist der Übertragung von Drehmomenten, werden technologisch den Passfederverbindungen zugegliedert.

Feder, elastische

verformen sich unter dem Einfluß äußerer Kräfte um die dabei aufgenommene Arbeit durch Rückfederung wieder abzugeben. Bei techni-

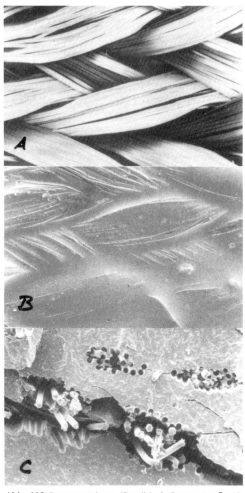

Abb. 110 Faserverstärkung (Details). **A.** Fasermatte; **B.** mit Kunststoff imprägnierte Matte; **C.** strukturschwächende Fasereinlage ohne chemische Bindung zum Kunststoff

Federkennlinien

Bei reibungsfrei arbeitenden → Federn gilt das Hooke'sche Gesetz. Federkraft F und Federweg s sind proportional. Je steiler die Kennlinie verläuft, umso geringer sind bei gleicher Kraft die Federwege, d.h. umso steifer (härter) ist die Feder. (Abb. 111)

Federungsarbeit

Bei Kraftangriff der Kraft F wird der Weg s zurückgelegt und eine Federungsarbeit geleistet. Diese wird im Federdiagramm durch die unter der Federkennlinie liegende Fläche beschrieben. Die lineare Kennlinie weist die theoretische Federungsarbeit aus. Entstehende innere und äußere Reibung führt zum teilweisen Verlust der aufgewendeten Arbeit und zeichnet sich im Diagramm durch Entstehen einer Hysteresekurve aus. Die Mittellinie K zwischen be- und Entlastungslinie entspricht dabei der errechneten Kennlinie. (Abb. 112)

Feinbearbeitung

→ Finieren

Feingehalt

Angabe der Anteile von Edelmetal in Legierungen in 1/1000 Massenteilen

Feingoldprobe

Überprüfung der Brenntemperatur mit einem Goldstreifen aus Feingold (1063 °C)

Feinkornhärtung

Durch die Reduzierung der Korngrenzen im metallischen Gefüge wird die Festigkeit (Dehngrenze) erhöht. Allerdings kommt es bei höheren Temperaturen aufgrund der Korngrenzenflächen pro Volumen zu einer Beschleunigung der Kriechvorgänge

Feinkörnig

Bezeichnung eines Gefüges mit kleinen Körnern

Feinpartikelkeramiken

dentalkeramische Massen mit besonders homogener Verteilung der Glas-, Sinter- und Kristallbestandteile in den gemahlenen Keramikpulvern. Die Leuzitkristalle von ca. 3 Mikrometern sind hoch dispersiv. Hierdurch werden Spannungsrisse in der gebrannten Keramik herabgesetzt. Die Transparanz wird nicht gestört wenn die Partikelgröße unter der Wellenlänge des Lichtes liegt. Feinpartikelkeramik lässt sich gut schleifen und polieren, zeigt eine hinrei-chende Oberflächendichte und verhindert die Plaqueakkumulation.

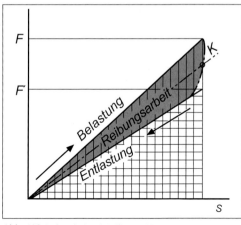

Abb. 112 Federarbeit mit Reibungs-Hysterese

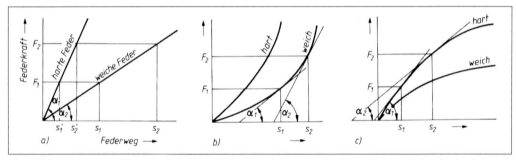

Abb. 111 Kennlinienarten bei Federn: a linear (gerade), b progressiv (ansteigend gekrümmt), degressiv (abfallend gekrümmt)

Feinsilberprobe

homogener Verteilung der Glas-, Sinter- und Kristallbestandteile in den gemahlenen Keramikpulvern, z.B. VITA Omega 900. Die Leuzitkristalle von ca. 3

Feinstteiliges SiO_2 (hochdisperse Kieselsäure, pyrogene Kieselsäure)

Amorphe kugelförmige Partikel von mittleren Korngrößen zwischen 0,005 bis 0,05 µm. Wird durch Verdüsen von Siliciumtetrachlorid zu feinen Tröpfchen, die dann in einer heißen Flamme zu SiO_2 verbrannt werden, hergestellt. Dient als Füllstoff für Komposite und Splitterpolymere. Vor dem Einbringen in die organische Monomermatrix muss der Füllstoff silanisiert werden. → Kieselsäure

Feldspat

Kalium-, Natrium- und Calciumaluminiumsilikate; Rohstoffe für Dentalkeramik; Kalifeldspat: Orthoklas $K_2OxAl_2O_3x6SiO_2$; Kalkfeldspat: Anorthit: $CaOxAl_2O_3x2SiO_2$; Natronfeldspat: Albit $Na_2OxAl_2O_3x6SiO_2$. Feldspat besitzt von allen natürlichen Silikaten die niedrigste Erweichungstemperatur. Er schmilzt bei ca. 1170 °C inkongruent, indem er Leuzit (K_2O x Al_2O_3 x 4 SiO_2) bildet. Erst bei 1540 °C werden auch Leuzitkristalle aufgelöst. In der Schmelze entstehen makromolekulare SiO_2-Ketten, die die physikalischen Eigenschaften der Masse bestimmen. Der Schmelzpunkt sinkt, der Feldspat erhält eine amorphe, glasartige Struktur. Diese Feldspateigenschaften schlagen im Gemisch der keramischen Massen durch. Nach jedem erneuten Schmelz- oder Sintervorgang ändern sich die physikalischen Eigenschaften der Masse. Feldspate sind eine stark verbreitete Gruppe gesteinsbildender Mineralien aus magmatisch metamorph und hydrothermal entstandenen monoklinen und tryklinen Gerüstsilikaten. Sie machen etwa 60 % aller Mineralien aus.

Festigkeit

Grenze der mechanischen Beanspruchung eines Werkstoffs (maximal ertragene Kraft bezogen auf den Ausgangsquerschnitt, Einheit: Pa, N/mm^2, MPa, GPa). Quasistatische Belastung der Zug- (DIN 50145), Druck- (DIN 50106), Biege- (DIN 50110) und Scherfestigkeit für verschiedene Verbindungsarten, z.B. Kleben, Schweißen, Löten. Bei schwingender Belastung wird zwischen Dauerschwing-, Zeitschwing-, Betriebs- und Gestaltungsfestigkeit unterschieden. Die tatsächliche, experimentell ermittelbare Festigkeit weicht in der Regel stark von der sogenannten theoretischen Festigkeit ab.

Festigkeitsstreuung

Bei Metallen und Kunststoffen statistisch charakterisiert durch die Standardabweichung im Sinne einer Gaußschen Normalverteilung. Bei → Keramik charakterisiert durch den → Weibullmodul auf der Grundlage der → Weibullstatistik.

Festkörper

Sammelbez. für alle Stoffe im festen Aggregatzustand (Feststoffe). F. besitzen ein definiertes Volumen und eine definierte Form. Die Bausteine des F., wie Atome, Ionen oder Moleküle, werden durch chem. Bindungen räumlich fixiert und können im allg. lediglich schwingende Bewegungen ausführen (Molwärme: 3 R). Nach Art der Ordnung der Bausteine werden kristalline (mehr oder weniger regelmäßige Anordnung) und amorphe (unregelmäßige Anordnung) F. unterschieden. In idealen F. (Einkristalle) sind die Bausteine völlig regelmäßig angeordnet. Kristalline F. weichen jedoch oft von diesem Idealfall ab und weisen zahlreiche Fehlstellen (Kristallbaufehler) auf, die z.B. für die Entstehung von Farbzentren verantwortlich sind. Während kristalline F. eine Fernordnung aufweisen, ist in den amorphen F. nur eine Nahordnung vorhanden. Sie sind deshalb auch den Flüssigkeiten ähnlich (unterkühlte Flüssigkeiten, Flüssigkeiten mit extrem hoher Viskosität). Kristalline F. besitzen stets einen definierten Schmelzpunkt, amorphe F. erweichen beim Erhitzen und gehen in einem Temperaturbereich von dem festen in den flüssigen Zustand über.

Festkörperlaser

Gruppe aller Laser, bei dem das laseraktive Medium aus einem Festkörper, (Kristall zur Laserlichterzeugung) besteht, z.B. Nd:YAG-, Er:YAG- usw. Laser

Feuchtigkeit

gewöhnlich der Wassergehalt von Stoffen. Der Wassergehalt von Gasen wird als absolute F. (g Wasser/m³ Gas) oder rel. F. (in % ausgedrücktes Verhältnis von absoluter F. und dem bei einer bestimmten Temperatur höchsten Wasserdampfgehalt) angegeben. Die Feuchtigkeitsangabe bei Flüssigkeiten und Feststoffen (chem. gebundenes Wasser wird nicht einbezogen) erfolgt meist durch den absoluten Wassergehalt (Verhältnis von Wassergehalt zu Trockensubstanz), rel. Wassergehalt (Verhältnis von Wassergehalt zu feuchter Substanz) bzw. den absoluten Trockengehalt (Verhältnis von Trockensubstanz zu feuchter Substanz).

Feuervergoldung

Sehr altes Vergoldungsverfahren. Aus Gold (ca. 10 %) und Quecksilber (ca. 90 %) wird bei 300 °C ein flüssiges Goldamalgam → Amalgam hergestellt. Es kristallisiert in heißem Zustand eine intermetallische Verbindung $AuHg_2$ als pastöses Material aus. Die Paste wird auf zu vergoldende metallische Gegenstände (Cu, Ag) aufgestrichen. Bei Erhitzung verdunstet das Quecksilber, das Gold ist auf der Oberfläche fest gebunden.
Achtung! Quecksilber ist hoch toxisch

Filz

(german.) felti = Festgestampftes. Faserige Textilien mit regelloser Anordnung der Fasern. Filzkörper dienen als Träger für nichtgebundene Schleif- und → Poliermittel zur Werkstoffbearbeitung, auch mit → Kunstharz und → Kautschuk getränkter Vlies, der → Korund bzw. → Aluminiumoxyd unterschiedlicher Korngröße bei offener oder halboffener Textur trägt. (Abb. 113)

Finieren

Methode der Oberflächenverbesserung an Metallobjekten zwischen Fräsen (Formgebung) und Oberfächenfinish (Politur) mittels → Finierer. An der Zahnhartsubstanz abschließende

Maßnahme der Präparation bei nichtadhäsiver Restauration.

Finierer

Hartmetallwerkzeug unterschiedlicher rotationssymetrischer Form und Größe mit streng durchgehendem Verlauf der linienförmig oder bogenförmig verlaufenden Schneiden zum Erreichen hoher Oberflächengüte mit lediglich einebnendem Substanzabtrag. Stahlfinierer heute historisch.

FIR

fernes Infrarot

Fissurenversiegelung

Verschluss von Fissuren und Grübchen der Zähne nach professioneller Reinigung und Säure-

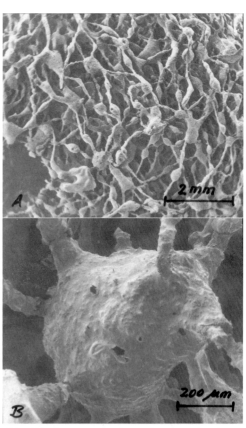

Abb. 113 Filz (Vlies); **A.** Filz mit kunstharzgebundenem Schleifmittel als Bearbeitungsmittel für Kunststoffe (Lisco); **B.** eingehülltes Schleifkorn und sich kreuzende Fäden

konditionierung des Schmelzes (SÄT) mit unge-
fülltem oder geringgradig mit Füllstoff versehe-
nem und daher sehr gut fließfähigem Füllungskunststoff (→ Diacrylat-Komposit) als wirkungsvolle Maßnahme der Kariesprävention; als
erweiterte F. kombiniert mit minimal-invasiver
Füllungstherapie.

Fixationsabformung
→ Sammelabformung

Flammenbeschichtungsverfahren
→ Silicoater

Flammlöten
Als Wärmequelle dient ein gasbetriebener Brenner, dessen Flamme neutral bis leicht reduzieren
eingestellt sein sollte. Als Brenngase dienen Me-
than, Propan, Butan, Äthin, aber auch Wasserstoff in Verbindung mit Druckluft und Sauerstoff. Nach Erwärmung des Werkstücks auf
Arbeitstemperatur wird Flussmittel und Lot platziert.

Fließen
die mit der Verformung einer Flüssigkeit einhergehende Bewegung ihrer Atome bzw. Moleküle
gegeneinander. Während bei Flüssigkeiten beliebig kleine Krafteinwirkungen das Fließen ein-
leiten, ist bei Festkörpern (plastische Verformung) eine Mindestbelastung erforderlich. Das
Fließen wird durch die → Rheologie (Fließ-
kunde) und die → Viskosität (Fließfähigkeit)
von Stoffen beschrieben. (Abb. 114)

Fließgrenze
Bei Metallen die Mindestschubspannung, die
aufgewendet werden muß, damit ein Stoff kaltplastisch fließt → Dehnungs-Spannungs-Dia-
gramm.

Fließtemperatur
Die niedrigste Temperatur, bei der der Verbindungswerkstoff dünnflüssig genug ist, um in
den Lotspalt einzufließen und die Oberfläche
der Metallteile zu benetzen → Lot.

Flow
(Fließen). Plastische Veränderung bei erstarrten
Materialien unter konstanter Belastung. Eine
Reihe von Werkstoffen zeigen unter mecha-
nischer (Druck-)Belastung eine plastisch-elas-
tische Formveränderung mit reversiblem (elas-
tischen) und bleibenden (plastischem) Anteil.
→ Wachs, → Amalgam

Fluor
chem. Symbol F; Nichtmetall, Element der 7.
Hauptgruppe des Periodensystems (Halogene),
Atom-Gew. 18,99; unter Normalbedingungen
ein schwach grünlich-gelbes, stechend riechen-

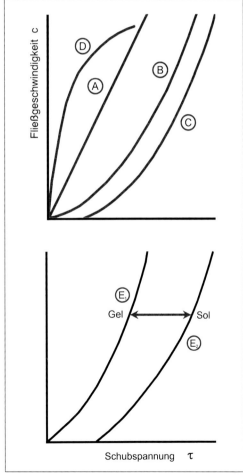

Abb. 114 Fließkurven von **A.** reinviskosen, **B.** strukturviskosen, **C.** plastischen (Strukturviskosität mit Fließgrenze), **D.**
dilatanten und **E.** thixotropen Stoffen.

des, giftiges, stark ätzendes Gas aus F_2-Molekülen. In seinen Verbindungen (Fluoride) ist F stets negativ einwertig. Es ist das elektonegativste Element.

Fluoreszenz

Das Eigenleuchten eines Werkstoffes, wenn er mit elektromagnetischen Wellen angeregt wird. Ein Nachleuchten tritt nicht auf. In keramischen Werkstoffen sorgen Oxide seltener Erden für die Emission eines Lichtes konstanter Wellenlänge, wenn Licht in die Keramik einstrahlt. Im Gegensatz zur Phosphoreszenz spricht man von Fluoreszenz bei den Stoffen, die kein Nachleuchten zeigen, d.h. das Fluoreszenzlicht erlischt gleichzeitig oder ganz kurze Zeit nach der Bestrahlung. Fluoreszenz ist eine Sonderform der Photolumineszenz, bei der das kurzwellige Licht z.T. absorbiert und in Form langwelligen Lichtes wieder abgestrahlt wird. Die Fluoreszenzwirkung ist bei Kunstlicht oder Sonnenlicht unterschiedlich, so dass ein Zahn bei Tageslicht gelblich und bei Kunstlicht rötlich schimmert.

Fluoridabgabe

Bei div. Füllungs- und Befestigungs-Materialen kann es zur Abgabe von Fluoridionen kommen. Die Wirksamkeit ist umstritten. Die Abgabe aus Zahnpasten und Zahnkonditionierern ist dagegen sinnvoll und kariesprotektiv.

Fluoridwirkung auf Titan

→ Titan – Korrosionsverhalten

Fluorsilikone

→ Silikone, bei denen die Methylgruppen durch Fluoralkylgruppen ersetzt sind, z.B. Polymethyltrifluorpropylsilikone; in der ZM als heißvernetzender → weicher Kunststoff bekannt.

Flussmittel

kristalline, flüssige oder pastöse Materialien, die die zu lötenden Oberflächen blank, benetzungsfähig und oxidfrei machen sollen. Flussmittel wirken reduzierend. Chemisch sind es zum Hartlöten hygroskopisch wirkende Borverbindungen und Fluoride. Bei Loten mit Arbeits-

temperaturen von über 1000 °C werden auch nicht hygroskopisch wirkende Borverbindungen, Phosphate und Silikate verwendet. Das Standardflussmittel Borax (Na-Borat) wird in reiner Form nur noch in der Edelmetallanalytik und der Schweißtechnik verwendet. Angeboten werden F. als wässrige Lösungen der Salze oder in Pastenform. In der technischen Anwendung ist darauf zu achten, dass der Arbeitsbereich des Flussmittels auf den des Lotes und auf die Zusammensetzung der zu lötenden Legierung abgestimmt ist, um die Wirkung des Flussmittels zu erreichen.

Achtung! Flussmittel können ätzend/ reizend wirken → Anhang, Gefahrstoffe

Flussmittelrückstände

glasig veränderte Flussmittelrelikte mit reduzierten oder gelösten Oxiden auf der Oberfläche des Zahnersatzes. Sie können weiterführende zahntechnische Verarbeitungsschritte behindern oder zu Misserfolgen führen, wie bei der keramischen Verblendung, Lasern usw., die Korrosionsbeständigkeit wird herabgesetzt.

Flusssäure

Chem. Formel: H_2F_2 (unterhalb 90 °C ist HF assoziiert) dient in Form ihrer 6 bis 10%igen wässerigen Lösung zum Ätzen (Erzeugung mikromechanischer Retentionen) silikatischer Keramiken und Gläser. Hierbei wird das silikatische Gerüst nach folgender Reaktion abgebaut: $3H_2F_2 + SiO_2 \rightarrow H_2SiF_6 + 2H_2O$. Im Zahntechnikbereich werden Präparate mit 4 bis 5%-iger Konzentration in Gelform zur Ätzung verwandt. Flüsssäure ist eine hochgiftige stark ätzende Flüssigkeit, die nur unter besonderen Sicherheitsvorkehrungen anzuwenden ist. Die Verwendung im Munde ist verboten.

Achtung! Der Hautkontakt kann schwerste extrem schmerzhafte Reaktionen auslösen und durch Diffusion in tiefere Gewebeschichten zur Knochenauflösung! führen.

Fokusdurchmesser

Kleinster Strahldurchmesser der Strahlkaustik nach einer fokussierenden Optik

Fokuslage

Position des Strahlfokus entlang der Strahlachse, bezogen auf die Oberfläche der Bearbeitungsstelle. Normallage ist die Fokussierung auf die Werkstückoberfläche, nach DIN 32511 (Abb. 115)

Fokussieroptik

Anordnung von optischen Elementen (Linsen, Spiegeln) zur Bündelung der Laserstrahlung

Folienkrone

Metallkeramikkrone mit dünnwandigem Edelmetallgerüst (Folien). Als Folien-Bleche sind kaltplastisch geformte mehrschichtige Edelmetallfolien üblich. Symmetrisch zur zentralen hochtemperaturfesten Schicht (Pd, Pt) sind zwei identische Schichten einer Goldbasislegierung angeordnet. Diese zeigen einen höheren → WAK als die Zentralschicht. Die äußeren Schichten bestehen aus Feingold und dienen als Lot bei der Umformung der Folien zum kompakten Kronengerüst. Durch die unterschiedlichen Ausdehnungskoeffizienten kommt es bei den Keramikbränden zur inneren Festigkeitssteigerung durch einen „gegenläufigen" Bimetalleffekt der 3 inneren Schichten. Das Gerüst wird aus der Edelmetallfolie nach individuellem Zuschnitt oder aus vorgeformten variablen Folienhalbzeugen (Ceplatec, Ultralite) geeigneter Größe an den Zahnmodellstumpf mit unterschiedlichen Verfahren (Schlagenergie, statischer Pressdruck) mechanisch angeformt. Mit anschließender Erwärmung auf die Schmelztemperatur der äußeren Goldschicht (Flamme, Keramikofen) werden die Falten der Folie zu einem festen Kronengerüst verschweißt. Die Darstellung der Präparationsgrenze erfolgt durch Einkürzen des Gerüstes. Da auf Edelmetallen eine Keramikhaftung nicht möglich ist, erfolgt der Metall-Keramikverbund durch Aufsintern eines Haftbonders → Bonder als Zwischenzonenschicht. Die Verblendung erfolgt mit üblichen Keramikmassen → Dentalkeramik. Gute Passgenauigkeit und ausreichende mechanische Festigkeit Aufgrund fehlender unedler Legierungskomponenten sehr gute Gewebsverträglichkeit. (Abb. 116)

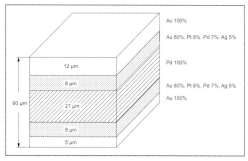

Abb. 116 Aufbau von Edelmetallfolien für die Herstellung von Folienkronen.

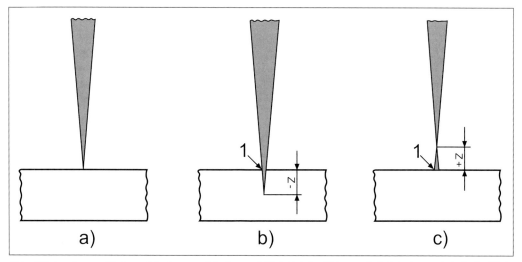

Abb. 115 Angabe verschiedener Fokuslagen: a Fokuslage auf Werkstückoberfläche z = 0, b Fokuslage unterhalb der Werkstückoberfläche (Unterfokus) z = - ... (mm), c Fokuslage oberhalb der Werkstückoberfläche (Überfokus) z = + ... (mm)

Formaldehyd

Methanal $H_2C = O$, CH_2O, Namensgebung aus Ameisensäure, Acidum *formicum*, und *Aldehyd*; farbloses, stechend riechendes Gas; toxisch und vermutlich kanzerogen; u.a. wichtiger Stoff bei der Herstellung von verschiedenartigen Kunststoffen, darunter die für die Zahnmedizin interessanten Melaminharze (als Zusatz zu Typ IV-Gips) und → Polyoxymethylene. Der in der Zahnmedizin am häufigsten verwendete Kunststoff → PMMA gilt heute als formaldehydfrei, verfahrensbedingte Spuren als Rückstände aus der Präpolymerherstellung werden von den Herstellern verneint.

Formbeständigkeit

Bewahren der Gestalt eines Objektes, Verziehen verhindern durch entsprechende Bedingungen; Beispiele: Wachsmodellationen einbetten, Abdrücke werkstoffgerecht lagern; Kunststoffobjekten vor dem Ausbetten genügend Zeit zur → Spannungsrelaxation lassen.

Formänderungsrest, Abformmaterialien

(syn. Verformungsrest) Bleibende Verformung (plastische → Deformation) nach der Verformung einer Abformung.

Fraktografie

Bruchanalyse; ergibt Aufschluss über die Bruchursache und das Bruchverhalten. Besonders effektiv bei spröde brechenden Werkstoffen wie → Keramik. Die Bruchfläche weist im Bereich der bruchauslösenden Fehlstelle den sogenannten → Bruchspiegel auf. Fraktografie läßt sich mit Hilfe der hochauflösenden Rasterelektronenmikroskopie (REM) aber auch lichtoptisch durchführen.

Fräsen

Spanabhebendes Bearbeitungsverfahren mit rotierenden Werkzeugen (→ Fräser); entstehende Oberflächenqualität durch flächenhaftes Schneiden vergleichsweise besser als nach → Schleifen. Voraussetzungen bei Legierungen: ausgewogene Spanbarkeit, z.B. bei → EM-Legierungen Typ IV.

Fräser

Rotationssymetrische Werkzeuge mit durchgehenden oder unterbrochenen (→ Querhieb) linienförmig parallel oder kreuzweise angeordneten Schneiden, die unterschiedliche Anstellwinkel aufweisen; als Hartmetallfräse in der Zahntechnik und als Kavitätenfräser für Zahnhartsubstanzen und fest inkorporierte Werkstoffe in der Mundhöhle. Stahlfräser heute weitestgehend historisch.

Frasaco-Kronen

konfektionierte, dünne Kronenhülsen, die nach marginaler Anpassung mit temporärem → K & B-Kunststoff gefüllt und zu temporären Kronen komplettiert werden.

Fritten

Erhitzen pulverförmiger Stoffe bis zum Schmelzpunkt mit Aufschmelzen der Partikel und Bildung einer ungeformten Struktur (Fritte)

Fügen

Das feste Verbinden von Werkstückteilen durch Kleben, → Schweißen, → Löten, Nieten (Langstiftzähne).

Fügen von Titan

Unter Fügen wird die kraft- und stoffschlüssige Verbindung von Werkstoffen verstanden. Neben mechanischen Fügeverfahren (z.B. Schrauben bei Implantat-Suprakonstruktionen, Attachments) sind für Titanwerkstoffe in der Zahnmedizin das Laserschweißen und das Kleben von Bedeutung. Fügen durch Laserschweißen: siehe → Laserschweißen von Titan.
Fügen durch Kleben: Kleben ist definitionsgemäß das Verbinden gleich- oder verschiedenartiger Stoffe miteinander ohne Veränderung ihres Gefüges. Als Kleber dienen nichtmetallische Stoffe. Die Verbundfestigkeit beruht auf der Adhäsion der Moleküle des Klebers an der Oberfläche des zu verklebenden Materials und der Kohäsion des Klebers.
Klinische Vorteile des Klebens: Vermeiden von thermisch bedingten Spannungen, Fügen direkt im Munde möglich (Umgehung technisch bedingter Fehler).

Voraussetzungen für erfolgreichen Einsatz von Titan-Klebeverbindungen sind: Schaffung mikroretentiver Oberflächenstrukturen durch Korundstrahlen (100–250 µm); Chemische Konditionierung der Titanoberfläche durch silikatische Beschichtung oder Einsatz von organischen Primern (siehe → Titan-Kunststoff-Verbund); Einsatz von Klebekompositen. Hybridkomposite haben den Vorteil höherer Eigenfestigkeit; homogene Mikrofüller-Komposite sind gegenüber Verschleiß weniger empfindlich, haben größere Polymerisationsschrumpfung und höheren WAK-Wert.

Füllgrad
bezeichnet die prozentuale Ausfüllung des Lotspaltes mit Lot.

Füllstoffe
engl. filler, daher (schlecht) eingedeutscht „Füller", z.B. → Makrofüller; → Mikrofüller; anorganische oder organische Stoffe in Partikelform (unterschiedliche Gestalt, Größe, Struktur und chem. Zusammensetzung als Kugeln, Hohlkugeln, Splitter, Bänder, Plättchen oder Fasern), die Werkstoffen, z.B. → Kunststoffen, Abformwerkstoffen, zugesetzt werden, um bestimmte (rheologische, mechanische) Eigenschaften zu optimieren. Die F. können ggf. eine chem. Bindung zur organischen Matrix des Werkstoffs eingehen (z.B. typisches Kennzeichen von → Kompositen: chemischer Verbund zwischen (organischen) Diacrylat-Monomeren und (anorganischen) Füllstoffen durch → Silanisierung der F.). (Abb. 117)

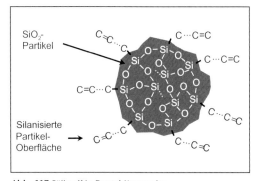

Abb. 117 Füllstoff in Dental-Komposits

Füllstoffe, anorganische
Wesentliche Aufgaben anorgaischer Füllstoffe sind: Erhöhung der Abrasionsstabilität, Erhöhung der Festigkeit, Reduzierung der Wärmedehnung, Erzeugung von Röntgenopazität. Folgende Materialien kommen als Füllstoff zum Einsatz: feinstteiliges SiO_2 (mittlere Korngößen 0,005 bis 0,05 µm), Barium- oder Strontiumaluminiumborosilikatgläser (mittlere Korngrößen ca. 0,7 µm), Zirkondioxid und Quarz (mittlere Korngrößen ca. 0,7 µm), Yttrium- und Ytterbieumfluorid (mittlere Korngrößen ca. 1 µm).

Füllstoffe, organische
Kommen als Perlen oder Splitter vor. Ihre Hauptaufgabe ist es, die Aushärtungsschrumpfung zu reduzieren und/oder die Konsistenz zu steuern. Zur Herstellung dienen die üblichen Monomere, die durch spezielle Polymerisationstechniken zu Perlen oder Splittern verarbeitet werden. Perlpolymer werden durch die sogenannte Suspensionspolymerisation, auch Perlpolymerisation genannt, hergestellt.

Füllungskunststoffe
allg. Bezeichnung für Kunststoffe zu Füllungszwecken, insbes. → Komposite, modifizierte Komposite, wie → Kompomere und → Ormocere, ggf. kunststoffmodifizierte GIZ (Glasionomerzement).

Füllungslack
sog. Zahnlack; Schutzüberzug für milieuempfindliche Füllungs- und Befestigungszemente, z.B. → Glasionomerzemente mit initialer → Löslichkeit und Empfindlichkeit gegen Austrocknung; in gut flüchtigen Lösungsmitteln gelöste Harze, heute meist (ungefüllte) lichtpolymerisierbare → Diacrylat-Monomer-(Gemische).

Füllungsmaterialien
Sammelbez. für plastische, temporär oder permanent eingebrachte Füllungswerkstoffe als → Zemente, Kunststoffe (→ Komposite) oder auf der Basis von Metallen (→ Amalgam). Auch unterschiedliche Keramiken und Legierungen dienen als Werkstoff für Füllungen,

allerdings in definierter Geometrie (→ Inlay, → Onlay).

Funkenerosion

technisches Verfahren zum Abtragen oder zur Formung von Metallwerkstücken mittels der erosiven (abtragenden) Wirkung bei elektrischen Entladungen (Funken) zwischen 2 Elektroden in einem Bad eines Dielektrikums (nicht elektrisch leitend). Mit Schneiddrähten können aus Blechen und räumlichen Körpern komplexe Friguren sehr passgenau herausgetrennt werden. Schneiddraht und Werkstück haben unterschiedliche Polarität (-/+). Die Spannungen liegen allgemein über 20 V, wobei Spannungsimpulse hoher Frequenz verwendet werden. Alternatives Verfahren zur mechanischen Stanztechnik bei Kleinserien. Wird in der Dentaltechnik zur Formung von Halteelementen (z.B. Retentions-Stifte) bei Doppelkronensystemen aus harten und/ oder schwer bearbeitbaren Legierungen (Co-Basis-Legierungen, Ti-Legierungen) eingesetzt.

Funktionelle Gruppen

F. sind Atomgruppierungen in einem Molekül, die zu chemischen Reaktionen befähigt sind (reaktive Gruppen), wie beispielsweise: Methacrylgruppen, Epoxygruppen, Hydroxylgruppen, Carboxylgruppen, Aminogruppen etc.

Funktionsabformung

Verfahren: Einzeitiges oder zweizeitiges Verfahren zur Ausgestaltung des Prothesenrandbereiches bei schleimhautgelagertem Zahnersatz

Eigenschaften: Ziel der Funktionsabformung ist es, das individuelle Relief der in der Funktion angespannten Muskulatur in der Abformmasse darzustellen und so eine muskuläre Stabilisierung des Zahnersatzes zu ermöglichen. So behindert der Rand der fertigen Prothese nicht die sich anspannenden Muskeln, die andernfalls bei ihrer Aktion die Prothese vom Kiefer abheben würden. Gleichzeitig werden Anlageflächen für die Muskulatur geschaffen.

Durchführung: Zur Funktionsabformung des zahnlosen Kiefers stehen mehrere verschiedene Verfahren zur Verfügung. Mundoffen: Der Zahnarzt hält den Abformlöffel während der Abformung in situ.

Mundgeschlossen aktiv: Der Patient selbst führt „Funktions"bewegungen aus, um eine funktionelle Ausgestaltung der Abformmasse zu erreichen (myodynamisch aktiv).

Mundgeschlossen passiv: Der Zahnarzt imitiert lediglich Lippen- und Wangenbewegungen (myodynamisch passiv). Bei einer *myostatischen* Abformung handelt es sich nicht um eine „Funktions"- sondern um eine „Situationsabformung", da lediglich der mit Abformmaterial beschickte Löffel auf dem Kiefer platziert wird. Da das Kennzeichen jedes Muskels aber gerade die Ausbildung eines Muskelbauches während seiner Kontraktion ist, hat die passive Vorgehensweise eine nur unzureichende Ausformung des „Funktionsrandes" zur Folge. Die mundgeschlossene Vorgehensweise erfordert individuelle Löffel mit Aufbisswall, die sich in situ selbst in ihrer Lage halten. Zur Abformung eignen sich besonders → thixotrope oder → strukturviskose Abformmaterialien, da diese in Abhängigkeit von den auf sie einwirkenden Kräften ihre Viskosität verändern. An Stellen, an denen die Abformmasse das Gewebe nicht verdrängt, baut sie sich auf. Bei Überschüssen reichen die funktionellen Bewegungen des Patienten aus, um das Material zum Fließen zu bringen. Wenig hydrophobe Materialien bieten bei der Schleimhautabformung Vorteile, da es bei ihrer Verwendung seltener zu Blasenbildung an der Oberfläche der Abformung kommt.

Funktionsrand

durch funktionelle Bewegungen (→ Funktionsabformung) ausgeformter Rand einer Prothese, der einen unter Funktion ungestörten Sitz bzw. Muskelführung der Prothese gewährleistet (→ Prothesenhalt).

Furrerzange

Hilfsmittel zur Abnahme von → Einzelabformungen. Die Branchen werden in vorgebohrte Löcher am Abformring eingehängt und die

Zange mit Hilfe der Feststellschraube so arre-
tiert, das der Abziehvorgang möglich wird,
ohne eine deformierende Kraft auf den Ring
auszuüben. (Abb. 118)

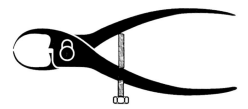

Abb. 118

Gallium

Ga, Ornungszahl 31, Atomgewicht 69,37. Niedrigschmelzendes Metall Ts = 29,75 °C. Dichte 5,91, geringe Härte HB 3, Kristallform rhombisch. Verwendung in Halbleitern, als schmelzpunktabsenkende Komponente bei Pd-Legierungen und in Amalgamersatzwerkstoffen (geringe Mundbeständigkeit).

galvanisches Abtragen

→ Glänzen.

Galvanisches Element

Anode und Kathode, die durch Ionenleitung (elektrolytisch leitend) und durch Elektronenleitung (metallisch) miteinander verbunden sind, bilden ein galvanisches Element (DIN 50 900). Das g. E. besteht somit aus zwei Elektroden (Metallen in einer Elektrolytlösung) mit unterschiedlichen → Elektrodenpotenzialen und der unterschiedlichen Tendenz, Ionen an die Elektrolytlösung abzugeben (unterschiedlicher Lösungsdruck). An beiden Elektroden bildet sich eine elektrochemische Doppelschicht aus, die die Ionenabgabe zunächst verhindert. Werden die Elektroden elektrisch leitend verbunden, so entsteht ein Stromkreis: das (unedlere) Metall mit dem größeren Lösungsdruck gibt ständig Ionen (Kationen) in die Lösung ab (Metallauflösung, Korrosion), während die freigesetzten Elektronen durch den Leiter zum edleren Metall wandern. Die Elektronen ziehen die Kationen aus der Lösung elektrostatisch an und entladen sie an der edleren Elektrode (Metallabscheidung). Die Vorgänge in einem galvanischen Element werden durch die Unterschiede der → Standardpotenziale der beteiligten Metalle bestimmt.

Vorgänge an den Elektroden eines galvanischen Elementes: (Abb. 119)

unedles Metall	edles Metall
hoher Lösungsdruck	niedriger Lösungsdruck
Oxidation	Reduktion
Elektronenabgabe	Elektronenaufnahme
Entstehung von Kationen	Entladung von Kationen
Elektronenüberschuss	Elektronenmangel
Auflösung/Korrosion	*Metallabscheidung*
Minuspol	**Pluspol**

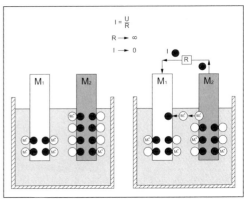

Abb. 119 Schematische Darstellung zur Ausbildung galvanischer Elemente. Links: Ausbildung unterschiedlicher Doppelschichten und Aufladungen von zwei Metallen (M1 edler, M2 unedler), rechts: bei leitender Verbindung Elektronenausgleich und Ionenwanderung → Korrosion.

Galvanisierung

Galvanische Beschichtung von Oberflächen mit metallischen Abscheidungen. Für Zahnersatzkonstruktionen abzulehnen → Vergoldung, → Galvanoplastische Modellherstellung

Galvanoforming

Industrieverfahren zur Herstellung metallischer Gegenstände mittels elektrochemischer Abscheidung in Elektrolytbädern (Kupfer, Silber, Gold). Industriebäder enthalten häufig giftige Zyanidsalze ($KAu(CN)_2$, $KAg(CN)_2$) und sind für medizinische Zwecke ungeeignet.

Anwendung in der Zahntechnik: Herstellung von → Inlays/ → Onlays, Teilkronen, Kronen, Teleskop- und Konuskronen, Brückengerüsten, Prothesenbasen, Schienen und Steggeschieben durch Abscheidung von Gold. Auf der Modelloberfläche (→ Gips) werden alle Bereiche, die später in Galvanogold erscheinen sollen, elektrisch leitend gemacht (Auftrag von Leitsilber). Das zu beschichtende Teil wird in einen Goldelektrolyten (z.B. Ammoniumgoldsulfitkomplex $(NH_4)_3 [Au(SO_3)_2]$) an die Kathode einer äußeren Spannungsquelle angeschlossen. Die positiven Metallionen wandern zu dieser Elektrode, nehmen Elektronen auf (Reduktion) und scheiden sich als Goldatome ab. Abgeschiedene Menge und damit Schichtdicke sind proportional der Stromdichte und Zeit;

Wandstärke der Galvanogoldobjekte ca. 200 µm. Die Härte der abgeschiedenen Golschichten ist mit HV1 = ca. 150 hoch. Durch Glühvorgänge während einer keramischen Verblendung sinkt die Härte und nähert sich der von Feingold (HV1 = 25). Galvanogold (99,9 % Au) ist ausgezeichnet bioverträglich; optimale Passgenauigkeit (geringer Randspalt) der Objekte. 2. Herstellung von Präzisionmodellen durch galvanisches Abscheiden von Ag, Cu oder Ni. (Abb. 120)

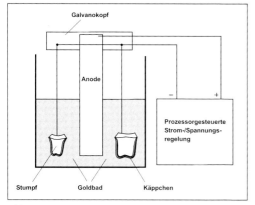

Abb. 120 Schematische Darstellung zum Galvanoforming

Galvanoplastische Modellherstellung

Bei diesem Verfahren wird das Abformnegativ mit einer auf galvanischem Wege aufgebrachten Metallschicht überzogen, bevor es mit einem Modellmaterial verfüllt wird. Als Metalle werden Silber oder Kupfer eingesetzt (früher ebenfalls Zink). Zur Galvanisierung ist es erforderlich, die Oberfläche der Abformung leitend zu machen. Dies erfolgt in der Regel durch aufbringen von Graphit, Silber- oder Kupferpulver bzw. Spray. Zum Ausfällen des Metalls wird die Abformung als Kathode in ein Elektrolytbad eingebracht. Zu Beginn der Galvanisierung muss zur Erzielung einer glatten und dichten Oberfläche eine geringe Stromstärke (dadurch geringe Stromdichte) gewählt werden. Hohe initiale Stromdichten erzeugen ungleichmäßige und rauhe Oberflächen. Die galvanoplastische Modellherstellung kann nur bei solchen Abformmaterialien angewandt werden, die durch das Elektrolytbad nicht in Mitleidenschaft gezogen werden (→ Abformmaterialien).

Gamma-1 (2)-Phase
→ Amalgam

Gaslöslichkeit
führt beim Schweißen zur physikalischen Lösung von Fremdgasen, der Blasenbildung und Versprödung, besonders z.B. bei Titan, CoCr- und AuTi-Legierungen

Gefahrstoffe
gefährliche Stoffe und Zubereitungen nach §3a (Chemikaliengesetz) sowie Stoffe und Zubereitungen. Die sonstige chronisch schädigende Eigenschaften besitzen, Stoffe, Zubereitungen und Erzeugnisse, die explosionsfähig sind, Stoffe, Zubereitungen und Erzeugnisse, aus denen bei der Herstellung oder Verwendung gefährliche oder explosionsfähige Stoffe oder Zubereitungen entstehen oder freigesetzt werden können, und Stoffe, Zubereitungen und Erzeugnisse, die erfahrungsgemäß Krankheitserreger übertragen können. Gefahrstoffe sind durch Symbole entsprechend ihrer Gefährlichkeit gekennzeichnet. → Anhang, S. 322, S. 325

Gefüge
Struktur eines Festkörpers bezüglich Typ, Größe u. Verteilung seiner kristallinen Bestandteile. Bei Metallen ist das G. durch die Gitterform → Elementarzelle sowie die Erstarrungsbedingungen vorgegeben. Mechanische Einflüsse (plastische Verformung) → Textur sowie Wärmebehandlungen (z.B. Homogenisieren, Rekristallisation, Vergüten/Aushärten) Weichglühen) beeinflussen die Gefügestruktur. (Abb. 121)

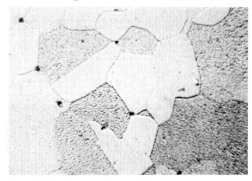

Abb. 121 Gefüge einer Edelmetalllegierung

Gefülltes Adhäsiv

modifiziertes Adhäsiv, das 20–50 % anorganische Füllkörper (SiO_2, Nanopartikel) enthält. Die Zugabe von Füllkörpern bewirkt eine Viskositätssteigerung des Adhäsivmaterials. Beim Verblasen resultiert im Vergleich zu ungefüllten Adhäsiven eine größere Schichtstärke. Dadurch soll die Elastizität in der Verbundzone zwischen Zahnhartsubstanz und Komposit erhöht und ein besseres Randschlussverhalten der Füllung erzielt werden. *Abbindung, Anwendung, Verträglichkeit:* → Adhäsiv.

Gehaltsangaben

Der Gehalt von Metallen in Legierung wird angegeben in: Pt97 Ir2 Rh1. Dem Element folgend werden die Zahlen des Gehaltes in Gewichtsprozent angegeben. Es müssen die ersten drei Elemente in fallender Reihenfolge des Gehaltes angegeben werden.

Gekrätz, Sekundärgewinnung

Edelmetallhaltige Reste bei der Verarbeitung werden der Sekundärgewinnung wieder zugeführt.

Gel

Kolloidales System, in dem Feststoff und Flüssigkeit eine kontinuierliche Phase bilden (→ Sol). Ein Gel ist in der Regel flexibel. → Hydrokolloid stellt ein typisches Gel dar.

Gesamtverarbeitungszeit

Die Zeitspanne, die maximal vergehen darf, gerechnet vom Mischbeginn eines Materials bis zu dem Zeitpunkt, an dem die Masse in situm gebracht sein muss. Nach Ablauf der Gesamtverarbeitungszeit ist die chemische Reaktion im angemischten Material so weit fortgeschritten, dass es beginnt, in einen elastischen oder bereits festen Zustand überzugehen. Wird ein Abformmaterial nach Ablauf seiner Gesamtverarbeitungszeit noch deformiert, so resultiert ein Aufbau endogener → Spannungen, die zu Fehlern in der Abformung führen.

Geschiebe

Verbindungselemente der Teilprothetik mit Parallelpassung. Zur Anwendung kommen neben individuell zahntechnisch gefertigten Konstruktionen überwiegend industriell vorgefertigte Präzisionsgeschiebe unterschiedlicher Konstruktionsformen. Geschiebe bestehen aus Matrize und Patrize, wobei die Matrize in der Regel an der Restbezahnung, die Patrize an der Teilprothese befestigt wird. Intrakoronale Geschiebe sind in die Ankerkronen eingelassen, extrakoronale Geschiebe angehängt. Es gibt frikative und retentive Verankerungen. Die Haftkraft bei frikativen Geschieben wird durch die Übergangspassung (Reibung) von Matrize und Patrize bestimmt. Bei einzelnen Formen kann die Haftkraft durch Gleiteinsätze aus Kunststoff verändert werden. Bei retentiven Geschieben sind einrastende elastische Komponenten vorhanden. (Abb. 122)

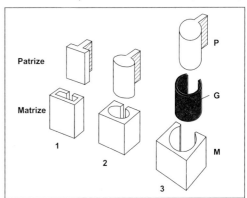

Abb. 122 Geschiebeformen. 1 Kastengeschiebe, 2 Walzengeschiebe, 3 Walzengeschiebe mit auswechselbarem Gleiteinsatz G aus Kunststoff.

Gesichtsprothese

→ Epithese

Gewebeirritation

Reizung des Gewebes durch Störung des physiol. Gleichgewichts in Folge einwirkender → Noxen, die eine Gewebereaktion unterschiedl. Art und Ausprägung auslösen. (Abb. 123)

Gewebekonditioner

weiche Kunststoffe für temporäre Unterfütterung, Langzeitabformung und Konditionierung des Prothesenlagers. G. bestehen aus Perlpolymerpulver höherer → Acrylate, z.B. Polyethylmethacrylat; das in einer Mischung aus Alkohol und

Phtalsäureestern, die als äussere → Weichmacher wirken, in kurzer Zeit ohne chem. Reaktion zu einem standfesten Gel angequollen wird. Das Gel, das auf die vorhandene Prothese aufgetragen wird, reagiert auf Dauerbelastung mit → Fließen (viskoses Verhalten – Abformvorgang) und auf kurze stossweise Belastung mit Rückstellung (elastisches Verhalten – Gewebskonditionierung).

Gewebereaktion

Antwort des Gewebes auf eine → Noxe. Dient dazu die Schädlichkeit bzw. ihre Folgen abzuwehren bzw. zu beseitigen (z.B. bei chemischen Reizen durch Verdünnung, Abtransport, Umwandlung, Abkapselung); unterscheidet sich nach Art (normergische Reaktion nach dem Prinzip der Entzündung; allergische Reaktion; autonomes Gewebswachstum – Tumorgenese; Änderung des Erbgutes – Mutation), Intensität (klinische oder nur subklinische Symptome), Dauer (akut bis chronisch) und Ort (lokal, systemisch) und wird durch die Reaktivität der Gewebe (unterschiedliche Morphologie, z.B. Gefäß- und Nervenversorgung, Physiologie und Biochemie) moduliert. Im günstigsten Fall wird die Noxe ohne Reaktion toleriert. (Abb. 124)

Gewebeverträglichkeit

→ Biokompatibilität

Gewinde

wird beschrieben durch die Größen: Windungssinn (Linksgewinde wird zusätzlich mit einem L gekennzeichnet), Verhältnis von Steigungshöhe P zur Basisbreite b (bei b >1 liegt ein offenes Gewinde vor), bei b = P liegt ein geschlossenes Gewinde vor, Gangzahl n (Mehrgängig sind Gewinde, bei denen mehrere (n) Gewindegänge gleicher Steigung gleichabständig umlaufen.)
Maßbezeichnung: beschrieben werden die Maßbezeichnungen nach DIN 13 (Abb. 125)
Gängigkeit: Gewinde werden nach ihrer Lage des Ganges auf dem Zylinder in offene und geschlossene Gewinde eingeteilt, die wiederum nach der Anzahl der Gewindegänge gleicher Steigung gleichabständig umlaufen (Abb. 126)
Lastverteilung: am Gewinde ist im wesentlichen

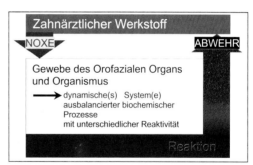

Abb. 123 Regelkreis zur Abwehr eines Reizes in biologischen Systemen.

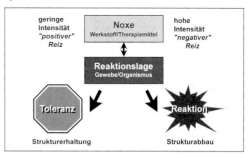

Abb. 124 Art, Intensität und Dauer eines Reizes sowie die Reaktionslage bestimmen über die Gewebereaktion und deren Folgen.

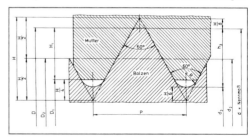

Abb. 125 Maßbezeichnung am Gewinde: D Außendurchmesser des Muttergewindes, d_3 Kerndurchmesser, das ist der Durchmesser des inneren zylindrischen Schaftes, d_2 Flankendurchmesser, er bezeichnet den mittleren Zylinder auf dem in Achsrichtung Gewindegang und -lücke gleich breit sind. Für diesen Durchmesser erfolgt die Angabe des mittleren Steigungswinkels; A_3 Kernquerschnitt, H_1 Tragtiefe, das ist die senkrecht zur Gewindeachse gemessene Breite der Flankenüberdeckung, H Höhe des theoretischen Dreiecksprofils, modifiziert nach 3

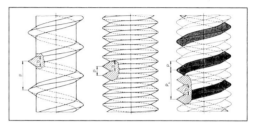

Abb. 126 a Offenes Gewinde (Basis b < Steigung P), b geschlossenes (Basis b = Steigung P), Mehr(3)gängiges Gewinde (Basis b = 1/3 Steigung P_n), nach 3

von der Anzahl der Gänge die mit dem korrespondierenden Gewinde verschraubt sind abhängig (Abb. 127)

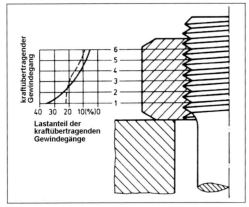

Abb. 127 Lastverteilung im Gewinde für die einzelnen Gänge; bei elastischem Anziehen, d.h. ohne Lastausgleich; bei überelastischem Anziehen, d.h. bei Lastausgleich durch plastische Verformung

Gewindearten

unterschieden werden bei den gebräuchlichen Gewindearten: Befestigungsgewinde (sind immer eingängig), verwendet wird ein metrisches ISO-Spitzgewinde nach DIN 13, es ersetzte 1967 das Whitworth-Spitzgewinde (UK), UST-Gewinde (USA) und das metrische Gewinde (D), Gewinde für Rohre, Fittings und Armaturen (Metrisches und Whitworth-Rohrgewinde), Bewegungsgewinde (Trapez- und Sägengewinde), Sondergewinde

Gewindeform

beschreibt die geometrische Form der Ganges auf dem Zylinder, sie werden eingeteilt in:
a) Flachgewinde – Rechteck,
b) Trapezgewinde – symmetrisches Trapez,
c) Sägengewinde – unsymmetrisches Trapez,
d) Rundgewinde – Kreisbögen,
e) Spitzgewinde – Dreieck (Abb. 128)

Gewindestifte

haben auf der gesamten Länge Gewinde und sind mit einem Schlitz oder Innensechskant versehen. Sie werden hauptsächlich zur Sicherung der Lage von Teilen benutzt. Das Schraubenende kann als einfache Kegelkuppe (a), mit einem Zapfen (b) oder einer Spitze (c) ausgeführt sein. (Abb. 129)

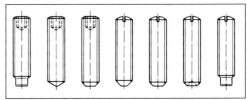

Abb. 129 Gewindestifte: a Gewindestift mit Innensechskant und Zapfen, b mit Spitze, c mit Kegelkuppe, d Gewindestift mit Schlitz und Spitze, e mit Kegelkuppe, f mit Ringschneide, g mit Zapfen

Gießen
→ Dentale Metallgussverfahren

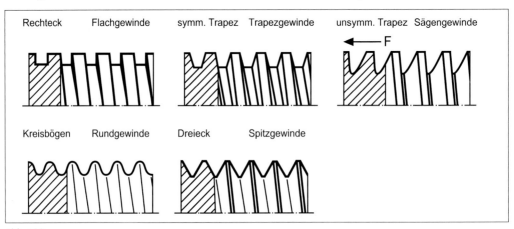

Abb. 128

114

Gießharze

flüssige oder durch mäßige Erwärmung verflüssigte Kunstharze, die in Formen gegossen werden und dort aushärten. Zu den G. gehören die Reaktionsharze wie Epoxid-, Formaldehyd-, Isocyanat-, Methacrylat- und ungesättigte Polyesterharze.

Gießharzverfahren

In der dentalen Technologie ein Verfahren, bei dem dünnfließender Kunststoff bei geschlossener Formgebung in eine Hohlform gegossen und anschließend polymerisiert wird. Das Gipsmodell (leicht konischer Sockel) mit dem aufmodellierten Therapiemittel steht auf dem Boden der Gießküvette; durch die Eingießöffnung des aufgesetzten Oberteils wird → Dubliermasse aus reversiblem → Hydrokolloid oder aus additionsvernetzendem → Silikon gegossen, das sich verfestigt. Das → Modell wird zum Abrühen des Wachses und zum Isolieren aus der Form genommen; das Öffnen der → Küvette und Lösen des Modells wird durch Luftinjektion erleichtert; ein mindestens 5 mm breiter Modellrand gewährleistet die Reposition; Entlüftungskanäle sichern das blasenfreie Ausgießen mit Kunststoff; zusätzlich kann zentrifugiert werden; durch die Bodebnplatte aus Metall soll über bevorzugte Wärmezufuhr die Polymerisation an der Kontaktseite Modell/Kunststoff beginnen (gerichtete Schwindung). Verarbeitet werden kaltpolymerisierende → MMA/PMMA-Kunststoffe, die durch Einstellung des Reaktionssystems und Mischungsverhältnisses ausreichend lange fließfähig sind (evtl. Vorkühlung der monomeren Flüssigkeit bei etwa 6 °C) und in der anschließenden plastisch verformbaren Phase unter Überdruck polymerisiert werden. Kritisch gesehen werden der höhere Gehalt an → Restmonomer gegenüber gestopften → Kaltpolymerisaten und → Heißpolymerisaten, mögliche Stellungsveränderungen der Zähne und Bißabsenkungen durch die Volumenkontraktion bei elastischer Fassung der Zähne. Eine mögliche Rationalisierung entsteht durch den Wegfall von Gipsaus- und Einbettung und die durch Wärmezufuhr beschleunigte Kaltpolymerisation.

Gießkunststoff

→ Gießharze; → Gießharzverfahren

Giftigkeit

→ Toxizität.

Gips, → Abformgips

Chemisch das System $CaSO_4 – H_2O$. Das Calciumsulfat – Wassersystem kann 5 verschiedene Phasen einnehmen, die sich hinsichtlich des Wassergehaltes, der Kristallform sowie physikalischer und chemischer Eigenschaften unterscheiden. Die bedeutendste Phase ist das Kalziumsulfat-Dihydrat ($CaSO_4$ x $2H_2O$). Die Kristallstruktur ist monoklin bei einem schichtartigen Kristallaufbau. Lagen von SO_4-Tetraedern, die mit Ca-Ionen verbunden sind, wechseln mit Kristallwasserlagen ab. Viele kristalline Gipsmodifikationen sind deshalb leicht spaltbar. Bei Temperaturen oberhalb von 40 °C beginnt die Wasserabspaltung des Dihydrates. Es entstehen metastabile Subhydrate mit Wassermolekülanteilen <1. Die stabilste Phase ist das Halbhydrat mit einem statistischen Wasseranteil von etwa 0,5 Molekülen H_2O. Calciumsulfathalbhydrat zeigt, abhängig von den Herstellungsmodalitäten, zwei Erscheinungsformen, α- und β-Halbhydrat mit rhombischer Kristallform, die chemisch identisch sind, sich aber in ihrer Struktur unterscheiden. (Im deutschen Sprachgebrauch werden mit »Gips« sowohl Naturgips, abgebundenes Halbhydrat als auch Halbhydrate bezeichnet. Im Englischen wird unterschieden zwischen gypsum/Naturgips, plaster/β-Halbhydrat), stone/α-Halbhydrat, rehydrated plaster/stone)

Vorkommen: Gips- und Anhydritlager entstanden infolge der vaustrochnung von Meeren als Sedimente unterschiedlicher Struktur (Albastergips, feinkörniges, dichtes weißes Gestein, Gipsglas, farblose, durchsichtige Kristalle, Fasergips, Gipsspat). Bei Prozessen der großchemie sythetisierter Gips → Chemiegips.

Herstellung von Halbhydrat: Die Dehydratationsreaktion entspricht schematisch der Gleichung $CaSO_4$ x $2H_2O$ + Energie → $CaSO_4$ x $\frac{1}{2}H_2O$ + $1\frac{1}{2}H_2O$. Beim sog. trockenem Brennen wird nach der Trocknung der Rohgips auf eine

G

Partikelgröße von <0,2 mm gemahlen und dem eigentlichen Kocher zugeführt, in dem die Dehydration bei Temperaturen zwischen 120 °C und 180 °C erfolgt. Aufgrund des schnellen Wasseraustritts entsteht als Subhydrat ein feinkristallines bis amorphes Pulver mit einer großen Partikelgesamtoberfläche, das rhombische β-Halbhydrat. Im „nassen" Brennverfahren erfolgt die Umwandlung entweder unter Druck im Autoklaven oder drucklos in wäßrigen Säure- oder Salzlösungen (div. Additive z.B. bernsteinsaures Natrium, Kaliumsulfat) bei Temperaturen zwischen 80 °C und 150 °C. Für das Autoklavenverfahren wird Natur- oder Chemiegips grob zerkleinert und mit Wasserdampf bei etwa 130 °C aufgeheizt, bis sich nach 4 Stunden ein Druck von etwa 5 bar (5 x 10^5 Pa) aufbaut. Die Wasserdampfatmosphäre und die längeren Zeiten ermöglichen eine Umkristallisation und Bildung des grobkristallinen rhombischen α-Halbhydrats (Bassanit). Nach Trocknung wird das Halbhydratkristallgemisch gemahlen. Natürliche α-Halbhydrat-Pulver zeigen bei einer eher grobkörnigen Struktur eine kleinere Partikelgesamtoberfläche als β-Halbhydrate.

Abbindevorgang: Mit Einmischen des Subhydrates in Wasser löst sich dieses und bildet eine gesättigte Lösung. Unter Aufnahme von Kristallwasser bildet sich Dihydrat. Da dieses nur etwa 25 % der Löslichkeit von Subhydrat aufweist, kommt es schnell zur Übersättigung. Es bilden sich Kristallisationskeime, die unter Anlagerung weiterer Dihydratmoleküle wachsen. $CaSO_4$ x $\frac{1}{2}H_2O$ + $1\frac{1}{2}H_2O$ → $CaSO_4$ x $2H_2O$ + Energie, (exotherme Rehydratationsreaktion, Temperaturanstieg). Rechnerisch werden für 100 g Sub-(Halb-)hydrat oder Anhydrit III 14,9 bis 18,7 ml H_2O benötigt. Zur Erzielung einer verarbeitungsfähigen Masse muß jedoch mehr Wasser beim Anmischen zugeführt werden, als bei der Kristallisation angelagert wird. Bei zunehmendem Wachstum berühren sich die einzelnen Kristalle, durchdringen einander und bilden ein expandierendes Kristallhaufwerk poröser Struktur, dessen Porenvolumen von der Menge des überschüssigen Anmischwassers bestimmt ist.

Eigenschaften: Werkstücke aus abgebundenem Halbhydrat sind immer kristallin porös. Mit der Auswahl des Halbhydrates (β-, α-Naturgips, α-Chemiegips) und dem Verhältnis Pulver: Anmischwasser sowie die Zugabe von Stellmitteln (Salzen, Harzen) werden die Eigenschaften den Anforderungen des Anwendungsgebietes angepasst. Es interessieren die Expansionswerte, die Volumenkonstanz, die Oberflächenbeschaffenheit, die Härte, Druckfestigkeit und Abrasionsfestigkeit. → Dentalgipse. Der Wärmeausdehnungskoeffizient liegt bis ca. 50 °C bei WAK = 20–25 x $10^{-6}·K^{-1}$ verringert sich dann durch Entwässerung und nimmt oberhalb von 100 °C negative Werte (Kontraktion) an. (Abb. 130, Abb. 131, Abb. 132, Abb. 133, Tab. 8)

Gips, synthetischer

→ Chemiegips.

Gipsisoliermittel

(Trennmittel) → Isoliermittel zur Trennung zweizeitig d.h. nacheinander aufgebrachter Gipse (Modellherstellung, Kunststofftechnik). Anforderungen: geringe Schichtstärke, Verträglichkeit mit Gipsen

Gipskonter

→ Konter

Glanz

experimentell bestimmbare (Glanzgrad, Rauheitsprofil), in der Praxis jedoch nur subjektiv begrenzt einschätzbare Eigenschaft von Therapiemitteln nach deren Oberflächenfinish, in der Regel durch → Politur; Auftragen von Lack bisher nur bei temporären → Kronen- und Brückenkunststoffen über kurze Tragedauer akzeptabel; Glanz durch Auftragen von Fettstoffen, z. B. Silikonöl, maskiert die tatsächliche Oberflächenbeschaffenheit (Rauhigkeiten) und wird dem Ziel der optimierten Oberfläche aus biologischen, materialtechnischen, hygienischen und ästhetischen Ghründen nicht gerecht.

Glanzbad

Elektrolyt zum elektrolytischen → Polieren

Glanzbrand

→ Dentalkeramik, → Abschlussbrand

Glänzen

Elektrochemisches Glätten/Abtragen metallischer Oberflächen. → Polieren. Das G. ist üblich bei Konstruktionen aus harten Legierungen z.B. Gerüsten für partielle Prothesen aus CoCrMo-Legierungen. Das zu glättende Werkstück wird in einen geeigneten, werkstoffspezifischen Elektrolyten (Glanzbad) getaucht als Anode geschaltet.

Glanzgold

Feingemalenes Gold, das Gerüsten aufgebrannt wird, um dunkle Farben abzudecken.

Glanzstrahlen

Durch das Abstrahlen mit sphäroidischen (rundlich geformten) Kunststoffpartikeln wird die abgestrahlte (Metall-)Oberfläche verdichtet und zum Glänzen gebracht. Im Gegensatz zum Abstrahlen kommt es zu keinem Substanzabtrag.

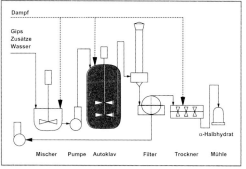

Abb. 130 Schematische Darstellung zur Herstellung von α-Halbhydrat- und Stonegipsen

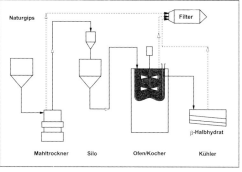

Abb. 131 Schematische Darstellung zur Herstellung von β-Halbhydrat- (Alabaster-) Gipsen

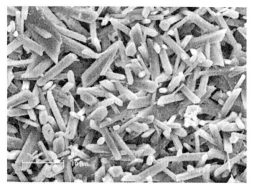

Abb. 132 Oberfläche eines Hartgipses Typ 3

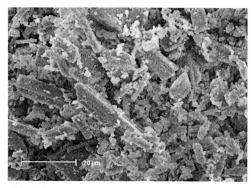

Abb. 133 Halbhydrat-Pulverpartikel eines Hartgipses Typ 3

Kalziumsulfat-Modifikationen	H$_2$O-Gehalt %	Dichte g/ml	Löslichkeit g/100 ml H$_2$O	Herstellung °C	Gittertyp
Gips CaSO$_4$· 2 H$_2$O	20,9	2,31	0,21	–	monoklin
β-Halbhydrat	6,21	2,63	0,88	120–180 (trocken)	rhombisch
α-Halbhydrat	6,21	2,76	0,67	80–180 (naß)	rhombisch
Anhydrit III (löslich)	0	2,48	0,88	> 110 (naß)	rhombisch
Anhydrit II (unlöslich)	0	2,95	0	300–500	rhombisch

Tab. 8 Eigenschaften von Kalziumsulfat-/Gipsmodifikationen

Glas

nichtkristallin erstarrter anorganischer Festkörper; oberhalb der Erweichungstemperatur wird Glas zähplastisch und gewinnt an flüssigen Eigenschaften mit weiter steigender Temperatur; diese Temperatur wird als Glastemperatur bezeichnet. Gläser haben keinen Schmelzpunkt sondern ein Erweichungsintervall mit einer Glastemperatur; anorganische Bestandteile (z.B. SiO_2) bauen ein Netzwerk auf (Netzwerkbildner); Alkali- und Erdalkalioxide aber auch Wasser werden hinzugegeben, um das Netzwerk gezielt zu verändern (Netzwerkwandler); Gläser sind hart, spröde, chemisch sehr korrosionsbeständig. Gläser zeigen eine hohe Durchlässigkeit für Licht. Sie sind i.R. durchsichtig. Als Matrix werden Quarz (SiO_2), und die Oxide des Bors (B_2O_3) und Phosphors (P_2O_5) eingesetzt. In der Zahnheilkunde wird i.R. Quarz eingesetzt. Gläser sind anfällig gegen Zugspannungen und Rissbildungen. Diese können in Gläsern nicht ausheilen.

glasfaserverstärkte Kunststoffe

syn., GFK; Verbundwerkstoffe, die aus Polymeren (Matrix) und als Verstärker wirkenden Glasfasern (Fasern, Garne, Vliese, Gewebe) bestehen. Als polymere Matrix können sowohl → Duroplaste (→ Epoxidharze, ungesättigte Polyesterharze, → Phenolharze) als auch → Thermoplaste (→ Polyamide, → Polycarbonate, → Polyacetale, → Polysulfide, Polypropylene) dienen. Die GFK zeichnen sich gegenüber den nicht verstärkten Matrixpolymeren durch erhöhte Zug-, Biege-, Druckfestigkeit und erhöhte Schlagzähigkeit aus. Die hohen Festigkeitswerte werden nur dann erreicht, wenn ein optimaler Verbund zwischen Glasfasern und org. Matrix gegeben ist (→ Silanisierung der Fasern).

Glasionomerzemente

→ Glas-Polyalkenoat-Zemet

Glaskeramik

Nichtmetallischer, anorganischer Werkstoff mit amorpher Glasmatrix und kristallinen Anteilen. In der Glasmatrix des Pulvers sind hochdisperse Materialien (z.B. Titanoxide, Leuzit) bereits vorhanden oder kristalline Strukturen werden durch gezieltes Zuführen von Wärme gebildet. Kristallanteile verbessern gegenüber Glas (rein amorph) die mechanischen Eigenschaften und den lichtoptischen Eindruck bei Zahnersatzkonstruktionen. Im technischen Bereich werden die Glaskeramiken den Silikatkeramiken (Hauptbestandteil Siliziumoxid, SiO_2) zugeordnet. Die überwiegende Mehrheit der dentalen Glaskeramiken ist in Bezug auf die chemische Zusammensetzung dem sog. Weinsteinpatent von 1962 angelehnt. → Dentalkeramik (Tab. 9)

Oxid	Anteil (Gew.-%)
SiO_2	63,40
Al_2O_3	16,70
K_2O	14,19
Na_2O	3,41
CaO	1,50
MgO	0,80

Tab. 9 Chemische Zusammensetzung einer Glaskeramik nach dem Patent von Weinstein (1962)

Glas-Polyalkenoat-Zement (Glasionomerzement)

Pulver-Flüssigkeits-System (DIN EN 29917/9917-1). *Pulver*: Calcium-Aluminium-Fluoro-Silikatglas, Strontium-Aluminium-Fluoro-Silikatglas, Calcium-Lanthan-Natrium-Aluminium-Fluoro-Silikatglas sowie Polyacrylsäure (gefriergetrocknet) <25 %. Partikelgrösse: 50 µm (Füllungsmaterial) bzw. 20 µm (Befestigungsmaterial). (Abb. 134)

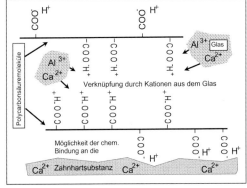

Abb. 134 chemischer Aufbau von Glasionomerzementen

Flüssigkeit: Polyacrylsäure (MM 10.000–30.000) 25 %, Weinsäure 6–11 %, Acrylsäure-Maleinsäure-Copolymere, Acrylsäure-Itakonsäure-Copolymere, Wasser.

Abbindung: Die wässrige Polyacrylsäurelösung reagiert mit dem ionendurchlässigen Calcium-Aluminium-Fluoro-Silikatglas zu einer Hydrogelmatrix, in der die Silikatglaspartikel nach abgeschlossener Zementhärtung über chemische Bindungen fest eingebettet sind. In der ersten Phase der Abbindung werden durch den Säureangriff auf das Silikatglas Ca^{2+}- und Al^{3+}-Ionen herausgelöst. Die im „Zement-Sol" verfügbare Ca^{2+}-Konzentration steigt schneller an als die Al^{3+}-Konzentration und führt innerhalb weniger Minuten zu einer Gelation des Zementes durch Vernetzung der Polyacrylsäuremoleküle über Calciumbrücken. Dieses Ca-Polycarboxylatgel ist empfindlich gegenüber Wasserzutritt und wird erst im Laufe von Stunden durch zusätzliche Einlagerung von Al^{3+}-Ionen in ein stabiles, wasserunlösliches Ca-Al-Polycarboxylatgel überführt. Essentieller Bestandteil des Glas-Polyalkenoat-Zementes ist Wasser. Während der Abbindephase dient Wasser als Reaktionsmedium, nach dem Erhärten stabilisiert es das Zementgefüge durch Hydratation der Matrix.

Eigenschaften: Glas-Polyalkenoat-Zemente haften über physiko-chemische Bindungskräfte (Adhäsion) relativ schwach an der Zahnhartsubstanz (Scherfestigkeit: 2–7 MPa) und setzen Fluorid-Ionen frei. Linearer Thermischer Expansionskoeffizient: 10,2–11,4 µm/K (Füllungszement): 16 µm/K (Befestigungszement), Wärmeleitfähigkeit: 0,6 W/Km, Abbindekontraktion: 3–4 Vol.-%.

Zementtyp	Druckfestigkeit Mpa	Löslichkeit %	Abbindezeit bei 37°C min
Befestigungs-zement	80–160	0,1 – 0,8	4–8
Unterfüllungs-zement	90–170	0,5	4–5
Füllungs-zement	140–230	0,4	5–7
Füllungs-zement (stopfbar)	200–220		3,5–4,5

Verarbeitung: Das vorgegebene Pulver-Flüssigkeits-Verhältnis sollte strikt eingehalten werden,

um optimale Werkstoffeigenschaften zu erzielen (Kapselpräparate). Das manuelle Anmischen erfolgt innerhalb von 30 s durch Zugabe des Pulvers in zwei bis drei Portionen zur Flüssigkeit. Die Verarbeitungszeit beträgt 120–240 s, die Abbindezeit 180–420 s. Frühzeitiger Feuchtigkeitszutritt führt zur Verschlechterung der mechanischen Eigenschaften. Zum Schutz vor initialer Feuchtigkeitskontamination wird die Zementoberfläche mit einem Schutzlack oder Bondingmaterial abgedeckt.

Anwendung: Unterfüllungs- und Aufbaufüllungsmaterial, Füllungsmaterial für Klasse-III- und V-Kavitäten, semipermanentes Füllungsmaterial für Klasse-I- und II-Kavitäten, Füllungen an Milchzähnen, Befestigungsmaterial für Restaurationen und orthodontische Bänder.

Verträglichkeit: Bei dünner Restdentindicke über der Pulpa (in tiefen Kavitäten) können Glasionomerzemente Pulpairritationen verursachen. (Abb. 135, Abb. 136, Abb. 137, Abb. 138, Abb. 139)

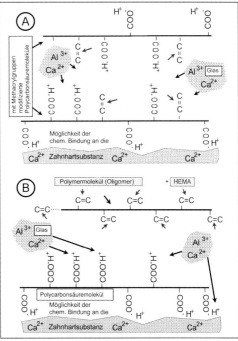

Abb. 135 Zwei Möglichkeiten des chemischen Aufbaus von kunststoffmodifizierten Glasionomerzementen: **A.** Einbau von Methacrylatgruppen in Polycarbonsäuren; **B.** Polycarbonsäure-Monomer-Gemische als Flüssigkeit. Verfestigung in beiden Fällen durch Polymerisation und Zementreaktion.

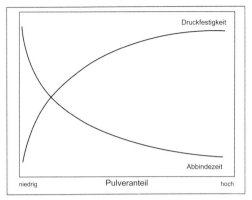

Abb. 136 Einfluss des Verhältnisses von Pulver zu Flüssigkeit auf Abbindezeit und Druckfestigkeit

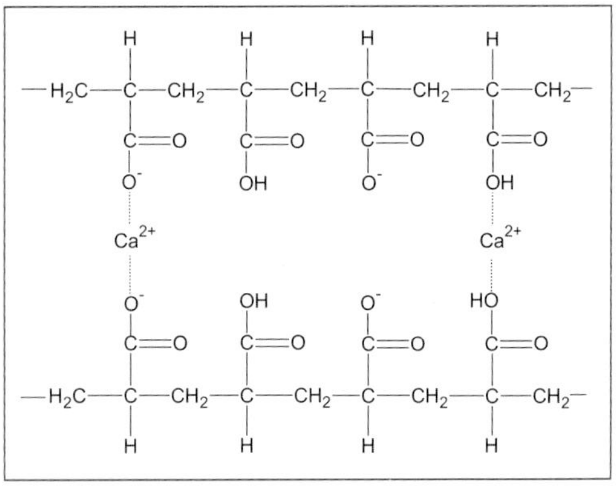

Abb. 138 Ausbildung eines Calcium-Carboxylatgels in der initialen Abbindephase

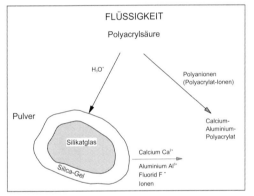

Abb. 137 Abbindereaktion von Glas-Polyalkenoat-Zement

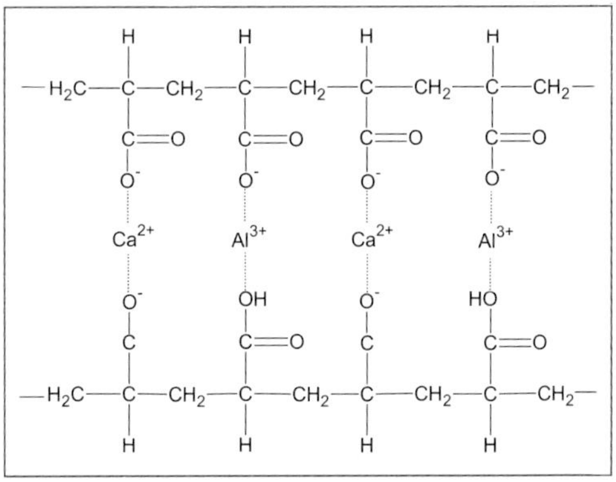

Abb. 139 Erhärtung des Zementes durch Bildung einer Calcium-Aluminium-Polyacrylatmatrix

Glastemperatur

→ Erweichungstemperatur; → Glasübergangsbereich

Glasübergangsbereich

auch Glastemperatur; charakteristischer Temperaturbereich insbesondere bei der Betrachtung von Thermoplasten und Elastomeren (Der G. gibt an, in welchem Temperaturbereich Polymere einsetzbar sind). Oberhalb dieses Temperaturbereiches verhalten sich die Kunststoffe plastisch verformbar bzw. elastisch, unterhalb sind sie dagegen glasartig-spröde → Polymere. Der häufig verwendete Begriff Glasübergangstemperatur ist nicht korrekt, da sich dieser Übergang nicht bei einer exakt definierbaren Temperatur abspielt, sondern sich über einen mehr oder weniger breiten Temperaturbereich er-

streckt. Dieses Verhalten beruht darauf, dass unterhalb des Glasübergangsbereiches die Molekülbewegungen quasi eingefroren sind. Oberhalb dagegen, können einzelne Molekülbereiche, aufgrund der erhöhten Temperatur, leichte Bewegungen ausführen, so dass intermolekulare Wechselwirkungen (Wasserstoffbrückenbindungen, van der Waals-Kräfte) aufgehoben werden und sich die Molekülknäuel auflockern. Der Kunststoff wird dann biegsam, ohne eine Sprödbruch zu zeigen. Verschiedene Thermoplaste und Elastomere haben charakteristische unterschiedliche Glasübergangsbereiche → Viskosität. Mit zunehmender Vernetzung steigt die Temperatur des Glasübergangsbereiches an. Vollständig vernetzte Kunststoffe (→ Duromere) haben keinen Glasübergangsbereich mehr.

Glasur

Durch Wärmebehandlung werden die Oberflächen von Glaskeramik angesintert und die Porositäten verschlossen.

Glasurmassen

→ Dentalkeramik. Niedriger schmelzend als die Verblendmassen der zuvor aufgebrannten Dentalkeramik. Dient zur Glättung und dem oberflächlichen Verschließen der Porositäten und Abdeckung in der „Maltechnik".

Glättungsschweißen

Aufschmelzen von Schweißnahtbereichen mit dem Laserstrahl zum Glätten der Nahtoberfläche

Gleichgewichtspotenzial

→ Elektrodenpotenziale

Gold: chem. Au,

Edelmetall; indogermanisch: das Gelbe und das Glänzende; lateinisch: Aurum; Elektronenkonfiguration: 4f14 5d10 6s1; Dichte: 19,32 g/cm³; Gitter: kubisch; Schmelztemperatur: 1063 °C; erste Funde: prähistorisch; Mittelalter: Goldgewinnung durch Scheidung von Au/Ag durch Amalgamierung (ca. 1000 n.Chr.) und durch Salpetersäure (1450 n.Chr.) sowie Cyanidlaugung um 1800; zwei Raffinationsverfahren: Miller-Prozeß und Wohlwill-Elektrolyse.

Gold-Basislegierung

Für dentale Anwendungen sind nicht aufbrennfähige (sog. Gusslegierungen) → Goldguss-Legierungen und aufbrennfähige Legierungen zu unterscheiden. Für beide Anwendungen sind Legierungen mit hohem Goldanteil (>ca. 65 m%) und verringertem Goldanteil (<60 %) üblich. Für die sog. universelle Anwendung, (sowohl unverblendet als auch mit Sonderkeramiken/niedrigschmelzend verblendet anzuwenden) sind sog. → Universallegierungen üblich. Legierungen mit hohem Edelmetallanteil zeigen eine hohe biologische Verträglichkeit. Goldallergien sind selten. → Metallfarben

Goldknopfzähne → Keramikzähne

Goldguss-Legierungen

(eigentlich missverständliche) Bezeichnung für Goldlegierungen, die nicht, (mit Keramikmassen) bestenfalls mit Kunststoffen (→ Kompositen) verblendet werden. Zusammenstzung in der Regel auf Basis von AuAgCu (Schmucklegierungen); Während Au/Cu und Au/Ag in der Konzentration miteinander mischbar sind, besteht für Ag und Cu eine → Mischungslücke. 65–90 Gew% Au, 0–15 Gew% Silber; 0–18 Gew% Nichtedelmetalle (Cu, Zn, Sn, In); Ir, Rh, Ru bewirken die Ausbildung eines kleineren Kornes durch Kornfeinung; Die Korrosionsbeständigkeit ist bei hohem Edelmetallanteil (>75 m%) sehr gut. Ein stark gestiegener Goldpreis führte ab 1982 zur Reduzierung des Goldanteils auf 50–60 % bei gleichzeitiger Steigerung des Silberanteils auf 20–30 %. Platin wurde durch Palladium ersetzt. Es resultiert ein weiter abgesenktes Schmelzintervall von 850–950 °C. Die mechanischen Werte sind vergleichbar. Eine geringere → Korrosionsbeständigkeit führt insbesondere bei höherem Cu-Gehalt zu Verfärbungen durch Abscheidung von CuO. Es wurden deshalb auch kupferfreie Legierungen entwickelt. Sie werden häufig mit einem Zusatz (KF, NF usw.) gekennzeichnet. Als zusätzliche Elemente sind häufig Indium und Zinn zulegiert oder der Zinkanteil ist stark erhöht. Für Legierungen mit einem EM-Gehalt zwischen 25 % und 75 % gilt DIN EN ISO 8891 (1995) = DIN EN 28891 (1991). (Abb. 140, Abb. 141)

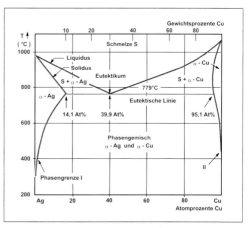

Abb. 140 Zustandsdiagramm des Ag-Cu Zweistoffsystems mit Ausbildung einer Mischungslücke

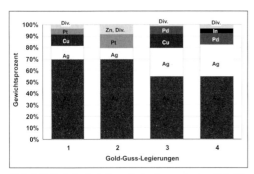

Abb. 141 Typische Verteilung der Legierungsbestandteile für Goldlegierungen der Gusstechnik. 1 klassische hochgoldhaltige AuAgCu-Legierung, 2 kupferfreie Version, 3 goldreduzierte AuAgCu-Legierung, 4 kupferfreie Version

Gold-Aufbrennlegierungen

Legierungen mit höherer Solidustemperatur (> 1100 °C) zur Anpassung an die Sintertemperatur üblicher (hochschmelzender) → Dentalkeramiken (900–1000 °C). Zulegiert sind die höher schmelzenden Platinmetalle insbesondere Platin (Ts = 1769 °C) und Palladium (Ts = 1552 °C), Komponenten zur Verbesserung der Keramikhaftung (In, Sn) und zur Anpassung des → WAK. Üblich sind Pt- und/oder Pd-Anteile zwschen 10 und 20 %. „Klassische" Legierungen haben eine Zusammensetzung (+/- 3 %) Au80Pt10Pd8InSn (Farbe weiß). Die Legierungen sind voll mundbeständig. Bei sog. goldreduzierten Aufbrennlegierungen sind der Platinanteil und ein Teil des Goldes durch das früher billigere Palladium ersetzt. Da der hohe Palladiumanteil (Pd <40 %) das Schmelzintervall auf Werte >1300 °C anhebt, sind zur Absenkung verstärkt Indium oder Zinn sowie Gallium (<8 %) zulegiert (Diskussion der Mundbeständigkeit bei hohem Ga-Anteil). Die Farbe ist grauweiß. Die Palladiumdiskussion und die weiß-graue Farbe bei höheren Palladiumanteilen andererseits haben zur Entwicklung palladiumfreier Aufbrennlegierungen geführt. Der Platinanteil ist entsprechen auf Werte bis 20 % angehoben. Ferner sind Zink <2 % und/oder Indium <2,5 % hinzulegiert. Während Palladium mit Gold lückenlos mischbar ist, zeigt sich für Platin eine Mischungslücke bei Pt-Anteilen >12 % Ferner kann Indium in einer Gold-

Platin-Matrix nur zu geringen Anteilen <1 % stabil eingebunden werden. Diese Legierungen zeigen insbesondere nach dem Keramikbrand eine geringere mechanische Festigkeit als die klassischen Aufbrennlegierungen (Au80Pt10 Pd8) und entsprechen eher Typ 3. Ferner ist die Warmfestigkeit deutlich niedriger. Während der Keramikbrände ist mit einer größeren Deformation des Gerüstes zu rechnen (Abgabe von In- und Zn-Ionen) → Metallfarben. (Abb. 142)

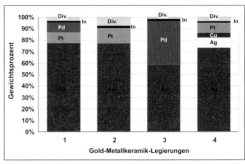

Abb. 142 Typische Verteilung der Legierungsbestandteile für Goldlegierungen der Metallkeramik. 1 klassische hochgoldhaltige AuPtPd-Legierung, 2 palladiumfreie Version, 3 goldreduzierteVersion, 4 multiindikative Legierung für niedrigschmelzende Keramiken

Goldhämmerfüllungen

Syn. → Stopfgold. Stopfgoldfüllungen werden als dirktes Füllungmaterial in die kleine, schmelzbegrenzet Kavität (absolute Trockenlegung) eingebracht. Durch mechanische Energie (maschinelles oder Hand-„Hämmern") kommt es zur Kaltverschweißung des Feingoldfüllungsmaterials. Verwendet werden Feingoldmaterialien unterschiedlicher Konsistenz (Blattgold geringer Dicke, 1,5 µm, teilweise beschichtet), Schwammgold (pulverförmige Präzipitiate) oder Kombinationen von Pulvern und Folien. Die Füllungen sind absolut korrosionsfest und verträglich, aber in der Anwendung sehr zeitaufwändig und in der Indikation eingeschränkt.

Goldlote: → Lote

Goldbasislegierungen zum Löten von Goldlegierungen. Die Solidustemperatur und Liquidustemperatur ist im Vergleich zu den zu verbindenden Legierungen herabgesetzt; basieren auf dem System AuAgZn, enthalten zwischen 60–75 % Gold, Silber, bis zu 15 % Zink und zum Teil hohe Kupferanteile. Weitere Zusätze (Sn, In) dienen der Schmelztemperaturabsenkung.

Graphittiegel
→ Dentale Metallgussverfahren. Tiegel für den Verguß von Dentallegierungen aus Graphit mit Tonanteilen. Der Kohlenstoff schafft beim Erschmelzen der Legierungen eine reduzierende Atmosphäre. Hier durch wird die Oxidation verhindert. Legierungen die Carbide bilden, sind für Graphittiegel ungeeignet, z.B. NEM-Legierungen und Pd-Basislegierungen

Grenzfläche
trennende Fläche zwischen kondensierten Phasen (flüssig-fest, flüssig-flüssig, fest-fest). Ist die eine Phase ein Gas, spricht man meist von Oberfläche. An der G. liegen andere Bedingungen vor als im Innern der Phase. Grenzflächenerscheinungen sind z.B. Adsorption, → Oberflächenspannung und Kapillarität.

Größeneffekt
Bauteilgrößenabhängige → Festigkeit bei → Keramik. Diese Abhängigkeit wird beschrieben durch

$$\frac{\sigma_1}{\sigma_2} = \left[\frac{V_{eff,\,1}}{V_{eff,\,2}}\right]^{\frac{1}{m}} \qquad \frac{\sigma_1}{\sigma_2} = \left[\frac{S_{eff,\,1}}{S_{eff,\,2}}\right]^{\frac{1}{m}}$$

mit $\sigma_{1,2}$ als Bruchspannungen zweier geometrisch ähnlicher Keramikkomponenten verschiedener Größe, $V_{eff,\,1,2}$ ($S_{eff,\,1,2}$) als effektiv auf Zug beanspruchte Volumina (Oberflächen) der beiden Komponenten und m_v (m_s) als Weibullmodul, der die Fehlstellenpopulation im Volumen (an der Oberfläche) der Komponenten beschreibt. Der mathematische Zusammenhang zeigt, dass ein keramisches Bauteil eine umso höhere → Beanspruchung erträgt, je kleiner es ist. Grund: mit abnehmender Bauteilgröße sinkt die Fehlstellenhäufigkeit. (Abb. 143)

Grünkörper
(verschiedene Bezeichnungen, Grünling, Rohling). vorgesinterte/gepresste Materialblöcke

(überwiegend → Zirkondioxid) zur CAD/CAM-Formung in relativ weichem Material und anschliessender Sinterung für Hartkerngerüste in der → Vollkeramik. (Cercon/Degudent, Lava/3M-Espe, YZ Cubes/Vita) Die Sinterungsschrumpfung beträgt bis 30 Vol.%.

Grundmassebrand
Brand mit einer opaken Keramik, um das Durchscheinen des Metallgerüstes zu verhindern. Zusätzlich dient diese Masse häufig als Bonder zur Verbesserung der Hafteigenschaften und Benetzungsfähigkeit der Keramik.

Gummielastizität
→ Elastizität

Gummipolierer
Schleifwerkzeug. In unterschiedlich hartem elastischem Grundmaterial (Gummi, Silikon) als Bindemittel sind je nach Anwendungsbereich abrasive Partikel → Schleifen unterschiedlicher Härte, Form u. Größe eingelagert. Bei der Oberflächenbearbeitung von Werkstücken z.B. aus Dentallegierungen erfolgt neben dem Abtrag durch die Schleifpartikel eine Politur durch das Bindemittel „Gummi" infolge der Wärmewirkung durch Reibung. G werden für alle Dentalmaterialen in verschiedenster Körnung (grob bis ultrafein) angeboten.

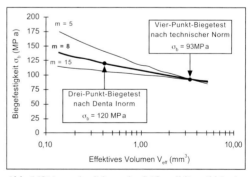

Abb. 143 Veranschaulichung des Größeneffektes. Abhängigkeit der Biegefestigkeit vom effektiv auf Zug beanspruchten Volumen. Vergleich der Biegefestigkeiten, die sich beim Drei- und beim Vier-Punkt-Versuch aufgrund der unterschiedlichen V_{eff}-Werte bei einer typischen Dentalkeramik unter Berücksichtigung des Weibullmoduls jeweils ergeben.

Gussklammer

Klammer bei → Modellgussprothesen. Durch Vermessung der Klammerzähne und individuelle Modellation und Berechnung der Klammerform kann die Retentionskraft zahntechnisch vorgegeben werden. Diese hängt von der Klammerlänge, der Unterschnittstiefe, dem Profil der Klammer und dem E-Modul der Legierung (z.B. Co-Basis Legierungen) ab. (Abb. 144)

Gusslunker

→ Lunker → Dentale Metallgussverfahren

Gusswachse

→ Wachs zur Modellation von Gussobjekten. Forderung: absolut rückstandsfreie Verbrennung (ist trotz Deklaration nicht immer gewährleistet). Abhängig von der Modellationstechnik (Aufwachsen, Fräsen, Schaben) sind unterschiedliche Anforderungen hinsichtlich der Härte bei Zimmertemperatur und der Schmelztemperatur gegeben. Üblich sind Mischungen aus Paraffin, synthetischen Wachsen, ggf. Carnaubawachs zur Festigkeitssteigerung.

Guttapercha:
(provisorisches Füllungsmaterial)

viskoelastisches, natürliches (kautschuk-ähnliches) Polymer.
Zusammensetzung: Trans-1,4-Polyisopren. (Isopren: 2-Methyl-1,3-butadien), Füllstoffe (ZnO, $CaCO_3$), Harze.

Eigenschaften: Guttapercha liegt in zwei Konformationen vor: α-Phase und β-Phase. Wird erhitzte Guttapercha rasch abgekühlt, so entsteht die β-Phase. Bei langsamer Abkühlung bildet sich die α-Phase aus.
Eigenschaften: Bei Erwärmung wird Guttapercha weich und verformbar, bei Temperaturen von über 65 °C wird Guttapercha in den flüssigen Zustand überführt.
Anwendung: Das bei ca. 50 °C plastifizierte Material kann als provisorisches Kavitätenverschlussmittel verwendet werden (geringe mechanische Stabilität), → Wurzelkanalfüllstift .
Verträglichkeit: gute Biokompatibilität.
Achtung!: thermische Reizung der Pulpa bei unkontrollierter Erhitzung möglich.
Anwendung (selten) auch als Abformmaterial.
Zusammensetzung: Hauptbestandteil ist ein Kohlenwasserstoff der allgemeinen Strukturformel (C_5H_8)n, der sich vom Isopren herleitet. Bei der Abdruckguttapercha handelt es sich nicht um reine Guttapercha, vielmehr sind dem Reinprodukt etwa 25 m% Harze und 15 m% Füllstoffe zugesetzt. Eigenschaften: In Wasser unlösliches, kautschukähnliches Harz, das bei Zimmertemperatur eine zähe, lederartige Konsistenz aufweist, bei 48 °C erweicht und bei 110–120 °C schmilzt. Verarbeitung: Die in Platten oder Stangen gelieferte Guttapercha wird über dem Brenner oder im Wasserbad plastifiziert und auf den Löffel aufgetragen. Nach der Entnahme der Abformung aus dem Mund ist eine Kühlung (am besten mit

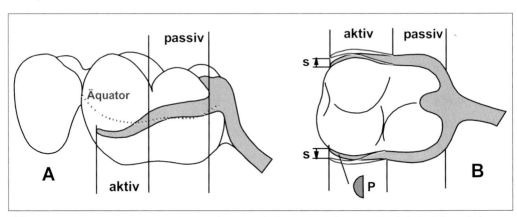

Abb. 144 Beispiel von Gussklammern mit aktiven und passiven Abschnitten der Federarme. Die Haltekraft wird vom Federweg s unterhalb des Äquators bestimmt. P Federprofil

Wasser) erforderlich, um Deformationen zu vermeiden. Zur Darstellung unterschnittener Gebiete ist Guttapercha ungeeignet, da es bei der Entnahme der Abformung aus dem Mund zu einer plastischen Deformation kommt.

Desinfektion: Unproblematisch. Guttapercha kann für kurze Zeit in eine Desinfektionslösung eingelegt werden. Modellherstellung: Da Guttapercha an der Luft austrocknet und brüchig wird, sollte die Abformung möglichst bald ausgegossen werden Als Modellmaterial dient Gips. Verträglichkeit s.o. (Abb. 145)

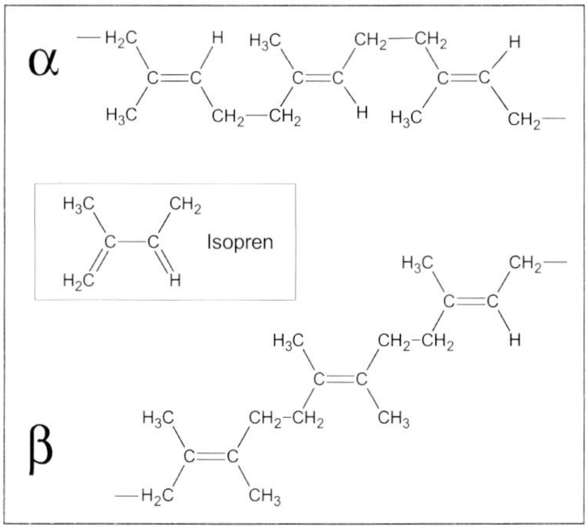

Abb. 145 α- und β-Phase des trans-Isoprens in der Guttapercha

Guttaperchastifte (zur Wurzelfüllung)
→ Wurzelkanalfüllstifte aus Guttapercha

Haarriß

→ Craquelierung

Haftbonder

Sintermetallpulver zur Bildung eines mikromechanischen Verbundes zwischen keramischen
Massen und Gerüstlegierungen in der Metallkeramik → Folienkronen. Üblich sind unterschiedliche Gemische aus niedrigschmelzenden
und hochschmelzenden Komponenten (Gold-
pulver, Goldhalogenide, Goldlegierungen, keramische Komoponenten). Nach Auftrag auf das
Gerüst (teils in pastöser Forn) und Trocknung
entsteht in einem Sinterbrand (z.B. 980 °C, 1–2
Minuten) ein poröses mit dem Gerüstmetall fest
verbundenes Netzwerk, in das die Keramik hin-
einsintern kann (Washbrand). (Abb. 146)

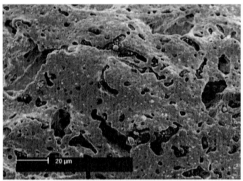

Abb. 146 Struktur eines Haftbonders für die Metallkeramik

Haftfestigkeit

Widerstand, der aufgewendet werden muß, um
zwei Feststoffe zu trennen. Maßeinheit: MPa,
N/cm^2, N/mm^2

Haftlack

→ Adhäsivlack

Haftoxide

Durch den ersten Brand des Metallgerüstes werden die nicht-edelmetallischen Bestandteile an
die Oberfläche der Metallgerüste diffundieren
und zur Oxidation gebracht. Es wird angenommen, daß an diesen Oxiden die Keramik über
Sauerstoffbrücken zwischen Silizium der Keramik und Haftoxidbildner chemisch anhaftet.

Haftoxidbildner: Zinn, Zink, Rhenium, Eisen. →
Metallkeramik

Haftpulver

→ Prothesenhaftmittel

Haftvermittler

Mittel zur Verbesserung der Haftfestigkeit zwischen zwei Werkstoffen (Metall-Metall, Metall-
Kunststoff, Metall-Silikon, Kunststoff-Silikon),
z.B. bei Beschichtungen und Klebungen. H. sind
Verbindungen, die häufig zwei reaktive Gruppen im Molekül besitzen und so über chem.
Reaktionen zwei unterschiedliche Werkstoffe
miteinander verbinden (z.B. → Silan). → Adhäsiv

Halbelement

→ Elektrodenpotenziale

Halbleiterlaser

Laser, dessen aktives Element ein Halbleiter
(Diode, Diodenblock) ist

Halsmassen

Für den Halsbereich intensiver eingefärbte
Keramikmassen; → Dentalkeramik

Haltepunkt

Die Periode einer Aufheiz- oder Abkühlkurve in
der die Temperatur einige Zeit konstant bleibt
oder gehalten wird. Dies ist z.B. bei der exother-
men Phasenumwandlung bei der Abkühlung
von Legierungen oder dem Schmelzen der Legierung beim Aufheizen der Fall, im Brennprogramm kann ein Haltepunkt für eine definierte
Zeit eingegeben werden.

Haltezeit

Zeit im Brennprogramm eines Aufheizprozesses
im Brennofen bei der die Temperatur konstant
gehalten wird.

Hämolysetest

Methode der Biologischen → Werkstoffprüfung
auf zellulärer Ebene mit atypischer Applikation
der Werkstoffe oder ihrer Komponenten; der

Kontakt des Materials mit Erythrozyten vom Menschen oder von Tierspezies kann auf Blutagar-Platten (Blutagar-Diffusionstest: entstehende Hämolysehöfe um Werkstoffproben werden metrisch ausgewertet) oder in Erythrozyten-Suspension (photometrische Auswertung des durch Schädigung der Zellmembran freigesetzten Hämoglobins = Hämolysegrad in % der Negativprobe) herbeigeführt werden. Bewertung der zu prüfenden Werkstoffe in der Regel im Vergleich mit solchen, die in ihrem biologischen Verhalten bekannt sind (relative Hämotoxizität). (Abb. 147)

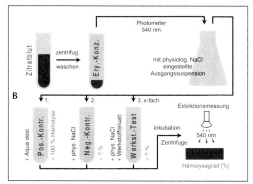

Abb. 147 Prinzip des Hämolysetests mit Erythrozyten-Suspension

Handschweißen

Brennerführung bzw. Werkstückführung bei feststehender Energie- oder Strahlquelle, der Vorschub von Zusatzwerkstoff und die Verrichtung aller Nebentägigkeiten verfolgt von Hand bzw. dem Fuß

Hapten

von (griech.) haptein = anheften; Syn.: „Halbantigen" oder besser „Teilantigen"; einfache, niedermolekulare Substanz, die erst nach Komplettierung durch körpereigenes Eiweiß zu Vollantigen eine → Antigen-Antikörper-Reaktion auslösen kann; typischerweise bei Bestandteilen zahnmedizinischer Werkstoffe, die auf Grund ihres niedrigen Molekulargewichtes vom Immunsystem sonst nicht erkannt und abgewehrt werden können. Auf Legierungsbestandteile (Metallionen) kann das Immunsystem mit der

Bildung von → Antikörpern erst dann reagieren, wenn diese an Proteine gebunden sind.

Härte

Widerstand, den ein → Werkstoff einem eindringenden Körper entgegensetzt. Die Härte beeinflusst u.a. das Abrasionsverhalten. Die Härte wird üblicherweise im Indenterversuch ermittelt, → Mohssche Härte.

Hartlote

sind alle Lote mit einer Liquidustemperatur von über 450 °C. Hartlote in der Zahntechnik sind Au-, Ag-, CoCr-, NiCr- und Speziallote.
Technische Hartlote werden in folgende Gruppen geteilt: Kupferbasislote, silberhaltige Lote (<20 % Massegehalt Silber), Aluminiumbasislote, Nickelbasislote zum Hochtemperaturlöten, Vakuumhartlote

Härtemessung

Es sind eine Reihe von Verfahren zur vergleichenden Bestimmung der Härte von Werkstoffen üblich. Bei festen Materialien wird ein extraharter Prüfkörper (Pyramide, Kugel,) mit definierter Auflast auf die Oberfläche gedrückt und die Fläche des resultierenden plastischen Eindruckes bestimmt. Der Quotient aus Prüflast und der Eindruckoberfläche ist die Härtezahl. In der Praxis wird die Härte inTabellen anhand von Eindruckdurchmesser und Auflast abgelesen. Bei sehr harten Werkstoffen → Keramik eignet sich als Eindringkörper ein Vickers-Diamant (vierseitige Pyramide mit 136° Spitzenwinkel). Die Vickershärte (HV) berechnet sich aus der Eindringkraft und der Diagonalen des Eindruckmusters nach vorausgehender Belastung der polierten Werkstoffoberfläche mit der Vickers-Diamantspitze für 15 Sekunden. Es gilt mit F als Last und d (in Millimetern) als arithmetisches Mittel der beiden Diagonalen des Eindrucks. Der Härtewert nach Vickers wird üblicherweise ohne Einheit (jedoch häufig mit dem Auflastwert) angegeben (z.B. HV10 = 450). Bei der Brinellhärte (HB) werden als Eindringkörpe Stahlkugeln bei unterschiedlichem Durchmesser derart verwendet, dass der Durchmesser des Eindruckes d den Faktor 0,2 bis 0,7 zum Kugeldurchmesser D aufweist. Die Fläche A der Kugelkalotte berechnet sich aus d und D: A = 0,5 · π · D [D - (D² - d²)½]. HB u. HV stimmen bis zu Werten von 300 annähernd überein.

$$HV = \frac{2F \cdot \sin\left(\frac{136}{2}\right)}{d^2}$$

Bei der Härtemessung nach Knoop (HK) wird eine Eindringpyramide mit rautenförmiger Grundfläche verwendet. Bei gummielastischen

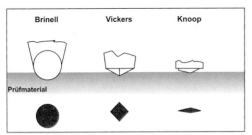

Abb. 148 Eindringkörper und Eindruckform für verschiedene Härteprüfverfahren

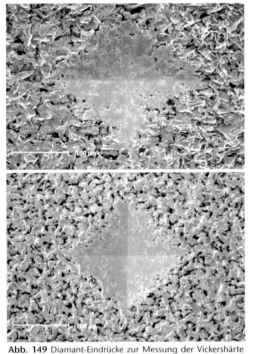

Abb. 149 Diamant-Eindrücke zur Messung der Vickershärte auf Gipsoberflächen (Typ 4) bei unterschiedlichem Wasser-Pulver-Verhältnis. Unten: 20 ml Wasser/100g Pulver, oben 30 ml/100g.

Materialien versagen die o.g. Methoden. Üblich ist die Angabe der Shore-A-Härte HS-A. Diese wird mit einem Prüfgerät ermittelt in dem ein beweglich gelagerter Kegelstumpf beim Aufsetzen auf das Prüfmaterial gegen eine Feder verschoben werden kann. Die Verlagerung des Kegels wird auf einer Skala von 0 (sehr weich) bis 100 (starres Material) angezeigt. (Abb. 148, Abb. 149)

Härte nach MOHS
→ MOHSsche Härte

Hartkernmasse
Keramikmasse für ein Keramikgerüst auf das Verblenkeramik aufgebrannt wird. → Aluminiumoxid → Zirkondioxid, → CAD/CAM

Hartmetall
Metallische Werkstoffe aus Carbiden, Nitriden, Carbonitriden, Boriden und Siliciden von Übergangsmetallen, v.a. Wo, Ti, Ta und einem als Matrix dienenden Hilfsmetall, v.a. Cr (oder CO), die durch Pulvermatallurgie (Pressen oder Sintern) oder Guß zu Werkstücken großer mechan. Festigkeit geformt werden. In der Zahnmedizin als Fräs- oder Bohrkopf auf genormten Stahlschaft rotierender Werkzeuge aufgelötet; große Härte, hitze- und säureresistent; können von Peroxiden angegriffen werden (cave H_2O_2).

Heavybody-Masse
Schwerfließendes Abformmaterial. Abformmaterialien werden nach ISO 4823 in vier verschiedene Typen aufgeteilt: Typ 0 Knetmassen (putty); Typ 1: schwerfließend (heavy body); Typ 2: mittelfließend (medium body); Typ 3: leichtfließend (light body); → Abformmaterialen

Heften
Fixierung der einzelnen Werkstücke bei Schweißbeginn mit einzelnen Laserschweißpunkten

Heißpolymerisat
Durch → Heißpolymerisation entstandenes Polymer, in der Zahnmedizin typischerweise Prothesenkunststoff auf der Basis → MMA/ PMMA

bzw. auf Diacrylat-Komposit-Basis. Gegenüber vergleichbarem → Kaltpolymerisat geringerer Gehalt an → Restmonomer. Bei Kombination mit Injektionsverfahren und → Polymerisation unter Überdruck (z.B. → Ivocap-System) wird optimale Qualität des Kunststoffs erreicht.

Heißpolymerisation
Polymerisation, die durch Einwirkung von Wärme auf geeignete → Initiatorsysteme ausgelöst wird und unter Einfluss von Wärme abläuft. Angewandt bei Prothesenkunststoffen (→ MMA/PMMA-System; → Diacrylatkomposits), früher auch Verblendkunststoffen. Wichtig ist eine werkstoffgerechte Temperaturführung, um die Entstehung von → Strukturfehlern im → Heißpolymerisat, die besonders unter atmosphärischen Bedingungen entstehen können, zu vermeiden. In der Regel als sog. Kurzzeit-Heißpolymerisation unter Überdruckbedingungen durchgeführt (→ Ivocap-System). (Abb. 150)

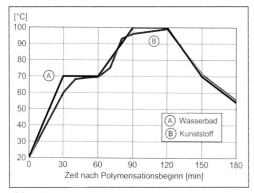

Abb. 150 Temperaturverlauf bei „klassischer" Heißpolymerisation

Heißrisse
Rissbildung beim Abkühlen des Schweißgutes im Temperaturbereich zwischen Liquidus- und Solidustemperatur, die Rissbildung erfolgt interkristallin entlang der Korngrenzen, nur reine Metalle und Eutektika sind praktisch heißrißfrei

HEMA
2-Hydroxyethylmethacrylat (Abb. 151)

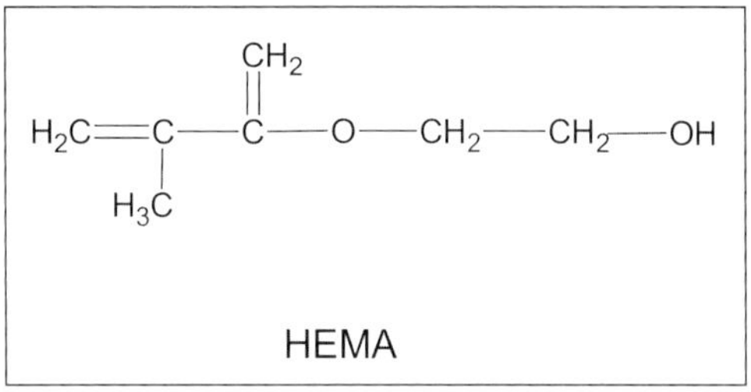

Abb. 151 HEMA (2-Hydroxyethylmethacrylat)

Hemmhof → Lochtest
Auf dem Bakterienrasen einer Kulturplatte sichtbare Zone des verhinderten Keimwachstums, z.B. beim → Agar-Diffusions-Test.

Hemmstoff
→ Inhibitor

HIP
(Hot-isostatic-pressure). → Zirkondioxid. Bez. für eine industrielle Herstellungsmodalität hochverdichteter Zirkondioxidrohlinge, aus denen mit CAD/CAM-Methoden Gerüste für Vollkeramiksysteme ohne eine Nachsinterung hergestellt werden (DCS, Digident). Aufgrund der extremen Festigkeit des Materials sind hohe Schleifzeiten und ein höherer Verbrauch an Schleifinstrumenten als bei Nachsinterung mit → Grünkörpern erforderlich.

Hochedelmetallhaltige Aufbrennlegierung
Gold-Basislegierung mit mehr als 95 Gew% Edelmetall (Au>75, Pt ca. 10, Pd <10 Gew%); Zugabe von Haftoxidbildnern (Sn, Zn, In u.a.) für den Verbund zur Verblenkeramik. Es sind auch palladiumfreie Legierungen auf dem Markt. → Dentallegierungen

Hochedelmetallhaltige Legierungen
Gehalt von mehr als 75 Gewichtsprozent Edelmetall an der Legierung. Dies sind mehr als 50 Atomprozent Edelmetall und die Werkstoffe zeigen Eigenschaften, wie die reinen Edelmetalle. DIN 13 906; 65–90 Gew% Au, 0–15 Gew% Silber; 0–18 Gew% Nichtedelmetalle (Cu, Zn, Sn, In); Ir, Rh, Ru bewirken die Ausbildung eines

kleineren Kornes durch Kornfeinung; → Dentallegierungen

Hochglanzpolitur

abschließende, der Vorpolitur, nach gründlicher Entfernung dazu benutzter Mittel, folgende Stufe des → Polierens mit → Poliermitteln staubfeiner, möglichst einheitlicher Körnung in Pasten oder Suspensionen; die Härte des Hochglanzpoliermittels muss auf den zu polierenden Werkstoff abgestimmt sein.

Hochleistungskeramik

Technischer Sammelbegriff für keramische Werkstoffe mit vergleichsweise hoher → Festigkeit und → Risszähigkeit, welche für hochbeanspruchte Komponenten eingesetzt werden, auch als → Strukturkeramik bezeichnet. Typische technische Hochleistungskeramiken: → Aluminiumoxid, → Zirkonoxid, → Siliziumcarbid und → Siliziumnitrid.

hochmolekular

Sammelbez. für makromolekulare Substanzen (Polymere, Kunststoffe).

Hochmolekulare Verbindungen

→ Kunststoffe

Hochtemperaturlöten

technische Lötungen mit Loten mit einer Liquidustemperatur von über 900 °C als flussmittelfreiem Löten unter Luftabschluß (Vakuum, Schutzgas)

höchsttourig

→ Drehzahl des rotierenden Instruments > 100000 U/min; Bearbeitung von Zahnschmelz mit FG-Instrumenten unter obligatorischer Kühlung (Kühlwassermenge >50 ml/min).

höhere Acrylate

Methacrylsäureethyl-, Butyl-, Propyl- ester sind → Acrylate mit höherem Molekulargewicht und sind durch ihre Doppelbindung polymerisationsfähig; in der ZM als temporärer Kronen- und Brücken-Kunststoff eingesetzt. Nach dem Zubereiten von

Kunststoffteig aus Monomer und Polymerpulver ‚verkittet' das penetrierende und polymerisierende Monomer die Polymerteilchen. (Abb. 152)

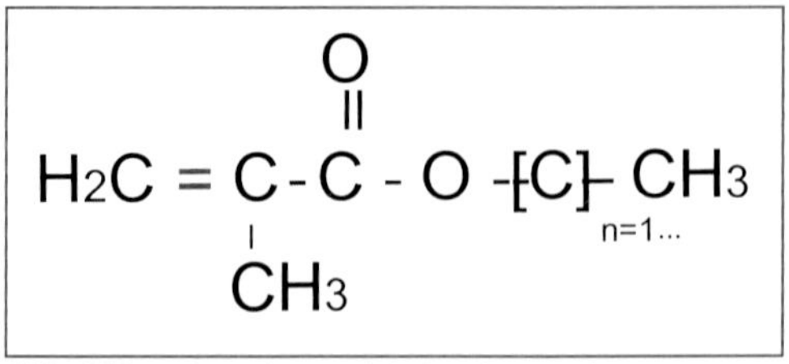

$$H_2C = C - C - O -[C]- CH_3$$

(Methacrylsäureethyl-, butyl-, propyl-.....ester)

Abb. 152 Methacrylsäureethyl-, butyl-, propyl-.....ester

Hohlform

Aus Wachs oder Modellierkunststoff modellierte Therapiemittel werden mit einem Formmaterial (→ Einbettmasse, → Gips, → Dubliermasse) ummantelt, wodurch nach Austreiben des Modellierwerkstoffs eine geschlossene oder mehrteilige H. (mit einem Einflußkanal) entsteht, in die der definitive Werkstoff eingebracht wird (→ Gießen, → Pressen) und sich durch technologisch unterstützten Konsistenzwandel verfestigt, so dass das Formmaterial entfernt werden kann (→ Ausbetten).

Hohllegen

Abdecken bestimmter Bezirke des Modells (z.B. Torus palatinus) mit Zinnfolie definierter Dicke gemäß Tastbefund am Prothesenlager vor der Polymerisation einer Prothese zum Ausgleich unterschiedlicher Resilienz des Prothesenlagers, um ein Schaukeln der Prothese oder mögliche Druckstellen zu vermeiden.

Hookesches Gesetz

→ Elastizitätsmodul

homogener Mischkristall

Legierungsbestandteile können ineinander mischbar sein. Nach der Abkühlung sind die Atome gleichmäßig verteilt. → Legierungen

Homogenisieren

Bei Legierungen das Beseitigen von Konzentrationsunterschieden in Mischkristallen durch mit einer Wärmebehandlung (Glühen) beschleunigte Diffusionsprozesse. Eine Reihe von Dentallegierungen (u. A. Silberbasislegierungen und einige Palladiumlegierungen) zeigen nach dem Guss ein Inhomogenes Gefüge und müssen zur Anhebung der → Korrosionsbeständigkeit homogenisiert werden.

Homopolymerisat
aus einem einheitlichen Monomer aufgebautes Polymer, im Gegensatz zum → Mischpolymerisat

Hybridisierung des Dentins
Infiltration von Kunststoffmonomeren in die demineralisierte, fibrilläre Kollagenmatrix des Dentins und Ausbildung einer Kunststoff imprägnierten Grenzschicht an der Dentinoberfläche nach Polymerisation der Monomere. Die Breite der Hybridschicht an der Dentinoberfläche schwankt in Abhängigkeit vom verwendeten Dentinadhäsiv zwischen 0,5 und 5 µm. Die Hybridisierung der Dentinoberfläche gilt als der wesentliche Schritt, um eine klinisch erfolgreiche Dentinversiegelung und Komposit-Dentinhaftung zu erzielen. Der Verbund zwischen Dentin und Komposit basiert auf der mikromechanischen Verklettung des Kunststoffes in der Dentinoberfläche.

Hybridschicht
Mischzone (Interdiffusionszone) aus demineralisiertem Dentin oder Schmelz und infiltriertem Kunststoff. Die Hybridschicht bildet sich bei der

Applikation eines Adhäsivs auf die mit einem Primer vorbehandelte, konditionierte Dentinoberfläche bzw. bei der Applikation eines Adhäsivs auf die konditionierte Schmelzoberfläche. (Abb. 153)

Hydratation
Anlagerung von Wassermolekülen (polares Molekül) an Ionen, Atome, Moleküle oder Kolloide auf Grund elektrostatischer Anziehung.

hydraulische Leitfähigkeit
das Flüssigkeitsvolumen, das pro Zeiteinheit durch ein bestimmtes Gebiet unter bestimmten Druckverhältnissen transportiert wird (→ Schmierschicht, → Dentin).

Hydrochinon
$C_6H_4(OH)_2$, farblose Nadeln oder Prismen; entsteht bei der Reduktion von Chinon; als Polymerisations-Inhibitor → MMA verwendet.

Hydrodynamik des Dentins
Verschiebung des → Dentinliquors in den Dentinkanälchen präparierten vitalen → Dentins (→ Dentinwunde) durch verschiedenartige Reize, wie okklusale Belanstung, Luftstrom, verdunstende Lösungsmittel, Feuchtigkeitsentzug durch hygroskopische Füllungswerkstoffe, Druck expandierender Füllungswerkstoffe, Abbindewärme chemoplastischer Werkstoffe, Wärme thermoplastischer Werkstoffe; führt zur Streckung oder Stauchung der in den Dentinkanälchen befindlichen Odontoblastenfortsätze; wichtiger Mechanismus der Reizübertragung auf das Pulpagewebe und damit der Sensibilität des Dentins. (Abb. 154)

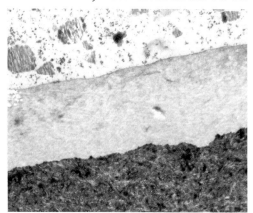

Abb. 153 Verankerung eines Kompositmaterials an der Dentinoberfläche über die Hybridschicht (kunststoffinfiltriertes Kollagenfibrillen-Netzwerk) im transmissionselektronenmikroskopischen Bild (Ultradünnschnitt, Org.-Vergr. 3000-fach)

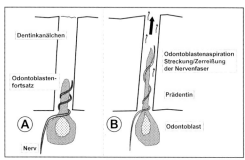

Abb. 154 Hydrodynamik des Dentins und seine Folgen

Hydrokolloid, reversibel

Reversibel-elastisches Abformmaterial

Norm: ISO 1564, ANSI-ADA Spezifikation Nr. 11.

Zusammensetzung: Wässrig kolloidale Lösung (ca. 75 m%) von mit Schwefelsäure veresterter Galaktose (Agar-Agar, ca. 10 m%) mit nur geringem Füllstoffanteil.

Eigenschaften: Reißfestigkeit etwa 15–35 N/cm^2; das Rückstellvermögen der Hydrokolloide ist nicht mit dem der Elastomere vergleichbar, so dass für eine ausreichende Schichtdicke des Abformmaterials im Bereich von Unterschnitten Sorge zu tragen ist.

Verarbeitung: Aufgrund des schlechten Rückstellvermögen muss bei der Auswahl des Abformlöffels besonders auf eine ausreichende Schichtdicke im Bereich von Unterschnitten geachtet werden, damit es bei der Entnahme der Abformung nicht zu deren irreversibler Verformung kommt. Hydrokolloide werden in Tuben (Löffelmaterial) und Stangen (Spritzenmaterial) geliefert. Zu ihrer Verarbeitung sind besondere Wasserbäder erforderlich: Zunächst wird das Material durch Einlegen in kochendes Wasser verflüssigt (Solzustand). Danach kann es im Aufbewahrungsbad bei 63 bis 69 °C bis zur Anwendung gelagert werden. Das dünnflüssige Sol geht bei etwa 37–42 °C wieder in den festen Gelzustand über. Dieser Prozeß ist prinzipiell beliebig oft reversibel; nach 4–5 Zyklen verändert die Masse jedoch ihre mechanischen Eigenschaften und sollte nicht mehr eingesetzt werden. Zur Abformung wird das Löffelmaterial in einen durchflußkühlbaren Löffel gebracht und im Temperierbad auf 45–46 °C abgekühlt, während das Spritzenmaterial direkt aus dem Aufbewahrungsbad verarbeitet wird. Hydrokolloide können aufgrund ihrer hohen Hydrophilie in einer s.g. „Naßtechnik" verarbeitet werden. Dabei wird das abzuformende Gebiet mit einem Netzmittel oder auch nur mit warmen Wasser befeuchtet. Speichel und Blut sind aber gleichwohl fernzuhalten.

Desinfektion: Problematisch, da der Agar bei Einlagerung in ein wässriges Desinfektionsmedium quillt. Die Einwirkzeit darf deshalb nur wenige Minuten betragen.

Modellherstellung: Zur Modellherstellung ist ausschließlich Gips geeignet. Aber: nicht jeder Typ-IV-Gips führt mit jedem Hydrokolloid zu gleichermaßen guten Ergebnissen. Eine Hydrokolloidabformung sollte nach spätestens 10–15 Minuten ausgegossen werden, da sonst die Austrocknung des Gels (Synaerese) zu inakzeptablen Schrumpfeffekten führt.

Verträglichkeit: gut (Abb. 155)

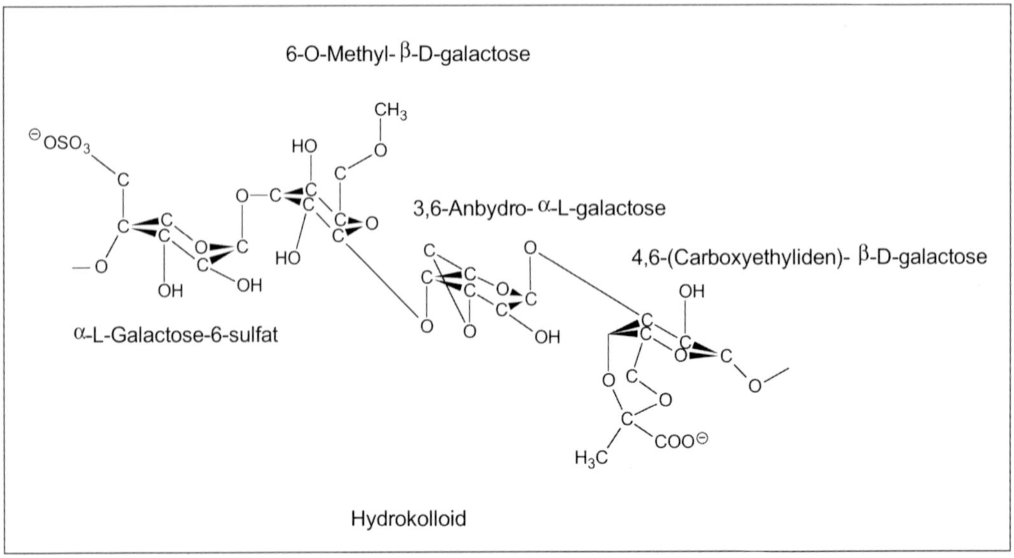

Abb. 155

Hydrokolloid, irreversibel

Bei den sg. irreversiblen Hydrokolloiden handelt es sich werkstoffkundlicher Sicht um → Alginate. Ihre Verarbeitung wie auch ihre mechanischen Eigenschaften entsprechen daher denen von Alginaten.

Hydrokolloidabformung

Verfahren: Einzeitig-zweiphasige Abformtechnik

Durchführung: Zur Durchführung einer Hydrokolloidabformung ist eine spezielle Ausrüstung – bestehend aus dem Conditioner (drei exakt temperierbare Wasserbäder), wasserkühlbaren Löffeln sowie einem Schlauchanschluss an der Behandlungseinheit zur Entnahme des Kühlwassers erforderlich. Zunächst wird das Hydrokolloid im Kochbad des Conditioners durch Aufkochen von der Gel- in die Solphase überführt. Anschließend erfolgt eine mindestens 10 minütige Temperierung der plastifizierten Masse im Aufbewahrungsbad (65–67 °C). In diesem kann das Material für etwa 5 Tage verbleiben. Das Temperierbad (ca. 45 °C) dient der Abkühlung des Löffelmaterials unmittelbar vor der Abformung. Das Spritzenmaterial wird bei der Abformung direkt dem Aufbewahrungsbad entnommen. Da bereits geringe Temperaturabweichungen die Viskosität und Verarbeitungseigenschaften des Hydrokolloids erheblich beeinträchtigen, ist eine exakte Temperaturkontrolle erforderlich. Vor der Abformung muss der Abformlöffel insbesondere im Oberkiefer mit → Abdämmleisten versehen werden, damit die Masse nicht in den Rachenraum hineinläuft.

Eigenschaften: Der Nachteil des Verfahrens gegenüber vergleichbaren Techniken mit Elastomeren liegt in dem verhältnismäßig hohen apparativen Aufwand. Als Vorteile des Verfahrens werden die einfache Handhabung, die niedrigen Materialkosten und die stets gleiche Materialkonsistenz angesehen. Eine wesentliche Einschränkung besteht in der Schwierigkeit, infragingivale Bezirke exakt abzuformen.

Bevorzugte Anwendungsbereiche: Abformungen, die eine hohe Präzision verlangen, und insbesondere supragingival gelegene Präparationsgrenzen aufweisen (Inlaykavitäten); aber auch Kronen und Brücken. Zur Gewinnung von Modellen für partiellen herausnehmbaren Zahnersatz sind Hydrokolloide zwar prinzipiell geeignet, die Darstellung größerer unbezahnter Areale ist aber – wegen der geringen Viskosität des Sols – vor allem im Unterkiefer manchmal problematisch.

Hydrolyse

chemische Reaktion, bei der eine Verbindung durch Einwirkung von Wasser gespalten wird.

A-B + H-OH → A-H + B-OH

Die Hydrolyse ist ein wesentlicher Versagensgrund für den adhäsiven Metall-Kunststoffverbund unter Mundbedingungen (feuchtes Milieu) → Metall-Kunststoffverbund (Abb. 156)

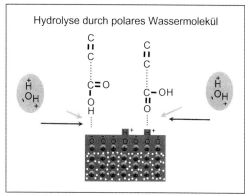

Abb. 156 Hydrolyse von Wasserstoffbrücken-Bindungen

Hydrophil

wasserfreundlich, durch polare Atomgruppen (-OH, -COOH, -NH$_2$) bedingt, aus den griechischen Begriffen für hydor = Wasser und philos = Freund zusammengesetzt. Mit dem Begriff hydrophil wird die Tendenz eines Stoffes oder einer Substanz bezeichnet, eine Affinität zu Wasser zu besitzen, Feuchtigkeit zu absorbieren und durch Wasser leicht benetzbar → Benetzung, zu sein. Beispiele sind hygroskopische Verbindungen, Salze, Tenside (= grenzflächenaktive Stoffe), Celluloseether, Polyvinylalkohol. Hydrophile Gruppen in Molekülen sind insbesondere die Hydroxyl- und Carboxylgruppen. Das Gegenteil ist → hydrophob. Anstelle des Begriffes hydrophil wird sehr selten auch noch die Bezeichnung lipophob = fettabstoßend verwendet, die aber das gleiche Phänomen bezeichnet.

Hydrophob

wasserabweisend, durch unpolare Atomgruppen (z.B. $-CH_3$, $-C_2H_5$, CF_3) bedingt, aus dem Griechischen hydor = Wasser und phobeo = abstoßend abgeleiteter Begriff, der die Tendenz eines Stoffes oder einer Substanz bezeichnet, keine Affinität zu Wasser zu haben, d.h. sich darin nicht zu lösen und von Wasser auch nicht benetzt zu werden. So sind z.B. Pigmente und Füllstoffe hydrophob. Erst durch Zugabe grenzflächenaktiver Stoffe (= Tenside) kann erreicht werden, dass hydrophobe Substanzen in wässrige Systeme dauerhaft stabil eingearbeitet werden können. Hydrophob sind auch Kohlenwasserstoffe, Fettsäuren, Paraffin, Wachse, Polyethylen, Silikone u.a. Anstatt hydrophob wird manchmal auch noch die Bezeichnung lipophil vom griechischen lipos = Fett und philos = Freund verwendet, was eine Affinität zu (dem wasserabstoßenden) Fett bedeutet.

hydropneumatische Polymerisation

Überdruckpolymerisation, bei der Pressluft das druckerzeugende Medium und eine Flüssigkeit das druckübertragende Medium auf den zu polymerisierenden Kunststoff ist (→ Druckpolymerisation).

Hydrothermale Keramik

→ hydrothermales Glas

Hydrothermales Glas

Als Netzwerkwandler kann Wasser in Gläser eingebaut werden. Durch atomare Bindung kann das Wassermolekül als einwertiger Netzwerkwandler dienen. Durch die bipolare Struktur des Wassermoleküls kann Wasser aber auch mehrwertige Netzwerkwandlereigenschaften annehmen, die im wesentlichen auf van der Waal'sche Kräfte zurückgeführt werden. Hydrothermales Glas kann als Matrix für → Dentalkeramik eingesetzt werden. Das Einbringen von Wasser geschieht im Herstellungsprozeß der Fritte. Die Glastemperaturen sind niedriger als bei einfachen Silikatgläsern. Die Korrosionsbeständigkeit und die Festigkeiten im wässrigen Milieu sind höher. Anwendung in niedrigschmelzenden Aufbrennkeramiken. → Glas

Hydroxyethylmethacrylat

→ HEMA; hydrophiles Acrylatmonomer, z.B. in → Dentinadhäsiv-Systemen und kunststoffmodifizierten GIZ. (Abb. 157)

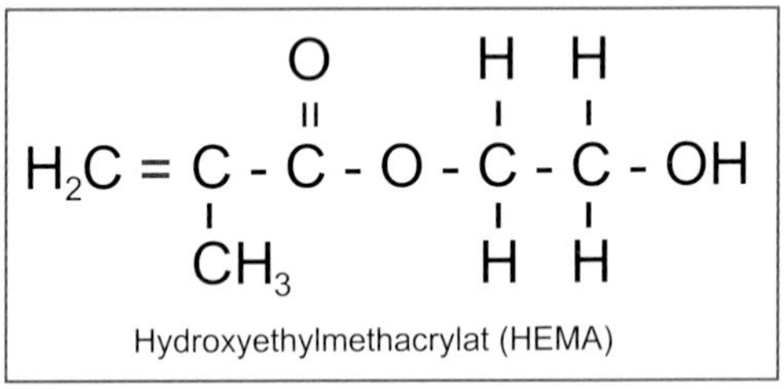

$$H_2C = C - C - O - C - C - OH$$

Hydroxyethylmethacrylat (HEMA)

Abb. 157 Hydroxyethylmethacrylat

Hygrophor

Abgeschlossener Behälter, in dem eine wasserdampfgesättigte Umgebung vorliegt. In einem Hygrophor (behelfsmäßig auch geschlossene mit feuchtem Fliess ausgelegte Plastikbox, notfalls Abdeckung durch ein feuchtes Tuch, z.B. Fließpapier) können vom Austrocknen bedrohte Werkstoffe und –stücke (→ Alginat) vor Austrocknung geschützt werden.

Hyposalivation

→ Xerostomie

Hysterese

(griech.) hysteron = hinterher, später. Metastabile Zustände, in der eine Wirkung hinter der sie verursachenden veränderlichen Kraft zurückbleibt (Formänderung bei Kunststoffen, Temperaturdifferenz zwischen Sol- und Gelbildung).

iatrogen

iatros (griech.) = Arzt, genesis (lat.) = Entstehung; durch den Arzt hervorgerufen.

Ilmenit

„Titaneisenerz", $FeTiO_3$. Schwarzes bis stahlgraues Mineral; Kristallform trigonal; enthält bis zu 53 % TiO_2. Wichtigste Vorkommen in Ilmenitsanden: Südafrika (10–48 % TiO_2), Australien (bis 54 % TiO_2), Indien und Sri Lanka (bis 80 % TiO_2); in Titanmagnetiden und -hämatiden: Kanada, USA, Norwegen, Finnland. Ausgangsmaterial für TiO_2-Pigmente (weiss) und metallurgische → Titangewinnung.

Immediatprothese

→ Sofortprothese

Immersionstest

Statischer Einlagerungstest. Gehört zu den chemischen → Korrosionsuntersuchungen. Ist ein Dauertauchversuch, der in internationalen und nationalen Normen zur Bewertung des Korrosionsverhaltens metallischer Dentalmaterialien vorgeschrieben bzw. empfohlen wird. Beispiele: DIN EN ISO 10 271: „Dentale metallische Werkstoffe – Korrosionsprüfverfahren"; DIN 13 912: „Dental-Gusslegierungen; Basis Nickel, Cobalt, Eisen".
Als Korrosionsmedium dient eine wässrige Lösung aus 0,1 mol/l Milchsäure und 0,1 mol/l Natriumchlorid. Je drei Proben (32 mm x 10 mm x 1,5 mm) werden in der Lösung (1,3 ml Lösung je 1 cm^2 Probenoberfläche) bei 37 °C über 7 Tage gelagert. Danach erfolgt eine qualitative und quantitative mikroanalytische Untersuchung des Korrosionsmediums. Die Masseänderungen werden für jedes Legierungselement in μg/cm^2 angegeben. Einige Normen (z.B. für Nickel-, Kobalt- und Eisenbasislegierungen) fordern, dass die Summe der freigesetzten mittleren Gesamtionenmenge 0,1 mg/cm^2 nicht überschreiten darf.
Der Immersionstest ist in der beschriebenen Form nicht geeignet, die → elektrochemische Korrosion im Mundmilieu zu simulieren (fehlende Ausbildung von Konzentrations-/→ Belüftungselementen; keine Beeinflussung der Korrosion durch mikrobiologische Vorgänge). Seine

Aussagefähigkeit für das in vivo – Korrosionsverhalten von metallischen Dentalmaterialien ist daher begrenzt. Eine vergleichende Aussage über die Korrosionsneigung von Legierungen ist jedoch sehr wohl möglich. Von Legierungen, die in diesem Test versagen (z.B. PdCuGa-, AgPdAuIn-, NiCrBeAl-Legierungen) kann keine Korrosionsfestigkeit unter den zusätzlich erschwerten Mundbedingungen erwartet werden.

Implantat-Werkstoffe

Für zahnmedizinische Implantate werden nahezu ausschließlich → Titan und dessen Legierungen aufgrund der hervorragenden Verträglichkeit und Gewebsadaptation eingestzt. Zu diskutieren ist die Gestaltung/Beschichtung/Konditionierung der Implantatoberflächen, da hierdurch die Knochenanlagerung beeinflusst werden kann. In der Vergangenheit haben sich hochfeste Keramiken (z.B. Al_2O_3) nicht bewährt. Neuerdings wird eine Verwendung auf der Basis von Zirkoniumdioxid diskutiert.

Implantations-Test

Tierexperimentelle Methode der biologischen Werkstoffprüfung, bei der durch applikationstypische (bei Implantat-Werkstoffen in die dafür vorgesehenen Gewebe) oder atypische Einpflanzung von Werkstoffen (z.B. Füllungswerkstoffe in subkutanes Bindewebe) die Histokompatibilität eines Werkstoffs bewertet wird. Wegen ethischer Bedenken als applikationsatypischer I. durch Prüfungen auf zellulärer Ebene (z.B. Zellkultur) in seiner Bedeutung zurückgegangen. (Abb. 158)

Impulsenergie

Symbol in J (Joule)

Impulslänge

Symbol in s (Sekunde)

In-Ceram Alumina

Glas-Aluminiumoxid-Verbundwerkstoff (Vita Zahnfabrik, Bad Säckingen). Hochreines Al_2O_3 wird offenporös teilverdichtet; anschließender Infiltrationsbrand mit einem Lanthanglas. Aus

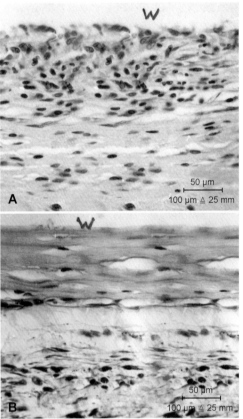

Abb. 158 Implantations-Test, histolog. Befunde nach längerer Liegedauer eines Werkstoffs (im Präparat entfernt) im subkutanen Bindegewebe; W = Kontaktfläche zwischen Werkstoff und Gewebe. **A.** Entzündungsreaktion durch chronischen Werkstoffreiz; **B.** entzündungsfreie, zellarme und faserreiche Bindegewebskapsel nach Kontakt mit einem biokompatiblen Werkstoff.

Verbundprinzip resultierende hohe → Festigkeit (ca. 290 MPa) und → Risszähigkeit (ca. 5 MPam^{0,5}). Variante von In-Ceram Alumina: → In-Ceram Zirconia. Herstellung von hochfesten Gerüsten für vollkeramische Restaurationen CAD/ CAM. Das infiltrierte Lanthanglas zeigt eine nicht zu vernachlässigende Löslichkeit unter Mundbedingungen, die mit der Zeit die Gerüstfestigkeit schwächen kann. Die Abdeckung mit Verblendkeramik ist deshalb erforderlich.

In-Ceram Zirconia

Variante von → In-Ceram Alumina (Vita Zahnfabrik, Bad Säckingen). Zusätzliche Anteile (ca.

35 Vol-%) → Zirkonoxid, ZrO_2. Infiltrationsglas ist in Bezug auf den Ausdehnungskoeffizienten an die mit Zirkonoxid dotierte Aluminiumoxidmatrix angepasst. Durch zusätzlichen ZrO_2-Anteil erhöhte → Festigkeit (ca. 480 MPa), jedoch ohne gleichzeitige Steigerung der → Risszähigkeit (ca. 4,2 MPam^{0,5}).

Indium

chemisches Zeichen: In; 2 oder 3wertiges Element aus der Borgruppe; Atomgewicht: 114,82; Dichte: 7,3 g/cm^3; Schmelzpunkt: 157 °C; silbriges, weiches Metall; tetragonales Kristallgitter; Legierungsbestandteil von Gold- und Palladiumbasislegierungen; Haftoxidbildner für die Metallkeramik.

Inertgas

einatomiges Edelgas, das chemisch träge (inert) gegenüber anderen Stoffen ist, werden als Schutzgase angewendet (bei dentalen Guss- und Schweissvorgängen in der Regel reinstes Argon)

Inhibition

Hemmung einer chemischen Reaktion (→ Inhibitor)

Inhibitionsschicht

(Dispersionsschicht), oberflächliche (klebrige) Schmierschicht aus nicht polymerisiertem Material bei lichtpolymerisierten Füllungs- und → Verblendkomposits durch Luftsauerstoff, der auf Grund seiner zwei ungepaarten Elektronen als → Inhibitor wirkt. Oberflächlich sind eine Vielzahl nicht umgesetzter Doppelbindungen vorhanden, die nach Auftrag einer weiteren Schicht Kunststoff (bei Füllungen Inkrementtechnik) mit dessen Doppelbindungen weiterreagieren können. So ist der schichtweise Aufbau von lichthärtenden Kunststoffen überhaupt möglich. Nach Polymerisation der letzten Schicht, muss die Inhibitionsschicht mechanisch vollständig entfernt werden. Insbesondere in der Adhäsivtechnik muss die Bildung der I. durch Abdeckung mit einem lichtdurchlässigen, sauerstoffdichtem Gel verhindert werden.

Inhibitor

(auch Antioxidanz, Stabilisator) Substanz, die eine chem. Reaktion verhindert oder so lange hemmt, bis der I. im Zuge der Umsetzung verbraucht ist. Hydrochinon oder Hydrochinonmonomethylether verhindert z.B. als Stabilisator bzw. Radikalfänger die ungewollte (spontane) → Polymersiation von → MMA in der Vorratsflasche. Trinatriumphosphat sichert nach Anmischen von Alginatabformmasse eine ausreichende → Verarbeitungzeit. Es bildet mit dem enthaltenen $CaSO_4$ so lange Calciumphosphat bis es aufgebraucht ist. Erst danach steht das Ca^{++} für die rasche Umwandlung des wasserlöslichen Na-Alginat in das unlösliche Ca-Alginat zur Verfügung. (Abb. 159)

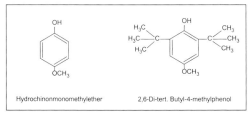

Hydrochinonmonomethylether	2,6-Di-tert. Butyl-4-methylphenol

Abb. 159 Stabilisatoren

inhomogen

ungleichmäßig zusammengesetzt; z.B. Qualitätsminderung von Mehrkomponenten-Werkstoffen durch ungleichmäßige Verteilung der Komponenten bei unzureichendem → Mischen; inhomogene → Mischkristalle; inhomogene Struktur bei Werkstücken, die Strukturfehler aufweisen.

inhomogener Mischkristall

Legierungsbestandteile können ineinander mischbar sein. Bei der Abkühlung kommt es jedoch zu ungleichmäßigen Konzentrationen → homogenisieren.

Initiator

Substanz, die eine chem. Reaktion startet (initiiert) und dabei verbraucht wird; wird benötigt vor allem zum Start von Polymerisationsreaktionen.

Prinzip: Der I. wird durch chem., therm. oder photochem. Reaktion aktiviert, reagiert mit einem → Monomer-Molekül zu einem Molekül-Radikal. Dadurch werden weitere Monomer-Moleküle angelagert.

Anwendungsbeispiele: → Polymerisation von Dentalkunststoffen: radikalische Polymerisation, ausgelöst durch I., die unter Energieeinfluß (Wärme, chemische Energie, Licht) leicht Radikale bilden, wie Peroxide bei Wärmezufuhr (→ Heißpolymerisation), Redoxsysteme auf der Basis von Peroxiden und → Aminen oder Peroxiden und Barbitursäureabkömmlingen bei ihrer Reaktion (Autopolymerisation, Syn.: Kaltpolymerisation, Selbsthärtung) oder → Campherchinon bei Bestrahlung mit Licht definierter Wellenlänge (Photopolymerisation, Syn.: Lichtpolymerisation). (Abb. 160, Abb. 161)

Injektionsverfahren

Kunststofftechnologie, bei der der Kunststoffteig in eine vor dem Beschicken fest verschlossene → Hohlform eingepreßt wird. Meist als Injektions- und Nachpreßverfahren angewendet: Auf den injizierten Kunststoffteig wird bis zur Verfestigung kontinuierlich Druck aufgebracht. Dadurch wird primäre Formidentität mit der Wachsmodellation erzielt (keine Preßfahne) und die → Polymerisationskontraktion zurückgedrängt. Verarbeitet werden injektionsfähige Kalt- oder → Heißpolymerisate. Der Druck von 4 bis 6 bar wird über Druckluft oder Federsysteme erzeugt. Die → Kaltpolymerisation kann unter den gegebenen Überdruckbedingungen durch mäßige Wärmezufuhr beschleunigt werden, ohne dass im Kunststoff Strukturfehler entstehen. Bei → Heißpolymerisaten erfolgt die Wärmezufuhr im Wasserbad oder im → Mikrowellen-Gerät; durch gezielte Wärmeapplikation in Bereiche der Hohlform, die dem Reservoir des Kunststoffteiges gegenüberliegen, kann ein Nachpressen bis zuletzt sichergestellt und eine optimale → Schwundkompensation erreicht werden (→ Ivocap-System).

Inkorporation

Einfügen von Werkstoffen in Form von Therapiemitteln in den Organismus mit entsprechenden biologischen (und juristischen) Konsequenzen.

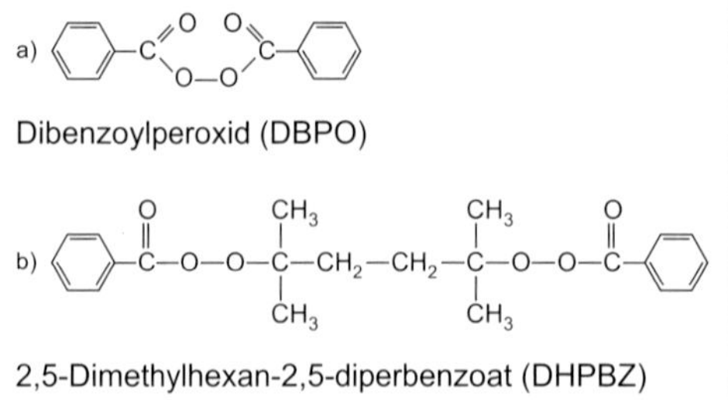

Dibenzoylperoxid (DBPO)

2,5-Dimethylhexan-2,5-diperbenzoat (DHPBZ)

Abb. 6.18 Initiatoren für die Heißhärtung

Abb.160

Inkovac-Verfahren

→ Gießharzverfahren, bei dem durch Anlegen eines Vakuums am Boden des Modells in der Spezialküvette eine verbesserte Adaptation des fließfähigen Kunststoffteiges an das Modell erreicht werden soll.

Inkrementtechnik

Schichtweises Auftragen und Polymerisieren von lichthärtenden Kompostits bei tiefen Kavitäten in der direkten Füllungstherapie. Die I. erfolgt, um dickere Schichten sicher vollständig zu härten und insbesondere die durch die Polymerisationsschrumpfung verursachten Spannungen an der Grenze zum Dentin zu verringern, → Primer, → Komposite, → Lichtpolymerisation

Inlay

Laborgefertigte herkömmlich oder adhäsiv in der schmelzbegrenzten Kavität zu zementierende Einlagefüllung aus Metall, Keramik oder abrasionsfesten Kompositen.

Innenventil

Abschluss des kapillaren Spaltes zwischen Kiefertegument und Totalprothese im Bereich der unbeweglichen Schleimhaut am Übergang zur

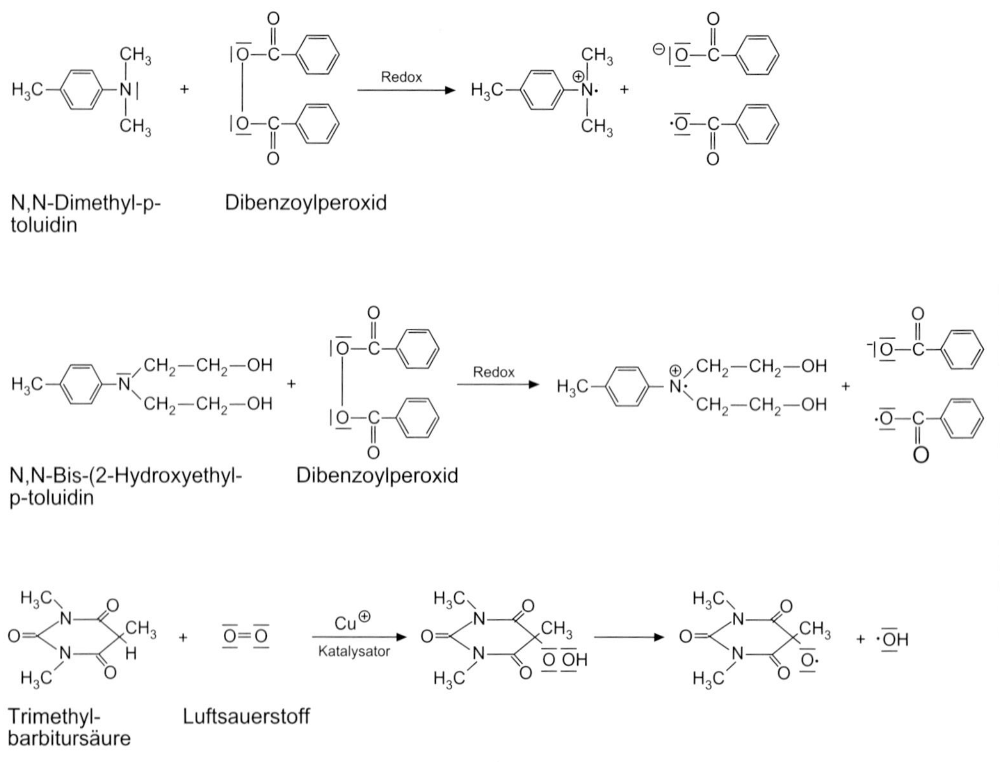

N,N-Dimethyl-p-toluidin   Dibenzoylperoxid

N,N-Bis-(2-Hydroxyethyl-p-toluidin   Dibenzoylperoxid

Trimethyl-barbitursäure   Luftsauerstoff

Abb. 161

beweglichen Schleimhaut des vestibulum oris durch dichte Anlagerung der Prothese (Paßfähigkeit). Zusammen mit dem Außenventil (→ Ventilrand, → Funktionsrand) wichtig für den → Prothesenhalt.

Innere Spannungen

Spannungen, die durch äußere Kräfte in das Material eingebracht werden, ohne zunächst eine Verformung zu bewirken. Sie werden im Werkstoff gespeichert und können bei späterer Freisetzung zu Verformungen oder Rißbildungen führen.

Interimskrone

→ Temporärer Kronen- und Brückenkunststoff.

Interimsprothese

zur raschen Behebung von Strukturverlusten und Funktionsstörungen, ggf. als → Sofortprothese (Immediatprothese), bis zur Versorgung mit definitivem Zahnersatz eingegliederte Prothese.

intermetallische Verbindungen

ganzzahliges Atomverhältnis zweier oder mehrerer Metalle ggf. mit Ausbildung neuer Gittersysteme und/oder mit regelmäßiger Verteilung im Kristallgitter. Intermetallische Verbindungen bilden in Legierungen eigenständige Phasen, die sich oftmals durch besondere physikalische Daten (Härte, Schmelzpunkt) auszeichnen. Neben metallischen Bindungen wird auch die ionische Bindung wirksam, ähnlich wie bei Salzen. Die Anordnung der beiden Partneratome im Kristallgitter unterliegt einer strengen Ordnung. In intermetallischen Verbindungen können auch zwischen zwei Partnern neue Gitterformen entstehen (z.B. aus kubischem Gitter wird ein kubisch-raumzentriertes Gitter in der intermetallischen Phase).

interpenetrierendes polymeres Netzwerk

Durchdringungsnetzwerke von → Polymeren chemisch gleichen oder unterschiedlichen Aufbaus, mit dem Ziel der Zusammenführung vorteilhafter Eigenschaften der dadurch kombinierten → Kunststoffe. In der chem. Technologie können i.p.N. aus vorgegebenen Monomer- oder Präolymergemischen durch simultane Polymerisation, durch Mischen von Polymerdispersionen und anschließende i.p.N.-Verfestigung und durch Infiltration und Polymerisation von Monomeren in Polymere gewonnen werden. Beispiele bei zahnmedizinischen Werkstoffen: 1. Bei Erweiterung → Unterfütterung oder Reparatur von Prothesen aus → PMMA infiltriert das im angetragene Kunststoffteig enthaltene bzw. das mit der Flüssigkeit des Zweikomponentenmaterials bewußt auf die Fügefläche aufgebrachte → MMA den PMMA-Kunststoff und bildet mit der bereits vorliegenden Polymerstruktur (Wattebauschstruktur) des Prothesenkunststoffs, indem es zwischen die linearen Moleküle eindringt, im Zuge der Polymerisation ein sich verfestigendes i.p.N. 2. Der Haftverbund zwischen weichem Kunststoff auf der Basis von → A-Silikon und PMMA wird durch → Lösungsmittel-Polymer-Primer erreicht, die aus einem Spezialpolymer mit chemischer Bindungsfähigkeit zu reaktiven Gruppen des additionsvernetzenden Silikons in einem Lösungsmittel bestehen. Das Lösungsmittel bewirkt eine Auflockerung der Struktur des PMMA und ermöglicht die Penetration des haftvermittelnden Polymers in das PMMA. Nach dem Verdunsten des Lösungsmittels verfestigt sich die PMMA-Struktur wieder. Das haftvermittelnde Polymer ist dadurch als i.p.N. im PMMA einerseits fixiert und steht andererseits zur chem. Bindung mit den reaktiven Gruppen des Hydrogen- bzw. → Vinylsiloxans an der so konditionierten PMMA-Fügefläche bereit.

in vitro

„im Reagenzglas", d.h. (Versuche) außerhalb des Organismus, Laborstudien.

in vivo

„im Lebenden", d.h. (Versuche) im lebenden Organismus, Patientenstudie

Ionenbindung

Ein metallisches Atom (wenige Elektronen in der äußersten Schale → Bohrsches Atommodell) gibt die Valenzelektronen ab, die zur Auffüllung der äußeren Schale eines anderen Nichtmetallatoms verwendet werden. Es bilden sich positiv geladene und negativ geladene Ionen, die durch entgegengesetzte Ladungen (+,−) zusammengehalten werden → Kristallgitter. (Abb. 162)

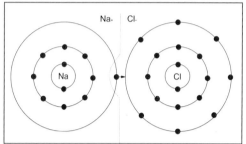

Abb. 162 Schematische Darstellung zur Ionenbindung am Beispiel NaCl.

Iridium

Edelmetall der Platingruppe (Ir); Elektronenkonfiguration: 4f14 5d7 6s2; Dichte: 22,65 g/cm^3; Gitter: kubisch; Schmelztemperatur: 2443 °C; Wortstamm: griechisch iris (Regenbogen)

Isoliermittel

Trennmittel zwischen Materialen, die bei verschiedenen Arbeitsschitten in Kontakt treten, sich aber nicht mechanisch oder chemisch verbinden sollen. Z.B. Gips/Gips, Gips/Kunststoff, Gips/Wachs, Kunststoff/Kunststoff, Gips/Modellationsmaterial. Verwendet werden Folien (z.B. Zinn, Kunststoffe), Lösungen (Lacke, Alginate, Silikone, Fette, Seifen), Pulver (Talcum). Anwendungen insbesondere für Polymerisationsformen aus Gips, zur Porenfüllung und als Wasser-(bzw. Monomer) − Blockade (→ Azeotrop, → Verarbeitungsbedingte Fehler bei Kunststoffen); z.B. *Alginat-Isoliermittel* auf der Basis wasserlöslicher → Alginate. Das aufgepinselte A.-Isoliermittel verfestigt sich durch Umsetzung mit den Ca^{++}-Ionen des → Gipses zu einem deckenden Film aus wasserunlöslichem Ca-Alginat. Des weiteren I. auf der Basis einkomponentiger → C-Silikone, die bei der Filmbildung (Verfestigung) Essigsäure abspalten.

Ivocap-System

Injektions- und Nachpressverfahren zur → Polymerisation von heißpolymerisierbarem → MMA/PMMA-Kunststoff. Ein maschinell zubereiteter Kunststoffteig aus industriell prädosierten Komponenten (→ Kapsel-System) wird in eine zweiteilige, jedoch fest verschlossene → Hohlform durch einen Injektor bei 4–6 bar injiziert und kontinuierlich unter Druck gehalten. Durch definiertes Eintauchen der → Küvette in ein Wasserbad (gerichtete Wärmezufuhr) beginnt die Polymerisation gegenüber der Eintrittsstelle des Kunststoffteiges, der dadurch bis zuletzt nachfließen und die Polymerisationskontraktion ausgleichen kann. Die bei → Heißpolymerisaten unvermeidliche → thermische Kontraktion des Kunststoffs bei Abkühlung von Polymerisations- auf Raum- bzw. Mundtemperatur, die sich vor allem als dorsaler Randspalt der Prothese auswirkt, wird durch die → Expansion eines abgestimmten Formgipses, ähnlich der Dimensionssteuerung mit → Einbettmassen beim zahnärztlichen Präzisionsguß aus-

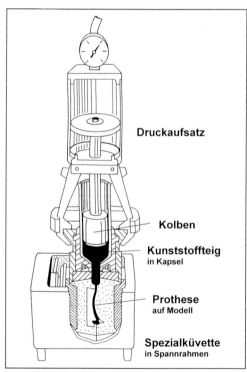

Abb. 163 Ivocap-System

geglichen. Dadurch entsteht ein Optimum an Paßfähigkeit. Da keine → Preßfahne bzw. Biß-erhöhung entsteht und mögliche polymerisa-tionsbedingte Okklusionsstörungen minimiert sind, kann eine Reokkludierung der Prothese und ein Einschleifen der künstlichen Zähne ent-fallen. Durch die Verfahrensparameter werden außerdem der → Polymerisationsgrad und Struktur optimiert (Verdichtung des Kunst-stoffs), der Gehalt an → Restmonomer mini-miert. (Abb. 163)

Jacketkrone

Mantelkrone aus Dentalkeramik; Auf ein Platin-hütchen, das dem Modellstumpf aufrotiert wur-de, wird erst eine Kernmasse und anschließend, der VMK-Krone vergleichbar, die weiteren Kera-mikschichten aufgebrannt. Jacketkronen wer-den heute wegen geringer Bruchfestigkeiten und verbesserter modernen vollkeramischen Verfahren nicht mehr eingesetzt.

K&B
Abkürzung für Kronen und Brücken

Kalilauge
→ Laugen

Kaliumoxid
einwertiger Netzwerkwandler in Dentalkeramik, Glaskeramik (Quarzglas); setzt die Sintertemperatur herab; hebt die Korrosionsanfälligkeit an.

Kaltpolymerisation
→ Autopolymerisate

Kaltrisse
Entstehen aus komplexen Ursachen bei niedriger Temperatur durch Eigen- oder Belastungsspannungen, Versprödung durch Gasaufnahme, Aufhärtung in den WEZ, Riß liegt transkristallin

Kaltverfestigung
Durch mechanisches Bearbeiten (Biegen, Walzen etc.) wird durch Umformen die mechanische Festigkeit von Legierungen gesteigert. Es kommt zu Verspannungen im Gitter und zwischen den Korngrenzen. Die Körner zeigen eine gestreckte Form im metallographischen Bild und behindern mit steigendem Verformungsgrad die plastische Verformung (Versetzungen). Der Werkstoff wird immer spröder.

Kaltverformung
Kaltplastische Verformbarkeit von Metallen. → Metallbindung.

Kaltverschweißen
Eigenschaft von Metallen und Legierungen, die keine oder nur sehr geringe Oxidschichten bilden. Durch mechanischen Druck kommt es zwischen zwei Schichten zur Ausbildung des metallischen Gitters. Besondere Eigenschaft von Feingold. Wesentliche Voraussetzung beim Legen von → Goldhämmerfüllungen.

Kanzerogenität
cancer (lat.) = Krebs, Krebsgeschwür; die Eigenschaft, Krebswachstum hervorrufen zu können.

Kaolin
(nach einem Fundort in China, dem Berg Kaolin): Porzellanerde, ist ein dichtes, feinerdiges Gestein, das in mächtigen Lagerstätten vorkommt. Es ist ein Gemisch der wasserhaltigen Tonerdesilikate Kaolinit, Dickit und Lakrit, chemische Zusammensetzung: Al_2O_3 x 2 SiO_2 x 2 H_2O. Die mit Sand, Kalk, Eisenoxyden u.a. vermengten Kaoline bezeichnet man als Kaolintone, bei stärkerer Verunreinigung als Lehm bzw. Lehmmergil. Aus dem Rohkaolin gewinnt man durch Schlämmen, Flotation u.a. den Feinkaolin, der als hochwertiger keramischer Werkstoff zur Herstellung von Porzellan verwendet wird. Kaoline werden auch als Füllstoffe in der Papierindustrie, in der Kunststoff- und Seifenindustrie verwendet. Kaolin bildet mit Wasser eine modellierfähige Masse, die bei 1600 °C zusammensintert und nur schwer schmelzbar ist. In Gegenwart von Feldspat bildet Kaolin bei 1160–1290 °C Porzellan. Kaolin ist Bestandteil der Mineralzähne und ist in geringen Mengen in Dentalkeramik enthalten.

Kaolinisierung
bezeichnet die Umwandlung von Feldspat in Kaolinit sowie andere Tonminerale unter Freisetzung von Alkalien und Kieselsäuren.

Kaolinit
ist ein monoklines Tonerdesilikat, das in reinem Zustand weiss und feinkristallin ist. Es ist der Hauptbestandteil des Kaolins: $Al_2(Oh)4Si_2O_5$. Kaolinit ist ein Schichtsilikat, das wechselnde Mengen Wasser zwischen den Schichten aufnehmen und dabei aufquellen kann. Mooshärte 1, Dichte zwischen 2,1 – bis 2,6 g/cm^3.

Kapsel-System
Kapsel-Dosier- und Misch-System; durch industrielle Prädosierung Gewährleistung von Präzision und Richtigkeit beim Dosieren von Mehrkomponenten-Werkstoffen in zu aktivierende oder selbstaktivierende Kapseln (Kontakt der reaktiven, zunächst getrennten Komponenten unmittelbar vor dem Mischen) und maschinelles Mischen, mit den Vorteilen optimales Misch-

ungsverhältnis, homogenes Mischen in kurzer Zeit, Wirtschaftlichkeit durch Zeitersparnis und anwendungsentsprechende Portionierung, optimale Hygiene und Arbeitshygiene. Erste Vorschläge um 1936, erstes praxisreifes System Silikatzement Silicap und Mischgerät Silamat; geeignet für zahnärztliche → Zemente (außer → Zink-Phosphat-Zement), → Komposits, → Amalgam; unwirtschaftlich bei → Alginat-Abformmaterial und Modellgips. (Abb. 164)

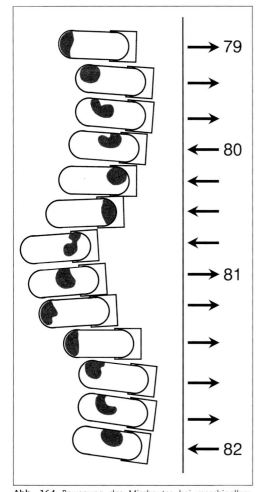

Abb. 164 Bewegung des Mischgutes bei maschinellem Mischen (Prinzip: Silamat) in einer Kapsel: Umzeichnung aus Superzeitlupenfilm 1700 Bilder/s, 79–82. Bewegungsphase ab Laufbeginn, Amalgam, horizontale Aufnahmerichtung zeigt bogenförmige Bewegung des Schwingarmes und Kontakt der Masse zur oberen Kapselwand; Seitwärtsauslenkung des Armes in vertikaler Sicht (nicht dagestellt); ständiger Gestaltwandel der Masse (Knetbewegung); Ergebnis: homogene Mischung.

Karat

Gehaltsangabe von Gold: 24 Karat (1000/1000 Feingehalt), 22 Karat (916/1000 Feingehalt), 18 Karat (750/1000 Feingehalt), 14 Karat (585/1000 Feingehalt), 8 Karat (333/1000 Feingehalt); → Gold

Karborundum

→ Siliziumcarbid

Kartusche

Metall- oder Kunststoffhülse, die Werkstoffe (thermoplastischer → Kunststoff für → Spritz-Giessen oder → Schmelz-Pressen) oder Werkstoff-Komponenten (Doppelkartuschen-Dosier- und Misch-Systeme bei → A-Silikonen, temporären K&B-Kunststoffen auf Kompositbasis) zur weiteren Verarbeitung enthält.

Katalysator

Substanz, die durch ihre Gegenwart die Aktivierungsenergie für eine chem. Reaktion herabsetzt und dadurch deren Ablauf beschleunigt, ohne im Endprodukt der Reaktion zu erscheinen.

Beispiel: Platinkatalysatoren bei der Polyaddition von Silikonen, organische Zinnverbindungen bei den polykondensationsvernetzenden Silikonen.

K. können durch *Katalysatorgifte* in ihrer Wirkung geschwächt oder ausgeschaltet werden;

Beispiel: Schwefelverbindungen als Rückstände aus der Vulkanisation von Gummihandschuhen bei der Verarbeitung von → A-Silikon,→ Aktivator.

Kathode

negative Elektrode zB. bei der Elektrolyse oder Galvanoforming; → Anode; → Galvanoforming

Kaukraft

Die K. ist die zwischen den Kauflächen des Ober- und Unterkiefers durch Muskelaktivität (beidseitig theoretisch bis 2000 N) erzeugbare Kraft. Bezogen auf die Zahnstellung hängt die maximale Kaukraft von der Lokalität (Hebelgesetze) ab. Im Frontzahnbereich sind die zu erwartenden Maximalkräfte geringer als im Seitenzahnbereich. Diese betragen bei sensorischer Steuerung zwischen Einzelzähnen ca. 300 N bis 700 N im Seitenzahnbereich und 100 N bis 200 N im Frontzahnbereich. Nach Verblockung von Zahngruppen können diese Werte überschritten werden. Die tatsächlichen funktionellen Kaukräfte bei der Mastikation sind erheblich kleiner (25–50 N) als die maximalen Kaukräfte. Bei der Dimensionierung von Ersatzkonstruktionen sind jedoch die im Mittel erreichbaren Maximalkräfte zu berücksichtigen. (Abb. 165, Abb. 166)

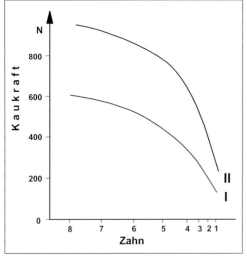

Abb. 165 Mittlere maximale Kaukräfte im vollbezahnten Gebiss. I Maximalkräfte zwischen einzelnen Antagonistenpaaren in Abhängigkeit von der Zahnstellung. II Kraftentfaltung bei Verblockung von mehreren Zähnen im Ober- und Unterkiefer.

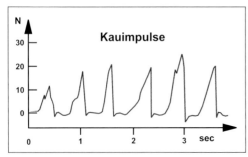

Abb. 166 Kaukraftimpulse im Seitenzahnbereich beim Zerkleinern von Keksen (nach Eichner).

Kautschuk

nach Normdefinition (DIN 53 501, Nov. 1980) zunächst unvernetzte und nachfolgend über ihre funktionellen Gruppen durch mehrfachfunktionelle Reagenzien mittels → Vulkanisation vernetzte Polymere mit gummielastischen Eigenschaften (Elastomere) bei Raumtemperatur. Es werden Natur-K. (DIN ISO 1629 vom Okt 1981) und Synthese-K. unterschieden. Ein großer Industriezweig produziert heute unterschiedlichste K.-Typen, die als Elastomere auch in der ZM etabliert oder für diese interessant sind, z.B. Silikon K., Fluorsilikon-K., Ethylen-Vinylacetat-K. (EVA). Durch die Variation von K.-Typ, Vernetzungsart, Vernetzungsgrad und Zusatzstoffen ergeben sich vielfältigste Einsatzmöglichkeiten (Prothesenkautschuk, → Vulkanisation). (Abb. 167)

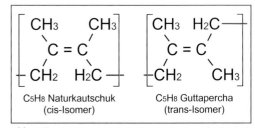

Abb. 167 Naturkautschuk (links) und → Guttapercha (rechts) als Isomere des Polyisoprens

Kavitätenlack

(Varnish), Flüssigkeits-System.
Zusammensetzung: 10–15 % natürliche oder synthetische Harze (Kopalharz Kolophonium, Sandarac) oder Nitrozellulose (Polystyren) in einem organischen Lösungsmittel (85–90 %), meistens Aceton (oder Alkohol, Ether).
Abbindung und Verarbeitung: Nach der Applikation auf die Dentinoberfläche erhärten Lacke durch Verdunstung des Lösungsmittels. Dabei bleibt ein dünner Film aus präzipitierten Harzen auf dem Dentin zurück.
Eigenschaften: Infolge des hydrophoben Charakters der Lacke lässt sich beim Auftragen auf die hydrophile Dentinoberfläche keine homogenen lückenlose Schicht erzielen.
Anwendung: Dentinversiegelung.

KBE

Koloniebildende Einheit. Da einzelne Mikroorganismen mit unbewaffnetem Auge auf Kulturplatten nicht erkennbar sind, wird mikrobielles Material auf Kulturplatten aufgebracht, die über eine bestimmte Zeit unter angepassten Bedingungen kultiviert („bebrütet") werden. Durch Vermehrung der Keime entstehen gut sichtbare Kolonien (KBE), die mit bloßem Auge differenziert und quantifiziert werden können und so einen Rückschluss auf die Anzahl der anfangs aufgebrachten (einzelnen) Spezies ergeben. Die Zählung der KBE (Koloniebildnerbestimmung) dient z.B. der Bewertung von antimikrobiellen Eigenschaften zahnmedizinischer Werkstoffe oder der Effektivitätsbewertung von Verfahren der → Desinfektion oder → Sterilisation zahnmedizinischer Werkstoffe.

Keilformen

Folgende Keilformen werden unterschieden: Nutenkeile (Einlege-, Treib-, Nasenkeil), Flachkeil, Nasenflachkeil, Hohlkeil, Nasenhohlkeil, Tangentkeil, Scheibenkeil, Rundkeil (konischer Stift); Viele rotierenden Bauteile bei zahntechnischen Geräten und Hilfsteilen sind über Keile gesichert und fixiert.

Keilverbindungen

Es wird Flächenpressung mit Reibkraftschluß durch die Eintreibkraft von Keilen erzeugt. Es werden technisch Längskeil- und Querkeilverbindungen unterschieden.
Querkeilverbindungen: Sie werden bei der Verbindung von Teilen eingesetzt, die hauptsächlich Längskräfte übertragen. Sie können als Befestigungs- und als Stellkeile verwendet werden.
Längskeilverbindungen: Bei den Längskeilverbindungen erfolgt das gegenseitige Verspannen der Welle und der Nabe bei geradstirnigen Treibkeilen durch das eintreiben des Keiles oder bei rundstirnigen Einlegekeilen durch das Auftreiben der Nabe in axialer Richtung. Durch den sich einstellenden Reibkraftschluß lassen sich Kräfte in axialer und in Umfangsrichtung bis zur Rutschgrenze übertragen.

Keimbesiedlung

komplexer Vorgang der Anheftung und Vermehrung mikrobieller Spezies in Regionen der Mundhöhle oder auf eingegliederten Werkstoffen, wobei sich Mikrobiotope (z.B. aerob, anaerob) mit unterschiedlicher Mischflora herausbilden.

Keimbildung

Bei Legierungen Entstehung von wachtumsfähigen → Elementarzellen in der Schmelze

Keimträger-Versuch

Mikrobiologische Methode, bei der z.B. zahnmedizinische Werkstoffe oder Therapiemittel experimentell mit Mikroorganismen kontaminiert werden, um daran die Effektivität von antiseptischen Maßnahmen zu untersuchen.

Keimpenetration

Eindringen von Mikroorganismen, z.B. in Werkstoffe (mikroporöse Kunststoffe, Zemente).

Kehlnaht

→ Nahtarten

Kelvin

K; SI-Einheit für Temperatur auf Basis des absoluten Nullpunktes 0 K. Der Gefrierpunkt des Wassers liegt bei 273 K gleich 0 °C.

Keramik

Bezeichnung von Erzeugnissen aus Ausgangsmaterialien im Materialdreieck Feldspat/Quarz/Kaolin. Nichtmetallisch, anorganisch → Werkstoffe; in Abgrenzung zu metallischen und polymeren Werkstoffen.
Vorteilhafte Eigenschaften: hohe Härte, geringe Dichte, hohe Abrasionsbeständigkeit, Formbeständigkeit, Chemiebeständigkeit und → Biokompatibilität.
Problematische Eigenschaften: begrenzte → Festigkeit, hohe → Festigkeitsstreuung aufgrund einer werkstoffspezifischen Mikro-Fehlstellenpopulation, Sprödigkeit, Thermoschockanfälligkeit und prinzipielle Neigung zum → unterkritischen Risswachstum. → Dentalkeramik

Keramikätzung

dient der mikromechanischen Verankerung und der Oberflächenaktivierung für die nachfolgende Silanisierung zur adhäsiven Befestigung. Die Keramikoberfläche wird sandgestrahlt oder mit Hilfe von Azeton, Ethylazetat oder Methylenchlorid gesäubert. Danach wird mit 5 %igem Flusssäuregel geätzt; die Ätzzeit beträgt 2,5 Min. Die Säure muss abgespült und neutralisiert werden. Bei Ätzung der Keramikverbundflächen entsteht ein neues Oberflächengefüge, das dem retentiven Mikrorelief bei der Schmelzätztechnik vergleichbar ist.

Keramikband

→ Dentalkeramik

Keramikmassen

Keramikpulver als Grundwerkstoff für die Keramikbrenntechnik. Dentalkeramik wird industriell zusammengesintert, in Mühlen zerkleinert und gesiebt. Farbmassen u.a. werden dem Pulver hinzugegeben. Die Pulver werden bei der Verarbeitung durch den Zahntechniker mit Modellierflüssigkeit angeteigt; → Dentalkeramik → Sintern

Keramik-Metall-Verbund

Die Haftung zwischen der Legierung der keramischen Masse basiert auf drei Hypothesen: mechanische Verzahnungen, primäre Bindungen und sekundäre Bindungen. Die mechanischen Verzahnungen wurden 1960 von Silver als molekulare Adhäsion beschrieben. Er nahm an, dass kleine Metallzwischenräume der Legierungsoberfläche von der keramischen Masse ausgefüllt würden. 1962 beschrieben Schell und Nielsen die Haftung als chemische Bindung mit den Oxyden des Metalls. Die Haftfähigkeit war nach ihrer Ansicht von der Menge der Oxyde im Metall und in der Metallkeramik abhängig. Für die dentalkeramischen Massen können z.B. Zinn, Indium und Eisen eingesetzt werden. Durch das Oxydglühen des fertig ausgearbeiteten Metallgerüstes steigt die Konzentration dieser Haftoxyde an der Metalloberfläche. Eichner schloss 1968 aus einer elektronenmikroskopischen Untersuchung, dass es zu einer direkten, wahrscheinlich chemischen Verbindung beider Werkstoffe kommt → Sauerstoff-Brückenbindung.

Keramikschulter

Kronenabschluß einer Verblendkrone nur in Dentalkeramik. Spezielle Schultermassen haben eine höhere Standfestigkeit während des Brennprozesses. I.R. sind dies hochbrennende Aluminiumoxid-Keramikmassen oder in der Korrekturtechnik niedrigbrennende Keramiken; → Schultermassen

Keramiktiegel

Für Gußlegierungen, die mit dem Kohlenstoff aus Graphittiegeln reagieren (z.B. palladiumhaltige Legierungen, Nichtedelmetalllegierungen); → Graphittiegel

Keramikverblendkrone

Krone mit einem Gerüst aus einer Dentallegierung und einer Verblendung teilverblendet oder vollverblendet aus Dentalkeramik (Verblendkeramik); → VMK-Krone

Keramikverblendung

Verblendung einer Krone mit einer zahnfarbenen Dentalkeramik

Keramikverbund

Verbund, Haftung einer aufgesinterten Keramik an einem Metall- oder Keramikgerüst. Der Verbund wird über Haftoxide, Mikroretention und Druckspannungen erzielt. Die Keramik benetzt beim ersten Brand das oxidierte Gerüst (Grundmasse). In der Regel ist die Festigkeit des Keramikverbundes höher als die innere Festigkeit der Keramik. → Keramik-Metall-Verbund

Keramikzähne

Ersatzzähne für herausnehmbare Prothesen aus Keramik (Abb. 168)

keramische Farben

sind anorganische Verbindungen zum Färben von Keramik, die sich bei der Brennhitze weder verfärben noch zersetzen. Es sind meist Oxyde, Silikate, Aluminate und Borate von Metallen wie

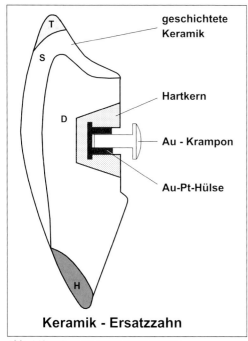

Keramik - Ersatzzahn

Abb. 168 Aufbau von Keramikersatzzähnen

Eisen, Mangan, Kobalt, Nickel, Chrom, Uran sowie bestimmten Mischoxyden. Man unterscheidet Unter-, In- und Aufglasurfarben. Die Unterglasurfarben sind vorwiegend Oxyde der genannten Metalle. Sie werden feingemahlen, mit Kaolin, Quarz und weissem Glühscherbenmehl gemischt und 900–1400 °C eingebrannt. Die darüber aufgebrannte Glasur entwickelt zusammen mit den darunterliegenden Massen den Farbton und macht sie gegen mechanische und chemische Angriffe stabil. Bei Unterglasurfarben besteht nur eine geringe Farbauswahl, da nur wenige Farben den Brennprozess aushalten. Die Inglasurfarben werden entweder auf die Glasur aufgebracht oder bei 1200 °C eingebrannt, wobei sie in die erweichende Glasur einsinken, oder sie werden zusammen mit der Glasur eingebrannt.

Keramisieren
Durch gezielte Erwärmung eines Glases können Kristallite ausgeschieden werden, die zu einer Eintrübung des Glases und einer Festigkeitssteigerung führen. Gleichzeitig kontrahiert der Werkstoff geringgradig. Das Produkt wird als Glaskeramik bezeichnet.

Kernmassen
Opake Keramikmassen mit extra Trübungsmittel, um dunkle Oberflächen in der Tiefe abdecken zu können; → Dentalkeramik

Kettenreaktion
chem. Prozeß, der, einmal gestartet, selbständig weiterläuft, bis die Reaktionspartner aufgebraucht sind oder ein chem. Gleichgewicht erreicht ist.
Beispiel: Bei der radikalischen → Polymerisation von → MMA zu → PMMA wird die K. durch → Initiatoren und Energie eingeleitet (Kettenstartreaktion), durch fortlaufende Bereitstellung von → Radikalen fortgesetzt (Kettenfortpflanzungsreaktion), bis Monomermangel oder Energiestatus zum Abbruch der Reaktion (Kettenabbruch) führen. (Abb. 169)

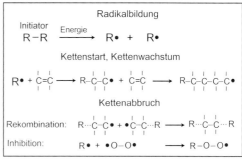

Abb. 169 Mechanismus einer Kettenreaktion

Kettenmolekül
ein durch Kettenreaktion entstandenes → Makromolekül.

Kettenwachstum
→ Kettenreaktion, → Polymerisation

Kieferrelationsbestimmung
→ Abformgips eignet sich hervorragend zur Verschlüsselung von Stützstiftregistraten. Die mit ihm zu erzielende Übertragungsgenauigkeit der klinischen Situation in den Artikulator wird von keinem anderen Material erreicht.

→ A-Silikone, die zur Verschlüsselung bei der Kieferrelationsbestimmung angeboten werden, zeichnen sich gegenüber Abformmaterialien durch eine stark verkürzte Abbindezeit und höhere Endhärte aus. Transparente Massen sollen Fehler bei der Modellzuordnung leichter erkennbar machen. Darüber hinaus finden → Polyether bei der Kieferrelationsbestimmung Verwendung.

Kieselgur

Syn. Diatomeenerde, Infusorienerde; aus den Gerüsten abgestorbener Kieselalgen (Diatomeen) gebildetes, sehr feinkörniges, schwach verfestigtes, kreideartiges Sediment geringer Dichte und weiß/hellgrauer Farbe, auch grünlich/rötlich-braun eingefärbt; MOHS-Härte bei 6; Zusammensetzung: 70 bis 90 % biogen entstandener Opal (SiO_2 . nH_2O) und Sand; nach Aufbereitung, in der Industrie wegen großer innerer Oberfläche und Aufsaugvermögen vielseitig verwendet; Dämmstoff, Füllstoff, Katalysatorträger, Filterhilfsmittel; Metallputzmittel. In der ZM 1. Füllstoff in Alginaten; 2. Schleif- und Poliermittel als Pulver in Aufschlämmungen oder in Pasten. Da bei der Aufbereitung (Brennen in Drehrohröfen) ein unterschiedlich großer Teil der amorphen Kieselsäure in die kristalline Form übergeht (z.B. Cristobalit) und der bei der Oberflächenbearbeitung mit K. entstehende Staub lungengängige Anteile aufweist, besteht, sofern nicht auf andere Mittel ausgewichen wird, die Notwendigkeit konsequenten Arbeitsschutzes (Staub). Bei Alginat-Abformmaterial deshalb seit den 80er Jahre staubarme oder nichtstäubende Präparate.

Kieselsäure

Sammelbez. für Verbindungen der allg. Formel SiO_2 . H_2O. Orthokieselsäure: $Si(OH)_4$ ist nicht stabil; kondensiert zu höheren Polykieselsäuren und schließlich zu polymerem Siliciumdioxid (($SiO_2)_x$ =Anhydrit der Kieselsäure) als formalem Endprodukt. Bei der → Kondensation laufen kettenverlängernde, ringbildende und verzweigende Prozesse ab, so dass die Polykieselsäuren amorph aufgebaut sind. K. besteht aus unregelmäßig miteinan-

der verknüpften Tetraedern in dessen Mittelpunkt sich einSiliciumatom befindet und an dessen vier Eckpunkten die Sauerstoffatome angeordnet sind. K. besitzen die Fähigkeit, kolloidale Lösungen zu bilden (Kieselsole; Partikelgröße: 5–150 nm). Durch Aggregation entstehen Kieselgele.

Klammer

Retentionselement der Teilprothetik. Üblich sind aus federelastischen Klammerdrähten handgebogene Klammern (bei temporärem Ersatz) und nach individueller Modellation gegossene Klammern. → Gussklammer → Modellgussprothese. Ein Halt der Teilprothese an der Restbezahnung erfolgt durch Eingriff von elastisch deformierbaren Klammerarmen in Unterschnitte unterhalb des Zahnäquators. Verschiedene Kammerformen werden eingesetzt.

Klebebrücke

fehlerhafte Bezeichnung für die adhäsiv befestigte sog. → Ätzbrücke (Adhäsivbrücke) oder Marylandbrücke

Kleben

Verbindung fester Körper mit nichtmetallischen Werkstoffen in flüssiger, pastöster oder fester Form durch Adhäsion der Klebermoleküle an den zu verklebenden Flächen. → Adhäsivsysteme, → Primer, → Kunststoffverblendung

Klebewachs

→ Wachs. Wachs-Harz-Gemisch mit klebenden Eigenschaften im plastischen Zusand. Hohe Schmelztemperaturbereiche, bei Zimmertemperatur zäh-hart mit scharfkantigen Bruchstellen, rückstandsfrei verbrennbar.

Klebstoffe

nichtmetallische Stoffe, die Fügeteile durch Oberflächenhaftung (→ Adhäsion) und innere Festigkeit (→ Kohäsion) verbinden; basieren überwiegend auf org. Verbindungen. Einteilung nach unterschiedlichen Aspekten, wie chemische Basis, Abbindeart, Reaktionsmechanismus, Härtungstemperatur. Klebstofftypen: physikalisch abbindend; chemisch abbindend. Die physikalisch abbindenden K. können lösungsmittelfrei (Schmelz-klebstoffe) oder lösungsmittelhaltig sein. Sie sind im allgemeinen einkomponentig. Chemisch ab-bindende K. reagieren nach Polyadditions-(Epoxidharze), Polymerisations- (Methacrylate, Cyanoacrylate) oder Polyakondensationsreaktion (Aminoplast- oder Phenoplastbasis).

Klinische Werkstoffprüfung

Eine Methode (Stufe) der mechanisch/biolo-gischen Werkstoffprüfung mit dem Vorteil, dass die Bewährung unter Realbedingungen beob-achtet werden kann, jedoch mit der Ein-schränkung, dass die Bewertung allein anhand klinischer Symptome erfolgt, die für tatsächliche (histologisch erfassbare) → Gewebereaktionen nicht repräsentativ sein müssen. Bei Werkstoff-Neuentwicklungen daher nach vorangegange-ner → in vitro-Prüfung i.d.R. letzte Prüfstufe. Zugleich anwendungsmethodische Prüfung (Zahnmedizinische Werkstoffe, klinische und technologische Anforderungen).

Kobalt
→ Cobalt

Kofferdam

Bez. für dünne sehr gummielastische Folien (Stärke ca. 0,2 mm) unterschiedlicher Produkt-gruppen. Gebräuchlich sind Folien aus reinem Latex und latexfreien Gummiersatzwerkstoffen (diese sind gegen bestimmte Lösungsmittel z.B. Aceton, Chloroform nicht resistent). K. dient der Isolierung zu behandelnder Zähne von der Mundhöhle (z.B. Wurzelbehandlung, Trocken-legung bei Adhäsivtechniken)

Kohärenz

Merkmal eines elektromagnetischen Feldes, bei dem es eine Konstante Phasenbeziehung zwi-schen jedem Punkt gibt.
räumliche: Aussage über die Korrelation der Phase eines Signals an räumlich getrennten Punkten zur gleichen Zeit,
zeitliche: Aussage über die Korrelation der Phase eines Signals zu verschiedenen Zeitpunkten am gleichen Ort

Kohäsion

cohaerere (lat.) = zusammenhängen. Durch chemische Bindung oder zwischenmolekulare Kräfte verursachter Zusammenhalt der Stoffe.

Kohäsionsversagen

Bruchversagen eines Werkstoffverbundes, z.B. einer Klebung, in einem der beiden Werkstoffe. Der Werkstoffverbund beider Werkstoffe hat somit eine höhere Festigkeit als die Eigen-festigkeit der Werkstoffe. (Abb. 170)

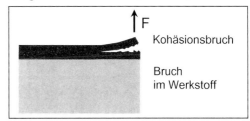

Abb. 170 Kohäsionsversagen

Kohletiegel
→ Graphittiegel

Kollimator

optisches System, das ein divergierendes Strah-lenbündel annähern parallel macht

Kompomer, plastisches zahnfarbenes Füllungsmaterial)

Kunstwort aus *Kompo*site und Glasiono*mer* (engl. polyacid-modified resins). Mit dieser Wortschöpfung soll verdeutlicht werden, dass es sich bei diesem Füllungsmaterial um ein Zwitterprodukt aus Komposit und Glasionemer-zement handelt; seit 1993 auf dem Dental-markt; als modifizierte Komposite zu bewerten; enthalten neben den für → Komposite ty-pischen → Diacrylat-Monomeren, → Iniatia-toren, → Stabilisatoren, Pigmenten und silani-sierten anorganischen → Füllstoffen zusätzlich hochmolekulares Diacrylat-Monomer mit 2–4 Carboxyl-Gruppen und Strontium-Silikatglas; dadurch sind K. zu einer Zementreaktion befä-higt. K. enthalten allerdings zunächst kein Wasser, dass für die Zementreaktion unerläss-lich ist. Um die dadurch außerdem eingeschränkte Fluoridabgabe zu verstärken, wird beispielsweise Ytterbiumfluorid (YbF3) zugesetzt. Dies bewirkt Röntgenopazität und übernimmt einen Teil des Fluoridabgabe des Werkstoffs. Die Fluoridabgabe der K. ist kein Spezifikum. Sie lässt sich auch bei Komposits durch entsprechende Zusammensetzung erreichen. Die Verfestigung der K. erfolgt primär durch → Polymerisation (überwiegend lichtinitiiert). Die mögliche Säure-Base-Reaktion tritt quantitativ erheblich zurück und erfolgt erst, wenn Wasser in das K. eindiffundiert. Das Verhältnis von primärer Polymerisationsreaktion und sekundärer Ionenaustauschreaktion zwischen den wenigen Carboxylgruppen und dem Glasanteil wird mit 8:1 angegeben. Daher kann auch keine wirksame chem. Bindung zwischen den COO⁻-Gruppen und dem Apatit von Schmelz und Dentin erwartet werden. Vielmehr ist zur mikroretentiven Ankopplung ein → Adhäsiv-System erforderlich. Die mechanischen Eigenschaften der K. kommen denen der Komposits nahe. Die reaktionsbedingte Volumenkontraktion gleicht etwa der von Komposits, allerdings besteht im Mund erhöhte Wasseraufnahme und → Quellung. Das Verarbeitungsprinzip gleicht deshalb dem der Komposits (Konditionierung der Zahnhartsubstanzen, Haftvermittler, Polymerisation). Ohne Haftvermittler kommt es zu hohen Verlustraten bei Kompomerfüllungen. (Abb. 171)

Der hauptsächliche Indikationsbereich liegt bei den Klasse V-Füllungen, semipermanenten Füllungen sowie bei Füllungen im Milchgebiss. Nicht geeignet sind Kompomere für permanente Füllungen im Seitenzahnbereich. Im Laufe der klinischen Tragezeit werden die Oberflächen von Kompomeren deutlich schneller rauh als die von Kompositen. Biegefestigkeit ca. 148 MPa, Elastizitätsmodul ca: 5–9 GPa, Druckfestigkeit ca. 350 MPa, Polymerisationsschrumpfung ca. 3 % (V/V), sehr gute Röntgenopazität, hohe Löslichkeit in Wasser.

Komposit = Composite (Plastische zahnfarbenes Füllungsmaterialien)

Pastöse oder hochvisköse lichthärtende oder selbsthärtende (autoplymerisierende) Kunststoffzubereitungen zur Restauration von Zahndefekten (DIN EN ISO 4049). Heute finden fast ausschließlich lichthärtende Komposite Anwendung. Der Aufbau der Komposite ist sehr komplex, da sie aus einer Vielzahl unterschiedlicher Materialien zusammengesetzt sein können, die zudem in einer bestimmten Weise miteinander wechselwirken. Die allgemeine Zusammensetzung von Kompositen, so wie sie für dentale Zwecke eingesetzt werden, zeigt die (Abb. 172).

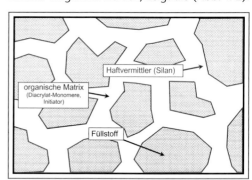

Abb. 172 Prinzipieller Aufbau eines Komposits aus organischer Matrix, Füllstoff und auf dem Füllstoff befindlichem Haftvermittler, der Matrix und Füllstoff chem. Verbindet.

Allerdings müssen nicht alle Komponenten immer Bestandteil eines bestimmten Komposites sein. Den *Monomeren*, die auch als Matrixharze bezeichnet werden, sind alle übrigen Bestandteile zugemischt. Das Matrixharz ist keine einheitliche Verbindung sondern besteht aus einer Mischung verschiedener Monomere. Es handelt sich

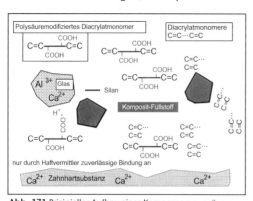

Abb. 171 Prizipieller Aufbau eines Kompomers aus säuremodifiziertem Diacrylat-Monomer, Diacrylat-Monomeren, silanisierten anorganischen Füllstoffen und silanisierten Silikatglas-Partikeln.

hierbei in der Regel um sogenannte hochmolekulare mehrfunktionelle Methacrylate und/ oder Acrylate (→ Monomere). Eine wesentliche Rolle bezüglich der Kompositeigenschaften spielen die Füllstoffe, die hier in Form von Splittern oder Kugeln eingesetzt werden. Häufig werden auch Mischungen verschiedener Füllstoffarten eingesetzt. Die Bedeutung der Füllstoffe spiegelt sich auch darin wieder, dass sie die Basis der *Komposit-klassifikation* sind. Man unterscheidet zwischen *Mikrofüller-* und *Hybrid-Kompositen*. Mikrofüller-Komposite enthalten als Füllstoff feinstteiliges, auch hochdisperses genannt, SiO_2 sowie ein Splitterpolymer, welches selbst feinstteiliges SiO_2 als Füllstoff enthält. Der Anteil an anorganischem Füllstoff beträgt ca. 50 % m/m. Bei den Hybrid-Kompositen besteht der Hauptanteil des anorganischen Füllstoffes aus feingemahlenen Barium- oder Strontiumsilikatgläsern oder Quarzglas (ca. 50 bis 80 % m/m). Diesen Füllstoffen werden dann in geringeren Mengen (ca. 10 bis 20 % m/m). hochdisperses SiO_2 oder auch Yttrium- oder Ytterbiumfluorid zugesetzt. Die *Eigenschaften* der Komposite können wie folgt beschrieben werden: *Mikrofüller*-Komposite sind nicht röntgenopak. Sie sind zu perfektem Hochglanz zu polieren, weshalb ihr Indikationsbereich sich ausschließlich auf hochästhetische Füllungen im Frontzahnbereich erstreckt. Einige physikalische Eigenschaften der Mikrofüller Komposite sind wie folgt: Biegefestigkeit ca. 40–70 MPa, Elastizitätsmodul ca. 2,5–4 GPa, Druckfestigkeit ca. 350–450 MPa, Polymerisationsschrumpfung ca. 3 % (V/V), keine Röntgenopazität, sehr geringe Löslichkeit in Wasser. Hybrid-Komposite sind röntgenopak. Sie sind nicht so gut polierbar wie Mikrofüller-Komposite. Sie werden sowohl im Frontzahn- als auch im Seitenzahnbereich eingesetzt. Allerdings ist ihre Anwendung im hochbelasteten Okklusalbereich immer noch umstritten. Einige physikalische Eigenschaften der *Hybrid*-Komposite sind wie folgt: Biegefestigkeit ca. 100–150 MPa, Elastizitätsmodul ca. 8–20 GPa, Druckfestigkeit ca. 300–450 MPa, Polymerisationsschrumpfung ca. 1,5–3 % (V/V), sehr gute Röntgenopazität, sehr geringe Löslichkeit in Wasser. (Abb. 173, Abb. 174, Abb. 175)

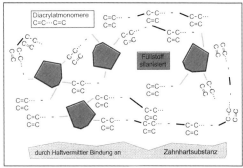

Abb. 173 Komposit nach Polymerisation: Verknüpfung der Diacrylatmonomere untereinander und mit dem an den Füllstoff bereits chemisch gebundenen Haftvermittler (→ Silan).

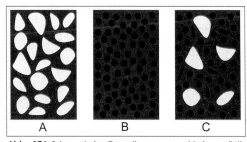

Abb. 174 Schematische Darstellung zu verschiedenen Füllstoffverfahren bei Kompositen. **A** mikrogefüllte Partikel der mittleren Größe 40 µm, **B** anorganische (silikatische) Feinstpartikel < 1 µm, **C** komplexe Füllstoffsysteme mit Mischungen.

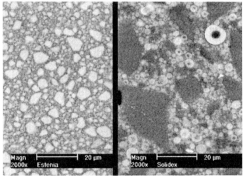

Abb. 175 Verblendkomposite unterschiedlicher Füllertechnologien. Links: anorganische Füller < 1 µm, rechts: Hybridkomposit mit anorganischen Füllern unterschiedlicher Größe und Struktur und mikrogefüllten größeren Partikeln.

Kompositionsmassen

Thermoplastische, reversibel starre Abformmaterialien

Norm: ANSI/ADA Spezifikation Nr. 3; eine ISO Norm existiert nicht.

Zusammensetzung: Hochschmelzende, feste Harze (ca. 35 m%). Niedriger schmelzende Weichmacher (Wachse, Paraffine, Stearinsäure ca. 10 m%). Füll- und Farbstoffe (ca. 55 m%).

Abbindung: Aggregatzustandsänderung (Verfestigung beim Abkühlen)

Eigenschaften: In fließfähigem Zustand verhalten sich Kompositionsmassen nicht wie eine Newtonsche Flüssigkeit, sondern zeigen eine Fließgrenze. Thermische Kontraktion bei der Verfestigung: ca. 1,2 bis 1,3 % lin.

Verarbeitung: Das Material wird über einem Brenner erwärmt und nach der Plastifizierung auf dem Löffel adaptiert. Materialien in Plattenform sind in ca. 65–70 °C heißem Wasser bis zum Erweichen zu erhitzen. Vor der Entnahme aus der Mundhöhle ist für eine ausreichende Kühlung zu sorgen, damit sich die Abformung nicht deformiert. Die Aufbewahrung der fertigen Abformung erfolgt am besten in kaltem Wasser, in dem eine Lagerung über mehrere Tage problemlos möglich ist.

Desinfektion: Thermoplastische Kompositionsmassen lassen sich uneingeschränkt desinfizieren.

Modellherstellung: Grundsätzlich mit allen Modellmaterialien möglich; Kunststoffe sind jedoch nur insoweit geeignet, als sie bei der Polymerisation keine zu starke Hitze entwickeln.

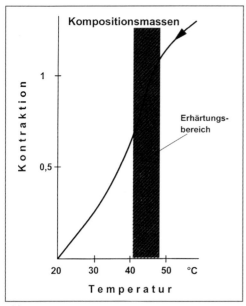

Abb. 176 Abkühlungskontraktion von Kompositions-Abformmassen

Verträglichkeit: gut. Heute nur bei ringgestützter (Kupferring) Einzelzahnabformung gelegentlich verwendet. (Abb. 176)

Kompressionsabformung

Abformtechnik, bei der mit einem individuellen Löffel und höhervisköser Abformmasse auf die resiliente Schleimhaut Druck ausgeübt wird. Die Kompressionsabformung findet Anwendung bei der Anfertigung von kombiniertem Zahnersatz. Sie verfolgt das Ziel, die unterschiedliche Resilienz von Zähnen und zahnlosen Schleimhautarealen bei Belastung durch eine Kompression der Schleimhaut bereits im Zuge der Anfertigung des Zahnersatzes auszugleichen, damit nach dem Eingliedern des Ersatzes ein inniger Kontakt zwischen Prothesenbasis und Tegument gewährleistet ist. Ein typisches Anwendungsbeispiel ist der „Kompressionsabdruck" nach Singer-Sosnowski, eine Weiterentwicklung des von Gerber beschriebenen „Okklusionsabdruckes"

Kondensationsreaktion

Chemische Reaktionsform, bei der zwei Moleküle unter Abspaltung eines dritten (meistens kleineren, z.B. Wasser oder Alkohol) miteinander reagieren, „kondensieren". → K-Silikone und → Polysulfide vernetzen in einer Kondensationsreaktion (vgl. → Additionsreaktion).

Kondensationsvernetzung

Chemische Vernetzungsreaktion (→ Abformmaterialien) bei der neben dem (elastischen) Vernetzungsprodukt ein teils leichtflüchtiges Kondensat entsteht (Wasser, Alkohol)

Konditionierung, allgemein

Oberflächenbearbeitung von Zahnhartsubstanz oder Materialien zur Schaffung mikroretentiver und/oder chemischer Verbundmöglichkeiten durch → Strahlen, → Ätzen oder → Silikatisieren als eine Voraussetzung für den Verbund mit Kunststoff.

Konditionierung von Zahnhartsubstanz

Applikation von Säuren (Phosphorsäure oder Maleinsäure) oder sauren Monomeren/polymerisierbaren Säuren auf Zahnschmelz und Dentin. Am Schmelz und Dentin entstehen durch die Konditionierung gut benetzbare, mikroretentive Oberflächenstrukturen, die von (amphiphilen) Haftvermittlern penetriert werden können. Schmelz und Dentin können in identischer Art und Weise (Total-Ätz-Technik) oder selektiv konditioniert werden. Zur Konditionierung von Zahnschmelz finden Phosphorsäure (20–37 %) oder saure Monomere (Phosphorsäureacrylatester) Verwendung. Es resultiert eine mikro- bzw. nanoretentive Schmelzoberfläche. Die Konditionierung des Dentins erfolgt mittels Phosphorsäure, Maleinsäure (0,4–4 %) oder sauren Monomeren. Durch das saure Konditionierungsmittel wird die Schmierschicht entfernt und das Kollagenfibrillennetzwerk im Bereich des intertubulären und peritubulären Dentins freigelegt.

Konfektionskrone
industriell gefertigte Krone aus Metall oder Kunststoff, die nach individueller Anpassung als temporärer Zahnersatz eingegliedert wird.

Kontaktallergie
→ Allergische Reaktion durch Eindringen eines mit der Haut oder den Atemwegen kontaktierenden → Allergens (Kontaktallergen) in den Organismus: Folge → Kontaktekzem, Kontaktasthma, Kontakturtikaria (z.B. durch Latexhandschuhe des Zahnarztes); als Berufserkrankung beim Zahnmedizinischen Personal, vor allem beim Zahntechniker möglich. K. setzt immer eine vorausgegangene → Sensibilisierung voraus und kann nie beim Erstkontakt zum Allergen auftreten.

Kontaktdermatitis
→ Kontaktekzem

Kontaktekzem
akute bis chronische Entzündung als Reizantwort der Haut auf toxische oder allergische Kontaktbelastungen. 1. akut toxisches K. bei einmaliger Einwirkung einer starken toxischen Noxe; 2. kumulativ-toxisches K.: (bei entspre-

chender Disposition) durch wiederholte Einwirkung schwacher irritativer Noxen wie Lösungsmittel, Säuren, Detergenzien, Wasser, Staub, mechan. Beanspruchung; 3. allergisches K.: akute bis chronische → allergische Reaktion vom Typ IV nach entsprechender → Sensibilisierung und erneutem Kontakt mit einem → Allergen. Häufigste Berufskrankheit in der Zahntechnik; → MMA ist dabei das häufigste Kontaktallergen. Nach der „2-Phasentheorie" der Ekzempathogenese (HORNSTEIN et al.) entsteht auf dem Boden gehäufter Hautirritationen, besonders durch Feuchtbelastung, ein kumulativ-subtoxisches K., auf dessen Grundlage sich ein allergisches K. entwickeln kann. Prophylaxe: Händeschutz im Labor (Feuchtbelastung gering halten, Kontakt mit irritativen (→ Staub) und potenziell sensibilisierenden Stoffen, wie nicht reagierten Kunststoffbestandteilen einschl. Kunststoffteig, vermeiden, feuchtigkeitsspendende Hautcremes zur Hautpflege (Acrylatschutzsalben und nicht garantiert monomerimpermeable Schutzhandschuhe versagen) und Händefürsorge außerhalb der Labortätigkeit (schonende Hautreinigung mit Syndets, Waschbedarf gering halten, weil die Erneuerung des Fett- und Säureschutzmantels der Haut nach einmaliger Waschung etwa 120 min benötigt; Tragen von Schutzhandschuhen gegen chemische Substanzen, Schmutz, mechanische Beanspruchungen und Verletzungen, ggf. mit Baumwollunterhandschuhen, die den Handschweiß aufnehmen, Handschuhe bei Kälte, Handcremes).

Kontaktkorrosion
→ elektrochemische Korrosion, → galvanisches Element, → Lokalelement

Kontaktstomatitis
durch toxische Einwirkung oder Kontaktallergen hervorgerufene Mundschleimhautentzündung. In sehr seltenen Fällen auf → Stomatitis prothetica zutreffend.

Kontaktwinkel
→ Benetzung

Konter

zweite Hälfte einer Polymerisationsform, die beim Einbetten in eine Küvette durch Gegenguß von Gipsbrei auf ein bereits in der „ersten" Küvettenhälfte eingebettetes Modell (mit aufmodelliertem Therapiemittel, z.B. Prothese) entsteht.

Kontrahieren

→ Volumenverhalten mit Schrumpfungserscheinungen.

Kontraindikation

Gegenanzeige für eine Maßnahme, eine Methode oder auch einen zahnmedizinischen Werkstoff.

Konuskrone

Doppelkronensystem als Verbindungselement der Teilprothetik. Die Außenfläche der Innenkrone und die Innenfläche der Außenkrone sind zueinander kongruent konisch gestaltet. Die Haftkraft hängt bei gleichem Material und gleicher Fügekraft nur von dem Konuswinkel ab und ist zahntechnisch mit hinreichender Genauigkeit einstellbar. Die konische Gestaltung der Innenkronen erleichtert die Eingliederung. (Abb. 177)

Kopfschrauben

ist die am häufigsten angewendete Schraubenausführung, Schraube teil sich in Kopf, Schaft und Gewinde.

Korngrenzenätzung

Metallographische Präparation durch → Ätzen von Legierungsoberflächen, wobei die Kontaktbereiche zwischen den Kristalliten gegenüber den Kristallitflächen bevorzugt abgetragen (geätzt) werden.

Kornfeinung

Höherschmelzende hochdispers verteilte Elemente einer Legierung können bei der Erstarrung als Nukleotide dienen und führen zu einem kleinen Korn des metallischen Gefüges. Mit der K. ist eine Anhebung der mechanischen Festigkeitswerte verbunden.

Korrekturabformung

Verfahren: Zweizeitig-zweiphasige Abformtechnik.

Durchführung: Üblicherweise mit A- oder K- → Silikonen. Zunächst wird mittels → Serienlöffel mit einer Abformmasse knetbarer Konsistenz eine Vorabformung genommen. Diese wird dann mit Hilfe eines niedrig fließenden Materials präzisiert („korrigiert"). Aus der Vorabformung müssen alle unterschnittenen Bereiche sowie Interdentalsepten entfernt werden, um eine Reposition der Erstabformung bei der eigentlichen Korrektur zu ermöglichen.

Eigenschaften: Die sorgfältige Beseitigung aller Unterschnitte aus der Vorabformung ist notwendige Bedingung für den Erfolg der Korrektur-

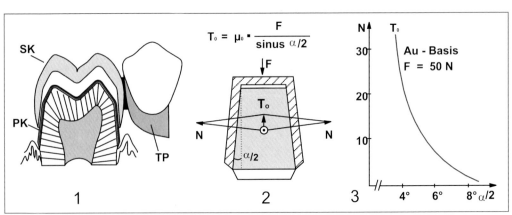

$$T_0 = \mu_0 \cdot \frac{F}{\sin \alpha/2}$$

Abb. 177 1. Konuskrone mit PK Primärkrone und SK Sekundärkrone als Retentionselement für Teilprothesen TP. 2 Darstellung zur Haftkraft To mit μo Reibungskoeffizient der Legierung, F Fügekraft, N Normalkraft, 3 Haftkraft To bei Goldlegierungen für verschiedene Konuswinkel bei der Fügekraft F = 50 N. (nach K.H. Körber)

technik. Fehlt nämlich die Abflussmöglichkeit für das Zweitmaterial, so staut es sich in der Erstabformung, verdrängt diese und bindet ab. Nach der Entnahme aus dem Mund stellt sich die Erstabformmasse zurück und gibt die abgeformten Lumina verzerrt wieder, so dass zu kleine Modellstümpfe resultieren (Abb. 178). Selbst bei sorgfältigem Ausschneiden sind derartige → Verdrängungseffekte nicht vollständig zu vermeiden, da das Erstmaterial stets eine gewisse Flexibilität aufweist (im Prinzip stellt die Erstabformung lediglich einen nicht vollständig starren individuellen Löffel dar). Aus diesem in der Natur dieser Abformtechnik liegenden Grund weisen die aus einer Korrekturabformung erhaltenen Modellstümpfe gegenüber dem Original stets einen verminderten Durchmesser auf. Zur Minimierung dieses unvermeidlichen Fehlers sollten für die Erstabformung deshalb bevorzugt Abformmassen mit hoher → Shore-Härte und damit nur geringer Flexibilität eingesetzt werden. → A-Silikone sind aufgrund ihrer meist höheren Shore-Härte gegenüber den → K-Silikonen von Vorteil. *Bevorzugte Anwendungsbereiche*: Darstellung infragingival gelegener Präparationsgrenzen.

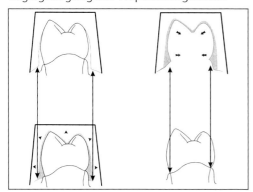

Abb. 178 Korrekturabformung

Korrekturbrand
Formkorrektur einer bereits gebrannten Keramik mit einem erneuten Brand und Korrekturmasse

Korrekturmasse
Keramikmasse für einen Korrekturbrand, um ein bereits gesintertes Keramikobjekt additiv in der Form zu verändern. Korrekturmassen brennen niedriger als die Ausgangskeramik.

Korrosion
Reaktion eines Werkstoffs mit seiner Umgebung, die eine messbare Veränderung des Werkstoffs (Korrosionserscheinung) hervorruft und zu einer Beeinträchtigung der Funktion des Bauteils oder Systems (Korrosionsschaden) führt (DIN 50 900). Korrosion ist somit eine Grenzflächenreaktion zwischen Werkstoffen und dem umgebenden flüssigen oder gasförmigen (auch biologischen / mikrobiellen) Milieu.

Hinsichtlich der Ursachen und Korrosionsmechanismen sind zu unterscheiden:

elektrochemische Korrosion in Elektrolyten, atmosphärische Korrosion (z.B. Rosten von Eisen), mikrobiologisch beeinflusste Korrosion (MIC) in biologischen Systemen, chemische Korrosion in heißen trockenen Gasen, Korrosion bei zusätzlicher mechanischer Beanspruchung (Ermüdungs-/Schwingriss-korrosion, Spannungsrisskorrosion).

Der Begriff „Korrosion" bezieht sich im engeren Sinne auf metallische Werkstoffe. Der Angriff aggressiver Medien auf keramische Stoffe ist in seinem Charakter ein chemischer Lösungsvorgang; der Angriff physikalischer, chemischer oder mikrobieller Prozesse auf Polymere bewirkt Werkstoffalterung oder Degradation.

Die Korrosion von Metallen in der Mundhöhle ist → elektrochemische Korrosion (zum Teil auch mikrobiologisch beeinflusste Korrosion) in einem kombiniert anorganisch-organischen Elektrolyten (Speichelelektrolyt). Zusätzliche mechanische Beanspruchung ist ursächlich von geringer Bedeutung. Bei der Korrosion zahnmedizinischer Therapiemittel in der Mundhöhle sind die Korrosionserscheinungen in der Regel mikroskopisch klein, die Korrosionsschäden – von ästhetischen Beeinträchtigungen abgesehen – eher gering. Hauptproblem sind die Korrosionsprodukte, die in gelöster Form in den Organismus gelangen und lokal-toxische, allergische oder auch chronische allgemein-toxische Reaktionen auslösen können.

Korrosionsbeständigkeit

Legierungen, die in die Mundhöhle eingebracht werden, sollen keine oder nur eine geringe Korrosion unter den Bedingungen der Mundhöhle zeigen. In den Normen DIN 13906 und ISO 1562 sind die Anforderungen an Legierungen bezüglich der Korrosionsfestigkeit niedergelegt. Bei EM-Legierungen sollte der Anteil am Basismetall mindestens 50 Atomprozent (d.h. jedes 2. Atom im Mischkristall ist ein Basisatom) betragen. Bei Goldlegierung ergibt sich bei Umrechnung auf die unterschiedlichen Dichten der Komponenten ein erforderlicher Gewichtsanteil von mindestens 75 % im AuAgCu-System. Bei Goldlegierungen ist deshalb ein Anteil >18 Karat (oder Feingehalt >750) erforderlich, um als voll mundbeständig zu gelten. → Edelmetalllegierungen; → Anlaufbeständigkeit. (Abb. 179)

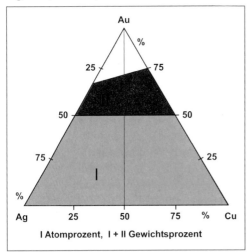

Abb. 179 Zusammensetzungsbereich für korrosionsfeste Goldbasislegierungen im ternären AuAgCu-System mit 50 Atomprozent (I) und umgerechnet 75 Gewichtsprozent (I+II)

Korrosionselement

Ist ein → galvanische Element mit örtlich unterschiedlichen Teilstromdichten für den Metallabtrag (DIN 50 900).

Das Korrosionselement baut sich bei der Korrosion eines metallischen Werkstoffs auf. Nach der Größe der Anoden- und Kathodenflächen wird zwischen Makro-Korrosionselementen (im makroskopischen Bereich) und Mikro-Korrosionselementen → Lokalelement unterschieden.

→ elektrochemische Korrosion (Abb. 180)

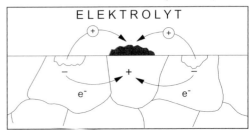

Abb. 180 Schematische Darstellung zur Ausbildung eines Kurzschlusselementes bei Entmischung durch den Guss mit Korrosion der unedleren Körner und Abscheidung auf edleren Bereichen.

Korrosionsuntersuchungen

Ziel ist vorrangig die Ermittlung des Verhaltens eines Korrosionssystems Werkstoff / Korrosionsmedium unter realistischen Einsatzbedingungen, um hinsichtlich Materialauswahl, Analyse von Korrosionsschäden und Korrosionsschutz Kenntnisse zu gewinnen. Aus praktischen Gründen werden oft eine verstärkte Korrosionsbelastung und eine kurze Versuchsdauer angesetzt (vergl. DIN 50 905).

In vitro-Korrosionsuntersuchungen metallischer Biomaterialien sollen in simuliertem biologischen Milieu durchgeführt werden (z.B. Speichelelektrolyt, → elektrochemische Korrosion im Mundmilieu). Die Ergebnisse sind geeignet, um neue und bewährte Materialien vergleichend zu bewerten und eine orientierende Einschätzung der zu erwartenden biologischen Verträglichkeit zu geben. In vitro-Korrosionsprüfungen sind in Normen für Dentallegierungen empfohlen oder gefordert.

Hinsichtlich der Untersuchungsverfahren sind: chemische Korrosionsuntersuchungen, elektrochemische Korrosionsuntersuchungen zu unterscheiden.

1. Chemische Korrosionsuntersuchungen. Es werden Proben definierter Abmessungen und vorgegebener Oberflächenbeschaffenheit einem Korrosionsmedium unter festge-

legten Bedingungen ausgesetzt. Die Korrosionsbelastung kann dauernd (Dauertauchversuch), zeitlich wechselnd (Wechseltauchversuch), in bewegtem Medium (Rührversuch) oder in Dampfatmosphäre (Klimaprüfung) sowie bei zusätzlicher mechanischer Beanspruchung (z.B. Dauerschwingversuch) erfolgen. Das Korrosionsverhalten wird aus den Masseänderungen und/oder anderen messbaren Veränderungen ermittelt (vergl. DIN 50 905). Chemische Korrosionsuntersuchungen sind zur Bewertung von Korrosionssystemen geeignet, die nicht wesentlich vom Potenzial abhängen oder deren Potenzial aufgrund der Zusammensetzung des Mediums konstant bleibt. Zu den chemischen Korrosionsuntersuchungen (Dauertauchversuch) gehört der → Immersionstest zur *Prüfung von Dentallegierungen EN DIN ISO 1562*.

2. Elektrochemische Korrosionsuntersuchungen. Es werden elektrochemische Kenndaten bei Korrosionsvorgängen erfasst oder auch als Einflussgrößen vorgegeben. Dadurch ist es möglich, Charakter, Ablauf und Beeinflussbarkeit von Korrosionsvorgängen messtechnisch (→ Potenzial- und Strommessungen, → Polarisationsmessungen) zu beschreiben (DIN 50 918). Das Korrosionsverhalten von Werkstoffen und der Einfluss von Milieubedingungen kann reproduzierbar und damit vergleichbar bestimmt werden. Zur Bewertung von Dentallegierungen haben sich → Polarisationsmessungen bewährt.

Korund

Eine Form des Aluminiumoxides (Al_2O_3). Anwendung als Schleifmittel in Schleifkörpern oder Schleifpapier (Schleifleinen) zur spanabhebenden Formgebung und als → Strahlmittel zum Säubern (Abstrahlen) und/oder Konditionieren (Mikrostrukturieren) von Werkstoffoberflächen; besteht aus unterschiedlicher Korngröße und Reinheit. Natürliche gefärbte Varianten sind die Rubine und Saphire (Abb. 181)

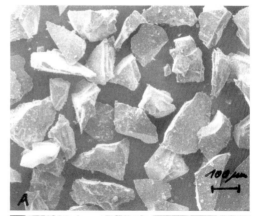

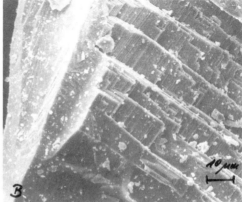

Abb. 181 Korund 110 μm (mittl. Korngröße) als Strahlmittel; A. Übersicht; B. Kristallstruktur und aufliegender, arbeitsmedizinisch relevanter Staub

Korundstrahlen

→ Strahlen bei unterschiedlichem Druck (2 bis 6 bar) mit → Korund als → Strahlmittel unterschiedlicher Körnung, z.B. 50, 110, 250 μm. (Abb. 182)

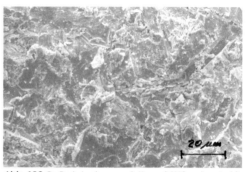

Abb. 182 Co-Basis-Legierung mit Korund (110 μm) gestrahlt (3 bar)

Kreuzreaktion

Reaktion zwischen einem → Antikörper und einem → Antigen, das nicht der Auslöser für die Bildung dieses Antikörpers war, aber ähnliche oder gemeinsame antigene Determinanten aufweist; z.B. positiver → Epikutantest gegen Pd bei Ni-sensibilisierten Personen.

Kriechen

Plastische Verformung von Werkstoffen unter anhaltender Druckbelastung (→ Amalgam, versch. Kunststoffe, auch → PMMA).

Kristall

fester Körper mit räumlich regelmäßiger Anordnung der Atome in vorgegebenen 3-dimensionalen → Kristallgittern. Vertreter sind typische Nichtmetalle (Diamant, Bergkristall, Rubin, Saphir usw.) aber auch Metalle (Silizium-Einkristalle, vielkristallines Haufwerk/Gefüge)

Kristallinität

Kristalline Thermoplaste besitzen Bereiche in denen die endlosen Fadenmoleküle nicht statistisch angeordnet, sondern regelmäßig gefaltet oder gestreckt sind. ABB. Auch in diesen kristallinen Bereichen herrschen nur Nebenvalenzkräfte (intermolekulare Wechselwirkungen). Ob ein Polymer kristalline Bereiche ausbilden kann oder nicht, hängt stark von seiner Symmetrie und damit von der Struktur der verwendeten Monomere ab.

Kristallinitätsgrad

Je nachdem wie stark ausgeprägt die kristallinen Bereiche in Thermoplasten sind, spricht man von unterschiedlichen Kristallinitätsgraden. Mit steigendem Kristallinitätsgrad nehmen in der Regel Quellbarkeit, und Löslichkeit leicht ab, die Temperaturen für Glasübergangsbereich und Schmelzpunkt nehmen dagegen zu. Hohe Kristallinitätsgrade besitzen beispielsweise Polyethylen, Polypropylen oder Polytetrafluorethylen. Keine Kristallinität besitzen Polyvinylchlorid, Polystyren oder Polymethylmethacrylat.

Kristallgitter

→ Elementarzelle. Stoffspezifische dreidimensional regelmäßige Anordnung der Gitterbausteine (Atome, Ionen) (Tab. 10)

Gittersystem	Strecken	Winkel
triklin	$a_o \neq b_o \neq c_o$	$\alpha \neq \beta \neq \gamma \neq 90°$
monoklin	$a_o \neq b_o \neq c_o$	$\alpha = \beta = 90°, \beta \neq 90°$
rhombisch	$a_o \neq b_o \neq c_o$	$\alpha = \beta = \gamma = 90°$
hexagonal	$a_o = b_o \neq c_o$	$\alpha = \beta = \gamma = 90°, \gamma = 120°$
tetragonal	$a_o = b_o \neq c_o$	$\alpha = \beta = \gamma = 90°$
kubisch	$a_o = b_o = c_o$	$\alpha = \beta = \gamma = 90°$

Tab. 10 Translationsperioden und Winkel wichtiger Kristallsysteme (Bravais-Gitter)

Kristallgitterumwandlung

Durch Änderung von Umfeldbedingungen (Temperatur, Druck) kann es zur spontanen Umwandung des Kristallgitters kommen → Elementarzelle. (z.B. kubisch-raumzentriert zu kubisch-flächenzentriert). Dabei erfolgt die Umwandlung spontan ohne Diffusionsvorgänge. Je nach Raumerfüllung der beteiligten Gittersysteme kann es zu einer Form- oder Volumenänderung (Expansion, Kontraktion) kommen. Bei Erwärmung auf 911 °C springt das Eisengitter von kubisch-raumzentriert nach kubisch-flächenzentriert, Titan bei 883 °C von hexagonal nach kubisch-raumzentriert, Cristobalit bei 230 °C: von der α- in die β-Modifikation. Mit der Umwandlung können zudem Festigkeitsänderungen verbunden sein.

Kristallisation

Ausscheidung von Kristallen in der Schmelze (Metalle) bei der Erstarrung oder Wachsen von Kristallen aus übersättigten Lösungen (Gips, div. Salze).

Kristallkeime

erste spontan gebildete kristalline Bereiche etwa in Anordnung/Form der Elementarzellen von denen durch Wachstum der Kristallkeime das Material erstarrt. Die Zahl Wachstumsbedingungen der K. bestimmen das entstehend Kristall-Gefüge. (Abb. 183)

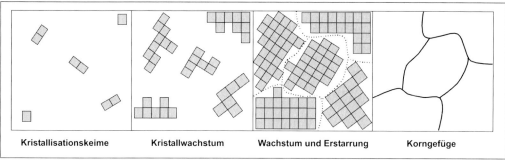

| Kristallisationskeime | Kristallwachstum | Wachstum und Erstarrung | Korngefüge |

Abb. 183 Erstarrung aus der Schmelze mit Kornbildung bei Metallen

Kristallseigerung

Bei der Abkühlung können Legierungen innerhalb eines Kornes in unterschiedlicher Konzentration erstarren → Entmischung. Durch Wärmebehandlung kann ein Konzentrationsausgleich herbeigeführt werden → Homogenisieren. Durch Seigerung kann es zur Verringerung der mechanischen Festigkeiten und der Korrosionfestigkeit kommen.

Kristallsystem

Ausgehend von den Möglichkeiten zur Ausbildungen von → Elementarzellen, lassen sich die Gittersysteme in 7 Grundtypen (Bravais-Gitter: triklin,-monoklin, rhombisch, hexagonal, rhomboedrisch, tetragonal, kubisch) einteilen. Raumzentriert: Anordnung zusätzicher Atome im Schnittpunkt der Raumdiagonalen, flächenzentriert: Anordnung zusätzicher Atome im Schnittpunkt der Flächendiagonalen.

Kristallwasser

Bei der Kristallisation aus wässrigen Lösungen erfolgt häufig die Einlagerung von Wassermolekülen in das Kristallgitter. (z.B. Gips: $CaSO_4 • 2H_2O$)

Kroll-Verfahren

Von *W. J. Kroll* 1938 entwickeltes Verfahren zur Reduktion von Titantetrachlorid mittels Magnesium zu Titanschwamm. → Titan-Gewinnung. Bevorzugtes Verfahren (etwa 80 % der Welterzeugung nach Kroll-Verfahren).

Kronenrandschluß

Übergangsbereich einer Krone zur Zahnhartsubstanz. Zur Beschreibung der Randschlusssituation hat sich der Vorschlag von *Holmes* (J Prosthet Dent 1989) durchgesetzt. (Abb. 184)

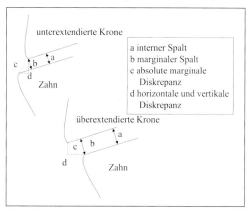

Abb. 184 Kronenrandschluss

K-Silikon

→ C-Silikon → Silikon

Kubisch

Gitterform mit Atomen, die auf den Eckpunkten eines Quaders angeordnet sind.

kubisch flächenzentriert

Gitterform mit Atomen, die auf den Eckpunkten eines Quaders angeordnet sind und jeweils ein Atom im Zentrum jeder der Flächen des Quaders tragen.

159

kubisch-flächenzentriert, kfz
→ Kristallgitter → Elementarzelle

kubisch-raumzentriert, krz
→ Kristallgitter → Elementarzelle

Kugelpackung
→ Elementarzelle. Bei der Kristallisation sind die Einzelatome so angeordnet, dass sich die Außenhüllen der Atome nahezu berühren. Man kann sich Kristalle als aufeinandergestapelte Schichten ebener dichtgepackter Kugellagen vorstellen. Die Stapelreihenfolge der Lagen bestimmt das Gittersystem. Mit Festlegung des Gittersystems ist somit auch die Raumerfüllung festgelegt (krz , 8 nächste Nachbaratome/Koordinationszehl und Raumerfüllung 0,68, kfz, Koordinationszahl 12 und Raumerfüllung 0,74 Kristallumwandlung). (Abb. 185)

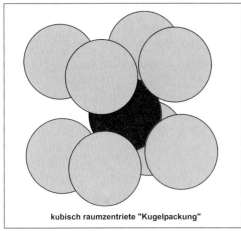

kubisch raumzentrierte "Kugelpackung"

Abb. 185 Schematische Darstellung der Anordnung der Metallionen im Kristallgitter bei dichtester Kugelpackung im kubisch raumzentrierten Kristallgitter

Kugelpolymerisat
durch → Suspensionspolymerisation gewonnenes Polymerpulver für das → Anteigverfahren (bei → MMA/PMMA-Kunststoff); → Splitterpolymerisat. → Perlpolymerisat

künstliche Zähne
Zähne aus schichtweise aufgebautem keramischen Material oder vernetzten → Kunststoff zum Aufbau des Kaukomplexes bei herausnehmbarem Zahnersatz. Retention der Keramikzähne am Prothesenkunststoff durch Makroretention (pilzartiger Hohlraum im Zahn), ggf. unterstützt durch → Korundstrahlen der Kontaktfläche und → Silanisierung, Retentionsunterstützung bei Kunststoffzähnen durch → Anrauhen (Überschleifen) und Monomerpenetration, ohne die Labialseite zu benetzen.

Kunstharz
pauschale Bezeichnung für Kunststoffe unterschiedlicher Konsistenz, die im eigentlichen Sinn des Wortes ähnliche Eigenschaften wie natürlich vorkommende Harze aufweisen; z.B. die Bezeichnung Gießharz für gießfähigen Kunststoff.

Kunststoffalterung
→ Alterung

Kunststoff-Bearbeitung
Formkorrigierendes Abtragen (Ausarbeiten) und Oberflächenfinish (→ Polieren) aus biologischen, ästhetischen, hygienischen und bruchmechanischen Gründen durch verschiedenartige Werkzeuge und Mittel (→ Fräser, → Schleifmittel, → Poliermittel). Bearbeitung bevorzugt mit Hartmetallfräsern. Die Kunststoffe dürfen sich bei der B. nicht erwärmen (Erweichung von PMMA ab 70 °C), da es sonst zu plastischen Verformungen und damit zu Verziehungen der Kunststoffobjekte (z.B. Prothesenbasis, Abnahme der Paßfähigkeit) kommt und an der Oberfläche Polierschäden (Strukturaufrauhungen) entstehen. Vor der Bearbeitung getragener Objekte stets → Desinfektion erforderlich (Infektionsprophylaxe). Grundsätzlich gilt: Modellation vor Ausarbeitung ! Das Aufbringen von dünnflüssigem, lichtpolymerisierbarem Kunststoff (→ Versiegeln) auf Prothesenkunststoff (PMMA) statt einer Politur hat sich klinisch nicht bewährt.

Kunststoffe
Werkstoffe, die aus synthetisch hergestellten makromolekularen organischen Verbindungen bestehen (organische → Polymere mit einem

Kohlenstoff-Gerüst in der Hauptkette). Die Makromoleküle können linear, verzweigt (Seitenketten sind kovalent an die Hauptkette gebunden) oder vernetzt sein. K. mit linearem und verzweigtem Aufbau werden als Thermoplaste bezeichnet. Bei intermolekularer Verknüpfung benachbarter Moleküle spricht man von → Vernetzung. Diese kann weitmaschig oder engmaschig erfolgen. Weitmaschig vernetzte K. werden als → Elastomere, engmaschig vernetzte als → Duromere bezeichnet. Bei Wärmezufuhr wird die Beweglichkeit der Polymerketten bei den Thermoplasten erhöht. Beim Erreichen der → Glasübergangstemperatur erweicht der Thermoplast (Verformbarkeit der Kunststoffe). Vernetzte Kunststoffe erweichen bei Temperaturerhöhung nicht. K. sind generell nach den für die Synthese von Polymeren üblichen Polyreaktionen: → Polyaddition, → Polykondensation und → Polymerisation herstellbar. Außer organischen Polymeren gibt es Kunststoffe, die reinem oder überwiegenden anorganischen Charakter (Polykieselsäuren, Polyphosphorsäuren). Eine Zwischenstellung zwischen rein anorganischen und den rein organischen Polymeren nehmen Polysiloxane ein. Ihre Hauptkette besteht aus einem -Si-O-Si-Gerüst. Diesel verleiht dem Material auch anorganische Eigenschaften wie eine erhöhte Temperaturfestigkeit.

Kunststoffe für temp. K&B-Ersatz
→ temporärer Kronen- und Brücken-Kunststoff

Kunststoffe für Prothesenbasis
→ PMMA → Prothesenkunststoff-Technologie

Kunststoff für Verblendungen
heute in der dentalen Technologie ausschließlich → Komposite

Kunststoff-Legierungs-Verbund
anorganische bzw. organische Legierungs-Kunststoff Verbundverfahren

Kunststoffmodifizierter Glas-Polyalkenoat-Zement
(auch als „lichthärtender" Glasionomerzement bezeichnet), Pulver-Flüssigkeits-System oder Kapselsystem (DIN 9917-2).
Pulver: Ca-Al-F-Silikatglas 75 %, SiO_2 25 %,
Flüssigkeit: Polyacrylsäure und Copolymere der Polyacrylsäure 25–75 %, HEMA 8–40 %, Dimethacrylate (Bis-GMA, TEGDMA, UDMA) 0–25 %, polymerisierbare Säuren, Weinsäure, Photoinitiator, Wasser.
Abbindung: Die duale Erhärtung erfolgt durch lichtinduzierte radikalische Polymerisation der Methacrylatderivate sowie durch die für Glasionomerzemente typische Säure-Base-Reaktion. Es resultiert ein Netzwerk aus Polyacrylatgel und Polymerketten, in das die Füllkörper integriert sind.
Eigenschaften: Druckfestigkeit: 120–250 MPa, Zugfestigkeit: 37 MPa.
Anwendung: Unterfüllungsmaterial, definitives Befestigungsmaterial, Füllungsmaterial für Kavitäten der Klasse III und V, semi-permanente Versorgung von Klasse-I- und II-Kavitäten, Füllungsmaterial für Milchzähne.

Kunststoffteig
Industrielles Fertigprodukt oder in Praxis bzw. Labor aus zwei Komponenten (Pulver + Flüssigkeit; 2 Pasten) zubereitete plastische Masse unterschiedlicher Konsistenz (z.B. stopfbar für → Stopf-Pressen, modellierbar als Paste für → Lichtpolymerisation, injizierbar für → Injektionsverfahren, gießfähig für → Gießverfahren); gegenüber → Monomer erheblich verminderte → Volumenkontraktion bei der → Polymerisation (MMA 25 Vol.%; Kunststoffteig MMA/PMMA 5–7 Vol.%); genaues Dosieren und homogenes Vermischen der Komponenten bei Pulver-Flüssigkeits-Präparaten erforderlich, zu viel → Monomer erhöht die → Polymerisationsschrumpfung und den Gehalt an Restmonomer; mit zu wenig Monomer entsteht ein zu trockener Teig, der sich schwer pressen und verdichten lässt, Folge: → Strukturfehler. Nach dem Vermischen, während dem → Anquellen, dringt das Monomer in die Polymerteilchen ein und

verbindet diese durch seine Polymerisation, so dass fester Kunststoff entsteht (interpenetrierendes Netzwerk).

Kunststoffprothese
abnehmbarer Zahnersatz, dessen Basis, die die → künstlichen Zähne und bei Teilprothesen die Verbindungselemente zum Restgebiß trägt, aus Prothesenkunststoff besteht. Vorherrschender Kunststofftyp in der ZM ist das → MMA/PMMA-System.

Kunststoffreparatur
Verbinden (gebrochener) oder Ergänzen (Erweiterung) von Kunststoffteilen; → Anpolymerisieren

Kunststoffunverträglichkeit
Durch die chem. Zusammensetzung von → Kunststoffen ausgelöste → Gewebereaktionen sind in toxische und allergische Reaktionen zu unterscheiden. Das → MMA der dominierenden MMA/→ PMMA-Kunststoffe ist toxikologisch ein Atemgift. Die erforderliche Dosis kommt allerdings bei normaler Verarbeitung nicht zu Stande. An der Haut ist MMA ein stark irritativer Stoff, der als hochwirksames Lösungsmittel die Schutzbarrieren der Haut rasch überwindet und bei fortlaufender Schädigung zunächst ein irritatives nichtallergisches und nach einiger Zeit ein allergisches → Kontaktekzem bahnen kann. Regelrecht polymerisierte Dentalkunststoffe sind toxikologisch unbedenklich. Die Restmengen nicht umgesetzter Ausgangskomponenten (z.B. → Restmonomer) reichen für eine toxische Reaktion nicht aus, können aber bei entsprechender Disposition (Sensibilisierungsbereitschaft) und je nach betroffenem Gewebe (Haut oder Schleimhaut) zu einer → allergischen Reaktion führen. Davon sind Patienten weit weniger betroffen, als das zahnmedizinische Team (vor allem Zahntechniker), das mit den reaktiven Ausgangskomponenten arbeitet (Ekzem). Nach langjährigen epidemiologischen Beobachtungen liegen die Sensibilisierungsraten gegen MMA bei Zahntechnikern mit Hautproblemen bei knapp 10 %, bei Patienten

mit Mundbeschwerden (→ Stomatitis prothetica) nur bei knapp 2 %. Wegen der irritativen Wirkung und der allergenen Potenz, die auch bei Acrylat-Monomeren mit höherem Molekulargewicht (Ethyl-, Butyl-MA) sowie Diacrylat-Monomeren (z.B. → UDMA, → TEGDMA, BUDMA in Komposits und in MMA-freien Unterfütterungskunststoffen), wenn auch bei geringerem Maß als für MMA, gegeben ist, ist der Kontakt mit den unreagierten Ausgangskomponenten der Kunststoffe, d.h. auch mit Kunststoffteig zu vermeiden. Direkte → Unterfütterungen sind auf unumgängliche Situationen und auf kleinflächige Korrekturen zu begrenzen. Beim Patienten beruht eine K. weit weniger auf der Chemie der Dentalkunststoffe sondern auf makro- und mikromechanischen Irritationen sowie mikrobiologischen Ursachen. Strukturmängel ermöglichen die Einlagerung von lebenden und toten Mikroorganismen (mikrobielle Toxine) und Fremdstoffen (sich zersetztende Nahrungsreste, Prothesenreiniger). Damit wird der Kunststoff zum entscheidenden Co-Faktor bei der Entstehung der durch Sekundärstoffe ausgelösten K. (indirekte Werkstoffwirkung, Stomatitis prothetica).

Kunststoffverarbeitung
Im e.S. die Formgebung von Kunststoffobjekten durch chemoplastische oder thermoplastische Verfahren; → Polymerisation, → Tiefziehen, → Gießharzverfahren.

Kunststoffverblendung
Maskierung metallischer Anteile von Zahnersatz durch → Komposite

Kunststoffvergütung
vergeblicher Versuch, polymerisierten Kunststoff durch Temperung in seinen Eigenschaften signifikant zu verbessern.

Kunststoffzähne
künstliche Zähne aus Kunststoff, die ästhetische und phonetische (Frontzähne) sowie kaumechanische (Seiten- und Frontzähne) Anforderungen zu erfüllen haben, biokompatibel,

resistent gegen Mundbedingungen und günstig zu verarbeiten (individuell anzupassen, sichere Verbindung zum → Prothesenkunststoff, polierbar) sein müssen. Chem. Basis sind Acrylat-Kunststoffe, wobei durch gezielte Monomerkomposition (Anteile von → Vernetzern), Füllstoffe, Trübungsmittel, Farbpigmente und schichtweisen Aufbau in → chemoplastischen oder → thermoplastischen Verfahren optimiert wird. Das Zahnhalsgebiet besteht aus vernetzerfreiem Kunststoff, um die Verbindung zum Prothesenbasiskunststoff (→ Anpolymerisation) nicht zu beeinträchtigen. Diese beruht auf der Ausbildung eines → interpenetrierenden Netzwerks und soll durch Überschleifen der Zahnbasis und Anfeuchten mit monomerer Flüssigkeit – ohne die Labialfläche zu benetzen, weil dies zur → Craquelierung der Zähne führen kann – unterstützt werden. Beim Isolieren der Gipsform-Hälften in der Küvette darf kein Isoliermittel auf die Zahnbasis gelangen, da sonst die Anpolymerisation blockiert wird. Die Differentialindikation zu Keramikzähnen entscheidet sich anhand technologischer Aspekte (Möglichkeit des Anpassens – Aufschleifen – bei K. wesentlich besser als bei Keramikzähnen, keine Bruchgefahr, besserer Verbund zum Prothesenbasiskunststoff) und klinischer Gesichtspunkte (langfristige Okklusionsstabilität und Langzeitästhetik bei Keramikzähnen besser und Plaqueaffinität geringer; bessere akustische Dämpfung beim Okklusionskontakt von K.). Bei üblicher Tragedauer und guter Prothesenpflege sind gute K. hinsichtlich ästhetischer Wirkung, Abriebresistenz und biologischer Verträglichkeit den Keramikzähnen nicht signifikant unterlegen.

Kunststoffzement

auch → Resinzement; fehlerhafte Bez. für Befestigungskunststoffe (→ Befestigungskomposite).

Kupfer

Cu: Cuprum: rotglänzendes, weiches Halbedelmetall; Gitterform: kubisch-flächenzentriert; Schmelzpunkt 1083 °C; Bestandteil vieler Enzyme (zB. Atmungsstoffwechsel); Kupfer kann zur Festigkeitssteigerung von Goldlegierungen im AuAgCu-System eingesetzt werden. → Ausscheidungshärtung

Kupferringabformung

Abformung eines einzelnen Zahnes mit Hilfe eines Kupferringes als Abformmassenträger → Ringabformung

Kuppellation

Isolierung von Silber aus dem Reichblei durch Treibarbeit; → Silber

Kurzzeitheißpolymerisation

Die mit Kunststoffteig beschickte → Küvette wird sofort in kochendes Wasser (pro Küvette 2–3 Liter) gebracht, aber die Wärmezufuhr gemäß Herstellerangabe für K. ausgewiesenen heißpolymerisierbaren Kunststoff nur kurze Zeit aufrechterhalten. Die Polymerisation beginnt bei etwa 80 °C und läuft durch die entstehende exotherme Wärme weiter. Überdruckbedingungen verhindern das Entstehen von → Strukturfehlern im Kunststoffobjekt. (Abb. 186)

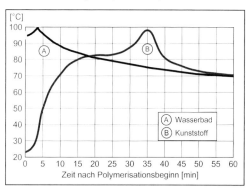

Abb. 186 Temperaturverlauf bei Kurzzeitheißpolymerisation

Küvette

Geometrisch definiertes Gefäß (z.B. aus Glas bestimmter Eigenschaften für die Photometrie) zur Aufnahme fließfähiger Substanzen. In der dentalen Technologie zur Stützung plastischen Formstoffs (→ Abformgips, → Dubliermasse)

bei der Herstellung von Polymerisations- oder Gießformen, meist mehrteilig, um das in Küvette und Formstoff entstandene feste Objekt ausbetten zu können. Material der K. : Messing, Alu-Guss, faserverstärkter Polyester.

k-Wert

Viskositätsparameter von Polymerlösungen zur Bestimmung des Molekulargewichts von Polymeren. Er ist bei gegebenem Lösungsmittel, Lösungskonzentration und Temperatur nur abhängig vom mittleren Molekulargewicht des Polymeren.

Langzeitabformung

→ Funktionsabformung über einen längeren Zeitraum (bis zu mehreren Tagen) im Rahmen einer → Unterfütterungsabformung. Ziel ist es, die funktionelle Ausgestaltung des Prothesenrandes so wirklichkeitsnahe wie möglich erfolgen zu lassen. Aufgrund ihrer werkstoffkundlichen Eigenschaften sind Abformmaterialien auf Silikonbasis zur Vornahme einer Langzeitabformung nicht geeignet. In Betracht zu ziehen sind z.B. Coe-Comfort®, Cushion-Grip®, Kerr-Fitt®, Visco-Gel®.

Langzeitfestigkeit

→ Festigkeit, den ein Werkstoff nach einer Einsatzdauer t aufweist. In der Regel nimmt die Festigkeit eines Werkstoffes mit zunehmender Einsatzdauer ab. Insbesondere bei Kunststoffen sind Alterungs- und Versprödungsprozesse dafür verantwortlich. Bei Metallen können Kriechprozesse die Festigkeit negativ beeinflussen. Bei → Keramik bedingt das sogenannte →unterkritische Risswachstum ein ausgeprägt zeitabhängiges Festigkeitsverhalten. Zur Charakterisierung der Dynamik des → unterkritischen Risswachstums werden bei keramischen Werkstoffen die → Risswachstumsparameter n und B ermittelt.

Langzeitpolymerisation

Wenig übliche Heißpolymerisation von → MMA/PMMA-Kunststoff nach JANKE, bei der durch → Polymerisation über längere Zeit bei relativ niedriger Temperatur im Wärmeschrank das Auftreten von → Strukturfehlern, die bei der Polymerisation in einem zu schnell aufgeheizten Wasserbad entstehen können, vermieden werden soll. Temperaturregime in Zeitstufen 50–75 °C, 10 h Endpolymerisation bei 75 °C.

Laser

Kunstwort aus light amplification by stimulated emmission of radiation, Lichtverstärkung durch stimulierte Strahlungsemission, erster Laser war ein Rubin-Festkörperlaser, 1960 (Abb. 187, Zeittafel)

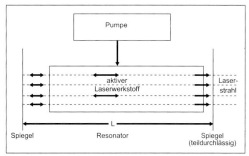

Abb. 187

Zeittafel zur Entwicklung der Quantenelektronik, modifiziert aus Brunner & Junge: Einführung in die Lasertechnik		
Jahr	Entdeckung	Autoren
1917	Einführung der stimulierten Emission	A. Einstein
1928	Experimenteller Nachweis der stimulierten Emission	R. Ladenburg, H. Kopfermann
1950	Experimenteller Nachweis der Besetzungsinversion	
1951–1955	Vorschläge zur Verstärkung durch stimulierte Emission	V.A.Fabrikant, J. Weber, N.G. Basow, A.M. Prochorov
1954	Erster NH_3-Gasstrahlmaser	I.P. Gordon, H.J. Zeiger, C.H. Townes
1957	Erster Festkörpermaser	
1959	Vorschlag zur Schaffung eines Gaslasers	A. Javan
1959	Vorschlag zur Schaffung eines Halbleiterlasers	N.G. Basov, B.M. Wul, J.N. Popov
1960	Erster Festkörper-(Rubin-)Laser	T.H. Maiman
1961	Erster He-Ne-Gaslaser	A. Javan, W.R. Bennett jr., D.R. Herriott
1962	Erster Halbleiter-(Injektions-)Laser	M.I. Nathan, W.P. Duncke, G. Burns, F.H. Dill jr., G. Lasher
1965	Erster Farbzentrenlaser	B. Fritz, E. Menke
1966	Erster Farbstofflaser	P.P. Sorokin, J.R. Lankrad
1977	Erster Laser an freien Elektronen (FEL)	D.A.G. Deacon, L.R. Elias, J.M.J. Madey, G.J. Ramian, H.A. Schwettman, T.I. Smith
1984	Erster Solitonen-Laser	L.F. Mollenauer, R.H. Stolen

Die Eindringtiefe der Laserstrahlung in Gewebe ist wellenlängenabhängig:		
Wellenlänge	Eindringtiefe	
$\lambda < 450$ nm	1–20 µm	hohe Absorption
$450 < \lambda < 580$ nm	0,5–2,2 mm	geringe Absorption
$580 < \lambda < 2500$ nm	2–8 mm	diffuse Streuung
$\lambda > 2500$ nm	1–20 µm	hohe Absorption

Zur Beschreibung von Eigenschften im Laserbetrieb sind folgende Maßeinheiten üblich:

Formelzeichen	Einheit	Begriff
A	m^2	Strahlquerschnittsfläche
E	Wm^{-2}	Mittlere Leistungsdichte
H	Jm^{-2}	Mittlere Energiedichte
K		Strahlpropagationsfaktor
P	W	Dauerstrichleistung
P_{av}	W	Mittlere Leistung
P_{pk}	W	Spitzenleistung
P_H	W	Pulsleistung
Q	J	Pulsenergie
d	m	Strahldurchmesser
d_0	m	Taillliendurchmesser
d_x	m	Strahlabmessung in x-Richtung
D_y	m	Strahlabmessung in y-Richtung
f_p	Hz	Pulsfolgefrequenz
l_C	m	Kohärenzlänge
p		Grad der linearen Polarisation
w	m	Strahlradius
w_0	m	Taillienradius
$w_0\ \theta/2$ rad	m	Strahlparameterprodukt
c_R	m	Rayleigh-Länge
θ	rad	Divergenzwinkel
θ_x	rad	Divergenzwinkel in x-Richtung
θ_y	rad	Divergenzwinkel in y-Richtung
η_L		Laserwirkungsgrad
η_Q		Quantenwirkungsgrad
η_T		Gerätewirkungsgrad
τ_H	s	Pulsdauer
τ_{10}	s	10%-Pulsdauer
τ_C	s	Kohärenzzeit
λ	m	Wellenlänge
$\Delta\lambda_H$	m	Wellenbezogene spektrale Halbwertsbreite
$\Delta\upsilon_H$	Hz	Frequenzbezogene spektrale Halbwertsbreite

Laserdiode

Laserlicht emitierendes Halbleiterelement, das am pn-Übergang (z.B. GaAs, GaAlAs, PbSnTe mit Dotierungen von Te, Zn, Cd, u.a.) Laserlicht spezifischer Wellenlänge entsteht

Laser-Gravur

Einbringen von Schriftzügen, Markierungen, Kennzeichnungen in eine Materialoberfläche, z.B. Markierung und Gravur dentaler Pothesen mit einem Nd:YVO$_4$-Laser

Laser-Härten

Prozeß bei dem durch Laserstrahlung die Eigenschaften der oberflächigen Materialschichten in geeigneter Weise verändert wird, es wird dabei das Härten mit und ohne Aufschmelzen der Oberfläche unterschieden

Laser-Legieren

durch Aufschmelzen und Einlegieren von anderen Elementen kann eine Werkstoffoberfläche verändert werden. Das Auftragen des Legierungsstoffes geschieht u.a. durch Aufpressen, Aufwalzen, elektrochemischer Abscheidung, Bedampfen.

Laser-Licht

Eigenschaften: Hohe spektrale Energiedichte, Monochromasie (Einfarbigkeit), zeitliche und räumliche Kohärenz, hohe Amplitudenstabilität bei stationärem Betrieb.

Entstehung: Laserlicht entsteht durch Abgabe von Lichtquanten durch spontane oder induzierte Emmision nach Rückfallen von angeregten Elektronen aus den Energieniveau E_1 auf das Grundniveau E_0 mit Freigabe eines diskreten Energiebetrages (hυ) (Abb. 188)

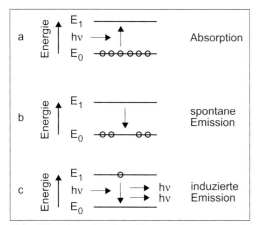

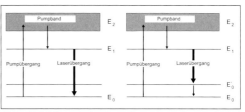

Abb. 189 Schematische Darstellung des 3- bzw-4-Niveau-Laserübergangs

Abb. 188 a Absorption eines Lichtquants beim Pumpen, b spontane Emission, c induzierte Emission bei Besetzungsinversion

Laserlichtquellen

Zwischenzeitlich sind unterschiedlichste Systeme zur Erzeugung von kohärentem Laserlicht in einem weiten Lichtwellenlängenbereich von ulteraviolett bis ultrarot im Gebrauch. Eine Auswahl stellt die Tabelle dar:

Laser	Wellenlänge	Laserart
ArF-Eximer	193 nm	Gas
KrF-Eximer	249 nm	Gas
XeCl-Eximer	308 nm	Gas
XeF-Eximer	351 nm	Gas
Ar-Ionen	488, 514,5 nm	Gas
Farbstoff (Dye)	400–950 nm	Farbstoff
HeNe	633 nm	Gas
Rubin	694 nm	Festkörper
Alexandrit	752 nm, 377 nm	Festkörper
Nd:YLF	1,053 µm	Festkörper
Nd:YAG	1,064 µm	Festkörper
Ho:YAG	2,06 µm	Festkörper
Er:YAG	2,94 µm	Festkörper
CO_2	10,6 µm	Gas

Laser-Niveau

Je nach der Größe des Laserübergangs mit und ohne Zwischenniveaus werden 3- oder 4-Niveau-Laser unterschieden (Abb. 189)

Laser-Parameter

Kennzeichnen der Arbeit mit einem Laser, es sind: Wellenlänge, Impulslänge, Impulswiederholfrequenz, Bestrahlungsdauer, Bestrahlungsquerschnitt (Fleckdurchmesser), Energieflußdichte

Laser-Photopolymerisation

bei Versieglern oder Compositen werden werden N_2- und Argonionenlaser über deren photochemische Wirkung genutzt, wird technisch auch bei der Lasersterolithographie angewendet.

Laser-Plattieren

(laser cladding) ist ein Synonym für Laserauftragsschweißen

Laser-Präparation

an der Zahnhartsubstanz wird mit photoablativ wirkenden Lasern der Gruppe Er:YAG und Er,Cr:YGGS durchgeführt. Es ist ein sogenannter kalter Abtrag durch Photoablation

Laser-Schneiden

nach der Zustandsänderung des Werkstoffes an der Schnittfuge Einteilung in: Laser-Brennschneiden, Laser-Schmelzschneiden, Laser-Sublimierschneiden

Alle drei Verfahren haben in der Zahntechnik keine Bedeutung. Trennen mit dem Laser ist die Ausnahme wegen der Werkstückdeformationen durch thermische Spannungen

Laser-Schutzklassen

geregelt nach der VBG 93, kennzeichnet das Gefährdungspotential der zugänglichen Laserleistung

Klasse 1 – Laserstrahlung ist abgeschirmt, z.B. CD-Player oder Brennen, Zahntechniklaser

Klasse 2 – die Laserstrahlung liegt nur im sichtbaren Spektralbereich (400–700 nm). Sie ist bei kurzzeitiger Bestrahlungsdauer (0,25 s) ungefählich auch für das Auge, z.B. Laserpointer mit 1 mW Leistung – Die Ungefährlichkeit stimmt jedoch bei direktem Hineinsehen nicht.

Klasse 3 A – die zugängliche Laserstrahlung wird für das Auge gefährlich, wenn der Strahlungsquerschnitt durch optische Instrumente verkleinert wird. Ist dies nicht der Fall, ist die ausgesandte Laserstrahlung im sichtbaren Spektralbereich (400–700 nm) bei kurzzeitiger Bestrahlungsdauer (0,25 s), in den anderen Spektralbereichen auch bei Langzeitbestrahlung, ungefährlich. Hierunter fallen medizinische Softlaser, sie dürfen ohne Lasersicherheitsnachweis betrieben werden.

Klasse 3 B – Die zugängliche Laserstrahlung ist gefährlich für das Auge und in besonderen Fällen auch für die Haut.

Klasse 4 – Die zugängliche Laserstrahlung ist sehr gefährlich für das Auge und gefährlich für die Haut. Auch diffus gestreute Strahlung kann gefährlich sein. Die Laserstrahlung kann Brand- und Explosionsgefahr verursachen.

Laser-Schweißen

qualitätssichernde Maßnahmen genormt in DIN 13972-1, Laserschweißen im Dentallabor, und DIN 13972-2, Laserschweißeignung von identischen und artgleichen metallischen Dentalwerkstoffen

Sekundäreffekte Zusammengefaßt sind Gefährdungen die sich aus der Laserstrahlung oder der Wechselwirkung mit dem Material ergeben: Dämpfe, Stäube, Nebel, Aerosole, Zersetzungsprodukte, Sekundärstrahlung (UV-Strahlung)

Laser-Schweißen von Titan

Fügen gleichartiger Werkstoffe durch Aufschmelzen der Fügeflächen, gegebenenfalls unter Verwendung von Zusatzmaterial, wird als Schweißen bezeichnet. Beim Laserschweißen wird die Schmelzwärme durch Fokusieren eines Laserstrahles auf den Fügebereich erzeugt. Laserstrah-

lung (LASER = Light Amplification by Stimulated Emission of Radiation) umfaßt im elektromagnetischen Wellenspektrum den IR- bis UV-Bereich, ist monochromatisch, kohärent, parallel gebündelt und hat eine hohe Energiedichte. Sie kann auf Grund dieser Eigenschaften stark fokusiert werden; im Brennfleck werden sehr hohe Energiedichten erreicht. Abhängig von der Art der Energiezufuhr („Pumpquelle") sind kontinuierliche (Cw-) und Impulslaser zu unterscheiden. Das Lasermedium (z.B. CO_2, Rubin, Nd:YAG) bestimmt die Wellenlänge der emitierten Strahlung. Zum Schweißen haben sich Nd:YAG-Laser bewährt. In Dentalschweißgeräten wird das Strahlenbündel in ein Auflichtmikroskop eingespiegelt und durch das Objektiv auf das Werkstück fokusiert. Das Mikroskop dient gleichzeitig als Zielvorrichtung. Das Schweißergebnis wird durch die Abstimmung zwischen Laserparametern und Materialeigenschaften bestimmt (Abb. 190). Titan ist wegen der geringen Wärmeleitfähigkeit (13,5 mal geringer als Gold) und niedrigen Wärmekapazität (gegenüber Gold 1/3) für das Laserschweißen besonders geeignet (geringer Leistungsbedarf). Materialspezifisch werden durch rasches Auf-

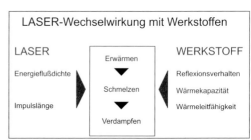

Abb. 190 Einflussparameter bei der Laserwirkung auf metallische Werkstoffe

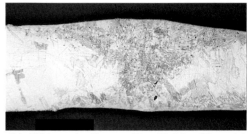

Abb. 191 Laserschweißung von Titan. Die Schweißfuge zeigt eine feinkristalline Struktur, die sich vom gegossenen Material abgrenzt (keine Wärmeeinflusszone)

schmelzen und Abkühlen mikrokristalline Strukturen der Schweißfuge erreicht, Wärmeeinflusszonen vermieden (Abb. 191). Probleme bereitet die hohe Sauerstofflöslichkeit des Titans (α-case-Bildung, Aufhärtung und Versprödung). Sorgfältige Edelgasabschirmung des Schweißgutes (Schweißkammer mit Argon-Spülung) ist erforderlich. Beim Laserschweißen von Titan werden Zugfestigkeiten erreicht, die den Werten des Grundwerkstoffes entsprechen, diese auch übertreffen können.

Laserspritzen

(laser spraying) der aufzubringende Werkstoff wird in den Laserstrahl gebracht und in ihm teilweise oder vollständig verdampft. Dampf oder geschmolzene Partikel schlagen sich auf der Werkstückoberfläche nieder.

Laser-Wechselwirkung mit Materie

einfallende Laserstrahlung wechselwirkt mit Materialien oder Geweben nach den Gesetzen der Optik (Abb. 192)

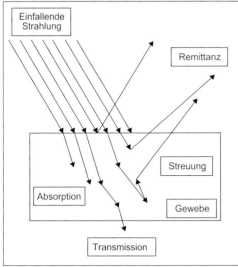

Abb. 192 Wechselwirkung von Laserlicht mit Materialien

Laser-Wirkung

Laserstrahlung hat in Abhängigkeit von Wechselwirkungszeit und Leistungsdichte verschiedene Wirkungen, diese teilen sich in thermische

und nicht thermische sowie in lineare und nicht lineare (Abb. 193)

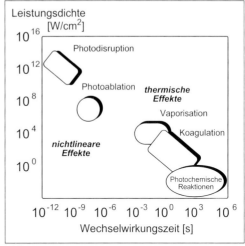

Abb. 193 Wechselwirkung der Laserstrahlung zur Leistungsdichte

thermische photothermische Wirkung, bei allen Lasern, bei denen die Laserstrahlung in Wärme umgewandelt wird, Beispiele sind CO_2, Nd:YAG- und Diodenlaser

nicht thermische photochemische, photoakustische, photoablative und photodisruptive Prozesse, bei den meisten nicht thermischen Prozessen tritt eine thermische Komponente zusätzlich auf.

Lastspielzahl

→ Wöhlerkurve. Anzahl der Wechsel zwischen zwei extremen, ständig wechselnden Bedingungen (Spannung, Temperatur) bei mechanischen oder thermischen Langzeit-(Dauer)-prüfungen.

Laugen

werden definiert als wässrige Lösungen von Basen, wobei die Definition nicht eindeutig ist. Eingeschränkt werden unter Laugen die wässrigen Lösungen von Metall-Hydroxiden verstanden, z.B. von Kaliumhydroxid (Kalilauge) oder Natriumhydroxid (Natronlauge)

Lava

(3M Espe): CAD/CAM-Verfahren zur Herstellung von zu verblendenden keramischen Gerüsten nach Laserabtasung der Modelle aus Zirkondi-oxidgrünkörpern → Grünkörper und nachfol-gender → Sinterung. Anwendung: Herstellung von Hartkerngerüsten für vollkeramische ver-blendete Kronen und Brücken

Legierung

Gemische aus zwei oder mehreren Metallen wobei die Legierungsbasis das Metall darstellt, das der Legierung die Grundeinenschaften ver-leiht und in der Regel zu etwa mehr als 50 Gewichts-% enthalten ist. Die Legierungsbil-dung dient der Anpassung der Eigenschaften an die Anwendung: Modifiziert werden mecha-nische Eigenschaften die Schmelztemperaturbe-reiche → Zustandsdiagramm und Sonderanfor-derungen z.B. hinsichtlich der Keramikhaftung. Bei Edelmetalllegierungen → Goldlegierungen, → Palladiumlegierungen (EM, Basismetall Gold, Au, oder Palladium, Pd, Achtung: Silber, Ag ist nicht mundbeständig) sind neben weiterer Edelmetallen stets unedle Metalle (u.A. Cu, Zn, Sn, Ga, In) zur Optimierung zugesetzt. Nicht-edelmetalllegierungen → Kobaltlegierungen, → Nickellegierungen (NEM) basieren im Dental-bereich auf Kobalt und Nickel (eingeschränkt Eisen → Eisenlegierungen)

L., eutektische
→ Eutektikum

L., niedrigschmelzende
→ Eutektikum

L., ternäre
Legierung mit 3 Komponenten. Dreidimensio-nale Darstellung des Zustandsdiagramms. Die Mischungsverhältnisse der Komponenten sind in der Ebene als Konzentrationsdreieck darge-stellt. Liquidus-/Solidusflächen sind „Gebirge" über dem Konzentrationsdreieck dargestellt. Bei Konstanthaltung einzelner Konzentrationsver-hältnisse der Komponenten ist durch Schnitte durch das „Gebirge" die übersichtliche 2–di-mensionale Darstellung von Zustandsdiagram-men im Teilbereich möglich.

Legierungszone: Diffusionzone

Breite der durch die Diffusion von Lotbestand-teilen veränderter Grundwerkstoffbereich ne-ben dem Lötspalt (Abb. 194)

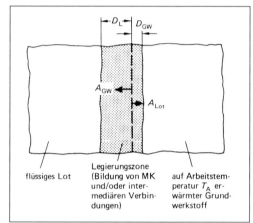

Abb. 194 Legierungszone ($D_L + D_{GW}$) an der Phasengrenze Grundwerkstoff – flüssiges Lot bei einer Hartlötverbindung, modifiziert nach 2

D_L	Diffusionszone im Lot
D_{GW}	Diffusionszone im Grundwerkstoff
A_{GW}	Grundwerkstoffatome
A_{Lot}	Lotatome

Leistung
Symbol in W → Anhang

Leistungsflussdichte
Symbol in Wcm^{-2}

Leitsilber
Lack, der durch feines Silber-Pulver leitfähig ge-macht ist. Wird zum Festlegen der Abschei-dungsflächen auf dem Gipsmodell beim → Gal-vanoforming aufgetragen.

Leuzit
L. ist ein glasglänzendes, weisslich bis graues Mineral des Feldspates mit einer Moos-Härte von 5,5–6 und einer Dichte von 2,5 g/cm³. → Aufbrennkeramik

Leuzitkristalle
Kristalle, die bei 1170 °C im Kalifeldspat neben der Schmelze entstehen. Erst bei 1540 °C.

schmelzen auch die Leuzitkristalle und es liegt eine homogene Kaliumfeldspatschmelze vor. Beim Aufbrennvorgang von Verblendkeramiken erweicht der Feldspatbestandteil schon bei 800–900 °C, wodurch die Leuzitkristalle nicht erfasst werden, so dass die Leuzitkristalle während des gesamten Schmelz-Sinter-Prozesses der Keramik Standfestigkeit geben können.

Leuzitverstärkt

ist ein Glas, das Leuzitkristalle von wenigen Mikrometern Grösse als latente Keimbildner enthält, die durch die gesteuerte Kristallisation über verschiedene Temperaturzyklen in der Glasmatrix entstehen. Die Keramik basiert auf den drei Stoffsystemen Feldspat, Quarz, Kaolin. Leuzit hat einen anderen Ausdehnungskoeffizienten als Glasmatrix, wodurch Druckspannungen erzeugt und die Festigkeit der Keramik erhöht wird. Die Biegefestigkeit liegt bei mehr als 200 Megapascal. Vereinfacht dargestellt werden während der Abkühlung tangentiale Druckspannungen in der Glasmatrix und radiale Zugspannungen im und am Leuzitkristall erzeugt.

Lichthärtendes, provisorisches Inlay- und Onlaymaterial

Ein-Komponenten-Paste-System.
Zusammensetzung: Dimethacrylate (Bis-GMA, UDMA), HEMA, Polymethacrylate. Abbindung: Die Erhärtung erfolgt durch radikalische Photopolymerisation. Eugenolhaltige Unterfüllungsmaterialien können die Polymerisation beeinträchtigen.
Verarbeitung: Lichthärtende, provisorische Inlay- und Onlaymaterialien werden mit geeigneten Instrumenten (Spateln, Kugelstopfer) in die Kavität eingebracht, modelliert und lichtpolymerisiert.
Eigenschaften: Lichthärtende, provisorische Inlay- und Onlaymaterialien zeichnen sich nach der Erhärtung durch eine elastische Konsistenz sowie Quellung durch Wasseraufnahme aus.
Anwendung: Provisorische Versorgung im Rahmen der restaurativen Kariestherapie mit Inlays und Onlays (Inlay- und Onlay-Technik).
Verträglichkeit: Allergien gegen Inhaltsstoffe

(insbesondere im nicht oder mangelnd polymerisierten Zustand des Materials) sind nicht auszuschließen.

Lichthärtung

eine durch Licht (elektromagnetische Strahlung im Wellenlängenbereich von 400–750 nm) ausgelöste Polymerisationsreaktion. → Initiatormoleküle (z.B. → Campherchinon) absorbieren Licht (Absorptionsmaximum von Campherchinon: 450–500 nm) und werden dabei in Radikale zerlegt. Diese sind Auslöser einer radikalischen → Polymerisation. Angeboten werden die unterschiedlichsten Geräte zur L. Dabei variieren sowohl die Spektralbereiche als auch die wellenlängenabhängigen Intensitäten. Diese sind zudem alterungsabhängig. **Achtung !!:** Die einzelnen lichthärtenden Produkte verwenden unterschiedliche Katalysatoren, die auf unterschiedliche Spektrallinien reagieren. Ferner sind die für eine ausreichende Polymerisation benötigten Lichtmengen unterschiedlich. Zur Lichthärtung sollten deshalb nur vom Hersteller angegebene Lichtquellen Anwendung finden. Daneben ist die Lichtleistung der Lichtquelle laufend messtechnisch zu kontrollieren. Bei Kompositfüllungen kann die unzureichend Aushärtung zu Komplikationen führen, bei Verblendungen ist die Mundbeständigkeit herabgesetzt!

Lichtstärke

Basisgröße des int. Einheitensystems. Maßeinheit ist Candela (cd). Ein cd ist die Lichtstärke einer Strahlungsquelle, die in einer bestimmten Richtung monochromatisches Licht der Frequenz 540 THz (555 nm) mit der Strahlstärke 1/683 W/Steradiant aussendet. Die Lichtstärke ist richtungsabhängig und in Polardiagrammen dargestellt (Lichtverteilungskurven). → Anhang: physikalische Grundgrößen

Lichtleiter

Anordnung von optischen Komponenten zur Weiterführung von Licht. Neben Aufbauten aus Spiegeln und Linsen zur Strahlenfokusierung existieren Lichtleitfasern mit sehr geringen optischen Verlusten.

Lichtpolymerisat

Durch → Lichtpolymerisation ausgehärteter Kunststoff.

Lichtpolymerisation

Technologie, bei der die → Polymerisation von → Kunststoffen, die in unterschiedlicher Darreichungsform, Konsistenz und Farbe, lichtgeschützt verpackt, für unterschiedliche Indikationen (→ Löffelkunststoff, → Unterfütterung, → Modellierkunststoff) angeboten werden, durch Licht initiiert wird. Es handelt sich um → Diacrylate mit organischen oder anorganischen → Füllstoffen. Die Empfindlichkeit gegenüber Umgebungslicht ist so eingestellt, dass genügend → Verarbeitungszeit besteht. Anzeichen angelaufener Polymerisation sind Verkrustungen und Hautbildungen an der Oberfläche und Abnahme der gewohnten Konsistenz; der Kunststoff ist ggf. zu verwerfen. Temperaturabhängige Konsistenz (Kühlschranklagerung vermindert die gewohnte Plastizität; Erwärmung im Wasserbad [<40 °C] in der ungeöffneten Schutzverpackung verbessert z.B. die Adaptierbarkeit von Plattenmaterial (Löffelkunststoff).
Vorteile: Arbeiten ohne den Zeitdruck einer Abbindereaktion, kurze Aushärtungszeit, sofort bearbeitbar. Wegen notwendigem Lichtzutritt nur offene bzw. halboffene (auf dem Modell) Formgebung möglich. Beginn der L. an der Seite des Lichtzutritts (gerichtete → Schrumpfung; Entstehung von Spannungen im Objekt, zu deren Minderung schichtweises → Anpolymerisieren [→ Inhibitionsschicht] und abschließende Endpolymerisation).

Lichtschutzsubstanzen

→ UV-Absorber

Lichtstreuung

Die Intensität des Streulichtes an kleinsten Partikeln ist der vierten Potenz der Frequenz proportional. Kurzwelliges (blaues) Licht wird wesentlich stärker gestreut als langwelliges (rotes) Licht. Bei Auflösung kleinster Teilchen in einem Medium (Gas, Flüssigkeit) → Dispersion erscheint das Medium bei identischer Lichtquelle in Aufsicht blau in Durchsicht rot. (Abb. 195)

LILT

Low intensity laser therapie, Synonym für LLLT: Low level laser therapy

Liner

Flüssigkeits-System.
Zusammensetzung: Calciumhydroxid (1,5–5 %) als Suspension in Lösungsmittel (Methylethyl-

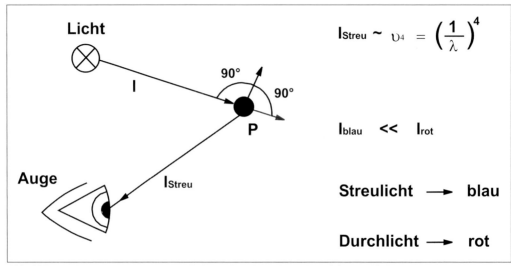

Abb. 195 Darstellung zur Dispersion mit Verschiebung der Farbe in den Rotbereich bei Durchlicht.

keton, Ethylacetat oder wässrige Lösung von Methylzellulose) sowie diverse Zusätze (Kanadabalsam, Zinkoxid).

Abbindung: Eine chemische Abbinde- oder Erhärtungsreaktion findet nicht statt. Nach Verdunsten des Lösungsmittels bedeckt eine Schicht aus Calciumoxid die Dentinoberfläche.

Anwendung: Liner dienen zur Versiegelung des Dentins und zum Schutz der Pulpa. Vor der Anwendung von Dentinhaftvermittlern ist die Applikation von Linern nicht indiziert.

Der Begriff Liner wird heute vielfach weiter gefasst und beschreibt ganz allgemein fließfähige Materialien, die in dünner Schicht (<0,5 mm) appliziert werden können. Dabei kann es sich neben Calcium-Salicylat-Linern auch um Präparate auf Zement- oder Kunststoffbasis handeln.

Liquidustemperatur
→ Zustandsdiagramm

Lochfraß
→ Lokalelement. Im weiteren Sinne eine örtlich begrenzte Korrosion, die zu ausgeprägten Mulden führt. Im engeren Sinne ist Lochfraßkorrosion ein örtlicher Angriff, der an Oberflächen von passivierten Metallen und Legierungen auftritt. Ihr können vor allem chrompassivierte Legierungen (CrNi-Stähle, CoCrMo-Legierungen und NiCr-Legierungen), Aluminiumwerkstoffe und unter bestimmten Bedingungen auch Titanlegierungen unterliegen.

Für die lokale Aufhebung des passiven Zustandes sind vor allem Halogenidionen (Cl⁻, Br⁻, J⁻) verantwortlich. Diese werden an Störstellen der Passivschicht adsorbiert und können den chemisorbierten Sauerstoff verdrängen. Es entsteht ein Lokalelement mit einem sehr kleinen Bereich als Anode und der großen passiven Umgebungsfläche als Kathode. Die Folge ist eine hohe Stromdichte an der Anode und ein rasches Fortschreiten der Korrosion in die Tiefe. Ein Maß für die Beständigkeit passivierender Metalle und Legierungen gegen Lochkorrosion ist das sogen. Lochfraßpotenzial, das abhängig von

Milieubedingungen und Oberflächenzustand durch → Polarisationsmessungen bestimmt werden kann.

Lochtest
Mikrobiologische Methode der → biologischen Werkstoffprüfung: In Löcher einer mit Mikroorganismen beimpften Agar-Kultur-Platte wird die zu prüfende Substanz (Werkstoff oder Komponente) eingebracht und anhand der durch Diffusion (→ Agar-Diffusionstest) entstehenden konkardenartigen Hemmhöfe um die Substanz und einen Vergleichsstandard auf die (relative) Toxizität (bei Blut-Agar auch Hämotoxizität) geschlossen. (Abb. 196)

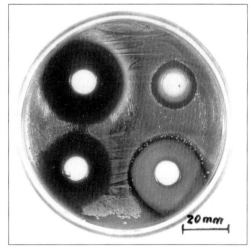

Abb. 196 Hemmhöfe und Hämolysehöfe durch flüssige Werkstoff-Komponenten im Lochtest auf einer Blutagarplatte

Löffeladhäsiv
→ Adhäsivlack

Löffelkunststoffe
Jargonbez. für Kunststoffe aus denen im zahntechnischen Labor individuelle Abformlöffel für unbezahnte Kiefer oder gering bezahnte Kiefer hergestellt werden, bei deren Abformung die Funktion der Weichgewebe und Muskulatur erfasst oder ein hoher Fließdruck in der Abformmasse aufgebaut werden soll, damit Details sicher erfasst werden (z.B. → Monophasen-

abformung). Bis etwa 1990 wurden dafür aus Pulver und Flüssigkeit anzuteigende autopolymerisierende Kunststoffe des Typs → MMA/PMMA verwendet. Seitdem haben sich → lichtpolymerisierbare Einkomponentenmaterialien auf der Basis gefüllter Diacrylate (→ Komposite) durchgesetzt. Sie stehen als Platten- oder Bandmaterial zur Verfügung, werden manuell auf das ggf. mit Wachs oder knetbarem → Silikon ausgeblockte und gewässerte Modell adaptiert und entspechend der vom Zahnarzt vorgegeben Löffelbegrenzung beschnitten und im Lichtpolymerisationsgerät ausgehärtet. Bei größerer Schichtdicke empfiehlt sich nach Abheben eine zusätzliche Bestrahlung von der Unterseite. Ein Hautkontakt mit dem nichtpolymerisierten Kunststoff soll, um einer nicht völlig auszuschließenden Möglichkeit einer → Sensibilisierung vorzubeugen, vermieden werden. Bearbeitung mit kreuzverzahnten Hartmetallfräsern. Der → Schleifstaub ist abzusaugen. Auf Grund der von reinen MMA/PMMA-Systemen abweichenden organischen Matrix mit erheblichem Diacrylatmonomer-Anteil und des hohen Gehaltes an durch Silanisierung chemisch eingebundenen → Füllstoffs, sind diese Kunststoffe dem PMMA mechanisch überlegen (→ E-Modul bis 10 000 N/mm^2; Biegefestigkeit über 100 N/mm^2), so dass die Verwindungssteifigkeit der Abformlöffel bei entsprechender Schichtdicke und Modellationsform (Pfeilerumfassungen, stegartige Verstärkungen) höher als bei konfektionierten Metallöffeln liegen kann.

Lokalelement

Korrosionselment mit sehr kleinen zusammenhängenden Anoden- und Kathodenflächen (DIN 50 900). Die Elektrodenflächen haben mikroskopische Größenordnung (< 0,01 mm^2); es handelt sich um „Mikro-Korrosionselemente", also sehr kleine, lokal begrenzte, kurzgeschlossene → galvanische Elemente. Die Entstehung von Lokalelementen kann folgende Ursachen haben:
Inhomogenitäten im Metall, z.B.: unterschiedliche Konzentrationen von Legierungsbestandteilen (Seigerung), Ausscheidung von Legie-

rungsbestandteilen an Korngrenzen oder Phasengrenzen (z.B. bei Keramikaufbrand), Einschlüsse (Lunker)
inhomogener Aufbau des metallischen Systems, z.B.: Lotnähte, Beschichtungen (z.B. Vergolden nicht korrosionsbeständiger Legierungen)
Inhomogenitäten im Medium, z.B.: pH-Differenzen (z.B. Plaqueakkumulation, Plaquereifung), Differenzen in der Sauerstoffkonzentration (Belüftungselement, → Spaltkorrosion).
Korrosionsvorgänge in der Mundhöhle beruhen auf der Bildung von Lokalelementen. Häufigste Korrosionsformen an zahnärztlichen Therapiemitteln sind Lochfraßkorrosion, Spaltkorrosion, Kontaktkorrosion und selektive/interkristalline Korrosion.

Löslichkeit

Eigenschaft von Materialien (primär festen Stoffen) sich in anderen Stoffen (Flüssigkeiten) aufzulösen (aber auch Löslichkeit von Flüssigkeiten in anderen Flüssigkeiten). Unterschiedliche Mechanismen können wirksam werden, chemische Löslichkeit, physikalische Löslichkeit → Diffusion, → Korrosion → Legierungen

Lösungsmittel-Polymer-Primer

produktspezifischer Haftvermittler zwischen hartem Prothesenkunststoff auf → MMA/PMMA-Basis und weichem Kunststoff auf → A-Silikon-Basis.
Prinzip: Beim Auftragen des → Primers wird der PMMA-Kunststoff durch das im Primer enthaltene Lösungsmittel angelöst und das im Primer enthaltene Haftvermittler-Polymer zwischen die aufgelockerten Kettenmoleküle der oberflächlichen Kunststoffschicht eingeschleust. Mit dem Verdunsten des Lösungsmittels verfestigt sich die Kunststoffoberfläche wieder. Gleichzeitig wird die Kohlenstoffkette des Polymers in der Kunststoffmatrix fixiert. Es bildet sich ein interpenetrierendes → Polymernetzwerk, dessen mechanischer Verbund in seiner Festigkeit dem einer chem. Bindung entspricht. Das Polymer enthält neben der Kohlenstoffkette eine reaktive Silikonkomponente mit Si-H- und Vinyl-Gruppen. Dieser silikatische Teil des Primer-Polymers

wird aus dem Kunststoff herausgedrängt und steht damit an der Oberfläche des harten Kunststoffs zur chem. Bindung mit den Vinyl- und Si-H-Gruppen des aufzubringenden A-Silikons bereit. Die Trennfestigkeit solcher Verbunde wird durch die Festigkeit des schwächeren Verbundpartners bestimmt (→ Kohäsionsversagen im A-Silikon). (Abb. 197)

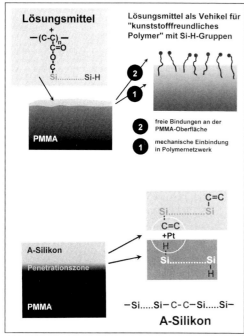

Abb. 197 Lösungsmittel-Polymer-Primer beim Verbund von PMMA (harter Prothesenkunststoff) und A-Silikon (weicher Kunststoff).

Lötblock
→ Löten. Temperaturbeständige und lagestabile Fixierung aus → Löteinbettmassen der zu lötenden Teile mit Schutz der außerhalb des Lötbereiches gelegenen Werkstückanteils. Bei Flammenlötung sollte der Lötblock so klein wie möglich gestaltet werden, um die gleichmäßige Erhitzung der eingebetteten Metallteile auf die Arbeitstemperatur nicht zu behindern.

Lotdarreichung
Lote werden in der Form von Drähten, Stäben, Blechen, Pulvern, Pasten und Formteilen angeboten.

Löteignung
eine ausreichende Benetzung der Werkstückoberfläche für das Lot ist die wichtigste Voraussetzung. → Flussmittel. Beim Benetzen bilden sich zwischen Lot und Grundwerkstoff Mischkristalle oder intermediäre Verbindungen, wobei die Löslichkeit ineinander nur sehr gering sein kann. Bei fehlender Löslichkeit ist keine Lötung möglich.

Löteinbettmassen
→ Einbettmassen. L. sind i.d.R. gipsgebunden mit grobkörnig-poröser Struktur, um die gleichmäßige Erhitzung eingebetteter Metallteile zu begünstigen. Wesentliche Voraussetzung ist das an die lineare thermische Ausdehnung der zu lötenden Metalle angepasste Expansionsverhalten bei der Aufheizung, da ansonsten Risse in der L. und Ungenauigkeiten auftreten können. Als expansive Quarzmodifikationen sind Mischungen aus Tridymit, Cristobalit und Quarz üblich.

Löten
→ Lot. ist ein thermisches Verfahren zum stoffschlüssigen Fügen und Beschichten von Werkstoffen, wobei eine flüssige Phase durch Schmelzen eines Lotes (Schmelzlöten) oder durch Diffusion an den Grenzflächen entsteht. Die Schmelz- bzw. Solidustemperatur des Grundwerkstoffs wird dabei nicht erreicht.
Die grundlegenden Vorgänge sind Grenzflächenreaktionen, die an der Phasengrenze flüssiges Lot/fester Grundwerkstoff stattfinden. Es handelt sich dabei um Benetzungs- und Ausbreitungsvorgängen von Lot und → Flussmittel, der Bindung zwischen Lot und Werkstoff und der Diffusion des Lotes in den Grundwerkstoff. Achtung!! Die Lötung kann die Korrosionsfestigkeit verringern → Lokalelement

Lot
→ Hartlote. → Dentallote. Lote sind Legierungen. Die Zusammensetzung des geeigneten Lotes richtet sich nach der Zusammensetzung der zu verlötenden Werkstücke hinsichtlich deren Schmelztemperaturbereiche. Die „Arbeitstem-

peratur" und die Zusammensetzung hisichtlich der Möglichkeit einer Ausbildung von Diffusionszonen müssen angepasst sein. Da die Arbeitstemperatur ausreichend unterhalb (mindestens 50 °C) der zu verlötenden Legierungen liegen soll und die Viskosität niedrig sein soll, sind die Zusammensetzungen der Lote durch das Zulegieren von geeigneten unedleren Komponenten gekennzeichnet. Achtung!!: In der Regel sind selbst systemzugehörige Lote immer geringer korrosionsfest als die zu verlöteten Legierungen. Zudem resultiert die → Lokalelement (Abb. 198)

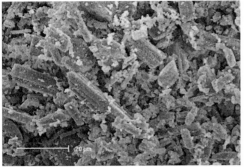

Abb. 198 Halbhydrat-Pulverpartikel eines Hartgipses Typ 3

Lotfarbe

Die Farbe üblicher Dentallote reicht von hellgelb von gelb, AuPdAg-Lote haben eine silberweiße Farbe, ebenso die NiCr- und CoCr-Lote.

Lötfuge

technologisch bedingter Spalt zwischen den zu lötenden Werkstücken. Die Lötfuge soll bei Dentallötungen im Bereich von 50 µm – 200 µm liegen. (Abb. 199)

Lothalter

Lotreservoir und –halter zum mechanischen Lotvorschub während der Hand- oder Flammlötung

Lötnadel

Mikrobrenner zum Löten mit nadelartiger Düse (Kanüle) zu Schaffung einer sehr schlanken Flamme.

Lötstellengestaltung

Je nach der Gestalt der Lötstelle werden Spaltlöten, Fugenlöten und Auftragslöten unterschieden.

Spaltlöten: Die zu verlötenden Werkstücke weisen einen parallelen Lötspalt auf, der idealerweise zwischen 0,05 und max. 0,2 mm betragen darf (übliche sachgerechte Lötungen im Dentalbereich).

Fugenlöten: Bezeichnung bei zu lötenden Werkstücken mit Lötspaltbreiten über 0,5 mm bei parallelen oder nicht parallelen Lotspalten, ggf. mit Einlage von Lotmaterial.

Auftragslöten: Auftragslötungen werden zur Oberflächenmodifikation, Eigenschaftsveränderung oder der Formanpassung eingesetzt. In der Zahntechnik dient das Auftragslöten lediglich der Formanpassung, wie dem Anbringen fehlender Kontaktpunkte. **Achtung!**: Korrekturen durch Lote sind mit erhöhter Korrosion verbunden und sollten vermieden werden. Statt Lot-Korrektur ist aus forensischen Gründen die Neuanfertigung angezeigt.

Lötverfahren

nach Art der Wärmequelle: Kolbenlötung, Lötbadlöten oder Tauchlöten, Wellenlöten, Flammlöten, Ofenlöten, Induktionslöten, Ultraschalllöten, Infrarotlötung, Blocklöten. In der Zahntechnik haben Flamm- und Ofenlötung erhebliche und die Infrarot- (IR-)Lötung eine untergeordnete Bedeutung.

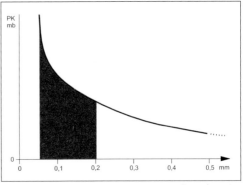

Abb. 199 Schematische Darstellung zur Kapillarwirkung im Lötspalt (günstige Lötspaltbreite 50 µm bis 200 µm)

Lötzeit

technologisch begrenzte Zeit zwischen Erreichen der Arbeitstemperatur und der Erschöpfung des Lösungsvermögens des Flussmittels für Metalloxide. Die Wirkzeit des Flussmittels bei Löttemperatur beträgt maximal 4 bis 5 Minuten.

Luftblasen

Lufteinschlüsse in Werkstoffen durch fehlerhafte Zubereitung oder Verarbeitung (→ Verarbeitungsbedingte Fehler bei Kunststoffen, → Porösität) (Abb. 200)

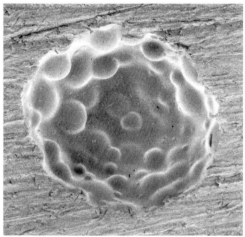

Abb. 200 angeschnittene Luftblase in polymerisiertem MMA/PMMA-Kunststoff; maulbeerartige Struktur durch mit Monomer infiltrierte und nach Polymerisation verkittetes → Kugelpolymerpulver

Lumineszenz

Syn.: Fluoreszenz, Phosphoreszenz; Das Eigenleuchten eines Werkstoffes, wenn er durch elektro-magnetische Wellen angeregt wird. Die Wellenlänge des emittierten Lichtes ist größer als die des auftreffenden Lichtes. Leuchtet das Objekt nach, spricht man von Phosphoreszenz, leuchtet es nicht nach, spricht man von Fluoreszenz. Thermolumineszenz ist das Leuchten bei Wärmeapplikation.

Lunker

Durch Erstarrungsschwindung bei Metallen verursachte Porositäten in metallischen Gussobjekten. → Dentale Gussverfahren, → Löten.

Lunker sind komplex gestaltete Hohlräume in Guss-/Lötobjekten mit Schwächung der mechanischen Festigkeit und Erhöhung der Korrosionsneigung der Legierungen → Belüftungselemente.

Luxene

Nur in Lizenz-Laboratorien durch → Schmelz-Pressen thermoplastisch verarbeitbarer Prothesen- sowie K&B-Kunststoff; vorpolymerisiertes → Mischpolymerisat aus Vinylchlorid, Vinylacetat und → MMA im Verhältnis 60:30:10 m%, das unter hohem Druck (7 bar) verdichtend in die Küvette gepresst und bei 97 °C über 90 min im Wasserbad auspolymerisiert wird. Gegenüber → PMMA geringere Wasseraufnahme, höhere Bruchfestigkeit bei gleichwertiger Paßfähigkeit.

Magnesiumoxid

MgO; lockeres weißes Pulver; in der Zahnmedizin wichtiger Bestandteil von → Einbettmassen, von Zementen und als Poliermittel in Pasten

Makrofüller

Makrofüllstoff; anorganische Füllstoffpartikel mit einer Partikelgrößen >10 µm in Kunststoffen (Midifüller: 1–10 µm, Minifüller: 0,1–1 µm, Mikrofüller: 0,01–0,1 µm). Der Gehalt kann in bezug auf die Gesamtmasse (Masse-%) bzw. in bezug auf das Volumen (Volumen-%) des Kunststoff-Füllungswerkstoffes angegeben werden. Chemisch Quarz, Bariumglas, Strontiumglas, Lithium-Aluminium-Silikat oder pyroges Siliciumdioxid. Der Füllstoffgehalt beeinflußt maßgeblich die physikalisch-technischen Eigenschaften der Kunststoffe, wie Biegefestigkeit, Biegemodul, E-Modul, Härte, Abriebfestigkeit usw.

Makrofüllerkomposit

Komposittyp aus mit silanisiertem Makrofüllstoff (Anorganische Partikel aus unterschiedlichen Silikaten in einer mittleren Größe von 40 µm) angereicherter Diacrylat-Monomer-Matrix. Hohe mechanische Festigkeit; in der Zahnmedizin wegen Oberflächenproblemen und innerer Korrosion verbunden mit hohen Abrasionsraten unter Mundbedingungen heute weitestgehend verlassen und durch Hybridkomposite ersetzt.

Makromolekül

Riesenmolekül, das sich aus kovalent gebundenen gleichartigen Atomen oder Atomgruppen aufbaut und durch → Polyreaktion entsteht. Baustein der makromolekularen Stoffe (Syn.: → Kunststoffe, → Polymere). Die Molmassen eines M. bewegen sich zwischen 10000 und mehreren Millionen g/mol. Zwischen den niedrigmolaren Molekülen und den M. werden die → Oligomere eingeordnet. Gestalt der M. fadenförmig, verzweigt, vernetzt oder cyclisch. Fadenmoleküle bauen sich linear auf, liegen aber vor allem in Lösungsmitteln als Knäulmoleküle vor. Bei dem in der ZM wichtigsten Prothesenkunststoff → PMMA bilden die Fadenmoleküle

eine sog. Wattebauschstruktur. Kunststoffe aus Fadenmolekülen werden durch Lösungsmittel an- und aufgelöst. Bei Vernetzung von M. durch intermolekulare kovalente Bindungen entstehen dagegen unlösliche, wenn auch noch quellbare Kunststoffe. Starke Verzweigungen können zu korpuskulären Strukturen ohne erkennbare Hauptkette führen mit von den Fadenmolekülen abweichenden Eigenschaften (Beispiel Glycogen). Linienförmige M. mit relativ wenigen, meist unterschiedlich aufgebauten Seitenketten werden als Pfropfpolymere bezeichnet. M. lassen sich über unterschiedliche Seitenketten vielfältig modifizieren. Meist sind sie elektrochemisch neutral, können aber auch ionische Gruppen enthalten, wie z.B. die für die ZM interessanten Ionomere.

Maleinsäure

Organische Dicarbonsäure mit einer Vinylgruppe, chemische Formel: HOOC-CH=CH-COOH. Wird als Comonomer bei der Polymerisation von Acrylsäure zu Polyacrylsäure (Säurekomponente der Polyalkenoatzemente) verwendet. Maleinsäure wird aber auch in reiner Form manchmal selbstätzenden Schmelz/Dentin-Adhäsiven zur Verbesserung der Ätzwirkung zugesetzt.

Malfarben

Keramische Massen, die intensiv eingefärbt wurden, um keramische Verblendungen farblich zu charakterisieren; → Dentalkeramik

Marylandbrücke

→ Klebebrücke

Maser

microwave amplification by stimulated emmission of radiation, Verstärkung einer elektromagnetischen Welle durch stimulierte Emission im Zentimeterwellenbereich, Vorgänger des Lasers 1954

Massepolymerisation

Herstellung von → Polymeren hohen Reinheitsgrades ausschließlich aus → Monomeren durch dessen → Polymerisation, ggf. unter

Hinzufügen von → Initiator-Substanz; früher als Block-Polymerisation bezeichnet. Wird bei Kunststoffen des → MMA/PMMA-Typs zur Herstellung des Polymerpulvers angewandt.

Matrixharz

ist der organische Bestandteil von Verbundkunststoffen, also von Kompositen, Kompomeren oder Ormoceren. Matrixharze sind also die unpolymerisierten oder polymerisierten Mischungen von gleichartigen oder unterschiedlichen Monomeren.

Matrixkunststoff

→ Matrixharz.

MDP

Metacryloyl-oxidecyl-dihydrogenphosphat, Adhäsiv für Komposite, → Alloy Primer → Synergist

Mehrlagentechnik

technisch werden die Pendellagen- und Zugraupentechnik unterschieden, Mehrlagentechnik bei schichtweisem Auffüllen der Naht mit Schweißzusatzwerkstoff

Memoryeffekt

Verhalten von Metallen und Kunststoffen sprunghaft bei bestimmten Umfeldbedingungen z.B. Temperaturen eine andere durch chemische oder thermische Vorbehandlung „einprogrammierte" Form wieder einzunehmen. Technische Anwendung bei Stents, kieferothopädischen Apparaturen → Titan

Metallbindung

Spezielles Bindungssystem bei Metallen. Positiv geladene Metallionen sind in ihrem Gittersystem (z.B. krz, kfz) von den an das „Elektronengas" abgegebenen Elektronen der äußeren Elektronenschalen → Bohrsches Atommodell trotz abstoßender Kräfte fest eingebettet. Da elektrische Ladungen im Raum Kugelsymmetrie zeigen, können die Metalle (wie Nichtmetalle, z.B. bei → Ionenbindung) kristalline Strukturen → Krisallgitter aufbauen. Die Metallbindung erklärt die wesentlichen Eigenschaften der Metalle. → Kalt-

verformung, elektrische Leitfähigkeit, Wärmeleitfähigkeit, Lichtreflektion (Abb. 201)

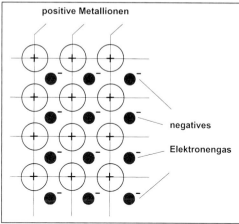

Abb. 201 Darstellung zum Bindungsmechanismus bei Metallen – Metallbindung

Metallfarben

Metalle reflektieren das einfallende Licht (Elektronengas → Metallbindung). Die Höhe der Reflektion ist abhängig von der Spektralverteilung des Lichtes und dem Reflektionsvermögen des Metalls. Silber wirkt infolge der vollständigen Reflektion über den sichtbaren Wällenlängenbereich weiß. Bei Au und Cu werden kurzwellige Bereiche nur teilweise langwellige Bereiche voll reflektiert. Der Farbeindruck ist somit gelb/rot. Platin und insbesondere Palladium reflektieren nahezu linear nur 70 bzw. 50 % des einfallenden Lichtes

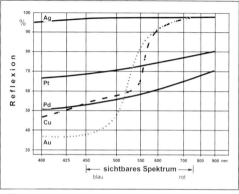

Abb. 202 Reflexionsspektrum von verschiedenen Metallen für auftreffendes (weißes) Neutrallicht

und bewirken eine hell- bis mittel-graue Farbwirkung (Graufilter). Bei Au-Basis-Legierungen überdecken ca. 15 % Pt oder ca. 10 % Pd die Gelbfärbung des Goldes. Der Farbeindruck ist weiss bzw. grau. (Abb. 202)

Metallgerüstkrone

Gerüstkrone aus einer Dentallegierung zum Aufbau einer keramischen Verblendung.

Metallgefüge

→ Gefüge

Metallkeramik

dentaltechnisches Verfahren zur Verblendung von Metallgerüsten mit keramischen Massen → Sauerstoffbrückenbindung, → Aufbrennlegierungen, → Gold-Aufbrennlegierungen

Metall-Kunststoff-Verbund

anorganische bzw. organische Legierungs-Kunststoff-Verbundverfahren

Metallografie

Untersuchung des Gefügeaufbaues von Metallen und Legierungenn anhand angeschliffener oder angeätzter Proben mit bildgebenden oder elektronenmikrospischen Verfahren → Gefüge

Metallunverträglichkeit

Über die biologische Wirkung von Legierungen entscheidet ihre Korrosionsresistenz. Alle nicht ausreichend korrosionsfesten Legierungen bergen ein nicht zu unterschätzendes biologisches Risiko in sich. Angesichts der Gesamtzahl von Versorgungen sind M. sehr selten. Überwiegend lokale, toxisch verursachte Entzündungsreaktionen, die zum Gewebeabbau und zum Verlust des (festsitzenden) Therapiemittels führen können, in weit geringerer Zahl → allergische Reaktionen. → Epikutan-Tests unterstützen die Diagnostik, sind aber nicht beweisend. Besonders sensibilisierend ist Ni. Die Sensibilisierungsrate liegt bei Jugendlichen, die bisher nie mit Ni-haltigen Legierungen in Kontakt gekommen sind, bei etwa 3 %, in der erwachsenen weiblichen Bevölkerung jedoch bei über 30 %. Dies

wird v.a. auf den frühzeitigen Gebrauch von Ni-haltigem Modeschmuck zurückgeführt. Eine → Sensibilisierung durch korrosionsstabile Ni-haltige Dentallegierungen (z.B. Cr-Ni-Stähle, seit 1919 in der Zahnmedizin verwendet) ist nicht relevant. Auch vertragen i.d.R. im Epikutantest mit Ni-Salzen positiv auf Ni getestete Patienten Therapiemittel mit Ni-haltigen Dentallegierungen ohne Probleme ebenso wie im Epikutantest gegen Cr, Co und Ni-positive Patienten ihre Endoprothesen aus Legierungen mit diesen Metallen i.d.R. ohne dermatologische oder orthopädische Komplikationen über viele Jahre. Wegen des allergischen Restrisikos bei Hochsensibilisierten und vor allem aus juristischen Gründen soll aber bei bekannter Ni-Allergie auf den Einsatz von Ni-haltigen Legierungen verzichtet werden. Kieferorthopädische festsitzende Behandlung mit den gängigen metallischen Werkstoffen induziert nach breit angelegten klinischen Studien allein keine Ni-Sensibilisierung, früher oraler Allergenkontakt induziert sogar eher Immuntoleranz, da die Sensibilisierungsraten nach Kontakt mit Ni-haltigem Modeschmuck um über 10 % niedriger lagen, wenn mindestens 1 Jahr vor einem Ohr-Piercing eine kieferorthopädisch festsitzende Behandlung begonnen worden war. Positive Epikutan-Reaktionen gegen Pd-Chlorid beruhen meist auf einer → Kreuzreaktion bei Ni-Sensibilisierten. Epidemiologische Untersuchungen zeigen, dass die Bevölkerung gegen einge Metall(salze) deutlich sensibilisiert ist. Die Sensibilisierung der Berufsgruppe Zahntechniker gleicht bei Metallen der der Bevölkerung, d.h. die Sensibilisierung der Zahntechniker ist epidemologisch gesehen außerberuflich bedingt. Die Interpretation von Epikutan-Test-Ergebnissen mit Metallsalzen ist unsicher. Trotzdem bestehen Einzelfälle von Allergie gegen bestimmte Metalle, die bei der Legierungsauswahl berücksichtigt werden müssen. Sicherheit bieten korrosionsstabile Legierungen ohne toxische und potenziell allergene Elemente. Unbedenklich sind hochgoldhaltige Edelmetalllegierungen (als Aufbrennlegierungen mit einem geringen In-Anteil), Co-Basislegierungen, Ti, Ta, Nb, Zr und deren

Legierungen. Zudem ist auf Lötungen (Korrosionsneigung und NEM-Anteil in Lot) und Beschichtungen nicht biokompatibler Legierungen zu verzichten (Basler Lehrmeinung). Die ab 1968 aus wirtschaftlichen Gründen eingeführten aufbrennfähigen Ni-Basislegierungen*, die verarbeitungsempfindlich sind (Gefügeschäden verstärken die Korrosionsneigung erheblich) haben vor allem wegen der Möglichkeit lokaltoxischer Reaktionen durch Korrosion (am stärksten bei Stiftverankerungen beobachtet) keine Berechtigung mehr.

Metall-(verstärkter), (modifizierter) Glas-Polyalkenoat-Zement

Pulver-Flüssigkeits-System. Modifizierter Glas-Polyalkenoat-Zement, in dessen Pulverkomponente neben Silikatgläsern Amalgamfeilungspartikel enthalten sind. *Abbindung, Verarbeitung, Verträglichkeit*: → Glas- Polyalkenoat-Zement. *Anwendung:* Aufbaufüllungsmaterial, semipermanetes Füllungsmaterial für den Seitenzahnbereich.

Metal Primer II: → Primer → Alloy Primer

organische Legierungs-Kunststoff-Verbundverfahren. Einkomponentiger Primer, der zwei bifunktionelle Monomere enthält: Methacryloyloxidecyl-dihydrogenphosphat (MDP) und Thiophencarbonsäure-methacryloyl-ester. Das Methacrylat-Phosphat-Monomer reagiert beim Auftragen auf eine Legierungsoberfläche mit Nichtedelmetallatomen, während das Thiophen-Monomer einen chem. Verbund mit Edelmetallatomen eingeht. Die Anbindung des Kunststoffes erfolgt bei beiden Monomeren über die Methacrylatgruppe. Mit dem Metal Primer ist somit eine chemische Anbindung methacrylathaltiger Kunststoffe sowohl an EM als auch an NEM-Legierungen möglich. (Abb. 203)

Methacrylat-Befestigungszement

→ Befestigungskomposit

Methacrylate

Polymerisationsprodukte der → Methacrylsäure (Abb. 204)

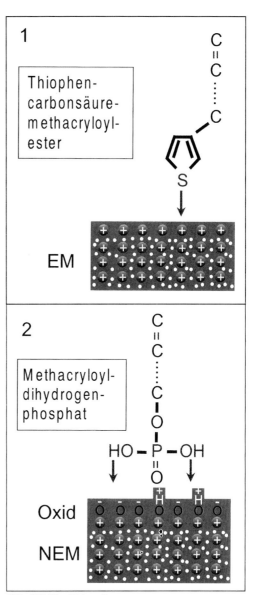

Abb. 203 Metal Primer II

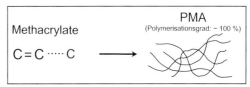

Abb. 204 Methacrylatmonomere polymerisieren zu Polymethacrylaten (PMA), im Fall des → MMA zu PMMA mit nicht vernetzter Knäulstruktur („Wattebausch") der Makromoleküle.

3-Methacryloyloxypropyltrimethoxysilan (MEMO)

Wird zur Oberflächenbeschichtung von anorganischen Füllstoffen verwendet, die Dentalkunststoffen zugemischt werden. Es wird ebenfalls zur Oberflächenbehandlung von geätzten Keramiken, die in Form von Vollkeramik-Restaurationen inseriert werden eingesetzt. Ein weiterer Anwendungsbereich liegt in der Beschichtung von mittels geeigneten Verfahren (z.B. Silicoater, Rocatec, OVS) silikatisierten Oberflächen. MEMO reagiert chemisch mit den OH-Gruppen der anorganischen Oberflächen und hydrophobiert diese gleichzeitig. Die Methacrylgruppe, die das hydrophobe Ende des MEMO bildet, polymerisiert mit dem nachfolgend aufgetragenen Kunststoff. → Silanisierung. So stellt das MEMO die „Brücke" zwischen anorganischen und organischen Werkstoffen dar.

Methacrylsäure (MA)

Dient als Ausgangssubstanz für die Synthese einiger hochmolekularer mehrfunktioneller Mathacrylatverbindungen. Chemische Formel: $H_2C=C(CH_3)-COOH$. Methacrylsäure ist eine stechend riechende, wässerig klare Flüssigkeit. Die Substanz ist haut- und schleimhautreizend.

Methylmethacrylat (MMA)

Methacrylsäuremethylester. Hauptbestandteil der Flüssigkeit von Prothesenkunststoffen und anderen dentalkunststoffen auf Pulver/Flüssigkeits-Basis. Chemische Formel: $H_2C=C(CH_3)-COOCH_3$.

Mikrobiell beeinflusste Korrosion

MIC (microbiologically influenced corrosion), auch Biokorrosion. Es handelt sich grundsätzlich um → elektrochemische Korrosion, die sich von den gängigen Korrosionssystemen durch das Vorhandensein von Biofilmen an den Grenzflächen Werkstoff/Medium unterscheidet. Biofilme können dabei als Barriere wirken (z.B. Konzentrationsgefälle aufbauen), als Matrix durch ihre Stoffwechselprodukte den Korrosionsangriff fördern. Der Großteil der mikrobiell beeinflussten Korrosionsvorgänge beruht auf der Bildung lokaler Konzentrationselemente durch Biofilme (Ausbildung kleiner Anoden- und großer Kathodenflächen; Fixierung der Konzentrationsunterschiede durch Stabilität der Beläge [vergl. Plaque]). Diese können durch mikrobielle Sauerstoffreduktion an der Kathode verstärkt werden. Die Produktion von Säuren und von Schwefelwasserstoff durch Biofilme kann zur Säurekorrosion führen.

Wichtigste Formen der MIC: → Lochfraß- und Spaltkorrosion; siehe auch → Belüftungselement, → elektrochemische Korrosion im Mundmilieu

Mikrofüller

Mikrofüllstoff in → Mikrofüllerkomposit

Mikrofüllerkomplex

Mikrofüllstoff-Komplex; die Primärteilchen von pyrolytisch oder durch Naßfällen gewonnenem SiO_2-Mikrofüllstoff mit 10–100 nm Durchmesser sind nicht solitär existent sondern agglomerieren. Dadurch ist nur ein relativ geringer Füllgrad im Komposit-Monomer möglich, weil sich die Viskosiät stark erhöht. Um den Gehalt an Mikrofüllstoffen zu steigern und damit verschiedene Eigenschaften (mechanische Festigkeit, Volumenverhalten) zu verbessern, werden zunächst mit Mikrofüllstoff angereicherte Monomere polymerisiert und die Polymerisate als Füllstoff, die eigentlichen M., bei der weiteren Kompositkomposition eingesetzt. So entstehen sog. inhomogene Mikrofüller-Komposits. Homogene Mikrofüller-Komposits existieren nur in der Systematik.

Mikrofüllerkomposit

Komposite, die Mikrofüllstoff enthalten, systematisch unterschieden in homogene und inhomogene M., die → Mikrofüllerkomplexe enthalten. Vorteilhaft gegenüber Makrofüllerkomposite in der Ästhetik, weil polierbar, aber schlechtere mechanische Eigenschaften. Heute eher historisch, da Feinpartikel-Hybrid-Komposits die ausgewogeneren und überwiegend besseren Eigenschaften aufweisen.

Mikrohärteprüfung

Prüfung mit pyramidalen Eindringkörpern (Diamant) unter geringer Auflast < 2 N. Dient der Bestimmung der Härte auf kleinsten Arealen, z. B. eizelnen Körnern bei Legierungen, Zahnschmelzprismen. → Härtemessung

Mikroplasmaschweißen

Form des Plasmaschweißens, wird bei Werkstückdicken ab 0,05 mm angewendet mit Schweißströmen zwischen 0,01 bis 25 A. Das Plasma kann bei diesen Strömen nadelförmig fokussiert und für relativ grazile Werkstücke verwendet werden. In der Zahntechnik eignet sich das Verfahren zum Fügen von CoCr- und NiCr-Legierungen. Die punktgenaue Energieapplikation bleibt trotzdem schwierig.

Mikrostrahlverfahren

(„Microfinishing"); siehe → Titanbearbeitung durch Strahlverfahren

Mikrotrauma

mechanische Einwirkung von Werkstoffen auf Gewebe im Mikrobereich; z.B. durch Rauhigkeit einer an der Schleimhautseite nicht polierten Prothesenbasis, im Gegensatz zum Makrotrauma durch Kaufunktion oder → Parafunktionen mit Überlastung des Prothesenlagers bei ungenügendem Biegewiderstand der Prothesenbasis (niedriger E-Modul des Prothesenkunststoffs).

Mikrowellen

elektromagnetische Strahlung im Bereich 300 MHz bis 300 GHz, zwischen Infrarotstrahlung und Hochfrequenzbereich; in der Technik werden offene Strahlungsquellen (Satelliten-, CB-Funk, Verkehrs-, Flugsicherungs-, Schiffsradar; medizinische Kurzwelle) und geschlossene Strahlungsquellen (Geräte in der Metallverarbeitung zum Schweißen, Schmelzen, Löten, Tempern, Aufschrumpfen; in der Kunststoff-Industrie zum Strangpressen, Schweißen von Folien, Aushärten von Klebstoffen; in der Holzindustrie zum Trocknen und Verleimen von Hölzern; in der Nahrungsmittelindustrie zum Auftauen, Trocknen, Rösten, Pasteurisieren) verwendet. Die in der Industrie eingesetzten Mikrowellen-Öfen geben Leistungen bis zu 150 kW ab. Mikrowellen-Geräte mit einer Leistung von 300–1300 W dienen bekanntlich in Gastronomie und häuslichen Bereich zur Erwärmung von Speisen. Die Erwärmung ist von der spezifischen Absorptionsrate abhängig, die von der Wellenlange und dem Wassergehalt des zu erwärmenden Stoffes bestimmt wird, da die Wärmeerzeugung auf der Anregung von polaren Molekülen (Dipole) beruht. Da Mikrowellenstrahlung auch körpereigenes Gewebe direkt und in der Tiefe erwärmt, ohne dass durch Rezeptoren in der wasserärmeren Haut eine Wärmeregulierung rechtzeitig einsetzt, existieren Grenzwerte, in D 0,2 mW/cm^2 für die Bevölkerung und 1 mW/cm^2 für berufliche Exposition.

Mikrowellenpolymerisation

Nutzung von Mikrowellen-Strahlung zur → Heißpolymerisation von Prothesenkunststoffen auf der Basis → MMA/PMMA und gefüllter → Diacrylate (→ Komposite). Im einfachten Fall wird die in Wachs modellierte und aufgestellte Prothese mit Gips in eine mikrowellendurchlässige → Küvette (faserverstärkter → Polyester) eingebettet und zunächst wie beim → Stopf-Press-Verfahren vorgegangen. Dann Polymerisation statt im Wasserbad in einem handelsüblichen Mikrowellengerät von 500 W Leistung. Dabei wirken die Mikrowellen nur zu einem geringen Teil direkt auf den Kunststoffteig, sondern erhitzen überwiegend das im Einbettgips enthaltene Wasser. An die kurze Polymerisationszeit von ca. 3 min muß sich eine sehr langsame Abkühlung anschliessen, um dem Kunststoffobjekt Zeit um Abbau endogener Spannungen zu bieten. Hinsichtlich Härte, Biegefestigkeit, Porosität und Paßfähigkeit keine Unterschiede zwischen mit Mikrowelle polymerisierten MMA/PMMA und autopolymerisiertem Kunststoff gleichen Typs. Ein weiteres System (Microbase) ist auf einen Prothesenkunststoff auf Diacrylat-Komposit-Basis (UDMA + anorganische und organische → Füllstoffe) abgestimmt und verbindet die M. mit der → Injektions- und → Nachpressverfahren. Diffizile Handhabung, um Verarbeitungsschäden auszuschließen, und bestenfalls nur gleichgute Bewährung unter Mundhöhlenbedingungen, wie bei dem seit Jahrzehnten vertrauten MMA/PMMA-Typ und seinen etablierten Technologien, stehen einer bemerkenswerten Verbreitung der M. bisher entgegen. (Abb. 205)

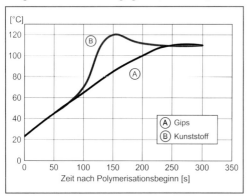

Abb. 205 Temperaturverlauf bei Mikrowellenpolymerisation.

minimale Hemmkonzentration

MHK; niedrigste Konzentration einer Substanz, eines zahnmedizinischen Werkstoffs oder einer seiner Komponenten, die die Vermehrung von Mikroorganismen innerhalb von 16 + 2 h vollständig hemmt.

Miniplastschiene

Durch → Tiefziehen aus Halbfertigteilen für die funktionelle Therapie bei Schmerz-Dysfunktions-Syndrom des Kiefergelenks oder zur Schienung gelockerter Zähne angefertigte bzw. als Formhilfe bei der Anfertigung von temporärem (Kronen- und) Brückenersatz eingesetzte Tiefziehschiene aus thermoplastischem Kunststoff.

Mischen

→ Anmischen, → Zubereitung

Mischgerät

Zunehmend werden Mischgeräte zu Mischung von Abformmaterialien eingesetzt. Dünn- und mittelfließende Massen werden bevorzugt in → Statikmischsystemen geliefert, schwerfließende

Massen dagegen vorzugsweise in Schlauchbeuteln oder fertigen Kartuschen, die zum Einsatz in Motormischern (*Pentamix®, Starmix®,*) vorgesehen sind. Charakteristisch für die heute auf dem Markt befindlichen Mischgeräte, die als Quasiindustriestandard gelten können, ist das Verhältnis der Mischvolumina von 1:5, das aus der Entwicklung dieser Systeme herrührt, die primär für die Mischung von Polyethermassen entwickelt wurden. Gegenwärtig (2002) bestehen die Bestrebungen der Hersteller darin, auch Knetmassen bzw. Knetmassen ähnliche Abformmaterialien für diese Systeme verfügbar zu machen. → Abformmassen

Mischkristall

Gitterstruktur mit Fremdatomen → Metalle. 1. Substitutionsmischkristall: Einzelne Atome des Gitters werden durch das Fremdatom ersetzt. Nur möglich, wenn die Frematome ähnliche Größen und Eigenschaften (Ladungszustand) aufweisen. Treten die Fremdatome in einer festen Sequenz auf, spricht man von einem geordneten Mischkristall (z.B. im Gold-Kupfer-System). Häufige als die lückenlose Mischbarkeit ist eine teilweise Mischbarkeit der Komponenten gegeben → Mischungslücke. 2. Einlagerungsmischkristall: Zwischen den Gitteratomen finden die Fremdatome Platz. Die Fremdatome müssen deutlich kleiner als die Gitteratome sein. (Abb. 206, Abb. 207)

M., homogener

gleichmäßige Verteilung der Komponenten im Mischkristall

M., inhomogener

→ Kristallseigerung.

Mischkristallhärtung

Legierungskomponenten, die sich im Grundstoff lösen, können zu einem Anstieg der Festigkeit führen.

Mischpolymerisat

aus zwei oder mehreren unterschiedlichen → Monomeren (Monomergemischen) entstan-

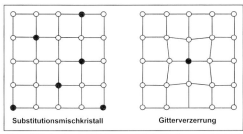

Abb. 206 Legierungsbildung mit Substitutionsmischkristall und Gitterverzerrung bei z.B. kleinerem Fremdatom

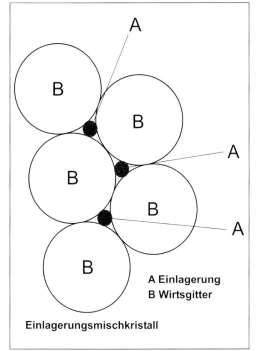

A Einlagerung
B Wirtsgitter

Einlagerungsmischkristall

Abb. 207 Legierungsbildung mit Einlagerungsmischkristall

Mischungslücke

Konzentrationsbereich in dem der weitere Einbau von Komponenten in einem Mischkristall nicht möglich ist. Beim Erstarren trennen sich die beiden Elemente im Metallgefüge (z.B. AgCu), es bildet sich ein Gemenge getrennter jeweils stabiler Phasen. Die Breite der Mischungslücke nimmt unterhalb der Erstarrungstempertur mit abnehmender Temperatur ab. → Ausscheidungshärtung

Mischzeit

Zeitraum der erforderlich ist, um die Einzelkomponenten zu einer homogenen Masse zu vermischen. Die Mischzeit muss vom Hersteller angegeben und darf vom Anwender nicht überschritten werden. Die Mischzeit ist ein Teil der Gesamtverarbeitungszeit.

Misfit-Spannungen

(engl. misfit: Fehlpassung): Begriff für mechanische Spannungen, die durch eingeschränkte Passfähigkeit ausgelöst wurden. Durch unterschiedlichen Wärmeausdehnungskoeffizienten zwischen kristalliner Phase und Glasmatrix können sich in keramischen Werkstoffen derartige Spannungen aufbauen.

Mittenrauhwert → Oberfläche → Rauhigkeit Rz → Oberflächenbearbeitung (Abb. 208)

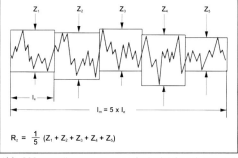

Abb. 208 Darstellung zur Messung der Rauhtiefe nach DIN 4768

denes → Polymerisat im Gegensatz zu Polymeren aus einem Monomer (→ Homopolymerisat), um bestimmte Eigenschaften zu erreichen. Die Verteilung der Monomere kann statistisch zufällig sein, alternierend wechseln. Es können längere Molekülabschnitte aus dem gleichen Monomer bestehen (Block-M.) oder auch an einer Hauptkette, Seitenketten eines anderen Monomers angebunden sein (Pfropf-M.). Beispiel bei Dentalkunststoffen: → Luxene.

MMA

Abk. für Methylmethacrylat bzw. Methacrylsäuremethylester. Dichte: 0,935 g/cm^3; Siedepunkt 100,3 °C; Polymerisationsschrumpfung 25 Vol.%;

Polymerisationswärme 55 kJ/mol; durch Doppelbindung polymerisationsfähig; nach dem Zubereiten von Kunststoffteig aus MMA und PMMA penetriert das MMA in die PMMA-Polymerteilchen und ‚verkittet' diese durch seine Polymerisation. → Monomer (Abb. 209)

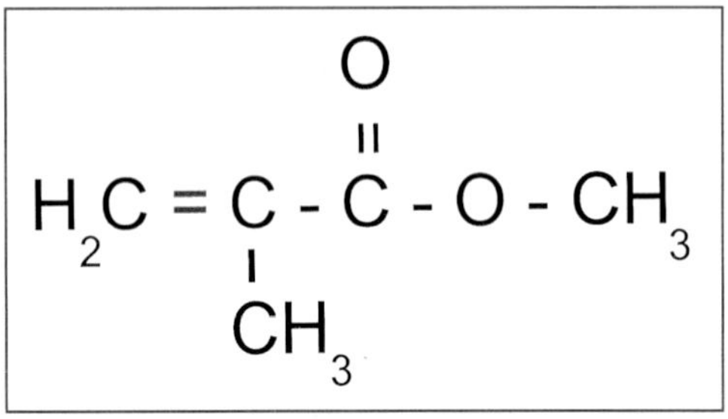

$$H_2C = C - C - O - CH_3$$

(Strukturformel: $H_2C = C(CH_3) - C(=O) - O - CH_3$)

Abb. 209 Methacrylsäuremethylester/Methylmethacrylat (MMA)

MMA-Unverträglichkeit

→ MMA ist toxikologisch ein Atemgift. Eine toxische Dosis kommt bei normaler Verarbeitung jedoch nicht zu Stande. An der Haut ist MMA ein stark irritierender Stoff, der als hochwirksames Lösungsmittel die Schutzbarrieren rasch überwindet und bei fortgesetzter Schädigung zunächst ein irritatives nichtallergisches → Kontaktekzem und nach einiger Zeit ein allergisches Kontaktekzem bahnen kann. Regelrecht polymerisiertes → PMMA ist für Haut und Schleimhaut toxikologisch unbedenklich, trotz eines geringen Gehaltes an → Restmonomer. Die klinische Relevanz von allergenen Kunststoffinhaltsstoffen ist für die Patienten gering. Einzelfälle von kunststoffbedingter → Stomatitis prothetica kommen vor. Dagegen ist MMA immer noch das häufigste → Allergen aus Kunststoffen bei berufsbedingten Hauterkrankungen der Zahntechniker. Der Kontakt mit nichtreagierten Kunststoffkomponenten bzw. Kunststoffteig ist zu vermeiden. Arbeitsplätze, an denen MMA verarbeitet wird, benötigen eine Absauganlage. Häufig werden bei MMA-Allergie auch andere chemisch verwandte → Methacrylate nicht vertragen (Kreuzallergie). Meiden von MMA reicht daher alleine oft nicht aus.

Mode

longitutinale bzw. transversale Schwingungsformen des Laserresonators, die sich beim Durchlaufen des Resonators selbst reproduzieren, siehe auch TEM.

Modelle

Aufgabe eines Modells: Ein Modell soll die Form und Anordnung der Zähne im Munde des Patienten ohne jedwede dreidimensionale Abweichung wiedergeben (bei Abweichungen ist das Modell unbrauchbar zur Herstellung von Zahnersatzkonstruktionen). Es sollen abgebildet sein (abhängig von der jeweiligen Situation): Lage/Stellung der Zähne im Kiefer, Lage/Stellung der Zähne zueinander (Okklusion), Zähne, Zahnersatz, Kontaktpunkte, Kaufläche, -relief, Kieferkämme, Umschlagfalte, Bandansätze

Modellarten

Je nach Anwendungszweck wird in verschiedene Modellarten unterteilt:

Situationsmodell

(Planungsmodell) stellt die Situation im Patientenmund dar und dient der Planung/Konzeption zur weiteren Behandlung sowie der Orientierung des Zahntechnikers.
Abformmaterial: meist Alginat
Modellwerkstoff: Alabastergips (Typ II)

Gegenkiefermodell

Gegenkiefer muß abgeformt werden, damit später zusammen z.B. mit dem Sägemodell die Okklusion im Artikulator bestimmt werden kann.
Abformmaterial: meist Alginat
Modellwerkstoff: Hartgips (Typ III)

Sägemodell

stellt die präparierten Stümpfe, die Lage zueinander und zum Zahnbogen dar. Zur besseren Bearbeitbarkeit (Modellelation und Ausarbeiten) werden die einzelnen Stümpfe herausnehmbar gestaltet. Es wird für die Herstellung von Kronen, Brücken, Inlays und Onlays verwendet.
Abformmaterial: meist Elastomere (Silikone, Polyether)
Modellwerkstoff: Super-Hartgips (Typ IV)

Meistermodell/ Arbeitsmodell
Bei der Modellguß-Technik für partiellen herausnehmbaren Zahnersatz bezeichnet man das Gipsmodell als „Meister- oder Arbeits-" Modell. Dieses Modell wird vermessen und dubliert. Nach Guß des Modellgusses werden hierauf die künstlichen Zähne aufgestellt und die Prothese fertiggestellt.
Abformmaterial: Elastomer
Modellwerkstoff: Super-Hartgips (Typ IV)

Doubliermodell (Einbettmasse-modell)
In der Modellgußtechnik versteht man das aus Einbettmasse bestehende Modell, auf dem der Modellguß modelliert und gegossen wird.
Abformmaterial: Dubliermasse (Silikone, Agar Agar)
Modellwerkstoff: Modellguß-Einbettmasse

Funktionsmodell
Wird zur Herstellung von totalem herausnehmbarem Zahnersatz verwendet. Abgeformt werden: Kieferkamm, Umschlagfalte, Funktionsbewegungen.
Abformmaterial: Elastomer
Modellwerkstoff: Super-Hartgips (Typ IV)

Reparaturmodell
Die Bruchstücke des Zahnersatzes werden mit Hilfe eines Abdruckes vom Kiefer eingesammelt. Das Modell soll die Bruchstücke zueinander fixieren, damit sie dann repariert (gefügt) werden können.
Abformmaterial: Alginat
Modellwerkstoff: Hartgips (Typ III)

Modellguss
→ Modellgussprothese

Modellgussprothese
Teilprothese mit Klammerretentionen bei der das Gerüst im Einstückguss hergestellt wird → Gussklammer. Überwiegend werden → Co-Basislegierungen verwendet.

Modellwerkstoffe
Werkstoffe, die zur Herstellung von Modellen dienen. Sie werden zum Füllen der Abformungen verwendet. Zu den Modellwerkstoffen gehören: → Gipse, Kunstsoffe → Modellkunststoffe, Modellzemente, Metallbeschichtungen → Galvisieren, (Amalgame)

Modellierkunststoffe
Nach der → Pinseltechnik zu verarbeitende, autopolymerisierende → MMA/PMMA-Kunststoffe oder lichtpolymerisierbare → Diacrylate in verschiedener Konsistenz zum schichtweisen Aufbau kleiner Kunststoffobjekte für den späteren Präzisionsguß. Modellierkunststoff, auch auf Diacrylat-Basis, ist frei von anorganischen Füllstoffen, damit er rückstandslos aus der → Einbettmasse entfernt werden kann (→ Ausbrennen bei 650–700 °C). Diacrylate gefährden im Gegensatz zu PMMA-Autopolymerisaten die Einbettmasseform nicht, da sie beim Erwärmen weit weniger an Volumen zunehmen. Sie sind fräsbar und daher zur Anfertigung von Sekundärteilen in der Teleskop- und Geschiebetechnik einsetzbar.

Modellierwachs
→ Wachs. Wachse zur Aufstellen von Zähnen, Modellation der Prothesenbasis, Formung von Bisswällen. Bei Mundtemperatur ist eine ausreichende Festigkeit erforderlich. Mischungen aus Paraffin und Bienenwachs oder synthetische Wachse.

Modellkunststoffe
1. statt Typ IV-Gips selten verwendete Kunststoffe zur Herstellung von Spezialmodellen für festsitzenden Zahnersatz (Epoxidharze, Epiminkunststoffe). Weisen im Gegensatz zum Gips (Abbindeexpansion) trotz Füllstoffanteilen eine → Polymerisationskontraktion auf, die in der Werkstoffkette entsprechend berücksichtigt werden muß, um zu eingliederungsfähigen und passgenauen Objekten zu kommen. 2. Bes. detailgetreu zeichnende Kunststoffe für die Replika-Technik.

MOHS'sche Härte
von Carl Friedrich Christian MOHS (1773–1839) zur Mineralbestimmung angegebene aufsteigende Skala, nach der ein Mineral vom nächst

folgenden (härteren) Mineral geritzt wird, während es das vorhergehende ritzt. Aufsteigend sind 10 nrepräsentative Minerale angegeben, die einen relativen Härtevergleich gestatten. Es gibt keine lineare Wertigkeit; nicht mit Härteskalen der üblichen Eindruckprüfungen (→ Vickers, Brinell, Knoop) identisch. (Abb. 210, Tab. 11)

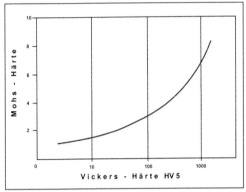

Abb. 210 Angenäherter Zusammenhang zwischen Angaben zur Mohs-Härte und der Vickershärte

Mohs-Härte	Mineral	
1	Speckstein	$Mg\,(Si_2O_5)_2(OH)_2$
2	Gips	$CaSO_4 \times 2H_2O$
3	Kalkspat	$CaCO_3$
4	Flutsspat	CaF_2
5	Apatit	$Ca_5(PO4)_3(F,Cl)$
6	Feldspat	$KAlSi_3O_8$
7	Quarz	SiO_2
8	Topas	$Al_2SiO_4(F,OH)$
9	Korund	Al_2O_3
10	Diamant	C

Tab. 11 Mohs'sche Härteskala

Moist-Bonding (Wet-Bonding)

Applikationsmodus für Dentinadhäsive (Adhäsivsysteme), die Aceton als Lösungsmittel enthalten und nach der Total-Ätz-Technik verarbeitet werden. Die getrocknet Dentinoberfläche wird von acetonbasierten Primern bzw. Primer-Adhäsiven nur unzureichend infiltriert, so dass keine optimale Hybridierung des Dentins resultiert. Durch Verzicht auf eine exzessive Trocknung der Dentinoberfläche (nach dem Anätzen mit Phosphorsäure und nachfolgendem Absprayen mit Wasser) wird das Entfernen von Wasser aus dem freigelegten Kollagenfibrillennetzwerk und dessen „Kollabieren" vor der Applikation des Primers oder Primer-Adhäsivs verhindert. Alternativ kann ein re-wetting der getrockneten Dentinoberfläche mit Wasser (aufgetragen mit Applikatorbürstchen) erfolgen.

Molekulargewicht

Gewicht eines Moleküls als Summe der Atomgewichte der im Molekül enthaltenen Atome.

Molmasse (veraltet: Molekulargewicht)

Summe der Atommassen aller Atome, aus denen sich das Molekül zusammensetzt.

Molybdän

Mo, Ordnungszahl 42, Atomgewicht 95,94, Dichte 10,2, Wertigkeit 2 bis 6, zinnweißes, hartes, sprödes Metall. Wertigkeit 2 bis 6, Schmelzpunkt 2620 °C. Härte HB 150. Legierungskomponente von Eisen- und Cobaltbasislegierungen.

Monomer

mono = ein, meros = Teil; aus einzelnen, voneinander getrennten selbstständigen Molekülen bestehender Stoff, der durch → Polyreaktion zu → Makromolekülen aufgebaut werden kann. → bis-GMA, → UDMA, → TEGDMA (Abb. 211)

Monomerdampfblasen

durch Überschreiten des Siedepunktes von → MMA (100,3 °C) besonders bei → Heißpolymerisation unter atmosphärischen Bedingungen mit falscher Temperaturführung oder Polymerisation von → Kaltpolymerisaten in zu warmer Umgebung (Form, Wasserbad vor Druckaufbau) entstehende Porosität in MMA/PMMA-Kunststoff. Bei rascher Wärmezufuhr setzt die Polymersation von MMA massiv ein und beschleunigt sich durch die freiwerdende Energie (→ exotherme Reaktion mit 55 kJ/mol) unter zunehmender Erwärmung selbst. Im Inneren von Küvetten dabei bes. bei dicken Kunststoffteilen bis zu 150 °C. Der Siedepunkt des MMA wird überschritten, das Monomer geht in den

M

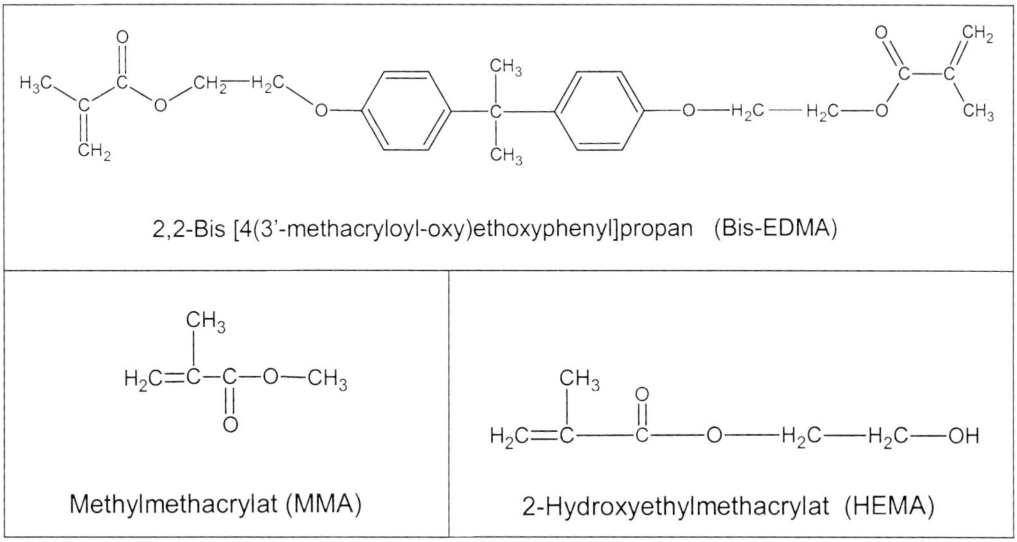

2,2-Bis [4(3'-methacryloyl-oxy)ethoxyphenyl]propan   (Bis-EDMA)

Methylmethacrylat (MMA)

2-Hydroxyethylmethacrylat (HEMA)

Abb. 211 Beispiele für Monomer

dampfförmigen Zustand über. Durch die starke Erwärmung kann gleichzeitig Wasser aus dem Modell- und Einbettgips der Polymerisationsform ausgetrieben werden und *Wasserdampfblasen* bilden. Wenn sich Monomer und Wasser vereinigen, entsteht unter atmosphärischen Bedingungen ein → Azeotrop, das bereits bei 78,2 °C Siedeblasen im polymerisierenden Kunststoff erzeugt.

Gegenmaßnahmen: Sorgfältiges Isolieren der Gips-Polymersationsform mit Alginat- oder Silikon-Isoliermittel gegen Wasserzutritt zum Kunststoffteig und Monomeraustritt in den Gips der Form; Calciumchloridzusatz zum Gips zur Erhöhung des Siedepunktes des Wassers; Polymerisation unter Überdruck.

Monophasenabformung

Verfahren: Einzeitig-einphasige Abformtechnik
Durchführung: Bei der monophasischen Abformung wird ein Abformmaterial mit einer Konsistenz verwendet, die gerade noch ein Verspritzen zuläßt. Die Masse wird mit einer Spritze am Zahn appliziert, während gleichzeitig der Löffel mit demselben Material beschickt wird. Als Abformlöffel dient ein individueller bzw. halbindividueller Löffel.

Eigenschaften: Mit Hilfe der Einphasentechnik in Verbindung mit einem → individuellen Löffel und einem → A-Silikon oder → Polyether lassen sich extrem genaue Abformungen erreichen. Schrumpfungs- und → Verdrängungseffekte wie auch endogene → Spannungen treten nur noch minimal bzw. gar nicht mehr auf .
Bevorzugte Anwendungsbereiche: Abformungen, die eine maximale Genauigkeit erfordern (Inlays, Teilkronen, Implatatversorgungen)

Mundbeständigkeit

Widerstandsfähigkeit eines Werkstoffs gegen biologische (Kontakt mit Gewebe, Speichel, Blut, Mikroflora), chemische (Nahrung, Medikamente, Sekrete, mikrobielle Stoffwechselprodukte) und physikalische (Kaufunktion, Parafunktionen, Zahn- und Prothesenpflege, Temperaturwechsel, Feucht-Trocken-Wechsel, Lichteinwirkung) (Dauer)Beanspruchung im orofacialen Organ.

Mundflora

Keimbesiedlung der Mundhöhle mit einer außerordentlichen Vielfalt von Spezies, die in Standortflora und Durchgangsflora unterschieden werden können. Die Keimzahlen unterliegen individuellen und tageszeitlichen Schwankungen; qualitativ können nahezu alle beim Menschen bekannten harmlosen, fakultativ-pathogenen und bei einem Infektionsgeschehen auch pathogenen Keime gefunden werden. Bis zu 10^9 Keime/ml Speichel. Mikrobiotope mit unterschiedlichen Keimarten in Nischen, wie Interdentalräumen, Zahnfleischtaschen, Tonsillarkrypten, aber auch an Retentionsstellen von Werkstücken/-stoffen, die bei ungünstiger Oberflächen- oder innerer Struktur zu einer „Entgleisung" (Verschiebung des „normalen" Keimspektrums) der Mundhöhlenflora beitragen können (→ Stomatitis prothetica, Soor(mykose). Diskutiert wird die Beteiligung von Spezies der Mundhöhle an der → Kunststoffalterung, da Kunststoffbestandteile im Experiment von bestimmten Mikroorganismen verstoffwechselt werden können.

Mundtrockenheit
→ Xerostomie

Mutation
sprunghafte Veränderung im Erbgefüge von Körperzellen ohne erkennbare (spontane M.) oder durch bekannte Ursachen, z.B. ionisierende Strahlen oder versch. Chemikalien (induzierte M.). Krebs kann nach der Mutationstheorie durch M. ausgelöst werden.

Mutagenität
mutare (lat) = wechseln, verändern; die Eigenschaft, Mutationen hervorrufen zu können.

Mutationstest
Verfahren, mit denen die Mutagenität von Substanzen, auch zahnmedizinischen Werkstoffen (die im positiven Fall zu verwerfen sind) erkannt werden soll.
Bakterien-Mutationstest: Die mutagenen Eigenschaften des einwirkenden Stoffes sollen dadurch erkannt werden, dass sich eine histidinabhängig vermehrende Mutante der Spezies Salmonella typhimurium in die normale Mutante zurückverwandelt, die sich in einem histidinfreiem Medium vermehrt.

Mutter
Muttern sind scheibenförmige Bauteile mit Innengewinde und außenliegenden Angriffsflächen für das Anziehwerkzeug. Die verbreitesten Mutterformen sind Sechs- und Vierkantmuttern, Schlitzmuttern, Lochmutter, Hutmuttern, Rändelmuttern und Flügelmuttern.

Nachpreßverfahren

→ Injektionsverfahren, → Ivocap-System

Nährmedium

Flüssiges oder festes (Agar) Substrat zur Kultivierung von Zellen oder Mikroorganismen.

Nahtarten

die wichtigten Nahtarten sind die Stumpfnähte (I-, V-, Y-, X-Naht), die Stirnnaht (Stirnflachnaht) und die Kehlnähte (Kehlnaht, Überlappnaht, Ecknaht) (Abb. 212)

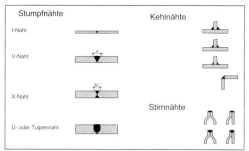

Abb. 212 Verschiedene Nahtarten

Nahtaufbau

je nach Dicke des Werkstücks wird die Naht in Einlagen- oder Mehrlagentechnik gestaltet

Nahtflanke

oder auch Flanke, seitlicher Bereich der Schweißwurzel

Nahtform

Da beim Nieten keine Stumpfnietung möglich ist, kommen nur Überlappungs- und Laschennietungen zur Anwendung.

Naßschleifen

→ Schleifen unter kontinuierlicher Zuführung von Flüssigkeit (Wasser, Öl-Wassergemische, Öle), zum Zweck der Kühlung (Vermeidung von thermischer Schädigung thermolabiler Werkstoffe oder von Geweben) und des Abtransportes des Schleifgutes (abgetragener Werkstoff, Abrieb gebundener Schleifmittel); verhindert → Verschmieren des Werkzeugs, verlängert dessen Standzeit, verringert Entwicklung von →

Staub; bietet aber keinen völligen Schutz für die Atemorgane, da Aerosole entstehen (ggf. Absaugung erforderlich).

Natriumhypochlorit

Wirkstoff zur Wurzelkanalspülung, Flüssigkeits-System.

Zusammensetzung: NaOCl 3 % (1–5 %), Wasser.

Wirkungsweise und Eigenschaften: Natriumhypochlorit (pH 8,9) weist eine gute desinfizierende Wirkung auf und kann organisches Gewebe auflösen, wobei nekrotisches Gewebe besser aufgelöst wird als vitales Gewebe. Die aktive Wirkung von NaOCl beruht auf seinem Gehalt an undissoziierten HOCl—Molekülen, die oxidierende und chlorierende Eigenschaften besitzen. Als 1%ige Lösung besitzt Natriumhypochlorit einen guten gewebelösenden und antibakteriellen Effekt. Mit zunehmender Konzentration erhöhen sich die gewebeauflösende und auch die toxische Wirkung von NaOCl, die antibakterielle Wirksamkeit nimmt hingegen nur geringfügig zu. Natriumhypochlorit-Lösungen haben nur eine begrenzte Lagerfähigkeit. Sie sollten daher lichtgeschützt (braune Glasgefäße) sowie kühl aufbewahrt und innerhalb von 4–6 Wochen verbraucht werden.

Verarbeitung: NaOCl wird mit Hilfe einer Einmalspritze in den Wurzelkanal appliziert und abgesaugt. Durch Irrigation mit Ultraschall kann die reinigende Wirkung von NaOCl im Wurzelkanal verbessert werden.

Anwendung: Wurzelkanalspülung während der instrumentellen Erweiterung und Aufbereitung des Wurzelkanals. Durch die weichgewebeauflösende Wirkung von NaOCl werden nicht instrumentierte Areale des Wurzelkanals chemisch aufbereitet.

Verträglichkeit: Bei sachgemäßer Handhabung wirkt NaOCl nur in geringem Umfang irritierend auf das apikale Desmodont. Mit steigender Konzentration erhöht sich die gewebeirritierende Wirkung.

Natriumoxid

einwertiger Netzwerkwandler in Dentalkeramik, Glaskeramik (Quarzglas); setzt die Sintertemperatur herab; hebt die Korrosionsanfälligkeit an.

Natronlauge
→ Laugen

Nd:YAG

Lasermaterial (rötlicher Kristall), das aus einem Neodym-Ionen dotiertem Yttrium-Aluminium-Granat besteht. Die emittierte Laserwellenlänge beträgt 1,064 µm. Laser kann in den Betriebsarten gepulst zum Punkt- und Bahnschweißen (Zahntechnik) und in der Betriebsart cw zum Bahnschweißen verwendet werden.

NEM-Lote

Lote auf NE-Basis, z.B. für CoCr-Legierungen eine Zusammensetzung von Co70Cr13Mo5Si5BFe und für NiCr-Legierungen eine Zusammensetzung von Ni66Cr19Mo6Si4B1Fe4

Netzarmierung
→ Bügeleinlage

Netzwerk, interpenetrierendes

Entstehen, wenn mindestens zwei polymere Netzwerke vollkommen unabhängig voneinander so erzeugt werden, dass sie sich gegenseitig durchdringen (interpenetrieren). Zwischen diesen beiden Netzwerken bestehen also keinerlei kovalente Bindungen, sondern lediglich Nebenvalenzkräfte sowie eine intensive physikalische Vernetzung. Derartige Netzwerke können entstehen, wenn a) ein vernetztes Polymer mit einem Monomer angequollen wird, und anschließend das Monomer polymerisiert wird; b) zwei nach unterschiedlichen Mechanismen – beispielsweise eines durch Polymerisation, das andere durch Polykondensatuion – reagierende Monomere miteinander gemischt und dann gleichzeitig polymerisiert bzw. polykondensiert werden.

Netzwerk

ist ein räumliches, dreidimensionales Gebilde. In der Dentalen Technologie finden das organische Netzwerk und das silikattechnische Netzwerk Anwendung. 1. Bestandteil des organischen Netzwerkes (Polymerketten) sind die Polymereinheiten (Monomereinheiten). Durch innere und äussere Weichmacher kann die Elastizität erhöht und die Härte reduziert werden (weichbleibende Kunststoffe). 2. Beim silikattechnischen Netzwerk handelt es sich um ein Netzwerk aus Siliziumdioxydtetraedern. Die Netzwerke können verändert werden durch Einlagerung von Fremdbestandteilen. Beim silikattechnischen Werkstoff wird die Netzwerkstruktur des Quarzglases Siliziumoxidetraedern von sog. Netzwerkwandlern verändert. Dadurch wird die Temperatur, die zur Erweichung des Siliziumoxidtetreadernetzwerkes notwendig ist, herabgesetzt. Ebenfalls kann durch Einlagerung von sog. Netzwerkbildnern ein zusätzliches Netzwerk geschlossen werden, was zu einer Erhöhung der Erweichungstemperatur führt.

Netzwerkbilder

Vorwiegender Netzwerkbildner in Dentalkeramik ist Siliziumdioxyd (SiO_2). Dabei handelt es sich um Quarz, das am meisten und am weitesten verbreitete Mineral der Erde. Siliziumdioxyd bildet ein dreidimensionales makromolekulares Raumnetz, in dem die Siliziumatome von 4 Sauerstoffatomen umgeben sind. Über die Sauerstoffatome wird an den vier Armen jeweils ein weiteres Siliziumatom gebunden, das wiederum über die Sauerstoffbrücken weitere Siliziumatome bindet und so fort. → Glas

Netzwerkwandler

sind Zusätze wie Alkalioxyde (LiO_2, Na_2O, K_2O) als einwertige oder Erdalkalioxyde (CaO, NgO, BaO und SnO) als zweiwertige Netzwertwandler. Sie lagern sich innerhalb der glasartigen amorphen Struktur des Quarzglases (SiO_2-Tetraeder) ein und senken die Schmelztemperatur von ursprünglich 1100 °C auf gebräuchliche Verarbeitungstemperatur herab. Netzwerkwandler verringern die Korrosionsresistenz bei gleichzeitiger Anhebung des Wärmeausdehnungskoeffizienten. Weiterhin kann durch den Einbau von Wassermolekülen und Hydroxylgruppen in das Netzwerk die Sintertemperatur herabgesetzt werden. Das Wasser wirkt als

Hydroxylgruppe sowohl wie ein einwertiger und durch die Dipoleigenschaften und van der Waalsche Kräfte als auch wie ein mehrwertiger Netzwerkwandler.

Neutralisation
Das Absenken oder die Erhöhung des pH-Wertes in den neutralen Bereiches durch eine Neutralisationsreaktion.

Neutralisationsreaktion
Gibt man einer Säure eine Base zu, wird der pH-Wert erhöht. Stoppt man die Zugabe bei einem pH-Wert von etwa „7", also im „neutralen" Bereich. Spricht man von „Neutralisieren". Für die Reaktion von Basen mit Säuren gilt das Analoge.
Neutralisationsreaktionen sind sehr schnelle Reaktionen und sind stark exotherm. Daher muß beim Neutralisieren sehr vorsichtig vorgegangen werden. Es kann sonst zu Siedeverzügen kommen, die durch das Verspritzen von heißen Säuren oder Basen schwere Verletzungen verursachen können. Bei der Neutralisation von Beiz- oder Ätzmitteln ist daher sehr vorsichtig zu verfahren. Eine Entsorgung über das Abwassernetz darf aufgrund der gelösten Schwermetalle nicht geschehen.

Nichtedelmetalle
im Dentalgebrauch „NEM" (in der allgemeinen Techik „NE" dagegen „Nichteisen-"), alle Metalle außer Eisen.

Nichtedelmetall-Legierungen
"NEM"-Legierungen, Dentallegierungen mit Cobalt-, Nickel- oder Eisenbasis. → Legierungen → Cobaltlegierungen, → Nickellegierungen → Eisenlegierungen. Die Korrosionsfestigkeit (Mundbeständigkeit) ist durch den Chromanteil festgelegt.

Nichteisenlegierungen
„NE"-Legierungen (keine Fe-Basis)

Nichtmetalle
Elemente ohne → Metallbindung

Nicht-Oxidkeramik
→ Keramik, die aus einer sauerstofffreien Verbindung besteht. Wichtigste Vertreter aus dem technischen Bereich, die in Zukunft aufgrund ihrer hervorragenden mechanischen Eigenschaften für den dentalen Bereich zunehmend an Bedeutung gewinnen könnten sind → Siliziumkarbid und → Siliziumnitrid.

NIR
nahes Infrarot

Nichtsichtbare Kunststoffmängel
→ Verarbeitungsbedingte Fehler bei Kunststoffen

non-rinse-conditioner
Konditionierungsmittel für Schmelz und Dentin, das nach der Anwendung (im Gegensatz zur Konditionierung mit Phosphorsäure) nicht abgespült wird. → selbstätzender (selbstkonditionierender) Primer, selbstätzendes (selbstkonditionierendes) Primer-Adhäsiv.

Nickel
Ni, Ordnungszahl 28, 2- (1- bis 4-) wertig, hartes, sehr duktiles Metall, mit kubisch-flächenzentriertem Kristallgitter; Dichte: 8,9 g/cm^3; Schmelzpunkt 1455°C; Atomgewicht 58,71. → Nickellegierungen. Achtung: allergenes Potential

Nickellegierungen
Nickelbasislegierungen werden fast ausschließlich für die Herstellung von Gerüsten für die Metallkeramik eingesetzt. Zusammensetzung: Ni 60–82 %, Cr 12–26 %, Mo 0–10 %, Si, Ti, Be, Al, Ga, Nb. **Achtung !!:** Viele Ni-Legierungen neigen zur Entmischung insbesondere bei Be-Anteilen. Diese Legierungen korrodieren stark. Ein Nb-Anteil verbessert die Gefügestruktur und damit die Korrosionsfestigkeit. Insgesamt ist aber der Einsatz von Ni-Legierungen auch angesichts der allergiesierenden Wirkung umstritten!

Nickel-Titan-Legierungen
Legierungen aus Nickel und Titan im Homogenitätsbereich der intermetallischen Verbin-

dung NiTi. Die Temperatur von → Kristall-gitterumwandlungen liegt in der Größenord-nung der Raum-/Körpertemperatur. Anwen-dung in der Kieferorthopädie mit Memory-Drahtlegierungen. (z.B. Nitinol: 55 m% Ni).

Niet

der Niet, metallischer Formkörper aus plastisch deformierbarem Werkstoff zur Verbindung von 2 Werkstücken

Nietform

Jeder Niet besteht im unbearbeiteten, also ungeschlagenen Zustand aus dem Setzkopf und dem Nietschaft, der zylindrisch oder konisch, voll oder hohl sein kann. Durch Stauchen (Schlagen) oder Pressen des über die zu vernietenden Bauteile hinausragenden Nietschaftes wird der Schließkopf geformt. Bei zahntechnischen Nieten besteht der Setzkopf aus dem keramischen Körper des Langstiftzahnes. Schließkopfformer werden nicht verwendet, da ein auftragender Schließkopf ungewünscht ist. Bei Anwendung individueller Niete aus Drähten oder Stangen werden sowohl Setzkopf als auch Schließkopf durch Schlagen geformt. (Abb. 213)

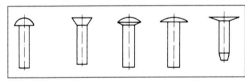

Abb. 213 Auswahl gebräuchlicher technischer Nietformen: a Halbrundniet, b Senkniet, c Linsenniet, d Flachrundniet, e Riemenniet; modifiziert nach 3

Niethammer

spezieller Hammer, bei dem der Hammerkörper aus Horn, natürlich oder künstlich, besteht. Er eignet sich nur zum Vernieten oder treiben weicher Werkstoffe, Niethämmer aus Stahl sind graziler und effektiver im Einsatz.

Nietrad

zahntechnisches, rotierendes Werkzeug mit ein-gelassenen Hartmetallwalzen zum mecha-nischen Nieten, ausgeführt mit einem 2,35 mm Standart-Schaft für das Handstück.

Nietschaft

Teil des Niets

Nietverbindungen

Das Nieten dient der Herstellung von unlös-baren, nur durch Zerstörung des Niets lösbaren Verbindungen. Nachteil des Nietens ist die Schwächung der Bauteile durch die Einbrin-gung der Nietlöcher, dies führt zu Kerbspan-nungen und muß durch dicker gestaltete Teile kompensiert werden. Technisch werden feste Verbindungen, dichte Verbindungen und dichte und feste Verbindungen unterschieden.

Ein Niet wird in der Verbindung hauptsächlich auf Scherung, selten auf Zug oder Biegung (zahntechnischer Spezialfall bei Langstift-zähnen) belastet. (Abb. 214)

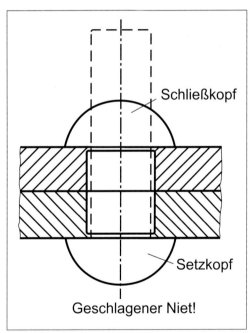

Abb. 214 Niet schematisch: unbearbeitet und nach Schlagen des Schließkopfes

Nietverfahren

es werden Kalt- und Warmnieten, je nach der Temperatur des verwendeten Niets unterschie-den. In der Zahntechnik findet nur Kaltnieten statt.

Nietwerkstoffe

Konfektionierte Niete finden sich nur noch an Keramiklangstiftzähnen mit Platinstiften, heute ungebräuchlich. Individuelle Niete werden aus Golddrähten, mittel- bis hochfeste Goldlegierungen, selbst hergestellt.

Niob

Nb, Ordnungszahl 41, Atomgewicht 92,91, Wertigkeit 2 bis 5, Dichte 8,57, Schmelzpunkt 2468°C. Hartes zähes Metall, HV 150. Kristallform kubisch raumzentriert. Passivierung durch Oxidfilmbildung. Legierungskomponente von Fe-, Co- und Ni-Legierungen.

Normalpotenzial

→ Standardpotenzial

Norm

Syn. Spezifikation; bei zahnmedizinischen Werkstoffen als Güte- und Prüfnorm mit festgelegten Mindestanforderungen und definiertem Vorgehen zu deren Prüfung. Zweck: Schutz vor minderwertigen Produkten, Qualitätsorientierung für ZA, ZT, Dentalfachhandel sowie Hersteller und Entwickler von Dentalprodukten.

Normergische Reaktion

→ Entzündung

Noxe

noxa (lat.) = Schaden; Stoff oder Umstand, der eine schädigende Wirkung auf den Organismus ausübt. Muss bei zahnmedizinischen Werkstoffen ausgeschlossen werden. (Abb. 215)

Nut

Kastenartige Aussparung an einer Welle oder Achse in deren Längsrichtung

Nylon

Warenbezeichnung eines bekannten synthetischen → Polyamids, versuchsweise als Prothesenwerkstoff eingesetzt. Vorteil: unzerbrechliche (Einstoff)prothese; *entscheidender Nachteil:* durch ungenügenden Biegewiderstand (niedriger → E-Modul) Überbeanspruchung und forcierter Abbau des Prothesenlagers (→ Polyamide).

direkt chemisch und chemisch-physikalisch
(Inhaltsstoffe, Reaktionstemperatur, Strahlen, Osmose...)

* toxisch   * sensibilisierend
* mutagen   * teratogen   * kanzerogen

indirekt Vermittlung von

mechanischen, thermischen, oralökologischen Effekten, chemischen, physiko-chemischen Reizen

Abb. 215 Zahnmedizinische Werkstoffe als mögliche Noxe.

Oberfläche

Grenzfläche eines Körpers zu einem anderen mit gleichem (Werkstoffverbund, → Verbundwerkstoff) oder anderem Aggregatzustand (im Mundmilieu Speichel, andere Werkstoffe). Charakterisierung anhand von Geometrie (Oberflächenprofil), chem.-physikal. Oberflächenbeschaffenheit und Verhalten der O. zur Umgebung (Wirkung bzw. Wechselwirkung mit Füllungsmaterialien, biologischen Substraten; Korrosion bzw. Korrosionswiderstand).

Bei adhäsiven Verbunden (z.B. Zahnschmelz – mit Füllungs- oder Befestigungswerkstoff, → Kunststoff-Legierungs-Verbund) sind zu unterscheiden, die geometrische O. (im Fall der Füllungstherapie die mit bloßem Auge sichtbare Kavitätenwand) (Abb. 216A), die wahre O. (mikroskopisch sichtbare Fläche, z.B. Mikrorelief nach → SÄT oder → Korundstrahlen) (Abb. 216B), sowie die wirksame O. (tatsächliche Fläche des chemischen Verbundes im molekularen Bereich), die durch verschiedene Umstände kleiner als die wahre O. ist, z.B. durch Verunreinigungen auf dem Substrat (Abb. 216C), oder durch ungünstiges Mikroprofil und mangelnde → Benetzung mit dem → Adhäsiv (Abb. 216D). Für jedes zahnärztliche Therapiemittel ist eine chem.-physikalisch beständige, biokompatible O. mit definierten Eigenschaften in der zahntechnischen Verarbeitung für die Anwendung die unabdingbare Voraussetzung. Eine experimentelle Prüfung kann die Erfassung der Oberflächeneigenschaften mittels Profilometrie (Mechano-elektrische Abtastung), Lichtschnittverfahren, versch. Verfahren der Mikroskopie, → Korrosionstests, Methoden der → Biologischen Werkstoffprüfung sein. Die Oberfläche von Metallen bzw. Legierungen weicht vom Grundwerkstoff durch Einflüsse des Milieus ab (bei → NEM-Legierungen → Passivierung). Im Mund findet auf allen Werkstoffen eine → Biofilmbildung statt, die i.d.R. den Werkstoff im atomeren/molekularen Bereich seiner O. verändert.

oberflächenaktiv

Eigenschaft von Stoffen, die Grenzflächenspannung zu beeinflussen. Tenside reduzieren

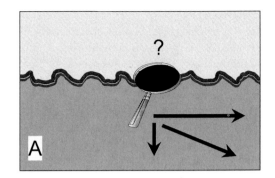

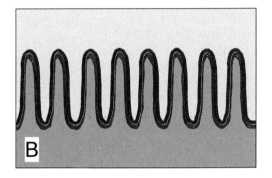

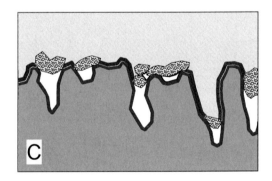

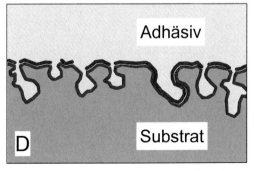

Abb. 216 **A.** geometrische, **B.** wahre, **C.** und **D.** wirksame Oberfläche (jeweils rot), z.B. bei adhäsiven Verbunden.

z.B. die → Oberflächenspannung von Wasser; bestimmte Verfahren (z.B. → Korundstrahlen, → Silikatisieren) erzeugen an Festkörperoberflächen einen oberflächenaktiven Zustand.

Oberflächenbearbeitung

Alle Oberflächen von Zahnersatzkonstruktionen sollten eine minimale Oberflächenrauhigkeit zeigen, um mechanische Irritationen und/oder Korrosive Angriffe zu minimieren. Um die → Rauhtiefe „0" zu erreichen sind verschiedene Arbeitschritte erforderlich. Üblich ist die Beschreibung der Oberflächenrauhigkeit mit der mittleren Rauhtiefe Rz. Zu unterscheiden sind die Oberfächenbearbeitung von Metallen und Kunststoffen (thermische Deformation). → Schleifen, → Polieren → Glänzen.

Oberflächenbearbeitung von Titan

→ Titanbearbeitung

Oberflächenbeschichtung von Titan-Implantaten und -Endoprothesen

Beschichtungen haben das Ziel: das Einwachsverhalten (Osseointegration) von Implantaten/Endoprothesen zu verbessern, die Biomaterialien vor Verschleiß zu schützen (Gelenkendoprothesen).

Beschichtungen zur Verbesserung der Osseointegration verfolgen im Wirkprinzip zwei Wege: Schaffung poröser Oberflächen, mit dem Ziel, durch Einwachsen von Knochengewebe in offene Mikrostrukturen (Größenordnung 50–400 µm) eine verbesserte Krafteinleitung und dauerhafte Sekundärverankerung zu erreichen und Aufbringen bioaktiver Stoffe (z.B. Trikalziumphophat, Hydroxylapatit), um das Anwachsen des Knochens zu beschleunigen.

Bewährt hat sich die Kombination beider Verfahren, wobei die porösen metallischen Strukturen mit dünnen Schichten (>50 µm) bioaktiver Stoffe bedeckt werden.

Zur metallischen Beschichtung wird vorwiegend das Plasmaspritzen von Titan (Pulver) unter Vakuum eingesetzt; daneben findet das Diffusionsschweißen von Titanfasern und das Aufsintern von Metallkugeln Anwendung.

Keramiken werden ebenfalls durch Plasmaspritzen von Hydroxylapatit–Pulver oder durch naßchemische und elektrochemische Verfahren (Kalziumphosphatschichten) aufgebracht. Verschleißschutzschichten auf Titan können durch folgende Verfahren erzeugt werden: Titannitridbeschichtung: durch PVD-(Physical Vapour Deposition) oder CVD-(Chemical Vapour Deposition) Verfahren mit aufgebrachten sehr harten Dünnschichten (1–10 µm); bei Durchbruch der sehr dünnen Schichten tritt rascher Verschleiß der Titanoberfläche ein, Plasmanitrieren: Diffusionsbehandlung von Titan in Stickstoffatmosphäre; Diffusionsschichten bis 50 µm Tiefe, Sauerstoff-Diffusionshärtung: Induktionserwärmung von Titan in Sauerstoffatmosphäre, Aufhärtungstiefen bis 20 µm. → Titannitridbeschichtung; → Anodische Oxidation von Titan

Oberflächenfeingestaltung

→ Löten. Die mittlere Rautiefe Rz ist wesentlich für Benetzung und Ausbreitung des Lotes, sie sollte zwischen 80–100 µm betragen. Die Riefen bei geschruppten Oberflächen mit groben Fräsern müssen in Fließrichtung des Lotes liegen.

Oberflächenkonditionierung

Bearbeitung von Festkörperoberflächen (Ätzen, Korundstrahlen, Silikatisieren) zur optimalen Vorbereitung für eine Verbundkombination (→ Beschichten, Verblenden, Kleben).

Oberflächenoptimierung

Nach Sicherstellung der endgültigen Form erforderliches Oberflächenfinish → Schleifen, → Polieren, → Glänzen, → Glanzbrand von einzugliedernden Therapiemitteln aus biologischen, ästhetischen und ggf. auch bruchmechanischen Gründen.

Oberflächenspannung

Grenzflächenspannung von Festkörpern und Flüssigkeiten gegenüber der Dampfphase bzw. Luft. Während sich bei den Molekülen in Flüssigkeiten gleich große Kohäsionskräfte aufheben, bleibt bei Molekülen an der Oberfläche von Festkörpern eine nach innen gerichtete Restkraft bestehen. Es muß Arbeit aufgewendet werden, wenn Moleküle gegen diese Kraft an die Oberfläche gebracht werden sollen. Oberflächenmoleküle besitzen demnach potentielle Energie (Oberflächenenergie). Beim Fehlen äußerer Kräfte ist die Oberflächenenergie ein Minimum. Freie Flüssigkeitsoberflächen nehmen durch O. die Kugelform an (Körper mit geringster Oberfläche).

Ofenlötung

Nach Beschickung der Lotstelle mit Flussmittel und Lot-Metallabschitten wird die Erwärmung für den Lötvorgang in einem (Keramik-) Brennofen durchgeführt. Die Temperatur wird in der Regel 50 °C oberhalb der Liquidustemperatur des Lotes eingestellt. Die Ofenlötung kann unter atmosphärischem Druck, Schutzgas oder Vakuum durchgeführt werden. Diese Lötmethode wird hauptsächlich bei der nachträglichen Lötung von Kronen nach dem keramischen Verblenden eingesetzt. Heute wird in vielen Fällen das Laserschweißen bevorzugt, da auf den Zusatz von Fremdmetall (Lot) verzichtet werden kann.

Oligomere

(griech.) oligo = wenig; mer = Teilchen; Verbindungen, die aus wenigen Monomer-Molekülen bestehen (Dimere oder Trimere, aber auch kurzkettige, nicht zur möglichen Kettenlänge aufgebaute Makromoleküle; fließender Übergang zu den → Polymeren), deren physikalische Eigenschaften sich durch weiteres Anknüpfen (oder Wegnahme) dieser Atome oder Gruppen deutlich ändern; Oligosaccharide und Oligopeptide als natürliche Verbindungen; bei zahnmedizinischen Werkstoffen als Ausgangssubstanzen für folgende Polyreaktion eingesetzt (in kunststoffmodifizierten → Glasionomerzementen) oder als unerwünschte, weil die Eigenschaften verschlechternde Zwischen- oder Endprodukte mit rel. niedriger Molmasse bei → Polyreaktionen (kondensationsvernetzende → Silikone).

One-bottle-Adhäsiv

(Primer-Adhäsiv), Schmelz-Dentinadhäsiv, bei dem Primer- und Adhäsivkomponenten in einem Fläschchen kombiniert sind. Die Anwendung erfolgt auf Zahnschmelz und Dentin in Verbindung mit der Total-Ätz-Technik. Siehe: Primer-Adhäsiv.

Onlay

Laborgefertigter Zahnersatz zur Rekonstruktion größerer Zahnareale einschlisslich der Okklusalfläche von Zähnen aus Metall (herkömmliche Zementierung) oder Keramiken (adhäsive Zementierung).

Opaker

auch Opaquer. Eine Verblendkeramikmasse, die als Grundmasse aufgetragen wird, um die dunkle Farbe des Metallgerüstes abzudecken. Die Opakergrundmasse wird gleichmässig deckend, sehr dünn aufgetragen. Sie dient häufig auch einer besseren Benetzung der Metalloberfläche und enthält Koponenten, die die → Sauerstoffbrückenbindung begünstigen.

Opaker für Kunststoff-Verblendung

ähnliche Zusammensetzung wie Verblend- bzw. Füllungskunststoffe (organische Diacrylat-Matrix und anorganische → Füllstoffe). Dem O. sind zusätzlich Trübungsmittel (NaF, CaF_2, SnO_2, ZnO, TiO_2 bzw. ZrO_2) zugesetzt, wodurch das Licht refektiert bzw. gestreut wird. Schon in dünner Schicht verhindert der O. das Durchscheinen des Untergrundmaterials (in der Regel der Legierung).

Opaleszenz

bezeichnet das Schillern von trüben Materialoberflächen, das entsteht, wenn das Licht je nach Einfallswinkel und Wellenlänge unterschiedlich gestreut oder reflektiert wird. Diese Erscheinung zeigt der Halbedelstein Opal, der dem Effekt seinen Namen gab. Rotes Licht wird weniger gestreut als kurzwelliges blaues Licht, das an der Oberfläche stärker reflektiert wird. Zähne erscheinen deshalb im Durchlicht rötlich-gelblich und im Auflicht bläulich-weißlich. Diese besondere Remission des Lichtes wird durch Einschlüsse, Kristallstrukturen und Hohlräume erzeugt. (Abb. 217)

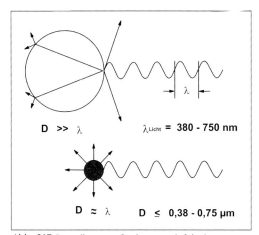

$D \gg \lambda$ λ_{Licht} = 380 - 750 nm

$D \approx \lambda$ $D \leq$ 0,38 - 0,75 µm

Abb. 217 Darstellung zur Opaleszenz mit Schwingung von Partikeln im Größenbereich der Lichtwellenlänge

Optec OPC

Leuzitverstärkte → Glaskeramik (Jeneric Pentron, Wallingford, Conn, USA); wird wie → Empress 1 im uniaxialen Heisspressverfahren hergestellt. Presstemperatur 1160°C. kristalliner Anteil ca. 55 %. Zusammensetzung: SiO_2, Al_2O_3, Na_2O, K_2O, MgO, CaO, SnO_2 und Pigmente.

Organische Legierungs-Kunststoff-Verbundverfahren

Oberflächenkonditionierungs-verfahren zum chem. Verbinden von → Legierungen mit → Kunststoffen. Der Verbund wird durch das einmalige Aufbringen einer Lösung erreicht (→ Metal Primer II, → Alloy Primer). Die Lösung enthält organische Moleküle mit zwei funktionellen Gruppen. Mit der einen Gruppe (Phosphat-, Thiophen- bzw. Triazinthiol-Gruppe) erfolgt die chem. Anbindung an die Legierungsoberfläche, mit der anderen Gruppe (Methacrylat-Gruppe) die an den Kunststoff.

Ormocere = Ormosile (Plastische zahnfarbenes Füllungsmaterialien)

Pastöse oder hochvisköse lichthärtende Kunststoffzubereitungen zur Restauration von Zahndefekten (DIN EN ISO 4049). Es gibt auch dualhärtende Ormocere, die als Befestigungsmaterialien verwendet werden. Ormocer bzw. Or-

mosil sind Kunstwörter, die sich aus den Begriffen *Or*ganically *Mo*dified *Cer*amics bzw. *Or*ganically *Mo*dified *Sil*anes ergeben. Werkstoffwissenschaftlich gesehen sind Ormocere auch Komposite, da sie aus einer organischen Matrix und einem Füllstoff bestehen, also aus mindestens zwei deutlich unterschiedlichen Phasen. Die organische Matrix unterscheidet sich allerdings erheblich gegenüber den Kompositen. Sie enthält neben denen für Komposite üblichen Monomeren, Füllstoffen, Photoinitiatoren, Stabilisatoren und Pigmenten ein spezielles siliciumorganisches hochmolekulares Dimethacrylat. Bezüglich ihrer Eigenschaften und Indikationen entsprechen die Ormocere weitgehend den Hybrid-Kompositen. Einige physikalische Eigenschaften der Hybrid-Komposite sind wie folgt: Biegefestigkeit ca. 100–160 MPa, Elastizitätsmodul ca. 10–17 GPa, Polymerisationsschrumpfung ca. 1,7–2,5 % (V/V), sehr gute Röntgenopazität, nicht messbare Löslichkeit in Wasser. (Abb. 218, Abb. 219, Abb. 220)

Osmium

Metall der Platingruppe (Os, Edelmetall); Elektronenmodifikation: 4f14 5d6 6s2; Dichte: 22,61 g/cm³; Gitter: hexagonal; Schmelztemperatur: 3027°C; Wortstamm: griechisch osme (Geruch).

OVS

Anorganisches Legierungs-Kunststoff-Verbundverfahren. In Analogie zu den Silikatisierungsverfahren (→ Silicoater, → Silicoater MD, → Rocatec) wird beim OVS-Verfahren (Opaker-Verbund-System) auf die Legierungsoberfläche ebenfalls eine anorganische Schicht aufgebracht, eine galvanisch erzeugte Zinnschicht aus einem Zinn-Elektrolyten. Das Sn wird mit H_2O_2 zu Zinnoxid oxidiert. In einem zweiten Schritt (→ Silanisierung) wird ein bifunktionelles Alkoxysilan (hydrolysiertes γ-Methacryloyl-oxypropyl-trimethoxysilan) aufgetragen. Die OH-Gruppen der Silanmoleküle reagieren mit den Oberflächen-OH-Gruppen der Zinnoxidschicht, wodurch die Silanmoleküle chemisch an die Oberfläche gebunden werden. Die

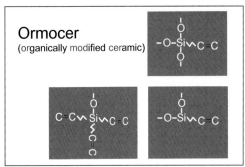

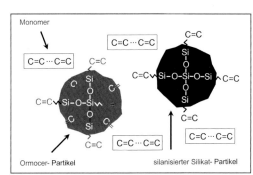

Abb. 218 Prinzipielle Möglichkeiten, Silikate durch Ankopplung von polymerisationsfähigen Gruppen „organisch zu modifizieren". Im Ergebnis entsteht ein Ormocer (*organically modified ceramic*).

Abb. 220 chem. Unterschied zwischen konventionellem Komposit-Füllstoff (rechts) und einem Ormocer-Partikel (links).

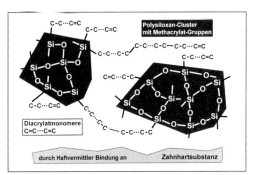

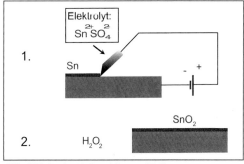

Abb. 219 sog. Ormocere als zahnmed. Füllungswerkstoffe sind ormocerhaltige Komposits und bauen sich aus Polysiloxan-Clustern auf, die mit Diacrylatmonomeren plastifiziert werden. Das Ormocer fungiert als chemisch mit der Matrix verbundener Füllstoff.

Abb. 221 Opaker-Verbund-System (OVS)

zweite funktionelle Gruppe (Methacrylat-Gruppe) steht für die spätere Reaktion mit dem Kunststoff zur Verfügung. (Abb 221)

Östrogene
weibliche Sexualhormone mit unterschiedlichen Aufgaben; eine bei Komposit-Monomer (→ bis-GMA) vermutete Östrogen-Wirkung hat keine Relevanz.

Oxid
ist der Sammelbegriff für alle gasförmigen, flüssigen oder festen Verbindungen von chemischen Elementen mit Sauerstoff. Die meisten Oxide sind thermisch sehr stabil. Je unedler das Metall ist, umso stabiler sind i.R. die Oxide. Die Einteilung der Oxide erfolgt nach ihrem Reaktionsverhalten gegenüber Wasser. Man

unterscheidet säurebildende, basenbildende, amphotere und indifferent Oxide. Säurebildende Oxide sind die Oxide der Nichtmetalle. Basenbildende Oxide sind meisten Metalloxyde. Amphotere Oxide bilden entweder eine Säure oder eine Base. Indifferente Oxide reagieren mit Wasser weder zur Säure noch zur Base. Die meisten Oxide werden zu den organischen Verbindungen gezählt.

Oxidation
als Redoxreaktion ablaufender Austausch von Elektronen. Elektronendonator (Reduktionsmittel); Elektronenakzeptor (Oxidationsmittel)

Oxid-(Oxidations-)Brand
→ Metallkeramik bezeichnet die thermische Vorbehandlung eines aufbrennfähigen Gerüstes,

um durch → Diffusion der unedlen Elemente an die Gerüstoberfläche Haftoxide entstehen zu lassen. Das Gerüst wird bei konventionellen Aufbrennlegierungen bei 960–980 °C ca. 10 min. lang geglüht (Zur Sicherung der Warmfestigkeit sollte die Oxidationstemperatur bei Edelmetallen bei ca. 85 % der Solidustemperatur liegen) oder bei 1035 °C eine halbe Minute (NEM-Legierung). Um den Gasdruck beim Oxidieren zu reduzieren, kann im Unterdruck (Teil-Vakuum) geglüht werden. In Edelmetall-Aufbrennlegierungen sind für die Oxydschicht besondere Haftoxidbildner zulegiert, die während des Oxidbrandes an die Metalloberfläche diffundieren und dort oxidieren → Sauerstoffbrückenbindung. Wenn von der Metalloberfäche die Oxide in die Grenzschicht zur keramischen Masse wandern, um sich an der Bildung von Ionengitterstrukturen zu beteiligen, entsteht ein negativer Ladungsüberschuss für die chemischen Bindungskräfte zum Metallgitter. Ist die Oxidschicht zu dick (epitaktische Oxidschicht), bilden sich keine Ionengitterstrukturen sondern nur polarisierte Metalloxide, deren Bindungskräfte wesentlich geringer sind. Ein weiterer Effekt ist, daß aus dem Metall Gasblasen freigesetzt und Metallspannung abgebaut werden. Verunreinigungen und Porositäten in der Grenzschicht werden sichtbar.

Oxidkeramik

Bezeichnung in der Dental-Technologie für Keramiken → Dentalkeramik, die nicht auf einer Silikatglasmatrix (Glaskeramiken) basieren. Für die Zahntechnik von Bedeutung sind → Aluminiumoxid und → Zirkonoxid aus denen mit unterschiedlichen Verfahren → In-ceram, → Sinterung → CAD/CAM hochfeste keramische Verblend-Gerüste für vollkeramischen Zahnersatz hergestellt werden.

Oxidhaut

Oxidüberdeckung an der Schweißzone durch Fehlen von Schutzgas, kann den ganzen oberflächigen Bereich der Wärmeeinflusszone betreffen.

Palladium

Element der Platingruppe (Pd, Edelmetall); Elektronenmodifikation: 4d10; Dichte: 12,02 g/cm³; Gitter: kubisch; Schmelztemperatur: 1552 °C; Wortstamm: pallas (griechische Mytologie).

Palladiumlegierungen

Alternative Entwicklung zu Goldbasislegierungen. Palladiumgehalt liegt definitionsgemäß oberhalt 50 m%. Es wird in Palladium Silberlegierungen (10–40 m%) und Palladium Kupferlegierungen (70–90 m% Palladium, bis 13 m% Kupfer und auch bis 6 m% Gold) unterschieden. Bei silberhaltigen Palladiumlegierungen bestand die Gefahr der Verfärbung der Keramik durch Silberoxid. Aktuelle Keramiken sind verfärbungssicher. Palldiumbasislegierungen sind anfälliger auf Verarbeitungsfehler. Die Korrosionsneigung ist höher als bei Goldbasislegierungen. Das Bundesinstitut für Arzneimittel und Medikalprodukte hat wegen der wiederholten Beschreibung von lokalen Schleimhautreaktionen die Anwendung von Palladium-Kupferlegierungen an den Nachweis der Biokompatibilität gebunden (1993). Verantwortlich ist für die Reaktionen jedoch nicht das Palladium sondern die beilegierten Metalle. Die mechanischen Eigenschaften entsprechen dem Typ IV. → Dentallegierungen → Metallfarben (Abb. 222)

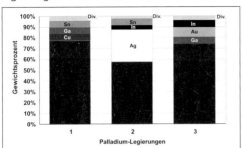

Abb. 222 Typische Verteilung der Legierungsbestandteile für Palladiumbasislegierungen. 1 silberfreie Version PdCuGa: Achtung Korrosionsgefahr!! 2 kupferfreie Version PdAgSn, 3 silberfreie Version PdGaIn(Au)

Palladium Gold Indium Galliumlegierungen

Legierungen auf Palladium Basis (70–90 m%) ohne Silber, ohne Kupfer. Gold (bis 6 m%) zur Absenkung des Schmelzinterwalls und Härtesteigerung auch Gallium (bis 8 m%) werden beilegiert. Die Korrosionsbeständigkeit ist etwas größer als die von → Palladium-Silber-Legierungen

Palladium Kupfer Legierungen

Legierungen auf Palladium Basis (70–90 m%) ohne Silber. Gold (bis 6 m%) und Nichtedelmetalle, in der Regel Kufper (bis 13 m%), zur Absenkung des Schmelzinterwalls und Härtesteigerung auch Gallium (bis 8 m%) werden beilegiert; Anfällig für Verabeitungsfehler. Dürfen nicht in Graphittiegenl verarbeitet werden, da sich Einlagerungsmischkristalle mit C bilden (Versprödung). Ferner bei Keramikverblendungen mögliche Blasenbildung bei hohem Kohlenstoffgehalt durch Bildung von CO (Froschaugen). Achtung!!: 2-phasige Erstarrung bei Legierungen des Typs ca. Pd80Cu10Ga8SnIn mit Ausbildung unedlerer CU/Ga-reicher Zonen. Kurzschlusselementbildung führt zu dauerhafter extremer Korrosion. Freigestezte Cu- und Ga-Ionen können nicht nur lokale sondern auch sytemische Reaktionen auslösen. Diese Legierungen sind als nicht dauerhaft mundbeständig einzustufen!! (Abb. 223)

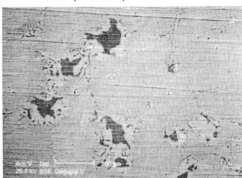

Abb. Lu 223 Entmischungserscheinungen bei PdCuGa-Legierungen mit unedleren (hier dunkleren) CuGa-reichen Phasen.

Palladium Silber Legierungen

Legierungen mit 25–30 Gewichtsprozent Silber und 55–60 Gewichtsprozent Palladium; ca. 12 Gewichtsprozent Nichtedelmetalle (Sn, In). Durch die Diffusion von Silber in die Keramik kann sich die Keramik grünlich verfärben. Moderne Keramiken lösen das Silberoxid ohne grünliche Farbschattierungen zu bilden (verfärbungssichere Keramik). Mögliche Blasenbildung bei hohem Kohlenstoffgehalt durch Bildung von CO. Dürfen wegen der Schädigung des Gefüges durch Carbide nicht in Graphittiegel verarbeitet werden. Entmischungsneigung aber bessere Korrosionsfestigkeit als bei Palladium-Kupferlegierungen.

Parafunktionen

unphysiologische, meist unbewusste und übersteigerte Funktionen des Kauorgans, wie Knirschen, Pressen der Zähne (Bruxismus), Zungenpressen, Lippenbeißen und andere Angewohnheiten (Habits). Entsprechend den auslösenden Ursachen werden diese muskulären Fehlfunktionen nach DRUM unterschieden in psychisch-motivierte, stress-motivierte, habituelle, endogene und excessiv-kompensatorische P.; sie führen im sich entwickelnden Gebiss zu Zahnfehlstellungen, im bleibenden Gebiss zur Überbeanspruchung und Autodestruktion von Geweben (Abrasion der Zahnhartsubstanzen, parodontaler Abbau, Zahnwanderung und -lockerung, Myoarthropathien, gesteigerter Abbau des Prothesenlagers, → Stomatitis prothetica) und zur Zerstörung von Werkstoffen/Therapiemitteln.

Parkes-Verfahren

Anreicherung von Silber in Zink und Blei; → Silber, → Reichschaum

Passivierung

Spontane Ausbildung dünner, dichter, stabiler, festhaftender oxidischer Deckschichten an der Oberfläche bestimmter Metalle bei Anwesenheit von Sauerstoff in der Umgebung. Zu den passivierenden Elementen gehören u.a. Titan, Tantal, Niob, Chrom, Aluminium. Die Passivschichten verhindern den Korrosionsangriff → Korrosion; passivierte Nichtedelmetalle verhalten sich elektrochemisch zum Teil wie Edelmetalle. → Titan-Korrosionsverhalten

Pastenopaker

Die Darreichungform von keramischen Opakern in einer industriell angeteigten Pastenform

Periodensystem

Systematische, tabellarische Anordnung aller chemischen Elemente nach Mendelejew hinsichtlich der Gesetzmäßigkeiten des Atomaren Aufbaues nach steigenden Elektronen- bzw. Ordnungszahlen in Hauptgruppen, Nebengruppen und Übergangselemente. → Anhang, S. 319

Perlpolymere

→ Perlpolymerisat

Perlpolymerisation

Syn. für → Suspensionspolymerisation

Perlpolymerisat

bei der → Perlpolymerisation entstehendes Polymerpulver in Form spheroidischer bzw. kugelförmiger Teilchen; PMMA-Pulver für das → Anteigen von Prothesenkunststoff (Partikeldurchmesser <50 µm). → Kugelpolymerisat (Abb. 224)

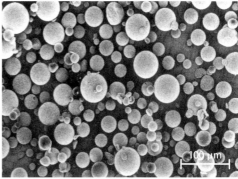

Abb. 224 Aus MMA durch Suspensionspolymerisation hergestelltes PMMA-Kugelpolymerpulver

Peroxide

zu unterscheiden sind die anorganischen P. der allgemeinen Formel M_2O_2, die bei Kontakt mit organischen Stoffen zerfallen und Sauerstoff abgeben; in der Zahnmedizin z.B. H_2O_2 unterschiedlicher Konzentration vor allem in der Endodontie und Parodontologie; und organische P. weit variierender Konfiguration. Bei der Polymerisation von Kunststoffen dienen organische P. als → Initiator, z.B. Dibenzoylperoxid (Zerfallstemperatur 70 °C) im Pulver von

Pulver-Flüssigkeit-Systeme, Dimethylhexandiperbenzoat (Zerfallstemperatur ab 110 °C) in monomerhaltigen Einkomponenten-Pasten.

Pfeilervorbereitung

Unabhängig von der Wahl des Abformverfahrens bedarf das abzuformende Gebiet einer Vorbereitung. Bei supragingival gelegenen Präparationen ist die Darstellung und Trockenhaltung des abzuformenden Gebietes leicht möglich. Bei ganz oder teilweise subgingival verlaufender Präparationsgrenze dagegen muss entweder diese durch Gingivektomie nach supragingival verlegt oder aber der Sulkus mit einem → Retraktionsfaden geöffnet werden. Dieser sollte vorzugsweise bereits mit einem Vasokonstringenz vorimprägniert sein (Ausnahme: Patienten mit kardialen Vorschäden). Da bei der infragingivalen Präparation eines Zahnes die Gingiva nahezu zwangsläufig durch die Schleifkörper verletzt wird, ist es in der Regel nicht oder nur schwer möglich, unmittelbar im Anschluss an die Präparation eine suffiziente Blutstillung zu errei-0chen. In dieser Situation empfiehlt sich die Vornahme der Abformung in einer späteren Sitzung.

Pfropfpolymere

Polymere, die an ihrer Hauptkette längere Seitenketten tragen, die chem. identisch (P.) oder verschieden (Propfcopolymere) sein können. Der erste am → Dentin chemisch haftende Füllungskunststoff (Palakav) sollte sich über Propfpolymerisation mit den Anminosäuren des Dentins verbinden.

Phantommetall

Gusslegierungen zur Herstellung von Übungs-/Demonstrationsarbeiten. Farbe goldähnlich. Zusammensetzung messingähnlich. (Cu 50–70 m%, Zn 30–40 m%, Ag < 5 m%, Si <1 m%, Div). Bekannt wurden auch Nickelbronzelegierungen. Achtung!! Phantommetalle sind **nicht** zur Herstellung von Zahnersatz geeignet.

Phasenregel

Beschreibung heterogener Gleichgewichtssysteme (z.B. Wasser, Wasserdampf, Eis) durch das „Gibbsche Phasengesetz": Zahl der Phasen + Zahl der Freiheitsgrade = Zahl der Bestandteile +2. Die P. bestimmt u. A. bei Metallen die Kristallisation bei der Erstarrung aus der Schmelze (div. Mischkristalle).

Phasenumwandlung

→ Kristallgitterumwandlung daneben div Umwandlungen z.B. flüssig/fest

Phaser

zahntechnisches Gerät zur Impulslichtbogenschweißung auf Grundlage der WIG-Technik

Phenolharze

Durch Kondensation von Phenolen mit Aldehyden (bes. → Formaldehyd) entstehende → Kunststoffe, die über Vernetzungsreaktionen zu → Duroplasten (Phenoplaste) nachgehärtet werden und durch 40–55 % Füllstoffe bestimmte Verarbeitungs- und Gebrauchseigenschaften (Pressmassen) erhalten; älteste rein synthetisch hergestellte Kunststoffe. Verarbeitung u.a. durch Pressen bzw. Spritzpressen. Trotz Giftigkeit ihrer Edukte in der ZM versuchsweise als Prothesenkunststoff (Bakelite, Warenzeichen seit 1909; Aldenol; Walkerit) eingesetzt.

Phoshpat-Monomer

Adhäsiv für Komposite → Synergist

Phosphorsäuregel

→ Ätzgel

Photoinitiatoren

Moleküle, die bei Absorption von Licht einer bestimmten Wellenlänge (z.B. → Campherchinon: Absorptionsmaximum bei 450–500 nm) in → Radikale zerfallen und damit Polymerisationsreaktionen auslösen.

Phthalsäureester

Phthalate; Ester der Phthalsäure, hergestellt aus Phthalsäureanhydrid und den betreffenden Alkoholen in Gegenwart von H_2SO_4; farblose, wasserunlösliche, schwer flüchtige Flüssigkeiten, mit sehr breiter Anwendung in der

Industrie, u.a. als → Weichmacher, auch für Dentalkunststoffe (äußere Weichmachung). Akute Toxizität im allgemeinen rel. gering; das häufig verwendete Dioctylphthalat (DOP) $H_4C_6[COO-C_8H_{17}]_2$ erwies sich allerdings bei hohen Dosen im Tierversuch an Kleinnagern embryotoxisch, terratogen und kanzerogen.

Physikalische Daten wichtiger Materialien
→ Anhang, S. 318

pH-Wert
ist definiert als der negative dekadische Logarithmus der Wasserstoffionenaktivität, wobei die diese der Wasserstoffionenkonzentration gleichgesetzt werden kann. Nur bei sehr hohen Wasserstoffionenkonzentrationen (niedrige pH-Werte) kommt es hierdurch zu Unterschieden. Für den zahntechnischen Alltag hat dies jedoch keine Bedeutung.
Der pH-Wert ist ein Maß für die Säurestärke. Je niedriger er ist, desto stärker ist die Säure. Der pH-Wert kann sich in wässrigen Lösungen zwischen den Werten „1" (= stark sauer) und „14" (stark basisch) bewegen. Eine Lösung mit einem pH-Wert von „7" bezeichnet man als neutral. Reines Wasser zeigt diesen Wert zumindest theoretisch. Durch die Aufnahme von Kohlendioxid aus der Luft bildet sich jedoch Kohlensäure, die den pH-Wert leicht erniedrigt. Wasser reagiert daher leicht sauer

Pick-up-Technik
Abformtechnik in der Implantologie, bei der die Abformpfosten in der Abformung verbleiben. Um dieses zu ermöglichen, ist neben speziellen Abformpfosten auch eine besondere Abformtechnik erforderlich. Der auf das Implantat gesetzte oder gesteckte Abformpfosten wird mittels einer Halteschraube im Implantat fixiert. Da diese Halteschraube vor der Entnahme der Abformung aus der Mundhöhle wieder gelöst werden muß, ist ein individueller Löffel erforderlich, der im Bereich der Abformpfosten Perforationen aufweist, durch die die Halteschrauben zugänglich sind. Vgl. → Repositionstechnik

Pigmente
Sind feste, sehr feinteilige anorganische oder organische Feststoffe (mittlere Korngrößen zwischen 0,01 und 1 µm), die es in zahlreichen unterschiedlichen → Farben gibt. Pigmente sind in Wasser, organischen Lösungsmitteln, Säuren, Laugen oder Fetten unlöslich. Sie haben in der Regel eine sehr gute Farbstabilität. Anorganische Pigmente sind in der Regel farbstabiler und gegenüber chemischen Einflüssen beständiger als organische. Es gibt bestimmte Pigmente für Arzneimittel, Kosmetika und andere Gebrauchsgegenstände sowie Industriegüter. Pigmente müssen, damit eine gleichmäßig gute Einfärbung erreicht wird, sehr gut im zu färbenden Medium (z.B. Kunststoff, Lack) verteilt werden. Dies ist nur durch Einsatz spezieller Geräte und Techniken möglich. Im Dentalbereich werden sie zum zahnfarbenen Einfärben von Werkstoffen, die in der Mundhöhle verwendet werden, ausschließlich Pigmente eingesetzt, die auch zum Färben von Arzneimitteln und Kosmetika zugelassen sind. Es handelt sich hierbei überwiegend um anorganische Pigmente, wie beispielsweise Eisenoxidpigmente, Titandioxid oder Aluminiumoxid. In Füllungs- und Verblendkunststoffen werden zusätzlich sogenannte Leuchtpigmente verwendet, die der Füllung bzw. Verblendung eine zahnidentische Fluoreszenz geben. Die in den modernen zahnmedizinischen Materialien eingesetzten Pigmente sind durchweg gesundheitlich unbedenklich.

Pinseltechnik
Aufbau eines Kunststoffobjektes (z.B. Inlay, Stumpfaufbau) durch abwechselndes Eintauchen eines Modellierinstrumentes in Füssigkeit und Pulver von kaltpolymerisierendem → MMA/PMMA-Kunststoff mit kurzer Anquellzeit (→ Modellierkunststoff) bzw. schichtweises Einbringen und Bestrahlen von lichtpolymerisierbarem Kunststoff. Durch die portions- bzw. schichtweise sukzessiv ablaufende Polymerisationskontraktion, die durch die nächste Portion/Schicht kompensiert wird, entstehen rel. dimensionsgenaue Objekte.

P

Plaque

(franz.) = Platte. Dentale P. sind mikrobiell besiedelte → Beläge auf Zähnen, Gingiva und Werkstoffen (Therapiemitteln), die sich über ein Häutchen (pellicle) aus Glycoproteinen, Agglutininen, Fibronektin, extrazellulären mikrobiellen Polymeren (Glucane, Fructane) durch komplexe mikrobielle Adhärenzmechanismen zwischen den verschiedenen Spezies von Mikroorganismen (Streptococcus mutans, S. mitis, S. sanguis, S. salivarius, S. mitior, Lactobacillen, Actinomyces, Neisserien, Fusobakterien u.a.) aufbauen.

Plasmabeschichtung von Titan

→ Oberflächenbeschichtung von Titan

Plasmagas

auch als Zentrumsgas bezeichnet. Es besteht aus einer Mischung von Argon und ca. 5–10 % Wasserstoff zum Schweißen von CoCr- und NiCr-Legierungen oder Helium zum Schweißen von Titan und Zirkon.

Plasmaschweißen (WP)

auch Plasmalichtbogenschweißen genannt. Der Plasmazustand des Gases wird durch einen elektrischen Lichtbogen erzeugt, der jedoch nicht frei brennt wie bei anderen Schweißverfahren. Er wird im Kopf des Brenners erzeugt, zwischen der Wolframelektrode und der ringförmigen wassergekühlten Kupferdüse. So kann das Plasma stark eingeschnürt und im Kern Temperaturen von bis zu 30000 K bei einer Leistungsdichte von ca. 105 Wcm^{-1} erreicht werden. Varianten des WP sind das Mikroplasmaschweißen, Plasma-Dickblechschweißen, Plasma-Pulverauftragsschweißen (Abb. 225)

Plastizität

Eigenschaft fester Stoffe, bei Einwirkung äußerer Kräfte sich bleibend zu verformen. Gegensatz: → Elastizität, → Metalle.

plastoelastisch

Eigenschaftsbereich zahnärztlicher Werkstoffe, in dem plastische und elastische Eigenschaften,

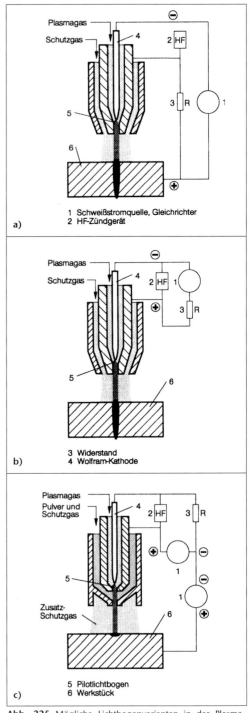

1 Schweißstromquelle, Gleichrichter
2 HF-Zündgerät
a)

3 Widerstand
4 Wolfram-Kathode
b)

5 Pilotlichtbogen
6 Werkstück
c)

Abb. 225 Mögliche Lichtbogenvarianten in der Plasmaschweißtechnik – a) übertragener Lichtbogen – b) nicht übertragener Lichtbogen – c) übertragener und nicht übertragener Lichtbogen

z.B. durch begonnene → Polyreaktion neben-einander vorliegen.

Platin

Edelstes Metall der Platingruppe (Pt); Elektro-nenmodifikation:4d10; Dichte: 21,45 g/cm^3; Gitter: kubisch; Schmelztemperatur: 1770 °C; Wortstamm: Spanisch plata (kleines Silber);

Platinerze

Bergplatin; sulfidische Erze; vergesellschaftet mit Nickel, Kupfer, Kobalt; → Platingruppen-metalle

Platinfolie

verwendet wurden (ggf. werden) in der „→ Jacketkronentechnik" zur Herstellung von hand-geschichteten Vollkeramikkronen bleitote Folien der Stärken 0,05 bis 0,2 mm zur Herstellung von „Platinhütchen" unter Anformung an den Zahn-modellstumpf d.h. von temperaturfesten Brenn-formen auf denen die Modellation der Krone aus Keramikpulvern erfolgt. Nach dem Brand wur-den die „Hütchen" aus der Krone mangels che-mischer Haftung vor der Zementierung entfernt.

Platingruppenmetalle

sechs Edelmetalle Platin, Palladium, Rhodium, Osmium, Iridium, Ruthenium; (vergesellschaf-tet mit Nickel- und Kupfer) → Anhang, Perio-densystem der Elemente.

Platinlegierungen

Sehr korrosionsbeständige, edle, Legierungen mit überwiegend Platin als Basis (bis über 80 m% Platin). Platin Iridium Legierungen sind hochtemperaturfest und werden für die indus-trielle Fertigung von Halbzeugen z.B. anguss-fähige Hilfsteile (Geschiebe, Wurzelstifte) ver-wendet.

Platinseife

Vorstufe im Gewinnungsprozeß von Platingrup-penmetallen; → Platingruppenmetalle

PMMA

→ Polymethylmethacrylat

Pneumokoniose

definiert als „Einlagerung von → Staub in den Lungen und Reaktion des Gewebes auf seine Anwesenheit". Grundsätzlich kann jede Art von Staub zu einer Erkrankung der Atemwege füh-ren. Gewebereaktion je nach Qualität und Quantität des Staubes sowie Voraussetzungen bei der Exposition (vor allem Dauer) unter-schiedlich; daher Unterscheidung in rückbil-dungsfähige Speicherkrankheit, Lungenfibrose, toxische Schädigung, → allergische Reaktion oder maligne Neubildung. Während Asbest und Talkum (verunreinigt durch Asbest und kristal-lines SiO_2) aus dem zahntechnischen Bereich verbannt sind, ist Quarzstaub (z.B. kristallines SiO_2 in verschiedenen Modifikationen, u.a. aus Einbettmassen, keramischen Werkstoffen) als fibrogener und kanzerogener Staub relevant, da solche Stäube Silikose (fortschreitende Fibro-sierungen = kollagenöse P. und Bronchial-Karzi-nome) induzieren können. Metallstäube (z.B. Ni, Be, Co) können Kontaktallergene darstellen. Nichtfibrogene Stäube können bei langjähriger Aufnahme an der Entstehung von chronischer Bronchitis und Lungenemphysem beteiligt sein. Bei der Bearbeitung getragener Therapiemittel kann der entstehende Staub infektiös sein. Bei Beachtung der Prophylaxe-Grundsätze (zu denen besonders die konsequente Absaugung der Stäube, aber auch gas- und dampfförmiger Chemikalien sowie der Schutz der Augen und eine vernünftige Lebensführung gehören) ist im zahnmedizinischen Bereich die Entstehung einer P. höchst unwahrscheinlich. Im Vergleich zum Rauchen, dass durch lokal toxische Effekte die Lungenselbstreinigung verschlechtert und die Retention schädlicher Stoffe verstärkt, hat die Dauer der beruflichen Exposition beim Zahntechniker nur einen unwesentlichen Ein-fluss auf die Lungenfunktion.

Polarisationsmessungen

Während bei den Messungen der freien Korrosions- (Ruhe-) potenziale stromlos gear-beitet wird, (siehe → Potenzialmessungen), wird bei den P. die Probe (Arbeits- oder Mess-elektrode) über eine Gegenelektrode (Hilfselektrode) mit einer Stromquelle und einem Strom-messer (Mikroamperemeter) verbunden. Arbeits- und Gegenelektrode bilden gemeinsam mit dem Elektrolyten und der Stromquelle eine elektrochemische Zelle. Die dritte Elektrode im System ist die → Bezugselektrode, die mit der dicht an die Probenoberfläche herangeführten Haber-Luggin-Kapillare verbunden ist. Mit ihr wird gegen die Probe das Elektrodenpotenzial gemessen.

Bei *potentiostatischen Polarisationsmessungen* (Abb. 226) wird der Arbeitselektrode ein bestimmtes Potential vorgegeben und während des Versuchs konstant gehalten. Der sich zwischen Arbeits- und Gegenelektrode herstellende Summenstrom wird gemessen.

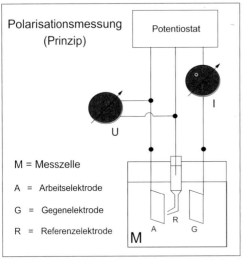

Abb. 226 Schaltungsanordnung zur potentiostatischen/ potentiodynamischen Polarisationsmessung

Bei der *galvanostatischen Polarisation* wird der Summenstrom konstant vorgegeben und das sich einstellende Potential gemessen. Die Vorgabe von Potenzial und Strom kann zeitabhängig unterschiedlich programmiert werden. Neben den statischen Halteversuchen und der stufenweisen Änderung (Ein- und Ausschaltversuch) ist vor allem die kontinuierliche *potentiodynamische/galvanodynamische Polarisation* von Bedeutung.

Für Polarisationsuntersuchungen ist ein Messplatz erforderlich, der aus folgenden Elementen

besteht: Messzelle mit Arbeitselektrode, Gegenelektrode (z.B. Platin), Bezugselektrode (z.B. Kalomelelektrode) mit Elektrolytbrücke zur Haber-Luggin-Kapillare, Elektrolyt, Peripherie der Messzelle zur Herstellung der Milieubedingungen, u.a. Rührwerk, Thermostat, Begasungsanlage (z.B. Stickstoff, Kohlendioxid, Sauerstoff), gegebenenfalls Bioreaktor für mikrobielles Milieu, Potentiostat/Computer zur Steuerung und Messung der elektrischen Kennwerte und zur Verarbeitung, Speicherung und Darstellung der Daten.

Bei Polarisationsversuchen ist die Polarisationsgeschwindigkeit von besonderer Bedeutung; so kann z.B. zu rasche Potenzialerhöhung die Ausbildung eines Passivzustandes „überfahren". Potentiodynamische Versuche führen bei der Registrierung von Potenzialen und Summenströmen zu Stromdichte-Potenzial-Kurven. Diese Kurven sind besonders geeignet, die Passivierung metallischer Werkstoffe zu charakterisieren, wobei verschiedene Kurvenabschnitte und Kenngrößen zu unterscheiden sind (Abb. 227): Aktivbereich: Auflösung des Metalls, Anstieg der Korrosionsstromdichte bis i_{max}. Aktiv-/Passiv-Übergangsbereich: Ausbildung einer Sauerstoff-Chemisorptionsschicht bzw. Oxidschicht; vom Passivierungspotential U_{p1} bis U_{p2} Abnahme der Stromdichte; mit U_{p2} ist der Bedeckungsvorgang abgeschlossen. Passivbereich: verringerte Korrosion des Metalls; die Passivstromdichte i_p und die Breite des Passivbereichs bis zum Durchbruchspotenzial U_D sind Ausdruck für die Beständigkeit des Werkstoffs im passiven Zustand. Trans-

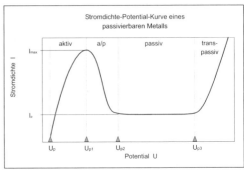

Abb. 227 Kenngrößen und Bereiche der Stromdichte-Potenzial-Kurve eines passivierbaren Metalls (schematisch)

passivbereich: Verstärkte Auflösung des Metalls; oberhalb des Durchbruchpotenzials U_D steigt die Stromdichte wieder an, da die Schutzwirkung der Passivschicht durch die auftretenden hohen Feldstärken durchbrochen wird.

Die Aufnahme von potentiodynamischen Polarisationskurven besonders in sauren chloridhaltigen Elektrolyten kann dazu dienen, das Verhalten von Werkstoffen gegen Angriff von Loch- und Spaltkorrosion zu beschreiben. Der lokale Korrosionsangriff zeigt sich im Wendepunkt der Stromdichte-Potenzial-Kurve vom passiven zum transpassiven Zustand (Durchbruchs- oder Lochfraßpotenzial).

Daher finden Messungen der potentiodynamischen Polarisation in synthetischen Speichelelektrolyten (z.B. NaCl-Lösungen mit unterschiedlichen pH-Werten) zur vergleichenden Bewertung von metallischen Dentalmaterialien Anwendung. (Abb. 228) charakterisiert Unterschiede edelmetallfreier Dentallegierungen bei verschiedenen Milieubedingungen: die NiCr-Legierung ist in stark saurer NaCl-Lösung nicht passivierbar, die CoCrMo-Legierung zeigt dagegen unter diesen Bedingungen ausgeprägte Passivierung (z.B. hohe Beständigkeit gegenüber Spalt- und Lochkorrosion).

Werden potentiodynamische Polarisationsmessungen in biologischen Elektrolyten (z.B. Bakterien-Nährlösung, Bakterien-Suspension) durchgeführt, so ist an Hand der Stromdichte-Potenzial-Kurven der Einfluss von Biofilmen nachweisbar. Passivstromdichten und Durchbruchspotenziale sind gegenüber anorganischen Elektrolyten deutlich verändert. (Abb. 229)

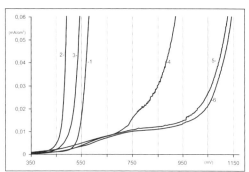

Abb. 229 Potentiodynamische Polarisation einer Palladiumbasis-Legierung (Typ PdCuGa) in unterschiedlichen Elektrolyten: 1: 0,9 % NaCl-Lösung, pH=7,4; 2: 0,9 % NaCl-Lösung, pH=1; 3: synthetischer Speichel n. DIN 13 927; 4: synthetischer Speichel n. EN 30 993; 5: Dextrose-Nährbouillon; 6: Strept. mutans-Suspension

Polieren

Oberflächenbearbeitung mit dem Ziel, die Rauhtiefe zu minimieren (→ Mittenrauhwert Rz gegen „0") zur Erzeugung einer glänzenden (Ästhetik) und dichten (Biologie, Mechanik) Werkstoffoberfläche. Dabei sollen Mikrodefekte, die Ausgangspunkt eines Werkstoff-/Werkstück-Versagens werden können, eliminiert werden. Aus biologischen Gründen ist eine glatte, an mechanischem Reizpotential arme und die Belagbildung mindernde bzw. die Belagentfernung erleichternde Oberfläche erforderlich Nach spanabhenender Bearbeitung (Schleifen) erfolgen Bearbeitungsschritte zur Herstellung von glatten Festkörperoberflächen mit Hilfe von möglichst feinkörnigen → Poliermitteln. Bei Metallen erfolgt die Endpolitur nach vorausgegangener Minimierung der Rauhtiefe durch Poliermittel (Pasten, „Pariser Rot") durch Erwärmung mittels Reibungshitze (Wollrad, Leder-Schwabbel bei hohen Drehzahlen der Poliermotoren). Bei Kunststoffen ist die geringere Temperaturfestigkeit zu berücksichtigen. Arbeitsfolge unter Wasserkühlung (feuchte!!) durch Polier-Materialien mit Vorpolitur mit Hilfe von Leinenschwabbel/Bimsstein und Feinpolitur mittels Ziegenhaarbürsten und Schlämmkreide. Werkstoffkundlich kann die Messung der Oberflächengüte kann mittels Lichtschnitt-Verfahren, Profilometrie und/oder mikroskopische Dokumentation (→ REM, Auflichtmikroskopie) erfolgen. Hochglanz kann als

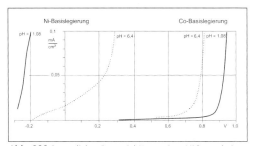

Abb. 228 Stromdichte-Potenzial-Kurve einer NiCr- und einer CoCrMo-Dentalgusslegierung bei Polarisation in 0,9 % NaCl-Lösung mit unterschiedlichen pH-Werten

Unterschreitung einer Rauhigkeit von 0,25 µm angesehen werden (kleiner als die Wellenlängen des sichtbaren Lichtes)

P., elektrolytisches
→ Glänzen.

Polieren von Titan
→ Titanbearbeitung

Polierer
rotierendes Instrument; montiert mit einem elastischen Arbeitsteil aus Silikon, in das abrasive Partikel eingelagert sind, oder unmontiert in Form von Kelchen u. Rädern, die in einem Mandrell zu befestigen sind; → Diamantpolierer, Sof-lex®, → Gummipolierer. Schlagpolierer für Metall werden kaum mehr angewandt.

Poliergrün
→ Chromoxid Cr_2O_3, Vorpoliermittel in Wachs-/Harzgebundenen Pasten

Poliermittel
→ Polieren. Materialien, die für die Vor- oder Enpolitur verwendet werden.; → Poliergrün, → Polierrot → Bimsstein → Schlämmkreide → Gummipolierer

Polierrot
→ Eisenoxid Fe_2O_3, Endpoliermittel für Metalle in Wachs-/Harzgebundenen Pasten

Polierschaden
durch fehlerhafte Technologie (zu hoher Druck, Arbeiten auf der Stelle, falsches Poliermittel, ungenügende Kühlung) hervorgerufener Oberflächenschaden an Werkstoffen, insbes. durch lokale Überhitzung an thermolabilen bzw. ungenügend thermostabilen Prothesen- oder Verblendkunststoffen. Bereits oberhalb 70 °C beginnt → PMMA zu erweichen, wird durch falsches Polieren lokal plastifiziert und verschmiert; im PMMA entstehen Spannungen, die in der Gebrauchsperiode bei Kontakt mit Lösungsmittel (Nahrung, Prothesenreiniger) Haarrisse hervorrufen, die Präferenzstellen für

exogene Verfärbungen und Brüche darstellen. Bei Legierungen kann durch falsche Auswahl oder Abfolge von Werkzeug bzw. Poliermittel, auch durch ungenügende Sauberkeit (Reste des zuvor benutzten „gröberen" Mittels) das Polierziel verfehlt werden. (Abb. 230)

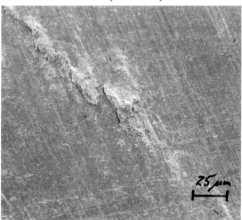

Abb. 230 Schaden auf PMMA-Kunststoff durch unzureichende Kühlung beim Polieren.

Polyacetale
→ Polymere auf der Basis von → Aldehyden bzw. cyclischen → Acetalen wie Trioxan. Für die ZM sind die → Polyoxymethylene (POM) interessant.

Polyacetal
→ Polyoxymethylen

Polyacrylsäure (PAS)
Entsteht durch Polymerisation von Acrylsäure. Polyacrylsäure ist ein Feststoff, der erst nach Lösen in Wasser seine Säureeigenschaften entfaltet. Polyacrylsäure ist die Säurekomponente von Polyalkenoatzementen. Sie kann entweder scon in der Flüssigkeit dieser Pulver/Flüssigkeits-System gelöst sein oder sie wird in pulverisierter fester Form der Glaskomponente zugemischt und löst sich erst nach Anmischen mit Wasser.

Polyaddition
eine → Polyreaktion, die durch die Verknüpfung unterschiedlicher Monomere zu → Makromolekülen (→ Polyaddukte) unter Umlagerung von

(meist H-) Atomen und ohne Abspaltung von niedermolekularen Zwischenprodukten gekennzeichnet ist.

Beispiele: P. von Hydrogen- und Vinylsiloxanen zu Polyvinylsiloxanen (additionsvernetzende → Silikone, syn.: A-Silikone); Herstellung von Polyurethanen aus Diolen und Diisocyanaten; Abbindereaktion der → Polyether. Die P. verläuft über die Bildung von reaktiven Zwischenprodukten (→ Oligomere).

Polyaddukte

bei der → Polyaddition entstandene → Polymere.

Polyamide (PA)

makromolekulare Substanzen natürlichen Vorkommens (Peptide, Polypeptide, verschiedene Proteine). Es gibt unterschiedliche Polyamide aus synthetischer Herstellung, die als Matrixharze eingesetzt werden können. Bekannte synthetische Polyamide sind PA 6 (Perlon), PA 66 (Nylon) oder PA 11, Kevlar. Die Eigenschaften der Polyamide hängen sehr stark von den Ausgangsstoffen ab. Die Kettenmoleküle der technischen P. bestehen aus wiederkehrenden Säure-Amid-Gruppen -[CO-NH-]. Es handelt sich um → Thermoplaste mit Schmelzpunkten in einem weiten Bereich zwischen 200 und 260 °C, die durch → Spritzguß-Verfahren verarbeitet werden. Der Kristallinitätsgrad kann zwischen 10 und 60 % liegen. Sie besitzen ein gutes Gleit- und Verschleißverhalten, sehr gute Festigkeitseigenschaften und sind beständig gegen Lösungsmittel, Öle, Fette und und kochendes Wasser (sie sind also sterilisierbar). Polyamide können von natürlichen Farbstoffen (Tee, Kaffee, Fruchtsäfte) angefärbt werden. Sie finden starken Einsatz in der Technik (Lager, Zahnräder, Rollen, Schrauben, Dichtungen, Verkleidungen, Gehäuse, Skischuhe, Schuhsohlen, Fasern usw.). Vereinzelt werden Polyamide im Dentalbereich zur Herstellung von Prothesenbasen verwendet. (Dentamid, Supolyd D). Die hohe Bruchfestigkeit gestattet weitgehende Skelettierungen der Basis von partiellen Prothesen, deren Halteelemente (Klammern) mit der Basis zusammen als Einstoff-Prothese gespritzt

werden können. Der rel. geringe Biegewiderstand, gekennzeichnet durch einen geringen → Elastizitätsmodul, führte zur Überlastung und zum beschleunigten Abbau des Prothesenlagers. Dies war neben rel. hoher Wasseraufnahme und → Quellung und Entfärbungen der Prothesen der wesentliche Grund dafür, dass diese „unzerbrechlichen" Prothesen wieder verlassen werden mußten.

Polycarbonate

Polykohlensäureester; Polyester aus Kohlensäure und aliphatischen oder aromatischen Dihydroxy-Verbindungen; hergestellt durch Umsetzung von Bisphenolen oder Diglykolen mit Phosgen bzw. Kohlensäurediestern durch → Polykondensation oder Umesterung. Polycarbonate sind Thermoplaste (schwer entflammbar) mit relativ hohem Kristallinitätsgrad und Schmp. im Bereich 150...300 °C; durch → Spritzguss oder Warmumformen verarbeitet; gute → Biokompatibilität, dichte Struktur, farblos, transparent, niedrige Wasseraufnahme (0,4 Gew.%), hohe Schlagfestigkeit, aber kerbempfindlich. Die Chemikalienbeständigkeit ist begrenzt, besonders gegenüber wässerigen Alkalien, Ammoniak, Aminen, Estern. Als Alternative zu → MMA/PMMA insbes. bei → MMA-Unverträglichkeit zeitweilig als Prothesenkunststoff verwendet; In den 60er Jahren des 20. Jahrhundert wurde versucht, Polycarbonate in breitem Umfang zur Herstellung von Prothesenbasen im Spritzgussverfahren einzusetzen (Handelsnamen: Andoran, Copodon). Dies war jedoch nicht erfolgreich (schwierige strömungstechnische Optimierung; Aufbau von Spannungen durch in Fließrichtung gestreckte Fadenmoleküle, thermische Spannungen durch große Differenz zwischen Spritztemperatur und Form- bzw. Raumtemperatur) da das Verarbeitungsverfahren sehr aufwendig war und die Produkte zur Spannungsrisskorrosion neigten. Heute werden Polycarbonate nur noch vereinzelt zur Herrstellung für Prothesenbasen eingesetzt.

→ Craquelierung); heute als Folien für die → Tiefziehtechnik bzw. als Polycarbonatkrone bei → K&B-Ersatz.

Polyester

Durch → Polykondensation von Diolen und → Dicarbonsäuren hergestellt. verzweigte und vernetzte P. entstehen durch Reaktion von drei- oder mehrwertigem Alkohol mit polyfunktionellen Carbonsäuren. Rein aromatische P. sind z.B. Polykondensate aus Bisphenol A. Es gibt sogenannte *gesättigte* und *ungesättigte* Polyester. Im Dentalbereich werden die Polyester zur Zeit noch gar nicht bzw. nur für Verpackungen verwendet. *Gesättigte* Polyester sind beispielsweise Polybutylenterephthalat (PBTP) oder Polyethylenterephthalat (PETP). Es handelt sich hierbei um teilkristalline Thermoplaste mit guten mechanischen Eigenschaften. Sie sind beständig gegenüber Fetten, Ölen, Lösungsmitteln und haben nur eine geringeTendenz zur Wasseraufnahme. Unbeständig sind sie gegenüber starken Säuren und Laugen. Sie finden häufig Verwendung zur Herstellung von Flaschen. *Ungesättigte* Polyester besitzen sehr angenehme Verarbeitungseigenschaften, so dass sie häufig zur Herstellung großflächiger Formteile verwendet werden. Sie haben i.a. gute mechanische Eigenschaften und eine sehr gute Chemikalienbeständigkeit. Polyester finden keine Anwendung bei Dentalkunststoffen.

Polyether

Irreversibel-elastisches Abformmaterial, *Norm:* ISO-Norm 4823 (DIN EN 24823); ANSI-ADA Spezifikation Nr. 19,

Zusammensetzung: Basispaste: Etherpolymer mit endständigen Ethylenimingruppen (ca. 60 m%), Füllstoffen (SiO_2; ca. 40 m%) und Weichmacher. Reaktorpaste: Sulfonsäureester (ca. 20 m%) als Katalysator der Vernetzungsreaktion sowie Weichmacher (Dioctylphthalat; ca. 65 m%) und Füllstoffe (SiO_2).

Abbindereaktion: kationische Polyadditionsreaktion.

Eigenschaften: Da bei der Vernetzungsreaktion keine flüchtigen Nebenprodukte abgespalten werden, ist die Dimensionsänderung der Masse bei der Lagerung nur sehr gering und mit der der → Polyvinylsiloxane vergleichbar, ohne letztere allerdings zu erreichen. Obwohl Polyether

eine den → K-Silikonen ähnliche Reaktionskinetik zeigen und unmittelbar nach der Härterzugabe zu vernetzen beginnen, neigen sie doch nicht in gleichem Maße zur Ausbildung endogener → Spannungen wie diese, da sie aufgrund der längeren Aushärtungszeit mehr Spannungen durch Fließvorgänge abbauen. Polyäther zeichnen sich darüber hinaus durch eine hohe → Strukturviskosität aus.

Verarbeitung: Polyether werden als Paste-Paste Systeme geliefert und können sowohl von Hand als auch mittels → Mischgerät angemischt werden. Zu ihrer Anwendung ist meistens ein individueller Löffel erforderlich. Polyether dürfen nicht unmittelbar vor der Verarbeitung im Kühlschrank gelagert werden, da ihre → Viskosität bei Kühlung erheblich ansteigt und sich die Masse danach nicht mehr aus der Tube bzw. dem Schlauchbeutel auspressen lässt.

Desinfektion: Polyether sind nicht ohne Einschränkung desinfizierbar, da sie bei längerer Lagerung in wasserhaltigen Desinfektionsmitteln zu Wasseraufnahme und Quellung neigen. Ein kurzzeitiges Einlegen in eine geeignete Desinfektionslösung ist unproblematisch; Desinfektionszeiten über mehrere Stunden sind zu vermeiden.

Modellherstellung: Als Modellmaterial kommt ausschließlich Gips in Betracht, da der Polyethergummi mit Epoxidkunststoffen verkleben kann und er zur → Galvanisation – wegen der Gefahr einer Quellung im Galvanisationsbad – nicht geeignet ist. Die Abformung sollte vor dem Ausgießen über einen Zeitraum von 1–2 Stunden Gelegenheit zur Rückstellung eventuell bei der Entformung deformierter Bezirke erhalten. Sofern die Modellherstellung erst nach mehreren Tagen erfolgen kann, muß die Abformung dunkel, kühl und trocken gelagert werden.

Verträglichkeit: Die Biokompatibilität der Polyether ist besser als die der Polysulfide, aber nicht so gut wie die der Silikone. Allergische Reaktionen auf Polyethermassen – in erster Linie deren Katalysator – sind vereinzelt beschrieben. Ein Berühren der Massen ist deshalb zu vermeiden. Sofern Patienten anamnestisch Allergien angeben, sollte auf die Anwendung von Polyether verzichtet werden. (Abb. 231)

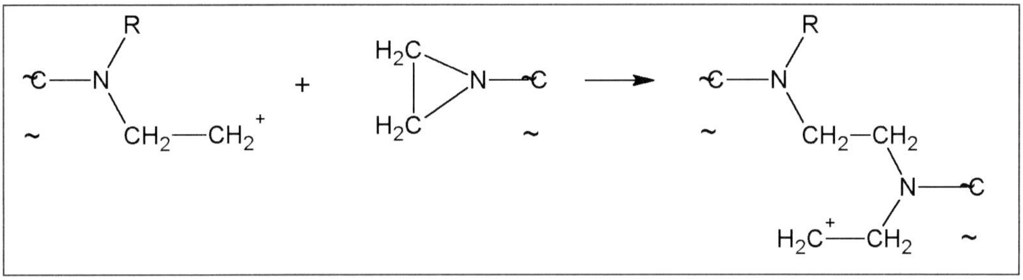

Abb. 231 Polyether

Polyethylen (PE)

ist ein, bei Raumtemperatur plastsiches, Thermoplast, das in vier unterschidlichen Dichten zu erhalten ist: a) Low Density Polyethylene (LDPE) = geringe Dichte, b) High Density Polyethylene (HDPE) = hohe Dichte, c) Medium Density Polyethylen (MDPE) = mittlere Dichte, d) Linear Low Density Polyethylene (LLDPE) = linere Ketten mit geringer Dichte. Darüber hinaus gibt es noch PE-HD-HMW (High Density High Molecular Weight Polyethylene) und PE-HD-UHMW (High Density Ultra High Molecular Weight Polyethylene). Mit zunehmender Dichte steigt die Härte des PE und seine Fähigkeit, Gase oder Flüssigkeiten diffundieren zu lassen, nimmt ab. PE ist unlöslich und nicht quellbar in organischen Lösungsmitteln. PE hat in der Verpackungsindustrie, bei Haushaltsartikeln und anderen Gebrauchsgütern einen breiten Einsatzbereich. Aber auch in der Medizin wird PE vielfach bei Implantaten angewandt. Im Dentalbereich findet PE allerdings nur als Verpackungsmaterial Anwendung.

Polygonverbindungen

Sie erzeugen einen tangentialen Formschluß zwischen zwei Bauteilen, wobei diese eine symmetrische Unrundheit des Profils aufweisen. Polygonverbindungen werden bei einigen Implantatsystemen bei der Verankerung vom Abutment zum Implantat verwendet.

Polykondensate

→ Polymere, die durch → Polykondensation entstanden sind.

Polykondensation

→ Polyreaktion, die durch die Bildung von Makromolekülen (→ Polykondensate) aus → Monomer oder Monomergemischen unter Abspaltung von niedermolekularen, meist flüchtigen Nebenprodukten gekennzeichnet ist. Bi- oder höherfunktionelle Monomere kondensieren miteinander in unabhängigen Einzelreaktionen (sog. Stufenreaktionen) unter Abspaltung von kleinen Molekülen, wie Wasser, Alkohole., Athylacetat, und führen über → Oligomere zum Polykondensat. Nicht weiter umgesetzte Oligomere und die meist flüchtigen Nebenprodukte können die physikalischen Eigenschaften des Endproduktes erheblich (negativ) beeinflussen. Beispiele: kondensationsvernetzte → Silikone (Syn.: Polysilanole, K-Silikone); → Polyamide; → Polyester; → Polycarbonate; → Polysulfide.

Polymer

Hochmolekulare Substanz (>1.000 Atomen). Produkte, die durch → Polyreaktion entstanden sind. Zu unterscheiden sind → Polymerisat, → Polyaddukt und → Polykondensat.

Polymere

→ Kunststoffe

Polymerisat

Endprodukt der → Polymerisation

Polymerisation

Polyreaktion ungesättigter Verbindungen (z.B. Olefine, Carbonyle oder Ringstrukturen wie Epoxide oder Dioxane) zu Makromolekülen (Polymeren) als Kettenreaktion ohne Entstehung von Nebenprodukten → Polyreaktion), bei der die Phasen Start (Syn.: Initiation, Startreaktion, Primärreaktion), Wachstum (Syn.: Propagation, Aufbaureaktion) und Abbruch (Syn.: Termination, Kettenabbruch) unterschieden werden. Im Dentalbereich werden bisher allerdings nur Monomere mit olefinischen Strukturen, genauer gesagt Acrylate und Methacrylate, eingesetzt → MMA zu → PMMA. Es handelt sich um eine radikalische P. Die Startphase ist durch Bildung von → Radikalen gekennzeichnet. Durch Einwirkung von Energie (Wärme, chemische Energie aus einer Redoxreaktion, Strahlung) auf einen → Initiator entstehen Radikale (Startreaktion), die sich an ungesättigte Monomermoleküle zu neuen Radikalen addieren. In der Wachstumsphase lagern sich weitere Monomermoleküle an diese erste Einheit aus Initiatorradikal und erstem Monomermolekül kontinuierlich an und wachsen radikalisch zu einem → Makromolekül. Mit steigendem Polymerisationsumsatz (Syn. Monomerumsatz) wächst dabei der → Polymerisationsgrad linear an. Dieser Prozeß endet, wenn zwei Radikale bzw. zwei wachsende Makromoleküle miteinander reagieren oder wenn die Monomermoleküle so weit aufgebraucht sind, dass das Energieangebot für eine weitere Reaktion nicht mehr ausreicht (Wachstumsabbruch). Nicht umgesetzte Monomermoleküle bilden das → Restmonomere. Ein Polymerisationsabbruch oder eine Verhinderung der radikalischen Polymerisation ist des weiteren durch → Inhibitoren (Syn.: Stabilisatoren) möglich oder notwendig (Sicherung der Lagerstabilität von Monomeren). (Abb. 232)

Polymerisationsgerät

Vorrichtung zum → Polymerisieren von → Kunststoffen unter bestimmten Bedingungen, z.B. Lichtpolymerisationsgerät, Druckpolymerisationsgerät, mit Möglichkeiten, die Polymerisationsbedingungen (Druck, Temperatur, Zeit) zu steuern.

Polymerisationsgrad

1) Der Polymerisationsgrad bezeichnet die Anzahl der im Makromolekül enthaltenen Monomerbausteine. Diese Angabe ist immer ein Mittelwert, da die Moleküle keine einheitliche Kettenlänge aufweisen. Die Kurzbezeichnung für den Polymerisationsgrad ist „**DP**" (**D**egree of **P**olymerization). 2) Ebenfalls wird unter dem Polymerisationsgrad der Grad der Umsetzung der Monomere in das Polymer angegeben in Prozent verstanden (0 % = keine Umsetzung (Polymerisation) erfolgt; 100 % vollständige Umsetzung. → Restmonomer. Bei einem Restmonomergehalt von 4 % in einem MMA/PMMA-Kunststoff beträgt der P. 96 %.

Polymerisationskontraktion

durch „Aneinanderrücken" der monomeren Einzelbausteine bei der Entstehung von → Makromolekülen auftretender Volumenschwund eines → Kunststoffs (Umwandlung des größeren Molekülabstandes im Monomer in den kleineren Abstand im Polymer). *Beispiel:* 21 Vol.% bei der Polymerisation von → MMA zu → PMMA. Reduktion auf 5–7 Vol.% durch die Herstellung eines formbaren Kunststoffteigs aus Flüssigkeit (Haupt-

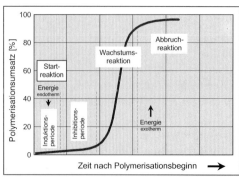

Abb. 232 Phasen einer Polymerisationsreaktion

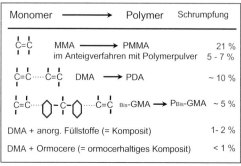

Abb. 233 Abhängigkeit der Polymerisationskontraktion vom Molekulargewicht der Monomere und ggf. dem Füllstoffgehalt des Kunststoffteiges.

bestandteil MMA) und Pulver (Hauptbestandteil PMMA) (Abb. 233)
Kontraktionen resultieren auch bei Vernetzungsreaktion von → Abformmaterialien

Polymerisationslampe

Auf das → Initiatorsystem (Absorption und Zerfall) von lichtpolymerisierbarem → Kunststoff hinsichtlich der emittierten Wellenlängen(bereiche) abgestimmte Lichtquelle. Betr. heute in der ZM überwiegend den blauen Anteil des sichtbaren (Weiß)-Lichtes bei einer Wellenlänge um 495 nm; früher auch UV-A-Licht bei 365 nm.

Polymerisationsschrumpfung

→ Polymerisationskontraktion.

Polymerisationsverfahren

Technologien der → Polymerisation; in der ZM unterschiedliche Systematisierung: iniatorbezogen (radikalisch, anionisch, kationisch) oder (autopolymerisierend - → Redox-System – oder lichtpolymerisierend, auch kombiniert → dualhärtend), nach Bedingungen bei der Polymerisation (Heiß-, Warm-, Kaltpolymerisation; Energiequelle – → Mikrowelle; drucklos...Überdruck); nach der Art der Formgebung (offen – Modell, halboffen – Modell+Vorwall, geschlossen – → Küvette); therapiemittelbezogen (Prothese, KO-Gerät, → Epithese, Abformlöffel...) historisch-chronologisch (vom → Stopf-Pressen bis zur Mikrowellen-Polymerisation).

Polymerisationswärme

bei der Polymerisation entstehende exotherme Wärme (→ MMA); kann bei falscher Wärmeführung während der → Polymerisation unter atmosphärischen Bedingungen → Strukturfehler im Kunststoff verursachen.

Polymerisationszeit

Zeitspanne in der die Polymerisation abläuft (→ Aushärtungszeit).

Polymethylmethacrylat (PMMA)

das Polymere des → Methacrylsäuremethylesters (MMA); häufigster Prothesenkunststoff in der

Zahnmedizin; Dichte 1,18 g/cm^3; lin. therm. Ausdehnungskoeffizient 80×10^{-6}/K; thermische Kontraktion/10 °C 0,08 %lin; Wärmeleitfähigkeit 0,2–0,3 W/mK; E-Modul 2500–4000 N/mm^2; Dehngrenze$_{0,2}$ 26–28 N/mm^2; Härte HB 16–22; Härte HV5 13–19; Kegelfließpunkt 330–490 N/mm^2; Biegefestigkeit nach Stopf-Pressen 62–87 N/mm^2, nach Reparatur 30–80 N/mm^2; Druckfestigkeit 120 N/mm^2; Wasseraufnahme bis ca. 2,5 Vol.%, 0,3–0,7 mg/cm^3 bzw. 15–20 µg/mm^3; Löslichkeit bis ca. 0,6 m% bzw. 2–6 mg/cm^3; unterschiedlicher Gehalt an → Restmonomer. (Abb. 234)

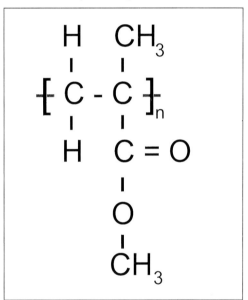

Abb. 234 Polymethylmethacrylat (PMMA)

Polymorphie

Mehrphasigkeit, insbesondere bei → Keramiken. Temperatur- und druckabhängiger Phasenzustand eines Werkstoffs. Die häufigsten Phasenzustände bei Keramik: triklin, monoklin, rhombisch, hexagonal, rhomboedrisch, tetragonal und kubisch.

Polyoxymethylen (POM)

zu den → Polyacetalen gehörende → Polymere; Herstellung aus → Formaldehyd bzw. Trioxan, einem cyclischen Acetal des Formaldehyds.

Eigenschaften: ca. 60–77 % Kristallisationsgrad; hohe Festigkeit, Zähigkeit und Steifigkeit, Formbeständigkeit, geringe Wasseraufnahme, gegen Alkalien sehr gut, gegen Säuren eingeschränkt beständig; weitestgehend lösungsmittelresistent. Durch Kombination mit anderen Polymeren, vor allem → Polyurethanen zu Polymerblends, lassen sich die Eigenschaften optimieren.

Verarbeitung: → Spritzgießen, Schmp. 165–175 °C; instabile Halbacetal-Endgruppen können dabei → Formaldehyd abspalten (→ Depolymerisation).

Verwendung: in der Industrie vielfältigster Einsatz in Form präziser und hochbeanspruchter Kunststoffteile, in der Zahnmedizin eingeschränkt als zahnfarbene, eher opake Massen zur Herstellung von Kronen und Brücken im Spritzguß-Verfahren oder mittels → CAD/CAM aus vorgegebenen Blöcken. Rosa eingefärbtes Ausgangsmaterial für Prothesenbasen.

Polypropylen (PP)

Ist ein teilkristalliner Thermoplast und besitzt dem PE recht ähnliche Eigenschaften. PP besitzt eine hohe Dichte und relativ große Härte. Es ist unlöslich und nicht quellbar in organischen Lösungsmitteln. Die Erweichungstemperatur von PP ist höher als von PE. PP hat in der Verpackungsindustrie, bei Haushaltsartikeln und anderen Gebrauchsgütern einen breiten Einsatzbereich. Im Dentalbereich findet PP allerdings nur als Verpackungsmaterial Anwendung.

Polyreaktion

übergreifender Begriff für die chemische Umsetzung von → Monomeren zu → Polymeren. In der Chemie kennt man eine Vielzahl unterschiedlicher Polyreaktionen. In der Zahnmedizin zu unterscheiden sind → Polymerisation, → Polyaddition und → Polykondensation. (Abb. 235)

Polysiloxane (auch Silikone genannt)

Verbindungen des Siliciums mit Sauerstoff gemäß der allg. Formel $H_3Si\text{-}[O\text{-}SiH_2]n\text{-}O\text{-}SiH_3$.

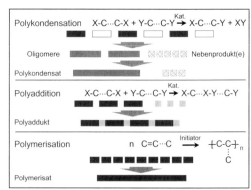

Abb. 235 Polyreaktionen

Bei den Polysiloxanen werden die Hauptketten nicht durch ein C-C-Gerüst sondern durch ein Si-O-Si-Gerüst gebildet (gute Temperaturfestigkeit). Polysiloxane gibt es in vielen verschiedenen Eigenschaftsarten. In der Regel werden sie immer dann verwendet, wenn elastische, sehr reißfeste und chemisch beständige Materialien benötigt werden. Je nach Vernetzungsgrad können sie zwischen hoch-elastisch bis hart beliebig eingestellt werden. In der Industrie werden sie für bewegte und ruhende Dichtungen, Schläuche, Elektroisolierungen, Fugendichtungsmassen, Vergussmassen, Klebstoffe etc. eingesetzt. Auch im Dentalbereich werden die Polysiloxane in großem Maßstab als Abformmassen verwendet. Hier unterscheidet man zwischen kondensationsvernetzenden und additionsvernetzenden Massen (Polyvinylsiloxan) → Abformmaterialien. Sie werden ebenfalls als weichbleibende Unterfütterungsmaterialien eingesetzt.

Polysulfid

auch als Thiokol bekannt. Irreversibel-elastisches Abformmaterial; In Europa nahezu bedeutungslos; traditionell in den USA noch ein geringer (ca. 8–10 %; 2002), aber zurückgehender Marktanteil.

Norm: ISO/DIN/EN 4823; ANSI-ADA Spezifikation Nr. 19

Zusammensetzung: Basispaste: Makromolekulare Polysulfide mit endständigen und im Mittel einer weiteren seitständigen reaktionsfähigen

SH-Gruppe (Merkaptane) sowie Füllstoffe (ZnO, $CaSO_4$, TiO_2; 10-55 m%, je nach Fließfähigkeit).

Katalysatorpaste: Bleidioxid (welches den Massen die charakteristisch braune Farbe verleiht) als Katalysator (50–80 m%), dazu Schwefel (bis 4 m%) und ein geeignetes Öl (z.B. Paraffin).

Eigenschaften: Im Vergleich mit → Polyethern und → Silikonen zeigen Polysulfide ein vergleichsweise schlechtes Rückstellvermögen. Nach der klinisch erkennbaren Erhärtung schreitet die Vernetzung weiter fort. Während dieser sg. Nachvernetzung, steigen die Elastizität und das Rückstellvermögen des Materials deutlich an. Deshalb sollten Polysulfidabformungen über die klinisch erkennbare Erhärtung hinaus noch für mindestens 5 Minuten im Munde belassen werden.

Verarbeitung: Polysulfide sind als leicht-, mittel- und schwerfließende Materialien erhältlich. In der Regel ist zu ihrer Anwendung ein individueller Löffel erforderlich. Polysulfide werden als Zweipastensysteme in Tuben geliefert, aus denen gleichlange Stränge ausgedrückt und auf einem Anmischblock miteinander vermischt werden.

Desinfektion: Problemlos; die lagerzeitbedingte Schrumpfung stellt den einzig limitierenden Faktor dar.

Modellherstellung: Alle Modellmaterialien sind geeignet; auf eine galvanoplastische Modellherstellung sollte jedoch wegen der lagerungsbedingten Schrumpfung der Polysulfide (0,35–1 % lin. nach 24-stündiger Lagerung) verzichtet werden. Aufgrund ihres schlechten Rückstellvermögens dürfen Abformungen aus Polysulfid nicht sofort ausgegossen werden. Eine Wartezeit von mindestens 30 Minuten ist unbedingt einzuhalten.

Verträglichkeit: Polysulfide sind mäßig toxisch (Bleidioxid der Reaktorpaste). Unmittelbarer Hautkontakt bei der Verarbeitung ist daher zu vermeiden. (Abb. 236, Abb. 237)

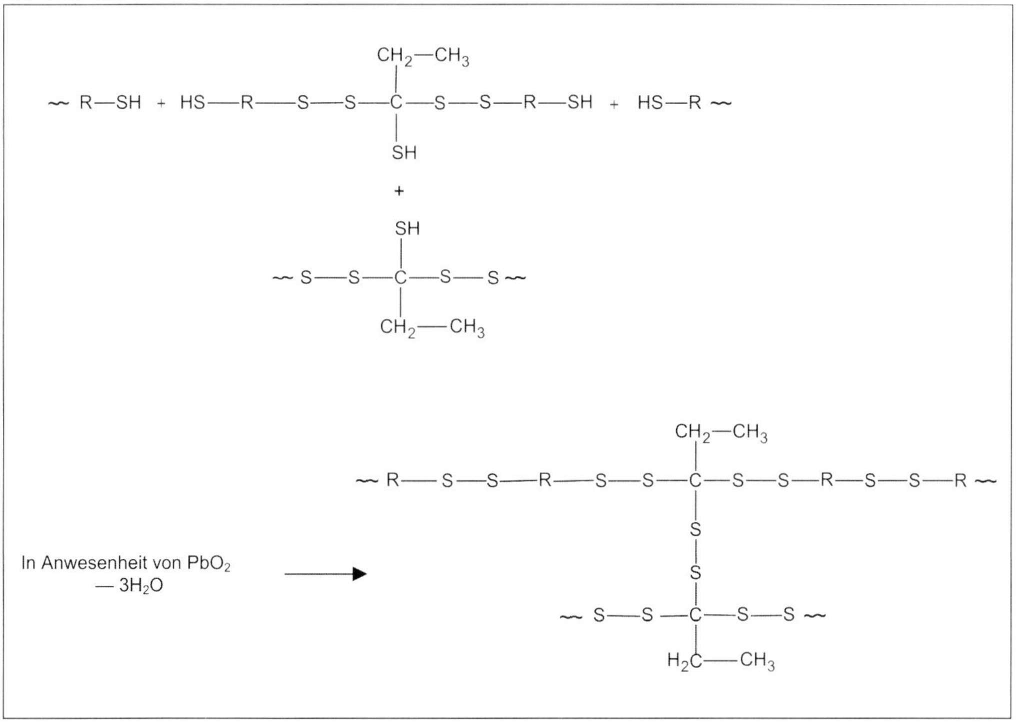

Abb. 236 Polysulfid

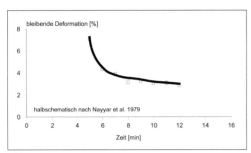

Abb. 237 Bleibende Deformation

Polystyrol

thermoplastisches → Polymer des Styrols mit der allg. Formel -[CH(C$_6$H$_5$)-CH$_2$]n- und Molmassen von 17000 bis 1000000 g/mol; physiologisch unbedenklich (monomeres Styrol ist dagegen ein Reizstoff und im Tierversuch mutagen); P. in der ZM als glasklares Halbfertigprodukt zur Formung mittels → Tiefziehen; verbindet sich mit → MMA/PMMA-Teig.

Polytetrafluorethylen (PTFE) = Teflon

Teflon ist ein Thermoplast mit sehr hohem Kristallinitätsgrad (bis zu 97 %). Seine Erweichungstemperatur ist mit über 320 °C extrem hoch; die Zersetzungstemperatur liegt bei über 400 °C. PTFE ist zwar weich, aber sehr zäh. Die Chemikalienbeständigkeit ist unerreicht. Es wird von keiner üblichen Chemikalie angegriffen sondern nur von geschmolzenen Alkalimetallen. PTFE hat einen großen Einsatzbereich bei Haushaltswaren (Beschichtungen von Töpfen und Pfannen) sowie für viele Spezialgeräte im chemischen Labor oder Produktionseinrichtungen. Weiterhin werden Schläuche und Kabelummantelungen aus PTFE hergestellt.

Polyurethan (PUR)

durch → Polyaddition aus zwei- und höherwertigen Alkoholen und Isocyanaten gebildete → Polymere; entsprechende Auswahl der Ausgangsverbindungen ermöglicht es, unvernetzte (Thermoplaste) sowie mehr oder weniger stark vernetzte PUR zu erhalten. Bei nur geringem Vernetzungsgrad zeigen die PUR elastomere Eigenschaften und kommen als Synthesekautschuk

zum Einsatz. PUR werden zu den unterschiedlichsten Schaumstoffen verarbeitet (z.B. Weich-, Hart-, Integralschaumstoffe). Weiter werden aus PUR auch massive Formteile und Platten, aber auch Folien erzeugt. Beispiele sind Gelenkabdichtungen, Kupplungsteile, Skistiefel, Haushalts- und Bedarfsgegenstände. Im Dentalbereich werden PUR zur Modellherstellung eingesetzt.

Polyvinylacetat (PVAC)

Ist ein nicht-kristalliner, glasklarer, weicher elastischer bis harter, sehr hydrophiler Thermoplast des Vinylacetats. PVAC ist in fast allen Lösungsmitteln löslich, nicht aber in Wasser; hier ist PVAC nur leicht quellbar (Wasseraufnahme bis ca. 3 %). Bei den Gebrauchsgütern wird PVAC für Anstrichstoffe, Klebstoffe oder beschichtungsmittel eingesetzt. Im Dentalbereich verwendet man PVAV zur Herstellung von Mundschutzschienen für Sportler. Diese gibt es in verschiedenen Größen vorkonfektioniert. Da PVAC schon bei Temperaturen von 80 bis 90 °C erweicht, werden diese vorkonfektionierten Schienen kurz in heißes Wasser gegeben und dann direkt im Munde eingesetzt, wo sie sich dann der Zahnreihe anpassen und beim Abkühlen wieder verfestigen.

Polyvinylalkohol (PVAL)

PVAL ist ein in organischen Lösungsmitteln unlöslicher, in Wasser aber sehr gut löslicher Thermoplast. Die wässerigen Lösungen sind farblos bis leicht gelblich. PVAL hat bei Gebrauchsgütern und in der Kosmetik-, Pharma- und Chemieindustrie einen großen Einsatzbereich. Es wird hier als Verdickungsmittel in wässerigen Medien verwendet. Weiter findet es Anwendung für alterungsbeständige lederartige Erzeugnisse, treibstoff-, öl- und lösemittelfeste Schläuche, Dichtungen oder Trennfolien. Im Dentalbereich wird es u.a. als Verdickungsmittel für Phosphor- und Flusssäurehaltige Ätzmittel angewandt.

Polyvinylchlorid (PVC)

bei der → Homopolymerisation von Vinylchlorid anfallende → Polymere; Wird nach Hart- und Weich PVC unterschieden. Weich-PVC wird aus Hart-PVC durch Zusatz von Weichmachern erzeugt. PVC ist ein nicht-kristalliner Thermoplast und wird im Spritzgussverfahren verarbeitet. Beim Verbrennen entsteht ätzender Chlorwasserstoff. PVC hat eine weite Verbreitung im Gebrauchsgüterbereich (Verpackungen Fußbodenbeläge, Kunststoffverkleidungen, Kunststofffenster und -türen) gefunden. Im Dentalbereich wird es nicht angewendet.

Polyvinylsiloxan (PVS)

additionsvernetztes → Silikon das aus der durch Platinkatalyse gesteuerten Reaktion von Vinylsiloxan (Siloxan mit endständiger -CH=CH$_2$-Gruppe) und Hydrogensiloxan entstanden ist; als Abformwerkstoff und weicher → Kunststoff verwendet (→ A-Silikon).

POM

→ Polyoxymethylene, Kunststoffe aus der Gruppe der → Polyacetale

Porosität

fertigungstechnologisch (Zubereitung,Guss, → Polymerisation) bedingte Hohlräume (z.B. → Lunker, → Siedeblasen) im Mikrobereich (größere Hohlräume werden ggf. als Blasen bezeichnet), die bei zahnmedizinischen Werkstoffen die Festigkeit mindern, die Ästhetik beeinträchtigen und als Retentionsstellen biologisch negativen Wirkungen Vorschub leisten; unterschieden in geschlossene und offene P. Offene P., bei der die Poren miteinander in Verbindung stehen, bedingt ungenügende Dichtigkeit, z.B. bei Phosphatzement, der deshalb nicht zum Verschluss medikamentöser Kavitäteneinlagen geeignet ist. Geschlossene Poren stehen untereinander nicht in Verbindung.

Porzellan

ist eine feinkeramische Masse aus Gemischen von Kaolin, Feldspat und Quarz, die durch Brennen hergestellt wird. Die weissen, dichten, porenfreien und in dünnen Schichten transparenten Scherben werden mit Glasur versehen oder auch unglasiert zur Herstellung von Gebrauchskeramik verwendet. Durch Variation der Rohstoffanteile erreicht man unterschiedliche Eigenschaften des Porzellans. Die Temperaturwechselbeständigkeit und chemische Resistenz werden durch grösseren Kaolingehalt, bessere Transparenz durch grösseren Feldspatanteil, erhöhte mechanische Festigkeit durch grösseren Quarzgehalt erzielt. Bei hohem Kaolinanteil entsteht das hochschmelzende, temperaturfeste Hartporzellan. Bei höherem Anteil von Feldspat und Quarz wird leichtere, schmelzende, gegen Temperaturwechsel aber empfindliche Weichporzellan gewonnen. Die Sintervorgänge beziehen sich auf die Zusammensetzung der Porzellanmassen. Weichporzellan wird einmal auf 1200–1300 °C erhitzt, wobei die Rohstoffteile zu einer einheitlichen Masse zusammensintern.

Porzellanerde

reiner Ton hoher Qualität (Kaolinit)

Porzellanzähne

besser → Keramikzähne sind konfektionierte Front- und Seitenzähne aus feinkeramischen Massen mit unterschiedlichen Befestigungsvorrichtungen für den Einsatz in herausnehmbaren Prothesen, Kronen- oder Brückenersatz (veraltet). Man unterscheidet Langstiftzähne, Knopfzähne oder Lochzähne. Bei modernen Porzelanfrontzähnen sind Goldmantelstifte (Krampons) in einer eingebrannten Hülse eingelötet, die i.R. 5 verschiedenen Farbschichten sind um eine Hartporzellankernschicht angebracht. Die Porzellanseitenzähne besitzen einen basalen Retentionsraum für den mechanischen Halt im Kunststoff.

Potentiostat

→ Polarisationsmessungen

Potenzialmessungen

Dienen der Ermittlung der Korrosions-/Elektrodenpotenziale von Halbelementen. Die freien Korrosionspotenziale (Ruhepotenziale) werden gegen eine → Bezugselektrode mit einem Voltmeter hohen Widerstands über einen Messverstärker (stromlos) gemessen. Um Potenziale örtlicher Oberflächenbereiche (bei heterogenen Mischelektroden/örtlich unterschiedlichen Stromdichten) zu erfassen, wird die Bezugselektrode mittels einer Kapillare (Haber-Luggin-Kapillare) dicht an die Probenoberfläche herangeführt (Abb.). Messungen der freien Korrosionspotenziale von verschiedenen metallischen Werkstoffen in praktisch wichtigen Medien (z.B. simuliertes Mundmilieu) ergeben „praktische Spannungsreihen" (vergl. → elektrochemische Spannungsreihe). Diese sind für eine grobe Abschätzung des zu erwartenden Korrosionsverhaltens (Kontaktkorrosion) geeignet. Bei bekannten Werkstoffen kann an Hand der freien Korrosionspotenziale der Zustand der Passivierung (z.B. unter Einfluss des Mediums) beschrieben werden. (Abb. 238)

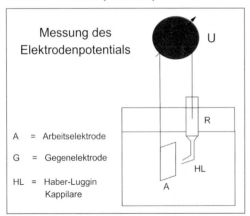

Messung des Elektrodenpotentials

U

R

HL

A

A = Arbeitselektrode

G = Gegenelektrode

HL = Haber-Luggin Kappilare

Abb. 238 Messung von Elektodenpotenzialen an heterogenen Mischelektroden (Bezugselektrode über Haber-Luggin-Kapillare)

Präpolymer

Hochmolekulare Verbindung, die schon fast ein Polymer ist, aber noch nicht dessen endgültige Eigenschaften besitzt.

Pressen

1. pathophysiologisch: meist unbewusstes, starkes und länger anhaltendes Zusammenpressen der Zähne (→ Parafunktion); 2. technologisch: mechanischer oder hydraulischer Aufbau von Druck gegenüber Werkstoffen zu deren plastischer Verformung (→ Tiefziehen; Keramikpressen; → Stopf-Pressen von → Kunststoffteig).

Pressfahne

Nach Schließen und → Pressen einer gefüllten zweiteiligen Pressform zwischen Ober- und Unterteil der → Küvette austretender Masseüberschuß; zeigt bei der Verarbeitung von → MMA/PMMA-Kunststoffteig durch speckig glänzendes Aussehen die komplette Formfüllung an.

Primer

allg. Bezeichnung für Grundbeschichtungen zur Verbesserung von Oberflächeneigenschaften oder Materialverbunden. 1. technisch: z.B. Grundanstriche passivierender, korrosionshemmender Wirkung/Rostumwandler; 2. Substanzen zur Verbundtechnologie bei zahntechnischen Verblendungen von Metallgerüsten → Alloy Primer, → Metall-Primer. 3. Substanzen zur Verbundtechnologie bei der Zementierung von Vollkeramikrestaurationen. 4. Substanzen zur Verbundtechnologie zwischen Kunststoff und Dentin. 5. Substanzen beim Verbund weicher → Kunststoffe mit harten Kunststoffen.

Primer, One-bottle-Adhäsiv

Flüssigkeits-System, Schmelz-Dentinadhäsiv Bestandteil von → Adhäsivsystemen. → Selbstätzenter Primer

Priming

Applikation hydrophiler Monomere auf die demineralisierte Dentinoberfläche.

Probepressen

Arbeitsphase bei der → Stopf-Preß-Technik zur Kontrolle der Formfüllung mit gleichzeitigem Entfernen der → Pressfahne.

Profilometer

lichtoptisches (Lichtschnittverfahren) oder elektromechanisches Abtastgerät zur Erfassung von Rauheitsparametern, z.B. mittlere und maximale Rauhtiefe, im Mikrobereich von Oberflächenprofilen.

Prothesenerweiterung

Ergänzung einer vorhandenen Prothese nach weiterem Zahnverlust in der Regel durch →

Anpolymerisation, Erweiterung der künstlichen Zahnreihe und Veränderung der Halteelemente.

Prothesenhaftmittel

Substanzen als Pulver, Flüssigkeit, Creme (Paste), Haftpolster, Haftkissen, die durch kohäsive und adhäsive Eigenschaften den → Prothesenhalt verbessern sollen; können durch Quellfähigkeit, Wasserbindungsvermögen und Viskositätsentwicklung die Funktion des Speichels beim Prothesenhalt übernehmen und übertreffen, sind aber kein Ersatz für den natürlichen Speichel und seine vielfältigen Aufgaben im oralen Gleichgewicht.

Inhaltsstoffe: → Carboxymethylcellulose (Carmelose-Na) als Na-Salz des Glykolsäureethers der → Cellulose, Hydroxymethylcellulose, Hydroxyethylcellulose; Naturstoffe, wie Tragant und Pektin als Polysaccharide oder Gelatine als Polypeptid; Polymaleinsäure-Derivate auf der Basis von Methylvinylether/Maleinsäureanhydrit; Polyoxyethylene (typischerweise Polyethylenglykol); Öle und Wachse auf Kohlenwasserstoffbasis (Paraffinöl, Vaseline, oder Polymere, wie z.B. das wasserunlösliche Polyvinylacetat) als Konsistenzgeber und Trägersubstanzen für quellfähige Inhaltsstoffe; Na-Alginat als Pulver oder zusammen mit Viskose- und Polypropylenfasern als Vlies von Haftpolstern; Zusatzstoffe zur Beeinflussung von Benetzungsfähigkeit (Na-Laurylsulfat), Farbe (Lebensmittelfarben), Geschmack (ätherische Öle) oder pH-Wert (Phosphate); Stoffe gegen Verklumpung (MgO, Na_2PO_4) oder zum selbsttätigen Ablösen (Bikarbonat – in zitronensaurer Lösung Gasentwicklung); antimikrobielle Substanzen zum Haltbarmachen (Ethanol, Hexachlorophen, Salizylate, Benzoate, Borate) oder mit therapeutischer Zielsetzung (Dequaliniumchlorid, Amphotericin) bzw. antiphlogistische Zusätze (Kamille-Extrakt). Benutzung nur nach Beratung und Anleitung durch den Zahnarzt!

Indikationen: Interimsversorgungen, Abdichten von chirurgischen Prothesen und Obturatoren, Hilfsmittel in schwierigen Fällen bei Therapieschritten wie Bißnahme oder Prothesen-Einprobe, bei geriatrischen Patienten, die ihre Prothese trotz exakter Anpassung nicht mehr neuromuskulär zu steuern vermögen, bei gestörter oder fehlender Taktilität und Muskelkoordination (Apoplexie, M. Parkinson), → Xerostomie ohne Stomatitis.

Kontraindikationen: bei gut sitzenden Prothesen, da Prothesenverlagerung und Destruktion des Prothesenlagers zu befürchten; nicht auf Dauer bei insuffizienten Prothesen (statt dessen Neuanfertigung); nicht in der initialen Lernphase nach Eingliederung, weil die Ausbildung prothesenstabilisierender neuromuskulärer Fähigkeiten verhindert wird; Befestigen von Prothesenbruchstücken; unzureichende Mund- und Prothesenhygiene; → allergische Reaktion auf Bestandteile; → Stomatitis prothetica; wegen mikrobieller Kontamination der Haftmittel bei immunsuppimierten Patienten, da diese bereits durch gewöhnlich harmlose Keime gefährdet sind. Alle Haftmittel erschweren die Prothesen- und Mundhygiene. Verhärtete Reste führen zur Schleimhautirritation und erzeugen Druckstellen.

Prothesenhalt

Halt und stabiler Sitz in Ruhe und unter Funktion sind bei herausnehmbarem partiellen Zahnersatz im wesentlichen durch Verbindungselemente zum Restzahnbestand gewährleistet. Bei der Totalprothese vorrrangig von der Muskelführung (besonders im UK), der Kieferkonfiguration, der Paßfähigkeit und Gestaltung des Kaukomplexes (Statik der TP), der Schleimhautresilienz und der Kieferbewegung abhängig. Bei guter Paßfähigkeit einer TP mit engem Spaltraum zum Tegument und ausgeprägtem Ventilrand (Außenventil, Innenventil), kommt es durch die Kapillarwirkung des Speichels, die von dessen Quantität und Qualität (z.B. Glycoproteingehalt und Viskosität, die ihrerseits Kohäsion und Adhäsion bestimmen) und den äußeren Luftdruck zum Saugeffekt; ist erschwert oder unmöglich bei → Xerostomie; um bei einer Totalprothese den Saugeffekt sicherzustellen, kann im Bereich der Ah-Linie in Abhängigkeit von der palpierten Resilienz eine etwa 0,5 mm tiefe Radierung auf dem Gipsmodell vorgenommen werden, die zu einem Abschlußwulst im Kunststoff führt.

Prothesenhygiene

alle Maßnahmen zur Freihaltung bzw. Entfernung jeglicher Beläge von herausnehmbarem Zahnersatz. Häusliche Pflege durch Bürste und ggf. → Prothesenreiniger, professionelle Reinigung, auch von Zahnstein im Ultraschallbad und mittels Nadelsstrahlverfahren (Ecoclean). Bei normalem Schleimhautbefund ist regelmäßige Prothesenreinigung mit lauwarmen Wasser und weicher Bürste unter wenig Druck (sonst statt Bürst-, Wischlappeneffekt) ausreichend. Getragene Prothesen sind potenziell infektiös, insbes. bei akuten Infektionen des Prothesenträgers. Bei der Bearbeitung getragenen Zahnersatzes ist Infektionsprophylaxe erforderlich (→ Desinfektion, Mund-, Nasenschutz, Brille). Auch vor Eingliederung ist Desinfektion der Prothese zu empfehlen; Die → Desinfektionsmittel müssen werkstoffverträglich sein: lösungsmittelfreie Präparate, sonst Spannungsrißbildung an → PMMA, keine Persäurepräparate wegen Korrosionsangriff auf metallische Teile, Chlorhexidin und Hypochlorite nur bei therapeutischer Desinfektion der alten Prothese bis zur Neueingliederung. Geeignet sind Mittel zur Abdruckdesinfektion mit Wirksamkeit gegen Bakterien, Viren und Tuberkuloseerreger. Desinfektionsmittelreste wegen ihrer chemisch-toxischen und evtl. sensibilisierenden Potenz stets sorgfältig vom Zahnersatz entfernen. Da der Hygienestatus des Prothesenwerkstoffs erheblich von der inneren und äußeren Struktur abhängt, sind alle Gestaltungs- und Technologiemöglichkeiten zu nutzen, die eine Keimretention erschweren (Druckpolymerisation dichtes Gefüge; Polierverfahren).

Prothesenintoleranz

→ Prothesenunverträglichkeit

Prothesenkautschuk

Vor Einführung der rein synthetischen Prothesenkunststoffe des → MMA/PMMA-Typs war vulkanisierbarer Natur-Kautschuk die Grundlage für Prothesenbasen, heute in der Zahnmedizin für dünnwandige gummielastische Produkte wie chirurgische Handschuhe und → Kofferdam-Gummi. Natur-Kautschuk basiert auf dem Milchsaft (Latex) tropischer Wolfsmilchgewächse, typischerweise dem plantagenmäßig angebauten Baum Hevea brasiliensis, und wird durch Anritzen der Sekundärrinde gewonnen. Latex stellt eine Emulsion von Kautschuktröpfchen in Wasser dar, die zur Gerinnung gebracht und zu „Fellen" oder Pulver verarbeitet wird. Dieser Natur-Kautschuk ist ein ungesättigtes Polyisopren in 1,4-cis-Konfiguration. Der → Polymerisationsgrad liegt bei 8000–30000. Mit dem Naturkautschuk ist die → Guttapercha verwandt, die aus dem Milchsaft des Guttaperchabaumes stammt. Guttapercha ist die 1,4-trans-Form des Polyisoprens mit einem Polymerisationsgrad von ca. 1500. Die vielfältige Nutzung von Natur- oder analogen Synthese-Kautschuk ist sehr wesentlich an die Verarbeitung durch → Vulkanisation geknüpft. Durch Zusatzstoffe werden Endprodukt (Füllstoffe, Pignmente, Weichmacher, Farbstoff) und Technologie (Vulkanisationsbeschleuniger, Aktivatoren, Verzögerer) optimiert. → Kautschuk

Prothesenkörper

Teil der Prothese, der als stabilisierende und funktionell ausgeformte Basis verlorengegangene Kieferabschnitte ersetzt, das künstliche Zahnfleisch repräsentiert, die künstliche Zahnreihe und ggf. Verbindungselemente zum Restgebiß trägt. Aus → Prothesenkunststoff ggf. mit metallischem Gerüst. Hohe → Biegefestigkeit zur Schonung des → Prothesenlagers; aus hygienischen, biologischen und bruchmechanischen Gründen dichte Struktur sowie auch an der schleimhautzugewandten Seite Politur (ohne merkliche Konturveränderung) erforderlich.

Prothesenkunststoff

Werkstoff des → Prothesenkörpers bei abnehmbarem Zahnersatz; weitere Indikationen: chirurgische Prothetik/Epithetik, abnehmbare kieferorthopädische Geräte und im weiteren Sinn Hilfsmittel (→ Löffelkunststoff, → Modellierkunststoff). Chemisch dominieren Kunststoffe auf → MMA/PMMA-Basis. Historisch vorübergehend oder versuchsweise eingesetzt wurden Celluloid, → Phenolharze, → Epoxidharze, → Vinylkunststoffe, → Polyamide, → Polycarbonate. Als Alternativen gelten heute (PMMA-haltige) Mischpolymerisate (→ Luxene, PVS-H/Polyan-Spritz-Gießen) und füllstoffhaltige Kunststoffe auf Diacrylat-Basis, die frei von MMA aber nicht monomerfrei sind. Auch bei Diacrylat-Monomeren sind → Sensibilisierungen (→ allergische Reaktion) bekannt. (Abb. 239)

Anforderungen an Prothesenbasiswerkstoffe

◆ Biologische Aspekte
(patienten- und verarbeiterbezogen)
nicht toxisch, nicht sensibilisierend, nicht kanzerogen

◆ Ästhetisch-psychologische Aspekte
natürliches Aussehen (Farbe, Transparenz; Beständigkeit);
geruchlos; geschmackfrei; geringes Gewicht
(hohe spezifische Festigkeit); Funktionsstabilität

◆ Hygiene - Aspekte
porenfreie Struktur; keine Aufnahme von Fremdstoffen und Mikroorganismen; leicht und ohne Schaden mech. und chem. zu reinigen;
antiadhäsiv für Plaques, Speisen, Medikamente; desinfizierbar (sterilisierbar)

◆ Mechanisch-physikalische Aspekte
hohe Festigkeit bei normaler Beanspruchung (+ Sicherheitsfaktor) - Abrasion
- Dauerbiegung - Schlagbeanspruchung - Beständigkeit gegenüber
Milieuwechsel - Temperatur, Feucht-Trocken-Wechsel -
gute Verbindung zum Kunstzahn; Schonung des Prothesenlagers (E-Modul !)

◆ Technologische Aspekte
unkomplizierte Technologie bei individueller Gestaltung
der Prothesenbasis bis hin zur Politur; Reparaturfähigkeit;
Adaptierbarkeit bei morphologischen Veränderungen im orfacialen Organ -
Unterfütterung -

◆ Wirtschaftliche Aspekte
niedrige Herstellungskosten für Ausgangsmaterialien und Hilfswerkstoffe;
gute Lagerfähigkeit und Haltbarkeit bis zur Verarbeitung; keine kosten- u.
energie-intensive und keine umweltbelastende Technologie; leichte
Entsorung der Technologiestoffe

Abb. 239 Anforderungen an Prothesenkunststoffe.

Prothesenkunststoff-Technologie

Dem jeweiligen Qualitätsanspruch adäquate Folge von Verfahrensschritten zur Formgebung des Prothesenkunststoffs in optimaler Werkstoffqualität. Praxisübliche Unterscheidung z.B. nach den Polymerisationsbedingungen (drucklos bis Überdruck; Kalt-, Warm- Heißpolymerisation), Art des → Initiator-Systems (Heiß-, Kalt-, Lichthärtung – auch kombiniert), nach der Formgebung (offen-Modell, halboffen-Modell + Vorwall, geschlossen-Küvette), nach Art des Therapiemittels (Prothese, kieferorthopädisches Gerät, → Epithese, → Abformlöffel) oder auch historisch- chronologisch (vom → Stopf-Pressen bis zur Mikrowellenpolymerisation).

Prothesenkunststoff als Noxe

Chem. Zusammensetzung (nichtumgesetzte, auslösbare Inhaltsstoffe, z.B. → Restmonomer), Struktur (Porositäten und Mikrorauhigkeiten als Retentionsorte für Mikroorganismen) und physikalische Eigenschaften (unzureichender Biegewiderstand) sind bestimmend dafür, ob ein P. zur → Noxe für kontaktierendes Gewebe wird (→ Stomatitis prothetica, entzündliche oder → allergische Reaktion). Das Konzept der *reizminimierten Prothese* besteht daher in einem bestmöglich auspolymerisierten Kunststoff mit einer dichten Struktur (verdichtende Polymerisationstechnologien) und einer glatten Oberfläche (keine Kanten, keine Mikroperlen, allseitige Politur, auch an der Schmeimhautseite ohne Formveränderung), Paßgenauigkeit, hygienefreundlicher Gestaltung und ausreichender Dimensionierung. (Abb. 240)

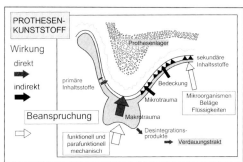

Abb. 240 Wechselbeziehungen von Prothesenkunststoff und Geweben im Oro-fazialen Organ.

Prothesenlager

Die Gewebe des Mundes, die die Prothese und deren Belastung aufnehmen: Kieferknochen, Bindegewebe, Mundschleimhaut, in weiterem Sinne auch Zahnhertsubstanzen und Zahnhalteapparat. Besondere Bedeutung hat die → Resilienz für die Lagerung und Belastbarkeit von Zahnersatz.

Prothesenreiniger

als Tablette, Granulat, Pulver oder Paste vorliegende Substanzen, die durch Peroxide, alkalische Hypochloride, verdünnte organische und anorganische Säuren, Enzyme, Desinfektionsmittel, chemisch, oder durch Füllstoffe mechanisch, der häuslichen Entfernung von → Belägen auf herausnehmbarem Zahnersatz dienen. Verwendung als „selbsttätige" P. oder besser als Ergänzung zur Reinigung mit Bürste und Wasser. P. wirken keimzahlreduzierend, aber nicht desinfizierend.

Prothesenreparatur

Wiederherstellung gebrochenen Zahnersatzes durch Fügen. Bei Legierungen Laser-Schweißen, bei Kunststoffprothesen des → MMA/PMMA-Typs durch → Anpolymerisation. Der Reparaturkunststoff soll chemisch dem Prothesenkunststoff entsprechen. Heißpolymerisate können mit Kaltpolymerisaten repariert werden.

Prothesenstomatitis

→ Stomatitis prothetica

Prothesenunterfütterung

Neuanpassung einer Prothesenbasis, bei Erhalt des künstlichen Kaukomplexes, zur Behebung einer Inkongruenz zwischen Prothesenbasis und Prothesenlager durch → Anpolymerisation von Prothesenkunststoff oder → Unterfütterungskunststoff, mit dem Ziel, Sitz, Halt und Funktion des Zahnersatzes zu verbessern. Eine partielle P. betrifft nur Teilareale, eine totale P. die gesamte Schleimhautseite der Prothese. Bei Totalprothesen ggf. als → Rebasierung.
Direkte P.: Auftragen von Kunststoffteig, Ausformen durch funktionelle Bewegungen und Polymerisation im Mund. Vorteile: Zeitgewinn, keine labortechnischen Arbeitsgänge, unmittelbare Hilfe und Überprüfbarkeit des Ergebnisses. Nachteile: Kontakt der Schleimhaut mit dem Kunststoffteig, chemische und ggf. thermische Irritation, i.d.R. schlechtere Kunststoffqualität durch mangelnde Verdichtung (Porosität).
Indirekte P.: Unterfütterungsabformung, Modell, Küvettentechnologie oder besser Druckpolymerisation. Durch die Polymerisationskontraktion des aufgetragenen Kunststoffs entstehen in der vorhandenen Prothese Spannungen und dadurch okklusale Veränderungen. Deshalb nach P. stets Okklusionskontrolle und ggf. -Korrektur.

Prothesenunverträglichkeit

Syn.: Prothesenintoleranz: erschwerte oder fehlende Inkorporation von Zahnersatz durch somatische und/oder psychische Ursachen mit objektiven und/oder subjektiven Beschwerden. Für die sichtbare Entzündungen des Prothesenlagers (→ Stomatitis prothetica) haben mechanische Irritationen durch die Prothese und/oder mikrobielle Entgleisungen der Mundflora sehr viel größere Bedeutung als stoffliche Ursachen. Die rechtzeitige Beseitigung dieser Ursachen verhindert die Entstehung somatopsychischer Störungen. Rein oder überwiegend subjektive Beschwerden (→ burning mouth syndrome) deuten auf ein psychosomatisches Geschehen hin, verlangen den zügigen Ausschluß möglicher lokal-somatischer Ursachen und eine psychotherapeutische Behandlungsstrategie zur Prävention einer Chronifizierung.

Prothesenverfärbung

endogen als Gelbverfärbung durch ungünstige Initiator-Systeme (Peroxid/Amin) bei kaltpolymerisiertem MMA/PMMA-Kunststoff; als Ausbleichen bei unzureichend lichtstabilem Farbpigment (UV-Absorber) oder durch chemische Einwirkung (ungünstige → Prothesenreiniger); *exogen* durch Adhäsion (z.B. Tee-, Tabakbelag, Zahnstein) und Adsorption von organischen Substanzen, Bestandteilen von Nahrungsmitteln, Medikamenten u.ä. in mikroskopischen Strukturdefekten der Oberfläche (Rauhigkeiten, Porositäten, → Craquelees), unterstützt durch einen Pumpeffekt bei Biegebeanspruchung. Bei Legierungen durch → Korrosion, Auf- und Anlagerung von Fremdstoffen. In der Regel lassen sich endogene Verfärbungen nicht, exogene teilweise oder völlig durch Überarbeiten des Zahnersatzes beseitigen (→ Prothesenhygiene, professionelle Reinigung).

Provisorische Befestigungszemente

Pulver-Flüssigkeits-Systeme oder Paste-Paste-Systeme (DIN EN 3107). Einteilung in Zinkoxid-Eugenol-Zemente und eugenolfreie Zinkoxidzemente
Pulver/Basispaste: Zinkoxid, Magnesiumoxid, Kolophonium, Calciumhydroxid, Zusätze von Lanolin, Paraffin.

Flüssigkeit/Akitvatorpaste: Eugenol, Olivenöl, Fettsäuren, Naturharze, Kolophonium, Vaseline. Eugenolfreie provisorische Zemente enthalten kein Eugenol in der Flüssigkeit, sondern nur Fettsäuren, Olivenöl oder aromatische Öle.

Abbindung: siehe Zinkoxid-Eugenolzemente.

Verarbeitung: Das Verhältnis Pulver/Flüssigkeit ist individuell dosierbar, Paste-Paste-Systeme werden im Verhältnis 1:1 angemischt. Verarbeitungszeit: 1–2 min, Abbindezeit: 4–6 min.

Eigenschaften: Druckfestigkeit: <35 Mpa.

Anwendung: Temporäre Befestigung von provisorischen Inlays, Onlays, Kronen, Brücken sowie temporäre/provisorische Befestigung von definitiven Restaurationen (Inlays, Onlays, Kronen und Brücken). Die maximal zulässige Filmdicke beträgt gemäß Normung 25 mm. Aufgrund des Einflusses von Eugenol als Weichmacher auf Kunststoffe bzw. als Inhibitor für die radikalische Polymerisation sollten eugenolhaltige provisorische Befestigungszemente nicht zur provisorischen Versorgung von Zähnen, an denen die adhäsive Befestigung von Restaurationen mit Befestigungskomposit geplant ist, verwendet werden. Eugenolfreie provisorische Befestigungszemente beeinträchtigen hingegen nicht die Polymerisation von Kompositen oder Befestigungsmaterialien auf Kompositbasis.

Verträglichkeit: Eugenolfreie provisorische Befestigungsmaterialien gelten als gut verträglich. Eugenolhaltige provisorische Befestigungsmaterialien: siehe Zinkoxid-Eugenol-Zemente.

Provisorischer Befestigungszement auf Calcium-Salicylat-Basis

Pulver-Flüssigkeits-Systeme oder Paste-Paste-Systeme.

Pulver: Calciumhydroxid, Zinkoxid.

Flüssigkeit: Ethyl- und Benzylsalicylat.

Abbindung, Eigenschaften, Verarbeitung, Verträglichkeit: siehe Calciumhydroxid-Salicylat-Liner.

Anwendung: Temporäre Befestigung von provisorischen Inlays, Onlays, Kronen, Brücken sowie temporäre/provisorische Befestigung von definitiven Restaurationen (Inlays, Onlays, Kronen und Brücken). Die maximal zulässige Filmdicke beträgt gemäß Normung 25 µm.

Provisorische Füllungsmaterialien

Paste-Systeme oder Pulver-Flüssigkeits-Systeme. Provisorische Füllungsmaterialien dienen zum temporären Schutz von Dentin und Pulpa vor den Einflüssen des Mundhöhlenmilieus (thermische, chemische und osmotische Reize, Bakterien aus dem Speichel) sowie zum dichten Verschluss der Kavität bei temporären Einlagen. Als provisorische Füllungsmaterialien finden Verwendung: → Zinkoxid-Eugenol-Zemente, → Zinkphosphat-Zemente, → Zinksulfat-Zemente, → Guttapercha, → lichthärtende provisorische Inlay- und Onlaymaterialien → provisorische Füllungsmaterialien auf der Basis von Zinksulfat und Zinkoxid in Kombination mit Calciumsulfat

Provisorische Füllungsmaterialien (auf der Basis von Zinksulfat und Zinkoxid in Kombination mit Calciumsulfat)

Paste-Systeme.

Zusammensetzung: ZnO, $CaSO_4$, $ZnSO_4$ in einer Kunststoffmatrix. *Abbindung:* Die Erhärtung erfolgt unter Speichelzutritt durch die Reaktion von Wasser und Calciumsulfat.

Eigenschaften: Die Abbindung geht aufgrund der Wasseraufnahme mit einer Expansion des Materials einher. Diese Materialien zeichnen sich durch eine gute Wandständigkeit aus und dichten die Kavität effektiv gegen Speichel und Bakterien ab.

Anwendung: provisorisches Kavitätenverschlussmittel.

Verträglichkeit: Bei Applikation in eine trockene Kavität an einem vitalen Zahn kann aufgrund der „hygroskopischen" Eigenschaften des Werkstoffes durch Flüssigkeitsverschiebungen in den Dentintubuli ein Unterdruck entstehen und eine Schädigung der Odontoblasten resultieren. Um Irritationen der Pulpa zu vermeiden, sollten nur avitale Zähne mit $CaSO_4$-haltigen Materialien provisorisch verschlossen werden.

Provisorium

etablierte aber wegen der umfangreichen Aufgaben unzureichende Bezeichnung für temporären Kronen- und Brückenersatz (Syn. Immediatkrone bzw. -brücke, Schutzkrone, Sofortkrone bzw. -brücke) als Zwischenversorgung (Interims-versorgung) bis zur Eingliederung des definitiven festsitzenden Zahnersatzes; bei schwierigen ästhetischen, phonetischen oder kaufunktionellen Umstellungen als veränderbare Testphase genutzt.

Aufgaben: Rasche Wiederherstellung der verlorengegangenen Struktur und gestörter Funktionen (Ästhetik, Phonetik, Mastikation), Stabilisierung von Okklusion und Parodontium (Fixation von Pfeilerzähnen im funktionellen Gleichgewicht; regelrechte Beanspruchung des Parodontiums; Schutz vor Trauma), Schutz des präparierten Zahnes (→ Dentinwunde) vor mikrobiellen, thermischen, mechanischen, chem.-toxischen → Noxen (im Zusammenwirken mit dem Befestigungswerkstoff) und Unterstützung zahnärztlicher Arbeitsphasen (Freihalten der Präparationsgrenze, Retentionshilfe für Sulcus-Fäden, Medikamententräger).

Herstellung aus temporärem K&B-Kunststoff 1. *direkt* auf der Präparationsform im Mund, bevorzugt bei Einzelkronen: Präparationsseitige Formgebung auf der Zahnhartsubstanz. Formgebung der oralen Seite entweder durch konfektionierte Kunststoffhülse (Celluloidkrone, Kunststoffhohlkrone, evtl. hohlgefräster Kunststoffzahn), die marginal adaptiert und mit Kunststoff beschickt wird, durch vor der Präparation des Einzelzahnes thermoplastisch ausgeformten „matrix button" aus poly-Caprolactan oder meist durch eine vor der Präparation der Pfeiler (ggf. vorherige Ergänzung kleiner Defekte) genommene Abformung der zu versorgenden Zähne einschließlich der benachbarten Zähne und Kieferabschnitte; 2. *indirekt* auf einem nach Abdruck gewonnen Modell im Dentallabor, bevorzugt bei temporären Brücken, Implantatversorgungen und besonderen ästhetischen Ansprüchen; 3. als sog. *kombinierte Methode,* bevorzugt bei Brücken: Abformung-Modell (ggf. Änderung von Stellung oder Kontur der Zähne) -Anfertigung einer (mehrfach verwendbaren) Tiefziehschiene zur Formgebung im Mund (Syn. Matrizenmethode). Bei Direktapplikation können freiwerdende Reaktionswärme und chemisch-toxische Substanzen

aus dem Kunststoffteil oder dem Polymerisat als Noxen für das Pulpa-Dentin-System wirken (direkte Werkstoffwirkung). Kumulation mit Vorschädigungen durch Karies oder vorausgegangene Behandlungen ist möglich. Da definitiver Kronen- und Brückenersatz nur bei gesundem Parodontium langfristig erfolgreich sein kann, müssen temporärer Werkstoff bzw. Ersatz Bedingungen schaffen, unter denen vorhandene Entzündungen und präparationsbedingte Irritationen abklingen (insbes. exakter Randschluß, dichte Struktur des Kunststoffs und Befestigungswerkstoffs). Bestimmende Werkstoffparameter sind → Volumenverhalten, Struktur, → Wasseraufnahme, Verhalten gegenüber Mikroorganismen.

Provisorienkunststoff
temporärer → Kronen- und Brückenkunststoff

Psychogen
auf seelischer Ursache beruhend; z.B. psychogene → Prothesenunverträglichkeit

Pulpaschutz
ggf. Abdeckung/Behandlung mit Kalziumhydroxid, Anbringung von Unterfüllungen bei geringer Restdentinstärke.

Pulsfolgefrequenz (Laser)
auch als Repititionsrate bezeichnet, Anzahl der Laserpulse je Sekunde bei einem wiederholt gepulsten Laser

Pulslaser
Laser, der seine Energie in Form eines Einzelpulses oder eines Pulszuges abgibt. Die Dauer des Pulses ist kleiner als 0,25 Sekunden.

Pulvermetallurgie
Herstellung von Werkstücken aus Legierungs- oder Metallpulvern. Typische Herstellungsmethode für Hartmetalle (Wolframcarbide). Das Pulver wird vor dem Sintervorgang verdichtet (Pressen, Schlickern) und anschließend durch Sitnern verfestigt. In der Dentalen Technologie sind Blendgolde zum Aufsintern auf Kronen-

und Brückenlegierungen bekannt. Ein pulvermetallurgisches Verfahren zur Herstellung von festsitzendem Zahnersatz wurde in den neunziger Jahren entwickelt. Die Sinterungskontaktion erforderte mehrere Arbeitsschritte. Ferner resultierten Porositäten. Die Verfahren konnten sich nicht durchsetzen. Neueste Pulvermetallurgien verwenden CAD/CAM-gestützte Aufbauverfahren, bei denen aus einzelnen dünnen Metallpulverschichten räumliche Strukturen von Kronen-/Brückengerüsten für die Metallkeramik mittels Verschweißung durch Laserstrahlung aufgebaut werden. Es eignen sich sowohl EM- als auch NEM-Legierungen. Genauigkeit und mechanische Festigkeit entsprechen denen der Gusstechnik oder übertreffen diese. Mit der Laser-Pulvermetallurgie sind beliebige auch verschachtelte räumliche Strukturen herstellbar. (Medifacturing System, BEGO)

Pumpe

zum Pumpen oder Anregen des aktiven Mediums können z.B. Xe-Blitzlichtlampen dienen, andere Möglichkeiten der Energiebereitstellung sind Röntgenröhren, Laser, Halbleiterdioden usw.

Punktschweißen

punktuelle metallische Verbindung, wobei die zu fügenden Werkstücke in Sinne eines Widerstandes zwischen zwei Kupferelektroden in den schmelzflüssigen Zustand überführt werden und sich so verbinden können. (Abb. 241, Abb. 242)

Putty-Masse

Knetbares Abformmaterial (→ Abformmaterialien, → heavy body)

PVC

→ Polyvinylchlorid

Pyrolyse

Bruch von chemische Bindungen und Umwandlung von Stoffen bei hohen Temperaturen. Verfahren zur Herstellung von → Füllstoffen für → Komposite.

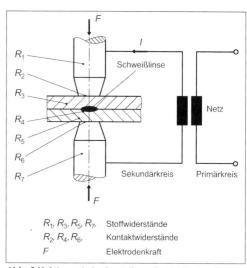

R_1, R_3, R_5, R_7,   Stoffwiderstände
R_2, R_4, R_6,   Kontaktwiderstände
F Elektrodenkraft

Abb. 241 Schematische Darstellung der Punktschweißung

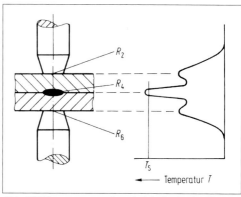

Abb. 242 Temperaturverteilung bei der Punktschweißung

Quarz

ist das kristalline Siliciumdioxyd, SiO_2 (wasserfreie Kieselsäure), mit der Dichte 2,65 g/cm³, Schmelztemperatur 10710 °C. Das Kristallgitter des Quarzes besteht aus Tetraedern, bei denen 1 Si 4+ Ion immer von 4 O_2 Ionen umgeben ist. Über die Sauerstoffatome sind die Siliziumtetraeder miteinander verbunden. Aus der Schmelze heraus werden in der Regel die ungeordneten Silizium-Sauerstoff-Tetraeder in ungeordneter Form eingefroren. Kristalle bilden sich aus der Schmelze nur schwer. Es werden 2 Modifikationen unterschieden. 1. Den Alphaquarz (Nieder- oder Tiefquarz, hexagonales Gitter), er ist bei Temperaturen bis 573 °C beständig, und den Betaquarz (Hochquarz,), der bei Temperaturen oberhalb 573 °C stabil ist. Bei Temperaturen über 870 °C geht Quarz in Tridymit, bei 1470 °C in Cristobalit über. Tridymit kommt in alpha (867–1470 °C), beta (<163 °C) oder gamma (<117 °C) Konfiguration, Cristobalit in alpha (1470–1740 °C) und beta (<270 °C) vor. Die Modifikationen haben beträchtliche Volumenunterschiede und werden für → Einbettmassen verwendet. Quarz kommt in verschiedenartigsten Kristallausbildungen mit manchmal zentnerschweren Kristallen vor; die Kristalle sind schwach doppelbrechend und zeigen Piezoelektrizität. Quarz ist das am weitesten verbreitete gesteinsbildende Mineral, das rein oder als Gemengebestandteil in zahlreichen magmatischen Gesteinen (Granit), metamorphen Gesteinen (Gneis) und Sedimentgestein (Sandstein) vorkommt. Schmucksteine sind: Amethyst (violett), Rosenquarz (rosa). (Abb. 243)

Quarzglas

(Kieselglas) ist ein Sonderglas, das aus reinem geschmolzenem Quarz (meist Bergkristall) hergestellt wird und zur Herstellung von optischen Geräten, Laboratoriumsglaswaren und flammenfesten Haushaltsgeräten dient. Quarzglas ist säurefest, weitgehend unempfindlich gegen Temperaturveränderungen und undurchlässig für UV-Strahlen.

Quarzgut

ist ein· keramisches Material, das aus gereinigtem Quarzsand durch Sintern hergestellt wird. Es ist porös, milchig durchscheinend bis weiss und sehr resistent gegen Chemikalien. Es dient zur Herstellung von chemischem Laboratoriumsgerät.

Quarzkristalle

werden wegen ihrer optischen und elektrischen Eigenschaften als Bauelemente in der Optik, Elektronik und Nachrichtentechnik verwendet. Quarz kann als Schmuckstein verwendet werden, z.B. der farblose und wasserklare Bergkristall, ferner gefärbte Abarten wie Ametyst, Aventurin, Milchquarz, Rauchquarz und Rosenquarz. Quarz zeigt beim Brennen Umwandlungsvorgänge, die mit deutlichen Volumensprüngen verbunden sind. Die Hochtemperaturmodifikationen nehmen ein grösseres Volumen ein als die Tieftemperaturmodifikationen des Quarzes. Die Umwandlungen von Quarz in Cristobalit oder Tridymit oder Tridymit in Cristobalit sind grundsätzlich nicht umkehrbar oder reversibel. Reversible Umwandlungen treten zwischen artgleichen Modifikationen auf, d.h. Alphaquarz in Betaquarz, Alphacristoba-lit in Betacristobalit oder Alphatridymit in Betatridymit. Die Umwandlungsexpansionen und Kontraktionen der Quarzmodifikation werden bei → Gusseinbettmassen genutzt, um die thermische Expansion zu erreichen. Dabei wird die Schwindung des Metalls beim

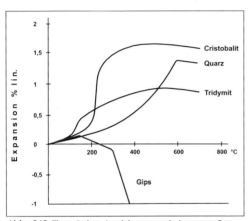

Abb. 243 Thermisches Ausdehnungsverhalten von Quarzmodifikationen und Gips

Erstarren aus der Schmelze und dem Abkühlen auf Zimmertemperatur ausgeglichen. Wird Quarz geschmolzen und diese Schmelze wieder abgekühlt, dann entsteht das nicht kri-stalline Quarzglas, weil sich die SiO4-Tetraederstrukturen bilden, die in einem ungeordneten, amorphen Glas erstarren. In älteren Definitionen wird dies auch als unterkühlte Schmelze beschrieben. Dieses Quarzglas ist durchlässig für UV-Licht und hat einen sehr geringen Wärmeausdehnungskoeffizienten. (Abb. 244)

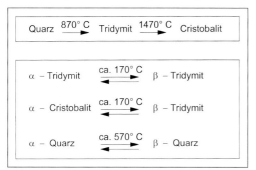

Abb. 244 Umwandlungstemperaturen (I träge irreversibel, II spontan reversibel) bei Quarzmodifikationen

Quarzsand
ist ein wichtiger Rohstoff für die Glas- und Keramikindustrie.

Quarzumwandlungen
sind die unter Wärmeeinfluss entstehenden Änderungen der kristallinen Quarzstruktur (Modifikationsänderung), die mit Änderung der Dichte und Volumenänderung verbunden sind. Die thermische Expansion der Gusseinbettmassen ist von dem Gehalt an Quarzbestandteilen abhängig.

Quecksilber: chem Hg,
einziges bei Zimmertemperatur flüssige Metall, silberglänzend, Schmelztemperatur $-38,9\,°C$, Dichte $13,6\ \mathrm{g/cm^3}$, Ordnungszahl 80, überwiegend 2-wertig, in der Korrosionsbeständigkeit mit Silber vergleichbar, Vorkommen als Zinnober (HgS) und elementar, mit vielen Metallen Bildung von Legierungen durch Diffusion → Amalgam, erheblicher Dampfdruck bei Zimmertemperatur (0,17 Pa bei 20 °C), *Achtung:* Hg-Dämpfe sind extrem gesundheitsschädlich.

Quellung
Mit Volumenzunahme verbundene Aufnahme von Flüssigkeit durch einen Werkstoff; im Wechsel mit Flüssigkeitsverlust durch Austrocknen und dadurch Volumenabnahme, wesentlicher Vorgang der → Stressung von zahnmedizinischen Werkstoffen im Mund (Trocken-Feucht-Wechsel) oder im Experiment.

Querdehnung
Die Querdehnung gibt das linearelastische Verhältnis von Stauchung in Beanspruchungsrichtung zu Dehnung in Querrichtung bei Druckbelastung bzw. von Dehnung in Beanspruchungsrichtung zu Stauchung in Querrichtung bei Zugbelastung an. Die Querdehnungszahl v und der → Elastizitätsmodul E sind durch das Hooksche Gesetz über den Schubmodul G miteinander verknüpft.

Es gilt
$$G = \frac{E}{2 \cdot (1 + v)}$$

Querhieb
Abschnittsweise Unterbrechung einer linear verlaufenden Schneide bei → Fräsern, zur Erhöhung der Abtragsleistung. Führt in der Regel zu etwas schlechterer Oberflächenqualität gegenüber Instrumenten ohne Querhieb (→ Finierer).

Radikal

Reaktives Molekül mit einem freien (ungepaarten) Elektron, welches unter Energieeinfluß aus einem Initiatormolekül entstehen kann und die radikalische Polymerisationsreaktion auslöst.

Randkerbe

Kerbe im Randbereich der Nahtraupe, auch Einbrandkerbe genannt

Randschluß

→ Kronenrandschluß

Randwinkel

→ Benetzung

Rasterelektronenmikroskop

→ Elektronenmikroskop, → REM

Rauhigkeit

Beschaffenheit von Oberflächen → Mittenrauhwert. Die Rauhigkeit ist messtechnisch erfassbar → Rauhtiefe. Ziel der Oberflächengestaltung ist die Minimierung der Rauhigkeit → Schleifen → Polieren (Abb. 245)

Rauhtiefe

→ Rauhigkeit → Mittenrauhwert → Oberfläche

Reaktion

Sammelbez. für alle zu stofflichen Umwandlungen führenden Wechselwirkungen zwischen Molekülen oder Atomen.

R., anodische

Reaktion mit Freisetzung von Elektronen. Elektrochemische Korrosion metallischer Werkstoffe. → Oxidation.

R., endotherme

Reaktionen die nur bei Wärmezufuhr ablaufen.

R., exotherme

Reaktionen die unter Wärmefreisetzung ablaufen. (z. B. Polymerisatin von MMA, Abbindung von Gipsen).

R., kathodische

Reaktion mit Bindung von Elektronen → Reduktion.

R., tribochemische

mechanisch beaufschlagte chemische Reaktionen, z.B. durch Sandstrahlung, Reibung mit Oberflächen (ggf. unter Beteiligung chemischer Reaktionspartner). → Rocatec-Verfahren zur → Silanisierung von Oberflächen

Reaktionswärme

bei chem. Reaktionen umgesetzte Wärmemenge (Q). Wird Wärme freigesetzt = exotherme Reaktion (Q negativ), wird Wärme aufgenommen (Q positiv) = endotherme Reaktion.

Rebasierung

Neugestaltung der Prothesenbasis und des Prothesenkörpers einer vorhandenen Prothese unter Beibehaltung des Kaukomplexes.

Redox

Reduktion/Oxidation, Beschreibung eines Elektronenüberganges. Die Geschwindigkeit ist vom Redoxpotential abhängig.

Redoxopaker

Eine Opakermasse in der Dentalkeramik, die Oxide an der Oberfläche reduziert und damit Farb-

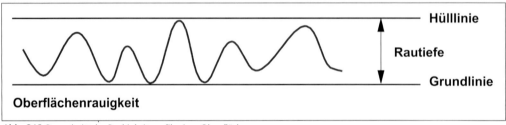

Abb. 245 Querschnitt des Rauhigkeitsprofils einer Ober fläche

verschiebungen und Haftungsproblemen von Dentalkeramik auf Metalloberflächen vorbeugt.

Redoxsystem

Oxidations-Reduktions-System; ein System, in dem ein Oxidationsmittel neben dem korrespondierenden Reduktionmittel vorliegt und sich ein Gleichgewicht einstellt. Elektronen werden vom oxidierenden Werkstoff abgegeben und vom reduzierenden aufgenommen.

Registrierwachs

→ Wachs. Plattenförmig zur Bissregistrierung → Bisswachs

Reichschaum

Zwischenstufe bei der Gewinnung von Silber aus Blei/Zink Erzen; → Silber

Reinheitsgrade

Gold: good delivery (Gehalt > = 99,5 %), Feingold (Gehalt > = 99,99 %), Feingold hochrein (Gehalt > = 99,999 %); Platingruppenmetalle: technisch rein (99 %), chemisch rein (99,9 %), physikalisch rein (99,99 %), spektroskopisch rein (99,999 %); → Gold; → Platingruppenmetalle; → Silber

Reinkultur

Vermehrung (Kultivierung) eines Bakterienstammes (für experimentelle Zwecke) im Gegensatz zur Mischflora der Mundhöhle.

Reißfestigkeit

Widerstandskraft gegenüber einer Zugbeanspruchung (Zugfestigkeit), die im Moment des Reißens gemessen wird.

Rekristallisation

Durch einen ausreichenden Verformungsgrad werden die Körner des metallischen Gefüges kleiner. Durch Erwärmung entsteht aus dem verformten Gefüge eines spannungsfreies Gefüge mit kleinerem Korn als bei der Ausgangssituation.

Relaxation

(lat.) relaxatio = Erholung, Erschlaffung. Allmähliche Wiedereinstellung eines chemischen Gleichgewichts oder eines physikalischen Zustandes nach einer plötzlichen Störung (→ Spannungsrelaxation).

REM

→ Rasterelektronenmikroskop (SEM), Verfahren, bei dem die Oberfläche eines Substrates im Hochvakuum zeilenweise mit einem Elektronenstrahl abgetastet wird. Die vom Substrat abgegebenen Sekundärelektronen werden von einem Detektor aufgefangen. Diese Signalinformation steuert die Helligkeit eines synchron zur Abtastposition laufenden Elektronenstahls auf einem Bildschirm (analog der Fernsehbildgestaltung). Heute ist ebenso die digitale Registrierung üblich.

Repetionsrate

Symbol f in Hz, entspricht auch der Schussfrequenz oder Wiederholungsrate

Repositionstechnik

Abformtechnik in der Implantologie, bei der der Abformpfosten bei der Entnahme der Abformung aus der Mundhöhle im Implantat verbleibt. Erst danach wird er wieder aus dem Implantat herausgeschraubt und in die Abformung reponiert. Als Abformtechnik sind alle einzeitigen Techniken geeignet. Die Probleme dieser Übertragungsweise der Implantatposition liegen in der Notwendigkeit, die Abformpfosten exakt in die Abformung reponieren zu müssen und in dem Risiko, dass sich die Pfosten bei der Modellherstellung durch die Vibrationen des Rüttlers beim Ausgießen der Abformung unbemerkt „hochrütteln".

Resektionsprothese

Zahnersatz bei i.d.R. operativ bedingtem Kieferdefekt (Kieferresektion), häufig kombiniert mit → Epithese.

Resilienz

allg. Nachgiebigkeit, Eindrückbarkeit (z.B. → Prothesenlager); in der Werkstoffkunde: durch gespeicherte Verformungsenergie reversible Kompressibilität eines Werkstoffs (z.B. weicher → Kunststoff).

Resinzement

resin (engl.) = Harz, d.h. Kunststoff; unglückliche oder unzutreffende Bezeichnung für Kunststoffe auf → Acrylat-Basis, die als Befestigungswerkstoffe verwendet werden, aber keine Zemente im chem. Sinn darstellen. Statt Säure und Oxid, wie bei → Zementen, werden monomerhaltige Flüssigkeit (→ MMA) mit feinkörnigem Polymerpulver (→ PMMA) bzw. zwei Pasten (→ Diacrylate) vermischt und verfestigen sich durch → Polymerisation. Zur randspaltfreien, feuchtestabilen Verbindung mit Legierungen können die verschiedenen Technologien des → Kunststoff-Legierungs-Verbundes genutzt werden. → Befestigungskomposit/Befestigungskunststoff

Resonator

der optische Resonator ist ein System aus zwei Spiegeln, von denen einer Teildurchlässig ist, und zwischen denen sich das laseraktive Medium befindet, Der Resonator beeinflußt Mode, Wellenlänge und Ausgangsleistung.

Restmonomer

nicht umgesetzter Anteil von → Monomer bei der → Polymerisation von → Kunststoff; aus biologischen Gründen unerwünscht, wirkt als → Weichmacher und verschlechtert die mechanische Festigkeit des Polymers. Der Gehalt beträgt bei PMMA-Heißpolymerisat (→ Stopf-Pressen) 1,5 % nach 24 Std. Trockenlagerung; 1,2 % nach 7 Tagen und <1,0 % nach 14 Tagen in Wasser bei 37 °C. PMMA → Kaltpolymerisate enthalten nach Stopf-Pressen und 24 Stunden trockener Lagerung ca. 6 %, also deutlich mehr Restmonomer als PMMA-Heißpolymerisate, jedoch geht der Gehalt durch weiterlaufende Polymerisation mit zunehmendem Alter dieser Kunststoffe bis <1,0 % zurück. Verarbeitung mittels → Überdruckpolymerisation senkt den Gehalt an R. gegenüber atmosphärischer Polymerisation.

Retarder

→ Verzögerer

Retentionsperlen

Perlen aus rückstandslos verbrennendem Kunststoff, die bei der Modellation von mit Kunststoff zu verblendenden Metallgerüsten auf die spätere Kontaktfläche zum → Verblendkunststoff aufgetragen werden und nach dem Guß, in Metall übergeführt, zur mechanischen Retention des Kunststoffs am Metallgerüst beitragen. Als zusätzliche Sicherheit (Hosenträger + Gürtel) trotz wirksamer → Kunststoff-Legierungs-Verbundverfahren angewandt.

Retraktionsfaden

Norm: keine, *Zusammensetzung:* Meistens Baumwolle mit pharmakologischen Zusätzen. *Eigenschaften:* Retraktionsfäden werden eingesetzt, um den Sulkus zu eröffnen und die Blutung während der Zahnfleischretraktion – etwa für eine Abformung – zu stillen. Ein Retraktionsfaden kann auch zum Freilegen des Zahnhalses beim Einsetzen von Kronen oder während restaurativer Eingriffe verwendet werden. Reine Baumwollfäden empfehlen sich nur in Ausnahmefällen (etwa Unverträglichkeiten seitens des Patienten gegenüber den pharmakologischen Zusätzen), da sie nur unzureichend zur Blutstillung beitragen. Die Verwendung von → Adstringentien führt sowie wie vor allem der Einsatz von Vasokonstringentien zu einer Verbesserung der Ergebnisse.

Retraktionsringe

→ Retraktionsfaden als Ring vorkonfektioniert

Re-wetting

Wiederbefeuchten des Dentins. Wird die Dentinoberfläche nach der Konditionierung mit Phosphorsäure exzessiv getrocknet, so „kollabiert" das durch die Demineralisation freigelegte Kollagenfibrillennetzwerk und kann vom Primer oder Primer-Adhäsiv nicht mehr vollständig infiltriert werden. Unter re-wetting versteht man das Wiederanfeuchten der konditionierten (demineralisierten) und anschließend getrockneten Dentinoberfläche mit dem Ziel, das nach der Trocknung kollabierte Kollagenbibrillennetzwerk vor der Applikation eines acetonbasierten Adhäsivsystems wieder aufzurichten. Verwendung finden hierzu Wasser oder Mischungen aus Wasser und Hydroxyethylmethakrylat, die mit einem Applikatorbürstchen auf die Dentinoberfläche aufgetragen werden.

Rheologie

Physikalische Grundlagen der Erscheinungen bei der Deformation und beim Fließen flüssiger, kolloidaler, hochpolymerer und fester Systeme unter der Einwirkung äußerer Kräfte.

Rhodium

chem. Element (Rh); Elektronenmodifikation: 4d8 5s1; Dichte: 12,41 g/cm^3; Gitter: → kubisch; Schmelztemperatur: 1960 °C; Wortstamm: griechisch rhodeos (rosenrot)

Rim-Lock-Löffel

Halbindividueller Serienabformlöffel (→ Abformlöffel) mit innen aufgelötetem Rand zur besseren Retention des Abformmaterials.

Ringabformung

Verfahren: Einzeitige, in der Regel einphasige Abformtechnik

Durchführung: Ein Kupferring, dessen Durchmesser dem des Zahnstumpfes entspricht, und der als Abformmassenträger dient, wird entsprechend dem Verlauf der Präparationsgrenze konturiert. Als Abformmaterial wird heute – anstelle der ursprünglich verwendeten → Kompositionsmassen – vorrangig → Silikon vewendet. Zur Vermeidung von Deformationen bei der Abnahme des Ringes kann dieser an seiner Oberseite mit einem thermoplastischen Kunststoffmaterial (zum Beispiel einer Bayer-Basisplatte) verschlossen werden. Die fertige Abformung kann vorteilhaft mittels einer → Furrerzange vom Zahn abgehoben werden.

Eigenschaften: Im Gegensatz zu allen anderen Abformverfahren erfasst diese Technik nur einen einzelnen Zahn, so dass eine Überabformung über die noch in situ befindlichen Ringabformungen → Schachtelabformung oder eine → Sammelabformung über Transferkappen zur Darstellung der Gesamtsituation erforderlich ist.

Bevorzugte Anwendungsbereiche: Schwer zugängliche infragingival gelegene Präparationen, die sich mit anderen Verfahren nicht befriedigend darstellen lassen.

Ringöffnungspolymerisation

Best. → Monomere liegen als Ringstrukturen vor und schrumpfen bei der → Polymerisation durch Ringöffnung und Verknüpfung weniger als Kettenmoleküle; von Interesse für die Entwicklung schrumpfungsarmer → Komposite.

Risiko

(it.) = Wagnis, Gefahr, Verlust- bzw. Schädigungsmöglichkeit bei einer unsicheren Unternehmung. In diesem Wortsinn stellen zahnmedizinische Werkstoffe kein R. dar; zur ausgeprägten Risikominimierung für den Patienten tragen gesetzliche Bestimmungen (z.B. Medizinproduktegesetz, Zertifizierung), (biologische) → Werkstoffprüfung, werkstoffgerechte Indikation und Verarbeitung und für das zahnmedizinische Team arbeitsmedizinische Prophylaxe (Arbeitsschutz; antimikrobielles Regime, Toxikohygiene) bei.

Rissbildung

Überschreiten kritischer Spannungen durch Spannungsspitzen in spröden Werkstoffen führt zur R. und weiter zum Sprödbruch. Duktile Werkstoffe, z.B. Metalle, reagieren dagegen auf Spannungsspitzen mit mikroplastischer Verformung ohne Bruch. Beim Schweißen werden Heiß- und Kaltrisse unterschieden

Rissspitzenzähigkeit

Spannungsintensität an der Rissspitze eines Mikrorisses in sprödem → Werkstoff, bei dem → stabiles Risswachstum einsetzt. Bei Werkstoffen mit → R-Kurven-Verhalten markiert die Rissspitzenzähigkeit K_{I0} (engl.: crack-tip-toughness) den Beginn der R-Kurve. Bei Überschreiten der Rissspitzenzähigkeit, d.h. bei Einsetzen des → stabilen Risswachstums erreicht das Bauteil je nach Ausprägung des → R-Kurven-Verhaltens nach einer definierten weiteren Spannungsüberhöhung die kritische Spannungsintensität. Dieser Punkt wird als → Risszähigkeit bezeichnet.

Risswachstum

Bei Metallen oder Kunststoffen in erster Linie durch Abgleiten von Gitterebenen gegeneinander initiiert. Bei → Keramik durch Zugspannungsüberhöhung an einer Fehlstelle, die zur gerichteten Öffnung der Fehlstelle führt. Bei keramischen Werkstoffen besonders kritisch, da es nicht zum Abbau von Spannungsspitzen und zur Ausheilung von Rissen durch plastische Verformung wie bei Metallen und Kunststoffen kommen kann. Es wird bei Keramiken unterschieden zwischen → stabilem Risswachstum, das nach kurzer Zeit immer zum Versagen des Bauteils führt. Demgegenüber führt das auch über längere Zeiträume verlaufende → unterkritische Risswachstum zunächst zu einer lokalen Bauteil- oder Werkstoffschwächung, ehe es zum Bruch kommt. Bei Glaskeramiken wird versucht, das Risswachstum durch Einbau fester Kristalle zu verlangsamen, da der Riss um die Kristalle herumlaufen muss. (Abb. 246)

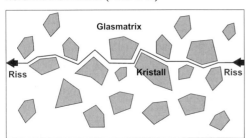

Abb. 246 Schematische Darstellung zum gestörten Risswachstum in kristallverstärkten Glaskeramiken

Risswachstumsparameter

Werkstoffkennwerte n und B, mittels derer die Neigung zum → unterkritischen Risswachstum charakterisiert und der zeitabhängige Festigkeitsabfall insbesondere bei spröden Werkstoffen abgeschätzt werden kann. Experimentelle Ermittlung erfolgt vorzugsweise im → dynamischen Biegetest. Die Risswachstumsparameter sind abhängig von der Versuchstemperatur und vor allem vom Umgebungsmedium. Das unterkritische Risswachstum ist in feuchter Umgebung wesentlich ausgeprägter als unter trockenen Umgebungsbedingungen.

Je stärker die Neigung zum unterkritischen Risswachstum, desto keiner sind die Risswachstumsparameter n und B an. Ein Ausschluss von Wasser an der Rissspitze eines sich unterkritisch ausbreitenden Risses lässt sich experimentell dadurch erreichen, dass der Versuch zur Ermittlung der Risswachstumsparameter unter zuvor erhitztem Silikonöl durchgeführt wird.

Risszähigkeit

Widerstand, den ein → Werkstoff einem sich ausbreitenden Riss entgegensetzt. Die Risszähigkeit K_{Ic}, auch → Bruchzähigkeit oder kritischer Spannungsintensitätsfaktor genannt, ist ein wichtiger mechanischer Kennwert, der mit der → Festigkeit verknüpft ist. Ein sprödes Werkstoffverhalten bedingt eine geringe Risszähigkeit. Metalle und Kunststoffe haben daher höhere Risszähigkeiten als Keramiken. Keramische Werkstoffe besitzen Risszähigkeiten im Bereich 1–10 MPa $m^{0,5}$. Am oberen Rand befinden sich dabei die → Hochleistungskeramiken. Dentalkeramiken liegen am unteren Rand dieses Bereiches. Die Risszähigkeit wird bei einem neuen keramischen Werkstoff zur Charakterisierung der mechanischen Eigenschaften daher immer zusätzlich zur → Festigkeit ermittelt. Dies geschieht üblicherweise im Biegetest am

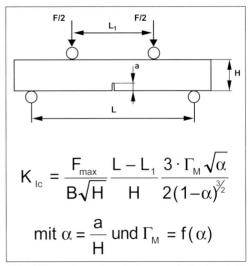

$$K_{Ic} = \frac{F_{max}}{B\sqrt{H}} \frac{L-L_1}{H} \frac{3 \cdot \Gamma_M \sqrt{\alpha}}{2(1-\alpha)^{3/2}}$$

$$\text{mit } \alpha = \frac{a}{H} \text{ und } \Gamma_M = f(\alpha)$$

Abb. 247 Anordnung des gekerbten, quaderförmigen Prüfkörpers beim SEVNB-Test (Single-edge-vee-notched-beam) mit Formel zur Ermittlung der Risszähigkeit.

gekerbten Prüfkörper mit Rechteckquerschnitt. Die Risszähigkeit hängt dabei ab von der Bruchlast und der Geometrie von Prüfkörper und Kerbe. Wichtig zur Ermittlung der wahren Risszähigkeit ist bei diesem Test ein möglichst kleiner Kerbspitzenradius (Ziel: r < 30 mm) (Abb. 247)

R-Kurven-Verhalten

Zunahme des Risswiderstandes mit zunehmender Risslänge bei → stabilem Risswachstum. Gründe: Reibungseffekte zwischen den Rissflanken an der Rissspitze („Rissabschirmung"), Rissverzweigung, Rissumlenkung und bei → Zirkonoxid zusätzlich durch → Umwandlungsverstärkung.

Rocatec-Verfahren

Anorganisches Legierungs-Kunststoff-Verbundverfahren. Silikatisierungsverfahren, bei dem die Silikatschicht durch einen tribochemischen Prozess auf die Legierungsoberfläche aufgebracht wird. Ausgenutzt wird dabei ein Korundstrahlprozeß. Die Korundpartikel sind mit einer SiO_2-Schicht ummantelt. Beim Aufschlagen der Korundpartikel auf die Legierungsoberfläche wird ihre kinetische Energie z.T. in Wärmeenergie umgewandelt, die SiO_2-Hülle wird zertrümmert und die entstehenden SiO_2-Bruchstücke werden auf die Legierungsoberfläche „aufgeschmolzen", so dass eine Silikatschicht entsteht. In einem zweiten Schritt (→ Silanisierung) wird auf diese Schicht ein bifunktionelles Alkoxysilan (hydrolysiertes γ-Methacryloyloxypropyl-trimethoxysilan) aufgetragen. Die OH-Gruppen der Silanmoleküle reagieren mit den Oberflächen-OH-Gruppen der Silikatschicht wodurch die Silanmoleküle chemisch an die Silikatschicht gebunden werden. Die zweite funktionelle Gruppe (Methacrylat-Gruppe) steht für die spätere Reaktion mit dem Kunststoff zur Verfügung. (Abb. 248, Abb. 249)

Rohbrand

Unter Vakuum behält das Sintergut seine rauhe Oberfläche. Durch einen atmosphärischen Brand wird im Brennofen später die glatte geschlossene

Oberfläche der Keramik erzielt. Dieser Voirbrand wird oftmals vom Zahnarzt für die Farb- und Formkontrolle am Patienten gewünscht.

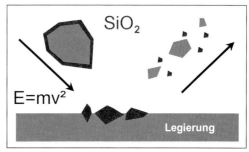

Abb. 248 Rocatec-Verfahren: Prinzip der Silikatisierung

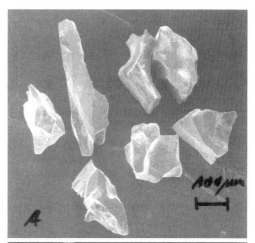

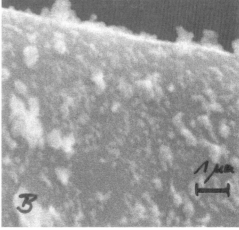

Abb. 249 Rocatec plus – Strahlgut; **A.** Einzelpartikel; **B.** Detail mit aufgelagerten Nano-Silikatpartikeln

Röntgenopazität

Fähigkeit eines Stoffes in Röntgenabbildungen sichtbar zu erscheinen. Mit zunehmender Absorption von Röntgenstrahlung nimmt die Helligkeit der Darstellung im Röntgenbild (Negativ) zu. Die R. wird z.B. durch Beimengung von Oxiden von Stoffen hoher Ordnungszahlen erhöht → Füllungsmaterialien. Die R. kann eine Beurteilung der Qualität von Füllungen/Kronenrändern verbessern.

Rotomix

Mischgerät für das → Kapsel-System, bei dem im Anschluss an das Vermischen der Komponenten (Prinzip. Planetengetriebe) für einige s zentrifugiert wird, um Lufteinschlüsse aus dem Mischgut auszutreiben.

R-Sätze

Hinweise auf besondere Gefahren von gefährlichen Stoffen → Anhang, S. 322

Rückstellvermögen

Das Vermögen eines Materials sich nach einer Deformation vollständig zurückzustellen (→ Deformation, elastisch, plastisch).

Ruhepotenzial

Siehe → Polarisationsmessungen, → Potenzialmessungen

Ruthenium

Platinmetall (Ru); Elektronenmodifikation: 4d7 5s1; Dichte: 12,45 g/cm^3; Gitter: hexagonal; Schmelztemperatur: 2250 °C; Wortstamm: ukrainisch ruthenia (alter Name der Ukraine)

Rutil

TiO_2. Gelbliches, bräunliches bis rotes oder schwarzes Mineral. Kristallform: tetragonal. Enthält 90–97 % TiO_2, als Verunreinigungen u.a. SiO_2, Eisenoxide. Primäre Rutilvorkommen in Südnorwegen und USA; wichtiger sind Vorkommen in Seifen (Brasilien, USA) und Strandsanden (Ostküste Australiens, Florida, Südafrika). Sande mit >0,3 M% TiO_2 sind abbauwürdig. Rutil enthaltende Seifen und Sande sind das Ausgangsmaterial für die metallurgische Titangewinnung.

Sägemodell

Gipsmodell, bestehend aus Zahnkranz und Modellsockel. Zur Anfertigung eines Sägemodells wird der Zahnkranz in der Abformung mit Typ-IV-Gips → Gips ausgegossen. Im Bereich der Zähne, resp. Stümpfe, die nach der Fertigstellung herausnehmbar gestaltet werden sollen, werden während des Abbindevorgangs in den noch weichen Gips oder in den bereits ausgehärteten Zahnkranz in vorzubohrende Löcher Modellstifte eingesetzt. Danach wird der Modellsockel gegossen (ebenfalls Typ-IV-Gips oder Spezialgipse mit geringster Expansion). Nach der Entnahme des Modells aus der Abformung wird mesial und distal der gesetzten Stifte jeweils ein Sägeschnitt bis auf den Gipssockel angelegt. Die so separierten Stümpfe können vom Modell abgehoben und vermittels der eingesetzten Modellstifte wieder sauber in den Sockel reponiert werden.

Salze

sind definiert als Stoffe bei denen ein Anion ionogen mit einem oder mehreren Kationen verbunden ist. Am bekanntesten sind Verbindungen aus einem Säurerest (z.B. Chlorid = negatives geladenes Chlorion) und einem Metallkation (z.B. Natriumkation). Das daraus resultierende Salz (Natriumchlorid) ist unter dem Trivial-Namen Kochsalz bekannt. Salze können nie Bestandteil von Legierungen sein. Diese bestehen aus elementaren Metallen und evtl. Nichtmetallen. Bei der Allergietestung wird der sogenannte Patch-Test (Pflastertest) angewandt. Hierzu werden z.B. Salze von vermuteten allergenen Stoffen auf die Haut aufgetragen, um zu sehen, ob eine allergische Reaktion auftritt. Das verwendete Salz wird aber nur verwendet, um das betreffende Metall in Lösung zu bringen, damit es mit der Haut wechselwirken kann. So zeigt z.B. Cobaltchlorid bei einer positiven Reaktion eine Allergie des Patienten gegenüber Cobalt an, bei Natriumthiosulfatoaurat gegen Gold. In beiden Fällen sind die Salze nicht Bestandteil einer Legierung, sind aber stellvertrtend für die entsprechenden Metalle. Man sollte in diesen Fällen nur Legierungen verwenden, die kein Cobalt bzw. Gold enthalten.

Sammelabformung

Überabformung über in den Mund eingesetzte Übertragungshilfsmittel (Transferkappen, Primär- oder Sekundarteile) mittels eines → Elastomers (aber auch Gips). Ziel der Abformung ist es, die Übertragungshilfsmittel sicher im Abformmaterial zu fixieren, um so die intraorale Situation exakt auf ein Modell übertragen zu können.

Sandstrahlen

Im der Zahntechnik übliche aber unzutreffende Bezeichnung für dentaltechnolgisches → Strahlen, weil dieses nicht mit Sand (SiO_2), sondern → Korund (Al_2O_3) durchgeführt wird.

Sandwichabformung

Verfahren: Einzeitig-zweiphasige Abformtechnik; Variante der → Doppelmischabformung.
Durchführung: Im Gegensatz zur Doppelmischabformung wird das dünnfließende Material nicht mittels einer Spritze am Zahn appliziert, sondern zusammen mit dem zähplastischen Material auf dem Löffel appliziert.
Eigenschaften: Da durch die simultane Applikation der Massen die Verarbeitungszeit verkürzt ist, lassen sich Vorvernetzungen und damit endogene → Spannungen nahezu vollständig vermeiden. Die erhaltenen Modelle stimmen mit der Originalsituation annähernd überein.
Bevorzugte Anwendungsbereiche: Wie → Doppelmischabformung.

„SÄT" = Säureätztechnik

→ Ätzung der Zahnhartsubstanz durch 30–40 %ige Phosphorsäure für $1/2$ bis 1 Minute. Im → Schmelz entsteht ein Ätzmuster zur mikromechanischen Retention von Kunststoffen. → Dentinadhäsion. (Abb. 250)

Sauerstoffbrückenbindung

Theoretische Vorstellung zur chemischen Verbindung zwischen Aufbrennkeramiken → Dentalkeramik und Metalloberfläche bei der Verblendung von Metallgerüsten (insbesondere bei Edelmetallen) mit keramischen Massen.

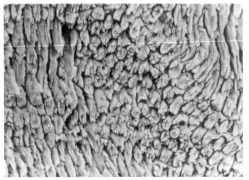

Abb. 250 Mit Phosphorsäure angeätzte Schmelzoberfläche

Infolge der Diffusion unedler Legierungskomponenten während des Brandes zur Objektoberfläche und deren Oxidation kann es zu Verbindungen der Oxide mit den Si-O-Polymeren der Glasmatrix der Verblendkeramik kommen. Da reine Edelmetalle keine Oxide bilden, kommt es auch zu keiner Haftung zwischen Edelmetall und Keramik. EM-Legierungen werden deshalb entsprechende Komponenten zur Ausbildung von Haftoxiden zugesetz. Bei NEM-Legierungen sind die Oxidbildner in der Legierung bereits vorhanden. Die Haftung zwischen Gerüst und Keramik wird durch den „Haftopaquer" (opaque zur lichtoptischen Abdeckung der dunklen Metalloxide) optimiert. → Farben (Abb. 251, Abb. 252)

Sauerstoffinhibition

durch (Luft)sauerstoff verursachte → Inhibition der → Polymerisation, typischerweise bei frei

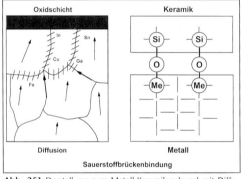

Abb. 251 Darstellung zum Metall-Keramikverbund mit Diffusion unedler Komponenten und der Sauerstoffbrückenhaftung

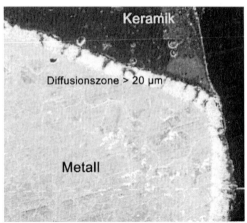

Abb. 252 Diffusionszonenbildung in der Metallkeramik bei EM-Metallen. Breite Anreicherungszone mit unedlen Komponenten bei PdCuGa-Legierungen.

aufgebauten (licht)polymerisierten → Diacrylat-Komposits; ermöglicht den schichtweisen Aufbau (→ Anpolymerisation). Die biologisch (unreagierter Kunststoff) und ästhetisch negative Inhibitionsschicht muss allerdings von der definitiven Oberfläche entfernt werden, sofern ihre Entstehung nicht durch Blockade des Sauerstoff-Zutritts (Folie, Folienkrone, Gel) verhindert wird.

Säureätztechnik ‚totale, SÄT

Einzeitige Applikation von 30–40%iger Phosphorsäure auf Dertin und Schmelz bei Adhäsivsystemen.

Säuren

sind definiert als Stoffe die ionogen gebunden Wasserstoff enthalten, der durch Metalle unter Salzbildung aus dieser Verbindung getrieben werden kann. Säuren bestehen aus einem Säurerest und einem oder mehreren Wasserstoffatomen. In wässrigen Lösungen dissoziieren (= Zerfall in Ionen) Säuren in Anionen (negativ geladen Ionen, z.B. Sulfat-, Chlorid- oder Citrat-Anion) und Wasserstoffkationen (postiv geladenes Wasserstoffion). Der Dissoziationsgrad, d.h. wie viel Prozent der Säure dissoziert ist, bestimmt die Säurestärke. Je mehr Säuremoleküle dissoziert sind, desto stärker ist die Säure. Das Maß für den Dissoziationsgrad ist der pH-Wert.

Schachtelabformung

→ Sammelabformung über einen oder mehrere nach der Abformung in situm belassene → Ringabformungen.

Scheiden

Trennung von Edelmetallresten nach den Komponenten → Sekundärgewinnung

Scherfestigkeit

Werkstoffparameter, der die Grenzbelastung eines Werstoffes unter der Wirkung einer Schubspannung (Scherspannung) angibt, bei der eine Abscherung (Materialbruch) eintritt. In der Technik die zum mechanischen Trennen/Schneiden erforderliche Spannung (MPa), in der Geologie Parameter für die Festigkeit von Schichtungen. In der Dentaltechnik die Festigkeit von Werkstoffverbunden mit Messung der Druck-Scherfestigkeit (z.B. Metall-Kunststoffverbund nach ISO 10477). Auf Metallflächen werden unter genormter Bedingung mit zahntechnischen Verfahren Verlendungen (Komposit, Keramik) aufgebracht. Die Verblendung wird mit einem Stempel belastet (Druck-Schertest) und abge-

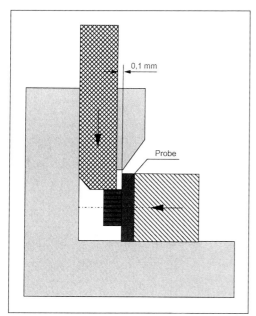

Abb. 253 Schematische Darstellung der Versuchanordnung zur Messung der Festigkeit des Metall-Kunststoffverbundes im Druck-Scherversuch

schert. Die Scherfestigkeit von Materialverbunden (Metall-Kunststoff, Befestigungszement-Restaurationsmaterial, Zahnhartsubstanz (Dentin/Schmelz) -Restaurationsmaterial unterliegt unter Mundbedingungen der Alterung und nimmt langfristig ab. (Abb. 253)

Schichten

Schichtweiser Aufbau von Kunststoff und Keramik

Schlämmkreide

Endpoliturmaterial in der Kunststoffbearbeitung. Gereinigte Kreide feinster Körnung (Herstelung mittels Schlämmen) → Polieren

Schleifen

Oberflächenbearbeitung mittels spanabhebender Schleikörper. → Schleifmittel, → Schleifkörper → Rauhtiefe

Schleif- und Poliermittel

Natürliche oder synthetische Stoffe, die je nach Härte in Beziehung zum bearbeiteten Werkstoff, Partikelmorphologie und Einsatzbedingungen graduell unterschiedlich substanzabtragend bis einebnend (ohne Substanzabtrag) wirken, so dass nur im konkreten Fall ein Stoff Schleif- *oder* Polierwirkung entfaltet. Wichtige S. sind → Diamant, → Siliciumcarbid, → Korund, → Schmirgel, → Diatomeenerde, → Schlämmkreide, Metalloxide (Chrom-, Eisen-, Zinnoxid). Bei dem sukzesiven Einsatz der Sch. mit immer feinerer Körnung sind Reste des Sch. vor der nächsten Bearbeitungsstufe sorgfältig zu entfernen.

Schleifkörper

auf einen genormten (EN-, DIN-, ISO-Nornen) Schaft aufgepresstes oder auf ein Trägersystem (Mandrell, Scheibensystem) montiertes, vielschneidiges Schleifwerkzeug unterschiedlicher rotationssymmetrischer Gestalt (Rad, Zylinder, Kegel, Kugel, Linse, Birne); aufgebaut aus → Schleifmittel und → Bindemittel, ggf. mit definiertem Gehalt an Poren. Schleifwirkung, Schleifleistung und Haltbarkeit (Standzeit) sind abhängig vom Bau des Sch. (Härte, Zähigkeit,

Korngröße, Korndichte des Schleifmittels; Bindemittel; Porosität) und den Schleifbedingungen (Schnittgeschwindigkeit, Druck, Naß- oder Trockenbedingungen, Kontaktfläche und -richtung zum Werkstoff) und vom bearbeiteten Werkstoff (Härte, Sprödigkeit oder Plastizität, Thermostabilität oder -labilität). Das Schleifkorn verrichtet die eigentliche Abtragsarbeit (bei plastischen Werrkstoffen schneidend, bei spröden zertrümmernd); es muß härter als der zu bearbeitende Werkstoff und scharfkantig sein; seine Zähigkeit leistet den stoßartigen und reißenden Tangentialkräften Widerstand, die es zersplittern und ausbrechen würden; gröberes Korn ergibt größere Abtragsleistung aber schlechter werdende Oberflächenqualität; insbesondere an der Zahnhartsubstanz sind Grobkorn-Diamantinstrumente, zusätzlich aus biologischen Gründen (→ Dentinwunde), kontraindiziert. Neben der Korngröße bestimmt die Schnittioefe die entstehende Oberflächenqualität (→ Rauhigkeit). Wird die Schnittiefe des Korns nicht voll genutzt, entstehen feinere Oberflächen. Es gilt die Regel: Schleifen harter Werkstoffe mit feinem Korn, weicher W. mit grobem Korn. Bei plastischen Werkstoffen ergibt → Fräsen eine bessere Oberflächenqualität als Schleifen; das Bindemittel hält die Schleifkörner zusammen bzw. bestimmt, wann das einzelne Korn den Verbund verläßt (Standfestigkeit des Sch.; Ziel: → Selbstschärfung ohne vorzeitigen Verschleiß und Unrundlauf); die Porosität des Gefüges von Sch. variiert je nach

Bindung und Einsatzzweck; keramisch gebundene Sch. können bis ca. 50 Vol% Poren aufweisen; Porosität fördert bei Bearbeitung plastischer Werkstoffe, sofern nicht gefräst wird, die Schleifleistung, unterstützt Kühlwasserzutritt und Selbstreinigung, wirkt gegen Verschmieren; für harte und spröde Werkstoffe und zum Erzielen feiner Oberflächen (Feinschleifen) ist eine dichte Struktur des Sch. erforderlich; dem entsprechen gummigebundene Sch. ohne Porenanteil (Gummipolierer) zum Feinschleifen. (Abb. 254)

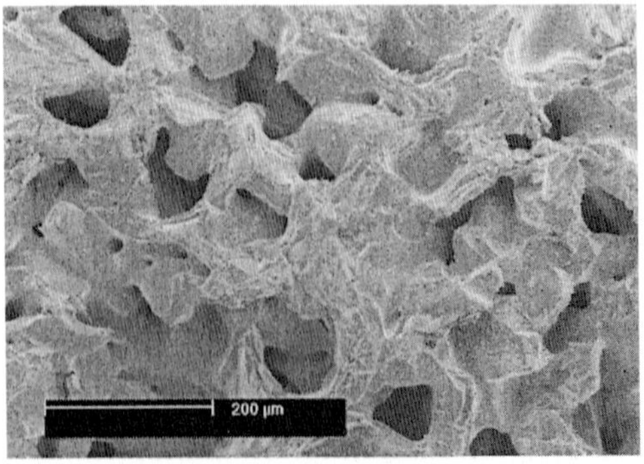

Schleifmittel

zu Schleifwerkzeugen geformte, auf Grundkörper aufgebrachte oder lose verwendete synthetische oder natürliche Stoffe, die zur Bearbeitung der Form und Oberfläche von Werkstücken durch Abtragen von Substanz (→ Schleifen) eingesetzt werden und stets härter als der zu bearbeitende Werkstoff sein müssen. Für die unterschiedlichen dentalen Werkstoffgruppen sind eine Vielzahl verschiedener Schleifmittel üblich, die sich neben der Härte ebenso nach der Korngröße und der Form der Schleifpartikel unterscheiden. Wichtige Schleifmittel sind → Diamant, → Siliciumcarbid, → Korund, → Schmirgel.

Schleifpapier

kunststoffgebundene Schleifmittel auf Papierträger; für Naßschleifen (z.B. Metallographie) durch Imprägnierung wasserfest.

Schleifpolieren

mechanisches Polieren, bei dem die Oberflächenverfeinerung wie beim Schleifen auf Materialabtrag, allerdings ohne formkorrigierende Absicht oder Wirkung zustandekommt (→ Druckpolieren).

Schleifscheibe

scheibenförmiger → Schleifkörper zum Trennen von Werkstücken (Auftrennen von eingegliedertem festsitzenden Zahnersatz bei notwendiger Entfernung; Abtrennen von Gußkegel und -kanal vom Gußobjekt)

Abb. 254 Oberfläche eines keramikgebundenen Schleifkörpers

200 µm

Schleifstaub

→ Staub

Schleifstein

→ Schleifkörper, der aus → Schleifmittel und → Bindemittel gefertigt ist.

Schleifwerkzeuge

Pauschalbezeichnung für unterschiedlich aufgebaute und zu betreibende Werkzeuge, wie → Schleifsteine (montiert, unmontiert), Schleifkappen, Scheibensysteme, Schleifpapier, Schleifleinen, für unterschiedliche Indikationen; das vielkantige Schleifkorn bewirkt Substanzabtrag bei plastischen Werkstoffen (Metalle, Kunststoffe) durch schneidende, bei spröden Werkstoffen (Keramik) durch oberflächlich zertrümmernde Wirkung mit tieferreichender Mikrorißbildung.

Schleimhautbrennen

orale Dysästhesie, mögliches subjektives Symptom bei sichtbaren oder unsichtbaren Erkrankungen der Mundschleimhaut (→ burning mouth syndrome, → Stomatitis prothetica) bzw. des Organismus (Stoffwechselstörungen, Mangelerkrankungen, Hormondefizite, Nahrungsmittelallergie, Störung des mikrobiellen Milieus im Mund) mit unterschiedlicher, meist vielschichtiger und schwer durchschaubarer Ätiologie, sehr selten chemisch-toxisch ausgelöst bei → Kunststoffunverträglichkeit oder → Metallunverträglichkeit, Gefahr der psychosomatischen Manifestation groß, frühzeitiges Handeln in Zusammenarbeit verschiedener Fachdisziplinen angezeigt.

Schließkopfformen

da am Zahnersatz keine auftragenden Konstruktionselemente erwünscht sind ist nur die Versenkkopfgestaltung akzeptiert.

Die nachfolgende Abbildung gibt auszugsweise einen Überblick über verschiedene Schließkopfformen. (Abb. 255)

Schmelz

→ Zahnschmelz

Schmelzätz-Technik

→ Adhäsivsysteme. Vorbehandlung des Zahnschmelzes mit Phosphorsäure zur adhäsiven Verankerung von Kompositkunststoffen. Unter dem Einfluss der Säure erfolgt eine selektive Auflösung des Schmelzes entlang bestimmter Vorzugsrichtungen, die durch die Anordnung der Kristallite in den Prismen bestimmt werden. Die Entmineralisierung der Kristallite vollzieht sich primär entlang der C-Achse. Daher werden Kristallite, die senkrecht zur Richtung der Säureeinwirkung stehen, zuerst demineralisiert. Die Schmelzätzung führt zur Ausbildung einer mikroretentiven Schmelzoberflächenstruktur, vergrößerten Oberfläche und verbesserten Benetzbarkeit des Schmelzes. Zur Haftvermittlung zwischen geätztem Schmelz und Komposit dient ein niedrigviskoser, ungefüllter Kunststoff (Bondingmaterial). Durch Kapillarkräfte penetriert das Bondingmaterial in die mikrostrukturell aufgeraute Schmelzoberfläche und sichert nach der Polymerisation über geometrische und rheologische Effekte den mikromechanischen Verbund des Kompositmaterials am Zahnschmelz. Dabei werden Haftkräfte von 20–24 MPa erzielt.

Schmelzbadsicherung

auch als Wurzelschutz zu verstehen. Um bei reaktiven Materialien, wie Titan, keine Reaktion der Schweißwurzel mit Sauerstoff zu riskieren wird eine 2. Argondüse auf die der Arbeitsfläche abgewandten Seite gerichtet.

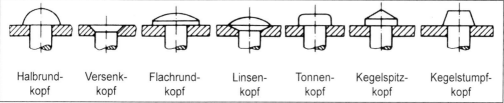

| Halbrund-kopf | Versenk-kopf | Flachrund-kopf | Linsen-kopf | Tonnen-kopf | Kegelspitz-kopf | Kegelstumpf-kopf |

Abb. 255 Auswahl technischer Schließkopfformen

Schmelz-Dentin-Haftvermittler

siehe → Adhäsivsysteme

Schmelzintervall

→ Zustandsdiagramm. Temperaturbereich (Hysterese) bei schmelzbaren Materialien als Differenz der Übergangstemperaturen der Phasen fest-flüssig und flüssig-fest. Bei Legierungen die Differenz zwischen Solidus- und Liquidustemperatur.

Schmelzmassen

→ Dentalkeramik. Dem Zahnschmelz bzw. Schneidekantenbereich des natürlichen Zahnes farblich und in seinen lichtoptischen Eigenschaften nachempfundene Keramikmassen oder Verblendkomposits für die schichtweise Gestaltung festsitzenden Zahnersatzes .

Schmelz-Pressen

Thermoplastische Verarbeitung von Kunststoff, bei der durch Wärmezufuhr plastifizierter Kunststoff mit hohem Druck in eine gestaltgebende Hohlform eingepreßt wird. In der dentalen Technologie für Vinylchlorid-Vinylacetat-PMMA-Mischpolymerisat (→ Luxene – diffizile Verabeitung nur in Lizenzlaboratorien) zutreffend. Spezialküvette wird durch IR-Strahler vorgeheizt, mit vorpolymerisiertem Gel beschickt und in einer Spezialapparatur mit hohem Druck verschlossen, in der Schmelz-Press-Anlage wird die heiße Form mit Kunststoff bei 7 bar verdichtend aufgefüllt, anschließend Fertigpolymerisation über 90 min in 97 °C Wasserbad.

Schmelzpunkt

Definierte Temperatur, bei der ein fester (kristalliner) Stoff in den flüssigen Aggregatzustand übergeht. Feste Schmelzpunkte können sowohl bei Nichtmetallen als auch Metallen auftreten. → Anhang

Schmelzschweißen

Verfahren bei örtlich begrenztem Schmelzfluß ohne Anwendung von Kraft mit oder ohne Schweißzusatzwerkstoffen

Schmelztemperatur

→ Schmelzpunkt

Schmierschicht

→ Dentin. 1. amorphe, zähhaftende, jedoch auf Dauer nicht widerstandsfähige, 0,5–15 μm dicke Schleifstaubgrundschicht auf den Zahnhartsubstanzen nach deren Präparation mit rotierenden Instrumenten; engl. „smear layer"; am Dentin in einen oberflächlich aufliegenden und einen in die Dentinkanälchen eingepressten Anteil unterschieden; chem. Zusammensetzung entspr. Zahnhartsubstanzen; in vivo Kontamination mit Speichel, Mikroorganismen, ggf. Blut, Abrieb benutzter Instrumente; Entstehung und Morphologie von der Bearbeitung (Werkzeug, Bedingungen) beeinflusst: Stahlkavitätenfräser erzeugen Mikrofrakturen und dadurch rauhe, unebene und unregelmäßige, Hartmetallfräser regelmäßige, Finierer glatte, verdichtete, Diamantschleifer dickere und rauhere Sch. als Hartmetallfäser; bei Wasserkühlung glatter, dichter und verstrichener als nach trockenem Abtrag; Ursache für die unterschiedlich strukturierten Areale sind plastische Verformung (glatte Bezirke), Mikrofrakturen (rauhe Abschnitte), Schleifstaubverdichtung und Denaturierung der Strukturproteine. Wenn frei von Mikroorganismen, hat die Sch. eine gewisse Schutzfunktion für das Pulpa-Dentin-System (geringere Sensibilität und Permeabilität); Toxine vermag sie nicht abzuhalten; Entfernung der Sch. erhöht die Permeabilität des Dentins (Hydrodynamik; hydraulische Leitfähigkeit bei säuregeätztem Dentin um den Faktor 32 größer). Bei der Applikation von Werkstoffen erschwert die Sch. die initiale Abdichtung; in der Gebrauchsperiode ist auf Grund ihrer chemischen und mechanischen Instabilität mit zunehmender Auflösung zu rechnen, wodurch sich Mikrospalten im Zusammenwirken mit werkstoffabhängigen Vorgängen (Abbinde- bzw. → Polymerisationskontraktion, mechanische Beanspruchung, Pumpeffekte) ausbilden, vergrößern und zunehmend mikrobiell besiedeln können (Gefahr der Pulpitis und Sekundärkaries). Deshalb wird vor nichtadhäsiver Füllung und Befestigung die oberflächliche Sch. unter Belassung der Pfropfen in den Dentinkanälchen mittels chemisch wirkender → Kavitätenreiniger entfernt. Bei *adhäsiven* Restaurationen wird die Sch. am Zahnschmelz durch Säurekonditionierung komplett entfernt und dieser gleichzeitig mikrostrukturiert. Am Dentin bestehen verschiedene Konzepte bezüglich der Sch. (→ Dentinhaftvermittler-Systeme). 2. → Inhibitionsschicht auf bestimmten Kunststoffen. (Abb. 256)

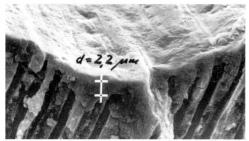

Abb. 256 Schmierschicht auf Dentin (Gefrierbruch) nach Präparation mit Normalkorn-Diamantschleifer

Schmirgel

zu definierten Korngrößen gemahlenes, dunkles Gestein aus Korund mit Silikaten und Magnetit (Fe_3O_4); mit Bindemitteln auf Papier oder Leinen als Schleifmittel; MOHS-Härte 8.

Schnittgeschwindigkeit

die vom Schleifkorn oder einem Punkt der Schneide eines rotierenden Instrumentes pro Zeiteinheit zurückgelegte Strecke; abhängig von → Drehzahl und Durchmesser (Umfang) des Werkzeugs; Abtragsleistung Schnittgeschwindigkeit. Je höher die Drehzahl, je größer der f des Werkzeugs, um so größer die S. und die abgetragene Stoffmenge. Hohe Schnittgeschwindigkeit fördert die → Selbstschärfung von Schleifkörpern.

Schnitttiefe

Vom Anpreßdruck abhängige Tiefe des Eingriffs eines Schleifkorns oder einer Schneide rotierender Werkzeuge. Erhöhung der Schnitttiefe durch höheren Druck > größere Schleifleistung; allerdings auch größere Wärmeentwicklung und ggf. → Verschmieren des Werkzeugs bzw. thermische Gewebeschädigung (Zahnhartsubstanzen); je geringer die Schnitttiefe (Arbeiten mit geringem Druck) um so geringer die erzeugten Rautiefen.

Schraube

Prinzip: Das Funktionsprinzip der Schraube ist der des Keils, der auf einen Kernkörper aufgewickelt ist. Die Schraube wird durch Kraftspeicherung in elastischer Verspannung und unter Reibung durch Eindrehen des Schraubengewindes in ein Innengewinde, z.B. Gewindebohrung, Mutter) als Befestigungsmittel verwendet. Die Gewindereibung verhindert das selbständige Lösen der Verschraubung (Selbsthemmung).
Schraubenverbindung: aus fertigungstechnischen und betrieblichen (Sicherheit) Vorteilen werden sie bei unlösbaren und bedingt lösbaren Verbindungen eingesetzt.
Stellfunktion: Unter Sicht der Bewegungswandlung, also Schraube als Maschine, kann die Drehbewegung in eine Längenbewegung hoher Genauigkeit transformiert werden. Der Einsatz erfolgt als Vorschubspindeln an Maschinen oder Messzeugen oder Lenkspindeln an Fahrzeugen.

Schraubengrundformen

von Befestigungsschrauben sind: Kopfschrauben, Stiftschrauben, Gewindestifte, Gewindestopfen, Schraubenbolzen

Schraubenkopf

dient dem Aufbringen des Anzugsmoments durch innen oder außen angreifenden Schlüsseln an der Werkzeugangriffsfläche und überträgt die Schraubenkraft auf die Bauteile

Schraubenprinzip

Die Schraubenlinie ist eine räumliche Kurve, die auf einen Zylinder mit konstantem Radius r aufgewickelte Linie mit einem dem Drehwinkel φ proportionalen Fortschritt z in Achsrichtung. Sie ist meist rechtssteigend (rechtsgängig), kann aber linkssteigend (linksgängig) sein. Ein Umlauf wird als Gang bezeichnet, die Schraubenlinie steigt dabei um die Ganghöhe P. Unter Berücksichtigung des Umfanges U lässt sich der Steigungswinkel φ = arc tan (P/U) berechnen.

Schrumpfung

Volumenabnahme (Kontraktion) eines Werkstoffs infolge chem. bedingter Verfestigung (z.B. Abbindereaktion bei Zementen, → Polymerisationskontraktion bei → Kunststoffen) oder thermische bedingter Verfestigung (thermische Kontraktion von Legierungen oder thermoplastischen Abformmassen). Allseitig gleichmäßige *ungerichtete* Kontraktion oder i.d.R. durch verschiedene Faktoren (z.B. Haftung) beeinflusste ungleichmäßige bzw. (evtl. bewusst angestrebte) *gerichtete* Kontraktion. Bei lichtpolymerisierbaren Kunststoffen beginnt z.B. die Polymerisation an der Seite des Lichtzutritts. Der Kunststoff schrumpft auf diese Seite hin (gerichtete Sch.). (Abb. 257)

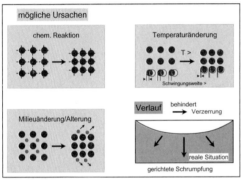

Abb. 257 Schrumpfung, mögliche Ursachen und reale Situation.

Schrumpfungslenkung

Syn. Schwundlenkung: technologisches Bestreben, die Volumenkontraktion, die bei der Verfestigung eines Werkstoffs unbeeinflusst im allgemeinen in allen Richtungen gleichmäßig verläuft, gerichtet ablaufen zu lassen oder in irrelevante Bereiche des entstehenden Objektes zu verlagern.
Beispiele: Retention des → Abformmaterials am Abformlöffel führt zu einer kalkulierbaren Schrumpfung auf den Löffel zu; bei der → Heißpolymerisation im kombinierten Injektions- und Nachpreßverfahren (→ Ivocap-System) durch gezielte Wärmezufuhr Beginn der Polymerisation und Schrumpfung gegenüber der Injektionsstelle der Hohlform; durch fortlaufend nachgepressten Kunststoffteig Kompensation der Schrumpfung der zuerst und zunehmend polymerisierten Prothesenabschnitte.

Schrumpfung, thermische

→ Kontraktion, thermische

Schultermassen → Dentalkeramik

Keramikmasse mit besonders geringer Schwindung für die metallfreie Randgestaltung einer Verblendkeramikkrone; → Dentalkeramik

Schutzgas

in der Technik inerte Gase, meist Edelgase, die bei verschiedenen Techniken (Schmelzen/Gießen, Schweißen) das zu bearbeitende Werkstück/Arbeitsgut überdecken und eine Reaktion mit atmosphärischen Gasen (O_2, N_2) verhindern. In der allgemeinen Technik sind CO_2 und Argon üblich, in der Zahntechnik Argon, da CO_2 in einigen Metallschmelzen löslich sind.

Schutzlack – Flüssigkeits-System.

Zusammensetzung: Filmbildner (Copal, PMMA, Celluloseester) in einem Lösungsmittel (Ethanol, Ethylacetat oder Diethylether).
Abbindung und Verarbeitung: Der Schutzlack wird mit einem Pinsel oder Schaumstoffpellet appliziert und erhärtet innerhalb von 30–60 s durch Verdunsten des Lösungsmittels. Dabei entsteht auf der Füllungsoberfläche ein Film von mehreren mm Stärke.
Anwendung: Schutzlacke dienen zum Schutz von Zementfüllungen vor Feuchtigkeitszutritt oder Feuchtigkeitsverlust.

Schwabbel

aus parallelen Stofflagen oder Leder gebildetes Rad zur Vor- oder Endpolitur. Betrieb auf stationären Poliermotoren (Befestigung auf konischen Spindeln). Verwendung mit Vorpolier oder Feinpoliermitteln. → Bimsstein, → Polieren

Schweißbarkeit

eines Werkstoffes wird von drei Einflußgrößen bestimmt: der Schweißeignung, den Schweißmöglichkeiten, der Schweißsicherheit

Schweißeignung

hängt vom Werkstoff, der Konstruktion und der Fertigung ab. Sch. Ist vorhanden, wenn bei der

Fertigung auf Grund der chemischen, metallurgischen und physikalischen Eigenschaften des Materials eine den Anforderungen gestellte Schweißung erfolgen kann.

Schweißen

ist das vereinigen von Werkstoffen unter Anwendung von Wärme und/oder Kraft ohne matrialfremde Schweißzusatzstoffen → Löten

Schweißfolge

auch Schweißabfolge, bezeichnet wird das zeitliche Abfolge des Schweißens der Schweißlagen z.B. bei Mehrlagenschweißen mit mehrmaligem Wenden und wechselseitigen Legen der Naht. Hierdurch kann Schweißverzug und Schweißeigenspannung minimiert werden.

Schweißgeschwindigkeit

effektiv geschweißter Bereich je Zeiteinheit, z.B. in cmmin^{-1}

Schweißlaser, zahntechnischer

Nd:YAG-Laser (l 1064 nm) als kompakte Stand- oder Tischgeräte (Desktop-Laser) mit einer Pulsleistung von 30–50 J → Laser

Schweißlöten

eigentlich Bronzeschweißen, ist ein Lotverfahren, bei welchem eine Verbindung schrittweise durch ein technisches Verfahren, ähnlich dem Schweißverfahren, hergestellt wird. Es wird dabei ein Lötmetall verwendet, dessen Schmelztemperatur über 450 °C liegt.

Schweißnaht

Verbindungsstelle, die durch Schweißen entstanden ist , unabhängig vom Schweißverfahren und dem Werkstoff (metallische Werkstoffe, Polymere, Keramiken, Gläser). Bezeichnung der einzelnen Anteile von Schweißnaht und Werkstück nach DIN 32511 (Abb. 258)

Schweißnaht-Prüfung

unterschieden werden zerstörende und zerstörungsfreie Prüfung.
Zerstörungsfrei – mittels Röntgen- oder radio-

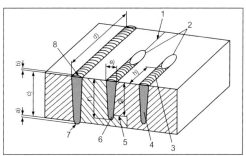

Abb. 258 Benennung der Schweißnaht: 1 Stoßfuge, 2 Endkrater, 3 Blindnaht, 4 Schmelzzone/Schweißgut, 5 ungeschweißter Spalt, 6 Schmelzzonenboden, 7 Nahtunterraupe/Wurzel, 8 Nahtoberraupe, a Wurzelüberhöhung, b Nahtüberhöhung, c Nahtdicke, d Nahtlänge, e Nahtbreite, f Schmelzzonentiefe, g Nahtdicke, h Nahtlänge

aktiver (Indium) Strahlung (Röntgengrobstrukturanalyse) , Darstellung des Ergebnisses über Filme oder elektronische Aufnehmersysteme sowie der Rißdarstellung mit gut penetrierenden UV-anregbaren Farbstoffen und Ultraschalluntersuchungen, Zerstörend – über metallografische Methoden

Schweißnaht-Unregelmäßigkeiten

in der Naht sind nach DIN ISO 13919-1 u.a. gegliedert in: Riß, Endkraterriß, Porosität und Poren, Porennester und Porenzeilen, Lunker und Endkraterlunker, Feste Einschlüsse, Bindefehler, Ungenügende Durchschweißung, Unregelmäßigkeit von Kehlnähten, Randkerben, Nahtüberhöhung, Wurzelüberhöhung, Kantenversatz, Spritzer, Nahtunterwölbung mit Wurzelüberhöhung (Nahtdurchhang), Nahtunterwölbung, Wurzelrückfall, Wurzelkerbe

Schweißraupe

Durch Überdeckung der einzelnen Schweißpunkte auf dem Bauteil entstandene charakteristische Naht

Schweißschrumpfung

Deformation in der Schweißnaht bedingt durch die Kontraktion der Schmelze gemäß der Erstarrungsschrumpfung

Schweißsicherheit

ist vorhanden, wenn ein Werkstück auf Grund seiner konstruktiven Gestaltung unter den vorgesehenen Einsatzbedingungen funktionsfähig bleibt oder die Funktionssicherheit erhält.

Schweißspannungen

Durch die Wärmezufuhr während des Schweißens und das nachfolgende Abkühlen werden im Bauteil Spannungen und Schrumpfungen erzeugt, die der Grund für Passungenauigkeiten (Verzüge) und Risse sein können. Abhilfe schafft ggfls. das Spannungsfreiglühen.

Schweißverbindungen

sind stoffschlüssige Verbindung, die durch die Wirkung von Adhäsions- und Kohäsionskräften zwischen den Fügeteilen entstehen. Der Schweißbereich wird bei thermischen Schweißverfahren in schmelzflüssigen Zustand versetzt und ist nach dem Schweißen unlösbar verbunden.

Schweißverfahren

Einteilung in Schmelz-Verbindungsschweißen, Preß-Verbindungsschweißen und Kaltpreßschweißen. Die beiden ersteren unterteilen sich nach DIN 1910.

Schweißzusatzwerkstoff

Material zum volumenmäßigen Ergänzen der Schweißfuge, kann artrein, artgleich oder artfremd sein, werden als Stäbe, Bleche oder Drähte eingesetzt

Schweißzweck

es werden das Verbindungsschweißen und das Auftragsschweißen unterschieden. Verbindungsschweißen dient dem unlösbaren Verbinden von Teilen zum Zweck der Übertragung von Kräften und Momenten. Auftragsschweißen: dient dem Aufschweißen von Werkstoff auf ein Werkstück zur Ergänzung oder Vergrößerung des Volumens (Auftragen), zum Schutz gegen Korrosion (Plattieren) und gegen Verschleiß (Panzern)

Schwerkrafttrennung

Goldwaschen, → Gold

Schwundkompensation (Gießen)

→ Gießen → verlorener Kopf

Schwundkompensation (bei der Kunststoff-Polymerisation)

→ Nachpress-Verfahren, → Ivocap-System

Schwundlunker (bei der Polymerisation):

Kunststoff-Polymerisation

Schwundlunker

→ Lunker, → Gießen

Sealer

Versiegelungsmaterial; auch als Bezeichnung für Wurzelfüllungswerkstoffe gebräuchlich.

Sekundärgewinnung

Gewinnung von Edelmetallen aus der Aufarbeitung von edelmetallhaltigen Rückläufen, Reststoffen, Scheidgut, Gekrätz

Selbstätzender Primer (schmelz- und dentinkonditionierender Primer, All-in-one Adhäsiv)

Flüssigkeits-System, Adhäsivsystem, das Konditionierung, Applikation von Primer und Adhäsiv in einem Arbeitsschritt vereint und simultan auf Schmelz und Dentin appliziert wird.

Zusammensetzung: Saure Monomere (Ester der Phosphorsäure oder Phosphonsäure mit Methacrylaten), Bis-GMA, TEGDMA, HEMA, (hydrophile Dimethacrylate), Photoinitiator (Campherchinon), Wasser, z.T. Zusatz von 4-META, Wasser.

Wirkungsweise: Selbstätzende Primer weisen einen pH-Wert zwischen 1–2 auf und wirken im Sinne einer Kombination von Konditionierungsmittel und Primer. Simultan mit der Entmineralisierung von Schmelz und Dentins erfolgt die Infiltration der exponierten Schmelzkristallite und des exponierten Kollagenfibrillennetzwerkes durch die Primermoleküle (Monomere). Demineralisationstiefe und Penetrationstiefe der Monomere sind identisch. Die sauren Monomere weisen polymerisationsfähige Doppelbindungen auf, die zusammen mit den Monomeren des nachfolgend applizierten Adhäsivs polymerisiert werden. Dadurch werden die sauren Monomere in das Polymernetzwerk eingebaut. Selbstätzende Primer verursachen eine Demineralisation und Hybridisierung der Dentinoberfläche auf einer Tiefe von 0,5–2,0 µm und der Schmelzoberfläche auf 1,0–4,0 µm.

Verarbeitung: Die Kavität bzw. der Zahnstumpf werden mit Wasserspray gesäubert und vorsichtig getrocknet. Während der intraoralen Applikation ist das Arbeitsfeld vor Wasser- und Speichelzutritt zu schützen.

Abbindung: Die Erhärtung erfolgt durch lichtinduzierte radikalische Polymerisation. Ohne Lichthärtung setzt die Polymerisation 2 min nach Mischbeginn ein und ist nach weiteren 2–3 min beendet.

Eigenschaften: Selbstadhäsive Befestigungskomposite haften ohne separate Konditionierung von Zahnschmelz oder Dentin an der Zahnhartsubstanz (vergl. Selbstätzende Primer-Adhäsive).

Druckfestigkeit: 240 MPa, Biegefestigkeit: 63 MPa, Scherhaftfestigkeit am Dentin: 16–19 MPa.

Anwendung: Konditionierung von Schmelz- und Dentin (ohne Phosphorsäureätzung) für adhäsive Restaurationen, Dentinvorbehandlung vor Versiegelung.

Verträglichkeit: In tiefen Kavitäten ist eine Irritation des Pulpagewebes nicht auszuschließen. Unpolymerisierte Bestandteile des Primers können bei empfindlichen Personen Hautsensibilisierungen (Allergie, Kontaktdermatitis) hervorrufen. (Abb. 259, 260, 261, 262, 263, 264, 265)

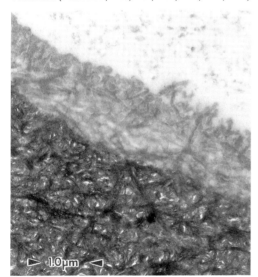

Abb. 259 Hybridisierung der Dentinoberfläche bei Anwendung eines selbstätzenden Primers und nachfolgender Adhäsivapplikation im transmissionselektronenmikroskopischen Bild (Ultradünnschnitt, Org.-Vergr. 10000-fach)

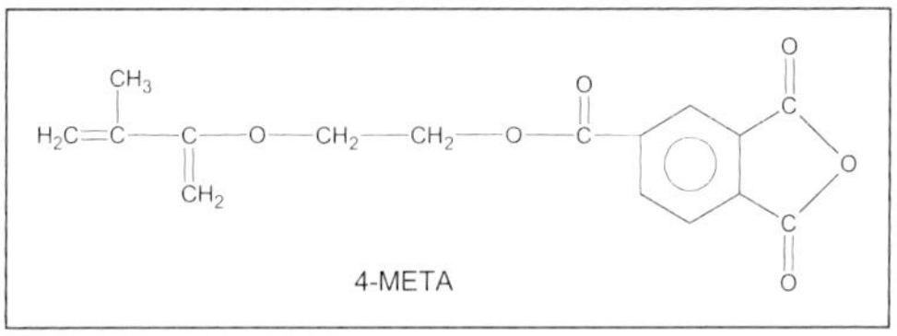

Abb. 260
4-META (4-Methacryloxyethyltrimellitsäureanhydrid)

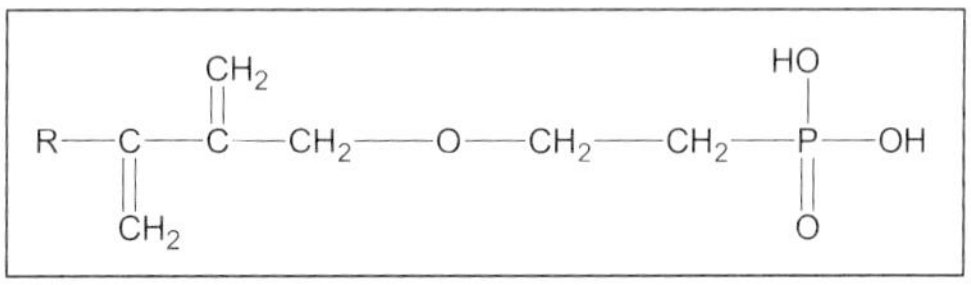

Abb. 261 Phosphonsäureacrylat

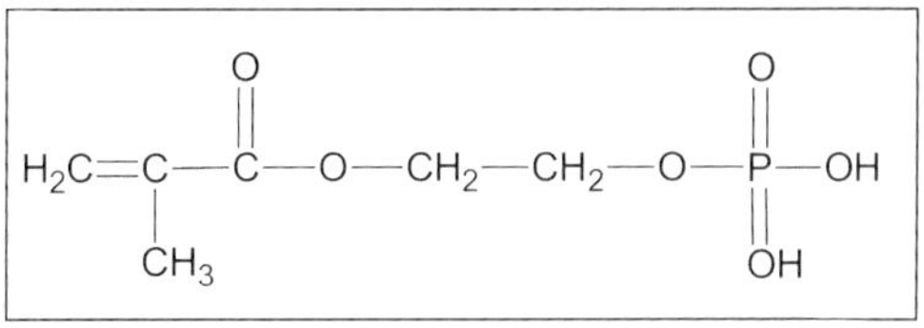

Abb. 262 HEMA-Phosphorsäureester
(2-Methacryloyloxyethyl-Dihydrogenphosphat)

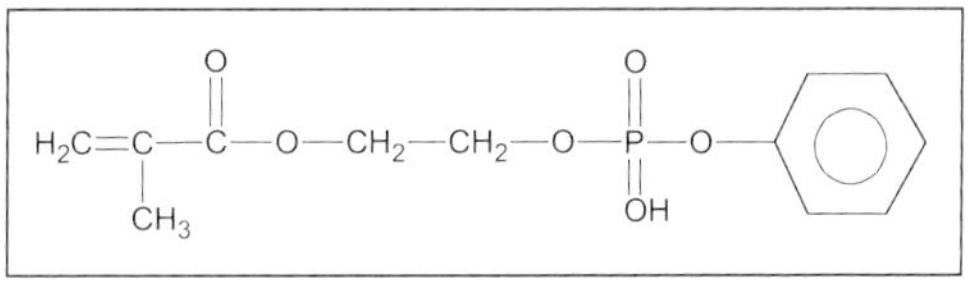

Abb. 263 Phenyl-P
(2-Methacryloyloxyethyl-Phenyl-Hydrogenphosphat)

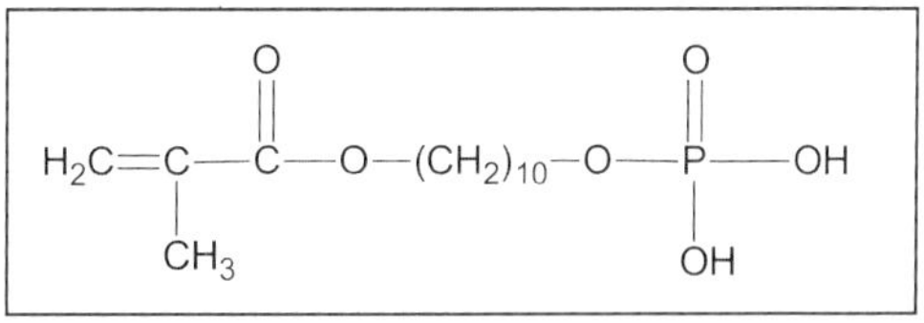

Abb. 264
MDP (10-Methacryloyloxydecyl-Dihydrogenphosphat)

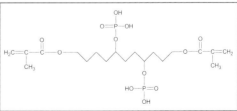

Abb. 265 Schematische Darstellung der mehrfach funktionalisierten Monomere im selbstadhäsiven Befestigungskomposit

Selbstkonditionierender Dentinprimer

→ Condi-Primer → Primer

Selbstkonditionierender Primer (schmelz- und dentinkonditionierender Primer)

siehe → selbstätzender Primer.

Selbstprimendes Adhäsiv

→ Selbstätzendes Primer-Adhäsiv, → Total-Ätz-Technik

Selbstschärfung

Bei (auch rotierenden) Schleifsteinen das Herauslösen stumpf gewordener Körner während des Arbeitsprozesses: Ein Schärfeverlust des Korns durch Abnutzung bewirkt eine erhöhte Reibung (auch Wärmeentwicklung) und Krafteinwirkung auf das Korn und damit bei richtiger Abstimmung von Schleifmittel und Bindemittel das Ausbrechen des Korns aus dem Bindemittel. Ein neues unverbrauchtes scharfes Korn kommt an die Oberfläche. Bei falscher Abstimmung kann bei Schärfeverlust die erhöhte Wärmeentwicklung zum Schmelzen (bzw. der thermischen Schädigung) des bearbeiteten Werkstücks führen. Für die Bearbeitung der Vielzahl von Dentalmaterialien sind deshalb unterschiedliche selbstschärfende Schleifinstrumente erforderlich. (Abb. 266)

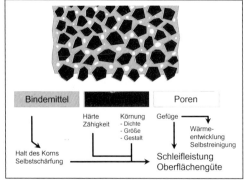

Abb. 266 Prinzip der Selbstschärfung bei Schleifkörpern

Selektive Korrosion

→ elektrochemische Korrosion, → elektrochemische Korrosion im Mundmilieu

Sensibilisierung

klinisch stumm ablaufende erste Phase der Entstehung einer Allergie durch wiederholten Kontakt mit einem → Allergen, dosisabhängige Erzeugung eines „Immunologischen Gedächtnisses" (Bildung von Antikörpern* oder sensibilisierten T-Lymphozyten), bis schließlich bei einem späteren Kontakt, praktisch dosisunabhängig, die eigentliche → allergische Reaktion auftritt. Konsequenz für die Prophylaxe: Kontakt mit potenziellen Allergenen vermeiden. Bei einmal erfolgter S. ist eine Herabsetzung der Allergenmenge wirkungslos, da bereits Spuren, weit unter der toxischen Dosis, die allergische Reaktion auslösen.

Serienlöffel

→ Abformlöffel

Setzkopf

Teil des → Niets

Shorehärte

Oberflächenhärte eines elastischen Werkstoffes. Es werden die Messvorschriften A, D (höherer Messbereich) unterschieden.
Norm: ISO 7619, DIN 53505
Durchführung: Die Messung erfolgt mit einem Penetrometer, das in 100 Skalenteile geteilt ist. Ein widerstandsloses Eindringen der Meßspitze des Penetrometers entspricht einem Wert von 0; keinerlei Penetration einem Wert von 100. Ausgehärtete → Polysulfide erreichen Shore A Härten von 10–40; → Polyether bis 60; zur Abformung eingesetzte → Silikone (je nach Füllstoffanteil) 40–80; Bissregistriermaterialien bis 100, einige Materialien erreichen so hohe Festigkeiten, dass ihre Oberflächenhärte nach dem Verfahren Shore D bestimmt werden muß.

Shot peening

Engl.: shot = Schuss, Kugel; peening = mit der Finne des Hammers bearbeiten. Kugelstrahlverfahren. Spanloses Oberflächen-Feinbearbeitungsverfahren: die kinetische Energie auftreffender Strahlkugeln (in der Regel Glas, Keramik) bewirkt eine plastische Verformung, Einebnung,

Verdichtung und Verspannung der Oberflächenschicht. Als Folge werden Dauerfestigkeit und Korrosionsbeständigkeit der Werkstücke erhöht. In der dentalen Technologie hat sich das Mikrokugelstrahlen (Strahlkugeln 40–65 μm) bewährt. Siehe → Titanbearbeitung durch Strahlverfahren

Sicherheitsdatenblatt

Zusammenfassung wichtiger physikalisch-chemischer, sicherheitstechnischer, toxikologischer und ökologischer Daten und Umgangsempfehlungen, um die für den Gesundheitsschutz, die Sicherheit am Arbeitsplatz und dem Schutz der Umwelt erforderlichen Maßnahmen treffen zu können. Hersteller, Importeure und erneute Inverkehrbringer gefährlicher Stoffe und Zubereitungen müssen spätestens bei der 1. Lieferung des Gefahrstoffes dem gewerblichen Abnehmer ein Sicherheitsdatenblatt in Form eines Schreibens oder auf Datenträger kostenlos übermitteln.

Siedeblasen

beim Sieden einer Flüssigkeit bleibt der Austausch von Molekülen zwischen flüssiger und gasförmiger Phase nicht nur auf die Oberfläche beschränkt, sonder es erfolgt auch ein Austausch im Inneren der Flüssigkeit, d.h. es entstehen Dampfblasen, die zur Oberfläche steigen oder bei hoher Viskosität (z.B. Kunststoffteig) im Inneren des Werkstoffs verbleiben. Folge: z.B. Strukturfehler in Prothesenkunststoff durch siedendes → Monomer, Wasser und → azeotropes Gemisch aus beiden.

Silan

sind Verbindungen mit Zwittercharakter, d.h. sie haben sowohl einen organischen als auch einen anorganischen Molekülanteil. Sie dienen dazu, um einen Verbund zwischen anorganischen (Hydroxylgruppen tragenden) Oberflächen und einer Kunststoffmatrix herzustellen. Es gibt eine Vielzahl unterschiedlicher Silane, je nachdem, welche Kunststoffmatrix verwendet wird. Da im Dentalbereich fast ausschließlich mit Methacrylaten gearbeitet wird, spielen hier die Methacrylsilane (siehe 3-Methacryloyloxy-

propyltrimethoxysilan) die dominierende Rolle. Ihre allgemeine chemische Formel ist: $(RO)_3Si-(CH_2)_n-O-CO-CCH_3=CH_2$. Bei dem organischen Rest R handelt es sich in der Regel um Methyl- oder Ethylgruppen. (Abb. 267)

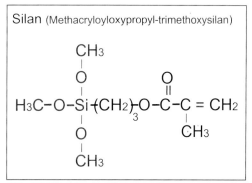

Abb. 267 Bifunktionelles Silan-Molekül.

Silanisieren

Der Vorgang des Aufbringens eines → Silans.

Silanisierung

Reaktion eines bifunktionelles Alkoxysilans (meist hydrolysiertes 3-Methacryloyl-oxypropyl-trimethoxysilan) mit silikatischen Oberflächen. Die OH-Gruppen der Silanmoleküle kondensieren dabei mit den Oberflächen-OH-Gruppen der Silikatschicht wodurch die Silanmoleküle chemisch an die Silikatschicht gebunden werden. Die zweite funktionelle Gruppe (Methacrylat-Gruppe) steht für die spätere Reaktion mit dem Kunststoff zur Verfügung. (Abb. 268, Abb. 269, Abb. 270)

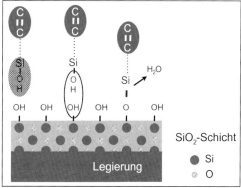

Abb. 268 Silanisierung einer Silikatschicht

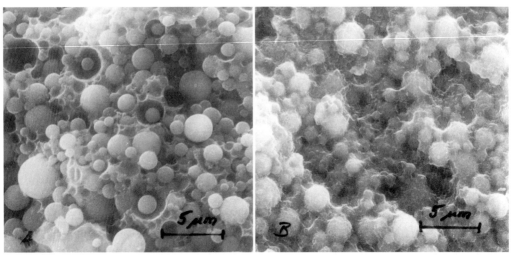

Abb. 269 Bedeutung der Silanisierung bei Komposits (Bruchbilder); **A.** mangelhafte Silanisierung des Füllstoffs und schlechter Verbund zur organischen Matrix; **B.** durch gute Silanisierung feste (chemische) Verbindung zwischen Füllstoff und Matrix; Bruch in der Matrix

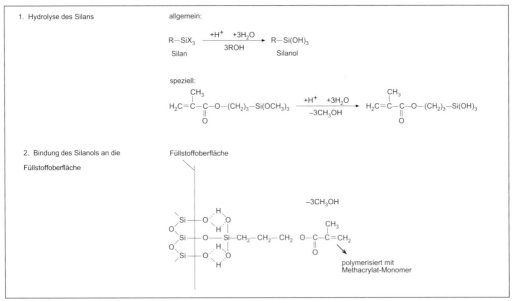

Abb. 270 Silanisierung

Silanol

entsteht aus dem Silan, indem die am Siliciumatom hängenden Methoxy- Bzw. Ethoxygruppen zu Hydroxylgruppen umgesetzt werden. Dies geschieht in sauren wässerigen Lösungen. Die allgemeine chemische Formel eines Methacrylsilanols ist:

$(HO)_3Si-(CH_2)_n-O-CO-CCH_3=CH_2$.

Silber

Metall, (Ag); Wortstamm: Althochdeutsch; lateinisch: Argentum; Elektronmodifikation: 4d10 5s1; Dichte: 10,49 g/cm³; Gitter: kubisch; Schmelztemperatur: 961 °C; seit ca. 4000 v. Chr. bekannt; Ägypten: Silber/Bleitrennung durch Treiben; Scheidung von Blei-Zink-Erzen; Achtung: eingeschränkt mundbeständig!

Silberhartlote

basieren auf dem System AgCuZn, werden bevorzugt zum Löten kieferorthopädischer Apparaturen eingesetzt und zeigen eine geringe Korrosionsresistenz. Achtung: nicht mundbeständig, nicht akzeptabel!!

Silber-Palladium-Legierung

Zusammensetzung oftmals 65 % Silber 25 % Palladium. Palladium gibt der Legierung die Festigkeit und die Korrosionsbeständigkeit. Kupferzusatz bis 20 % verbessert die mechanischen Eigenschaften. Weitere Bestandteile können Gold und Nichtedelmetalle sein. Anfällig auf Anwendungstechnische Fehler. Neigung zur Entmischung mit verstärkter Korrosion. Entsprechen nicht den Richtlinien des Bundesausschuß der Zahnärzte und Krankenkassen; neigen im Guß zu Sulfidbildung. Achtung: Eingeschränkt mundbeständig !!

Silber-Palladium-Gold-Indium-Legierung

Zusammensetzung etwa 40 % Silber, 20 % Palladium, 20 % Gold, > 15 % Indium, Div. Indium bildet mit Palladium eine gelbe intermetallische Phase. Die Legierung ist entsprechend hellgoldfarbig (dies ist nicht auf den Goldanteil zurückzuführen → Farbe). Die mechanischen Daten entsprechen etwa denen von Goldgusslegierungen. Die Erstarrung ist stark heterogen. Infolge 2-phasiger Erstarrung kommt es infolge der Lokalelementbildung zu einer dauerhaften Korrosion. Achtung!!: die Legierungen sind nicht dauerhaft mundbeständig. (Abb. 271)

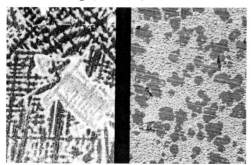

Abb. 271 Inhomogen erstarrte Dentallegierungen. Links: dendritische Struktur bei Silberbasislegierungen, rechts: 2-phasige Erstarrung bei komplexen Silberlegierungen des Typs AgAuPdIn

Silicoater

Anorganisches Legierungs-Kunststoff-Verbundverfahren. Flammenbeschichtungsverfahren, bei dem eine Alkoxysilanverbindung (meist Tetraethoxysilan) in einer Propangasflamme zersetzt (hydrolysiert) wird. Die hochreaktiven Zersetzungsprodukte kondensieren noch in der Flamme zu Silikatpartikeln (Δ ca. 1 nm). Wird ein Festkörper durch die Flamme geführt, werden diese Silikatpartikel auf seiner Oberfläche abgeschieden und „eingebrannt" (Dicke: ca. 50 nm). Es bildet sich eine fest haftende Silikatschicht (Silikatisierung). In einem zweiten Schritt (→ Silanisierung) wird auf diese Schicht ein bifunktionelles Alkoxysilan (hydrolysiertes γ-Methacryloyl-oxypropyl-trimethoxysilan) aufgetragen, dessen OH-Gruppen mit den oberflächlichen OH-Gruppen der Silikatschicht reagieren, wodurch die Silanmoleküle chem. an die Silikatschicht gebunden werden. Über die zweite funktionelle Gruppe (Methacrylat-Gruppe) erfolgt später die Reaktion mit dem Kunststoff. (Abb. 272)

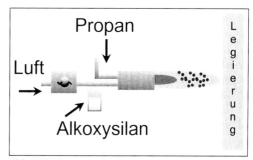

Abb. 272 Silicoater-Verfahren: Prinzip der Silikatisierung

Silicoater MD

Anorganisches Legierungs-Kunststoff-Verbundverfahren. Aus einer Lösung, die zwei Kieselsolfraktionen (Partikeldurchmesser 10–14 nm und 1 nm) sowie eine Cr-Oxid-Komponente enthält, wird eine Gel-Schicht auf Legierungsoberflächen aufgebracht. Durch eine Temperaturbehandlung (320 °C; 2, 4 bzw. 8 min.) kondensieren die Solpartikel untereinander zu einer Silikatschicht (Silikatisierung). Das Chromoxid wird dabei in diese Schicht eingebaut und bildet feuchtestabile Verbindungen (Spinell-Strukturen, Metallchromate). In einem zweiten Schritt (→ Silanisierung) wird auf diese Schicht ein bifunktionelles Alkoxysilan (hydrolysiertes γ-Methacryloyl-oxypropyl-trimethoxysilan) aufgetragen. Die OH-Gruppen der Silanmoleküle reagieren mit den Oberflächen-OH-Gruppen der Silikatschicht. Dadurch werden die Silanmoleküle chem. an die Silikatschicht gebunden. Über die Methacrylat-Gruppe kommt die chem. Verbindung zum Kunststoff zu Stande. (Abb. 273)

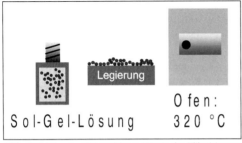

Abb. 273 Silicoater MD-Verfahren: Prinzip der Silikatisierung

Silikatisieren

Das Aufbringen einer silikatischen Schicht auf Festkörperoberflächen. Erster Verfahrensschritt bei den anorganischen Legierungs-Kunststoff-Verbundverfahren (→ Silicoater, → Silicoater MD, → Rocatec). (Abb. 274)

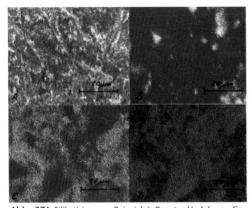

Abb. 274 Silikatisierung, Beispiel à Rocatec-Verfahren; Co-Basis-Legierung; **A.** Mikrorelief der Legierung nach Strahlen mit Rocatec plus; **B.** Al-, **C.** Co-, **D.** Si-Verteilung an der Oberfläche

Silikatzement

Pulver-Flüssigkeits-System (DIN EN 29917/9917-1).

Pulver: gesintertes und gemahlenes Aluminium-Silikat- Glas, bestehend aus SiO_2 38 %, Al_2O_3 30 %, Na_3PO_4 oder $Ca_3(PO_4)_2$ 8 %, CaF_2 oder NaF 24 %.

Flüssigkeit: H_3PO_4 42 %, $AlPO_4$ 10 %, $Zn_3(PO_4)_2$ 8 %, H_2O 40 %.

Abbindung: Die Abbindereaktion ist exotherm. Durch die Reaktion der Phosphorsäure mit den Pulverpartikeln gehen Al^{3+} und Ca^{2+}-Ionen in Lösung und bilden nachfolgend unlösliche Phosphate. Daraus resultieren die Erhärtung und Abbindung der Zementmatrix in amorpher Form.

Eigenschaften: Druckfestigkeit und Löslichkeit werden vom Pulver-Flüssigkeitsverhältnis bestimmt. Druckfestigkeit ~180 MPa, WAK ca. 7,6 mm/K, Abbindekontraktion <0,25% linear.

Verarbeitung: Zur Ableitung der Reaktionswärme ist das Anmischen auf einer gekühlten Glasplatte vorteilhaft. Zunächst werden möglichst große Pulvermengen in die vorgegebene Flüssigkeitsmenge eingespatelt und homogen durchmischt, anschließend werden kleinere Pulvermengen hinzugefügt. Die Mischzeit beträgt 60 s, die Verarbeitungszeit 60–120 s und die Abbindezeit 3 min. In den ersten vier Stunden nach der Erhärtung weisen Silikatzemente eine hohe Wasserlöslichkeit auf. Die frisch gelegte Füllung ist daher durch Applikation eines Schutzlackes (siehe dort) vor Speichelzutritt zu schützen.

Anwendung: Füllungen an Frontzähnen (Klasse-III-Kavitäten), Zahnhalsfüllungen.

Verträglichkeit: Silikatzemente weisen auch noch 30 min nach dem Anmischen einen pH-Wert von ca. 4 auf, der erst im Laufe von Tagen auf 6 ansteigt, so dass in tieferen Kavitäten Pulpairritationen resultieren. Zum Schutz der Pulpa vor der Säureeinwirkung der Silikatzemente muss eine Unterfüllung appliziert werden.

Silikon

Irreversibel-elastische Abformmasse. Entsprechend der zugrundeliegenden Vernetzungsreaktion werden **K**ondensationsvernetzende und **A**dditionsvernetzende Materialien unterschieden.

Norm: ISO/DIN/EN 4823; ADA-Spezifikation Nr. 19. Es werden 4 Typen unterschieden: Typ 0: knetbar; Typ 1: hohe Konsistenz; Typ 2: mittlere Konsistenz; Typ 3: niedrige Konsistenz

<u>K-Silikon:</u> (Abb. 275)

Zusammensetzung: Basispaste: Polydimethylsiloxan (ölartig) mit endständigen Hydroxylgruppen; 10–80 m% Füllstoffe je nach Typ (z.B. Kieselgur, TiO_2, ZnO). *Katalysator* (flüssig oder, mit entsprechenden Mengen Füllstoff als Paste mit einer der Basiskomponente ähnlichen Konsistenz): Tetrafunktionelle Alkoxysilane (meist Tetraethylsilikat); Zinkoktoat oder Dibutylzinndilaurat als eigentlicher Katalysator.

Abbindung: Die Alkoxysilane der vernetzen in Gegenwart von Zinkoktoat oder Dibutylzinndilaurat mit den Hydroxylgruppen des Dimethylsiloxan der Basispaste unter Abspaltung eines Kondensates (meist Alkohol) in einer Kondensationsreaktion. Nach der Aushärtung führt die unvermeidliche Verdunstung des Alkohols zu einer Schrumpfung des Materials, deren Ausmaß annähernd proportional zum Füllstoffgehalt ist.

Eigenschaften: Die Schrumpfung der K-Silikone beträgt je nach Fabrikat und Füllungsgrad zwischen etwa 0,2 und 0,4 % lin. innerhalb von 24 Stunden. Hinzu kommt noch die thermische Kontraktion des Materials bei der Abkühlung von Mund- auf Raumtemperatur (100–$280 \cdot 10^{-6} K^{-1}$). Damit beträgt die zu erwartende Schrumpfung je nach Füllstoffgehalt zwischen 0,1 und 0,28 % lin. Je höher der Füllstoffgehalt, desto geringer ist der thermische Ausdehnungskoeffizient. Bei den K-Silikonen können somit in der Summe Kontraktionen von 0,7 % lin. in den ersten 24 Stunden resultieren. Einzelne Produkte liegen sogar noch darüber.

Verarbeitung: Silikonabformmassen können ohne negativen Einfluß auf die Fließfähigkeit kühl (Kühlschrank!) gelagert werden; die niedrige Temperatur verzögert anfänglich die Abbindereaktion. Knetbare Materialien müssen in verwindungssteifen Löffeln (metallischen → Serienlöffeln) appliziert werden, damit die schwerfließende Masse bei der Applikation den Löffel möglichst wenig deformiert. Durch die Rückstellung des Löffels nach der Entnahme aus dem Mund kommt es sonst zu unkontrollierten Verzerrungen der dargestellten Lumina. Obwohl Silikone sich durch das beste Rückstellvermögen unter allen elastischen Abformmaterialien auszeichnen und Stauchungen auf bis zu 3/4 ihrer Ausgangslänge unbedenklich und bis zu 2/3 tolerabel sind, ist auch bei ihrer Anwendung für ausreichend dimensionierte Löffel Sorge zu tragen. Der Abstand von der Löffelwand zum Zahn muss mindestens der dreifachen Tiefe des Unterschnitts entsprechen.

Desinfektion: K-Silikone sind nahezu uneingeschränkt desinfizierbar. Die lagerungsbedingte Schrumpfung des K-Silikons stellt den einzig limitierenden Faktor bezüglich der Einwirkzeit dar.

Modellherstellung: Silikonabformmassen sind mit allen Modellmaterialien kompatibel. Bei der

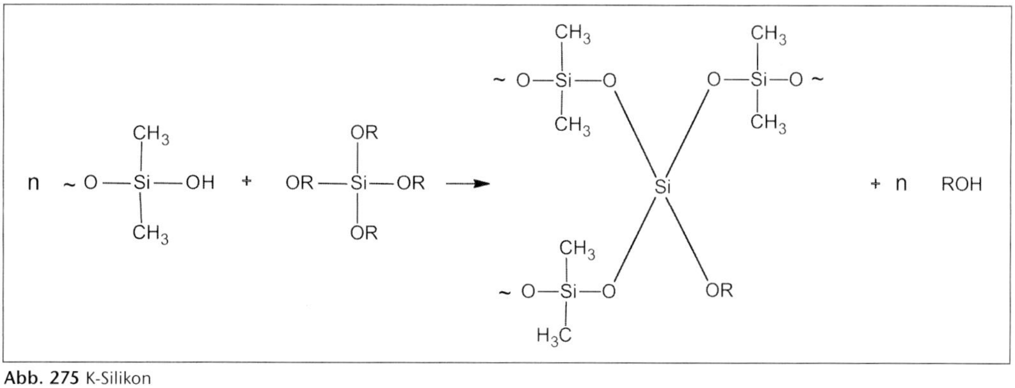

Abb. 275 K-Silikon

galvanischen Modellherstellung sollte die Galvanisationszeit möglichst kurz gewählt werden, da sonst eine lagerungsbedingte Schrumpfung der Abformung eintreten kann. Zwischen dem Zeitpunkt der Entnahme der Abformung aus dem Mund und dem Ausgießen müssen mindestens 30 Minuten liegen, da während dieser Zeit noch eine Rückstellung der bei der Entformung deformierten Partien erfolgt.

Verträglichkeit: Bei der Verarbeitung von K-Silikonen empfiehlt sich die Verwendung von Handschuhen, da allergische Reaktionen auf den Härter beschrieben wurden, der deshalb beim Anmischen nicht in unmittelbaren Hautkontakt kommen sollte.

A-Silikon: (Abb. 276)

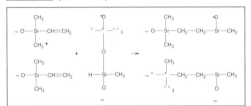

Abb. 276 A-Silikon

Zusammensetzung: Polydimetylsiloxan mit endständigen Vinyl-Gruppen; organische Platinverbindungen als Katalysator; unterschiedliche Anteile an Füllstoffen (z.B. ca. 60 m% bei einem mittelfließenden Material).

Abbindung: Die endständigen Vinyl-Gruppen des Polydimethylsiloxan vernetzen in Gegenwart des Platinkatalysators mit einer in der zweiten Komponente neben dem Divinylpolysiloxan enthaltenen, durch seitenständigen Wasserstoff multifunktionellen Organohydrogenpolysiloxan unter Bildung von Ethylbrücken. Bei der Reaktion entsteht kein Kondensat, so daß A-Silikone bei der Lagerung keiner weiteren Schrumpfung unterliegen.

Eigenschaften: Die reaktions- und lagerungsbedingte Schrumpfung der meisten A-Silikone liegt unterhalb von 0,05 % lin. Abformungen aus A-Silikon können daher problemlos über mehrere Tage gelagert werden. Der thermische Expansionskoeffizient beträgt ca. $100–300 \cdot 10^{-6} K^{-1}$.

Das vollständige Fehlen polarer Anteile im Silikonmolekül bedingt eine starke → Hydrophobie der A-Silikone, die als deren größter Nachteil

gilt. Die Hersteller versuchen deshalb zunehmend, durch Zumischung anionischer Tenside diese Hydrophobie abzumildern. Da sich die polaren Strukturen jedoch erst im Laufe des Verfestigungsprozesses an der Oberfläche sammeln, erreichen diese Materialien ihre maximale Hydrophilie erst nach der Verfestigung. Während der Applikation sind sie nach wie vor mehr oder minder hydrophob. Der → Katalysator der A-Silikone ist sehr empfindlich gegenüber Schwefelverbindungen und Metallsalzen, die als potentielle Inhibitoren gelten. Schwefelverbindungen finden sich vor allem in den Latexanteilen der Schutzhandschuhe, Metallsalze dagegen in → Adstringentien. Auch der Härter der K-Silikone inhibiert den Katalysator. Es ist deshalb weder möglich, K- und A-Silikone zusammen zu applizieren (Doppelmisch, bzw. Sandwichtechnik) noch ein A-Silikon als dünnfließende Komponente bei einem zweiphasigen Abformverfahren mit einem bereits ausgehärteten K-Silikon zu kombinieren.

Verarbeitung: wie → K-Silikone

Desinfektion: A-Silikone können uneingeschränkt desinfiziert werden

Modellherstellung: wie → K-Silikon

Verträglichkeit: Die Biokompatibilität der A-Silikone ist sehr gut. → Polysiloxane

Silikonpolierer

→ Polierer

Siliko-Phosphat-Zement

Pulver-Flüssigkeits-System (DIN EN 29917/9917-1). Mischung aus Silikat- und Zinkphosphat-Zement (auch als Steinzement bezeichnet).

Abbindung: Die Erhärtung ist eine Kombination der Abbindereaktionen von Silikat- und Zinkphosphatzement.

Eigenschaften: Druckfestigkeit: ~180 MPa.

Verarbeitung: siehe Silikatzement.

Anwendung: provisorische Füllungen.

Verträglichkeit: siehe Silikatzement.

Siliziumcarbid

SiC; Karborundum, Silit; aus Quarzsand und Koks bei 2000–2200 °C in Elektroöfen hergestelltes kristallines Schleifmittel mit unterschiedlicher aber stets scharfkantiger Kornform; Härte nach → MOHS 9,5 bis 9,7; hohe Kornzähigkeit; Farbe durch Verunreinigungen schwarz, blaugrau, grünlich, rötlich; → Hochleistungskeramik, gute mechanische Eigenschaften, die Werkstoffkennwerte schwanken je nach Herstellungsvariante von SiC (SSiC, HPSiC, HIPSiC, HIPSSiC, RSiC und SiSiC). Mechanisch besonders günstig HIPSiC (heiß-isostatisch gepresstes SiC): → Festigkeit bis 650 MPa, → Risszähigkeit bis 5 MPam^{0,5}. Anwendung als → Schleifmittel.

Siliziumnitrid

Si$_3$N$_4$, Kurzbezeichnung SiN, graue → Hochleistungskeramik, sehr gute mechanische Eigenschaften, Werkstoffkennwerte schwanken je nach Herstellungsvariante von SiC (SSN, GPSN, HPSN, HIPSN und RSBSN). Mechanisch besonders günstig GPSN, HPSN und HIPSN: → Festigkeit 700–1300 MPa, → Risszähigkeit 4–9 MPam^{0,5}.

Siliziumoxid: SiO$_2$

natürliches Vorkommen: Kieselgur, Quarz, Sand. Füllkörper für Kunststoffe, Netzwerkbildner von → Dentalkeramik, Bestandteil von → Einbettmassen, Strahlsande, Zahnpasten.

Siloxane

→ Polysioxane

Singer-Sosnowski

→ Kompressionsabformung

Sintermetall

→ Hartmetall

Sintern

ist das Verdichten hochschmelzender pulverförmiger Stoffe durch Druckeinwirkung und/oder Wärme, deren Temperaturen unterhalb des Schmelzpunktes des Gemisches liegen. Es kommt durch oberflächliches Aufschmelzen (Flüssigphasensintern) oder atomaren Gleitvorgängen (Festphasensintern) zu Sinterhälsen an den Korngrenzen der Pulverpartikel, die ein Verdichten der Masse zur Folge haben. 1. Flüssigphasen Sintern:

Durch Hitzeeinwirkung wird eine der Phasen eines Pulverhaufwerkes verflüssigt und die feste Phase wird allseitig umschlossen. Vorzugsweise bei Dentalen → Glaskeramiken Der Glasanteil schmilzt und schließt nicht geschmolzene kristalline Bestandteile ein (Schrumpfung bis 20 %). Die Hohlräume von vorgepressten → Oxidkeramiken (→ Grünkörper) werden nach Formgebung in div. Fräsverfahren verdichtet, das Objekt schrumpft (bis 30 %). 2. Festphasen Sintern: Durch Hitzeeinwirkungen werden atomare Kriechphänomene (Diffusion) ausgelöst. Treibende Kraft ist die Oberflächenenergie der Pulverpartikel, die durch die Vernichtung der Hohlräume einem energetisch niedrigeren Niveau entgegenstreben. Zu keinem Zeitpunkt ist eine der Phasen in einem flüssigen Aggregatszustand. Vorzugsweise bei Edelmetallsinterlegierungen. In der Pulvermetallurgie werden die zuvor gepressten, geschütteten oder gewalzten Metallpulver dicht unter dem Schmelzpunkt der niedrigsten schmelzenden Pulverart bzw. deren Hauptbestandteil geglüht. Dadurch setzen Diffusionsvorgänge ein, die die Teilchen zunächst an ihren Berührungsstellen zusammenwachsen lassen. Bei längerem Glühen verbreiten sich die Nahtstellen, und die verbleibenden Hohlräume verengen sich mehr und mehr. Bei keramischen Massen reagieren die Oberflächen der Partikel miteinander, ohne zu schmelzen, die Zwischenräume werden kleiner und bilden Hohlräume. Dabei entsteht der Brennschwund. Die Triebkraft des Sinterprozesses ist die Verringerung der Oberflächenenergie. Bei Mehrkomponentenmaterialien wird eine Temperatur gewählt, bei der die am niedrigsten schmelzende Komponente sintert und die andere Bestandteile in sich löst. Feldspat kann beträchtliche Mengen von Quarz auflösen und somit die Grundsubstanz des keramischen Werkstückes bilden. Sinterverfahren lassen sich auch für Edelmetalllegierungen anwenden. Metallpulver unterschiedlicher Korngrösse wird mit einer Modellierflüssigkeit pastenförmig angeteigt, auf Einbettmassestümpfe aufgetragen, getrocknet und modelliert. Das modellierte Objekt (Krone oder Füllung) wird unter der Solidustemperatur gesintert, wobei die einzelnen Metallpartikel durch die Oberflächenenergien durch atomare Gleitvorgänge miteinander Kontakt aufnehmen und unter Vernichtung der Hohlräume zu einer kompakten Struktur versintern. → Pulvermetallurgie, → CAD/CAM, → Vollkeramiksysteme

SI-System

1954 für Maße und Gewichte eingeführtes internationales Einheitssystem → Anhang

Situationsabformung

Eine Abformung – meistens mit Alginat in einem konfektionierten Löffel vorgenommen – die die anatomische Situation (Zähne, Schleimhautareale) darstellt. Das beim Ausgießen der Abformung entstehende Situationsmodell dient entweder zur Dokumentation, als Gegenkiefermodell oder zur Anfertigung von individuellen Löffeln oder einer Bissschablone.

smear layer (engl.)

→ Schmierschicht

Sofortprothese (Immediatprothese)

präoperativ angefertigte, unmittelbar nach Extraktion nicht mehr zu erhaltender Zähne eingegliederte Prothese, die in der Regel als → Interimsprothese die Zeit bis zur Eingliederung des endgültigen Zahnersatzes überbrückt, die Wunde mechanisch schützt und der Strukturerhaltung förderlich sein kann.

Sol

Kolloidales System, in dem ein Feststoff in einer Flüssigkeit dispersiert ist (→ Gel). Ein Sol ist in der Regel flüssig.

Solidustemperatur

→ Zustandsdiagramm

Soor(mykose)

Schleimhauterkrankung durch Hefepilze, typischerweise der Spezies Candida albicans, die zur Durchgangsflora der Mundhöhle gerechnet wird, bei Störung des mikrobiellen Gleichgewichts durch verschiedenartige Faktoren (allg. Resistenzschwäche, Antibiotikabehandlung,

Immunsupression). Beim Prothesenträger eine mögliche Form der → Stomatitis prothetica. Kunststoff mit schlechter innerer Struktur und nur schwer zu hygienisierende → Kunststoffprothesen können zum Keimreservoir werden und erheblich zum Persistieren der S. beitragen. In diesem Fall neben antimykotischer Therapie Neuversorgung mit strukturoptimalem Kunststoff angezeigt, sonst ständige Reinfektion möglich.

Spaltbreite

Die Breite des Spaltes für die zahntechnische Handlötung sollte zwischen 0,2 bis 0,5 mm liegen, um eine optimale Lötung zu erreichen. Nur bei einer Spaltbreite von ca. 0,1–0,6 mm wird ein ausreichender kapillärer Fülldruck in Form der Kapillarwirkung erreicht, die das Einschießen des Lotes gewährt. (Abb. 277)

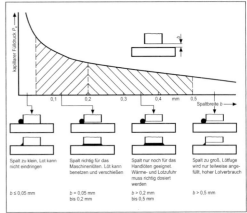

Abb. 277 Kapillärer Fülldruck p_K in Abhängigkeit von der Spaltbreite b, modifiziert nach 2

Spaltkorrosion

Spalten an oder zwischen metallischen Therapiemitteln im Munde sind oft nicht zu vermeiden (z.B. Kronenränder im Sulcus gingivae, zwischen Doppelkronen, Attachments usw.) oder entstehen durch Zerstörung von Verbundsystemen (z.B. Auswaschen von Zementfugen, Ablösen von Verblendungen). Durch Eindringen des Speichelelektrolyten in den Spalt entsteht ein → Belüftungselment, das die Spaltkorrosion bewirkt. In der wenig belüfteten Tiefe des Spaltes gehen Metallionen in Lösung (Oxidation, anodische Reaktion). Die frei werdenden Elektronen werden im gut belüfteten Außenbereich zur Reduktion von Sauerstoff verbraucht, wobei OH⁻-Ionen entstehen (Sauerstoffkorrosion). Die Spaltkorrosion wird dadurch unterhalten und verstärkt, dass sich pH-Unterschiede zwischen Spalt und Außenbereich ausbilden. Durch die bevorzugte Metallauflösung in dem anodischen Bereich kommt es zur Bildung von H⁺-Ionen infolge Hydrolyse. In der Tiefe von Spalten im biologischen Milieu können daher stark saure pH-Werte (bis 1,0) vorliegen. Die in hoher Konzentration vorhandenen Wasserstoffionen verbrauchen ebenfalls Elektronen zu ihrer Reduktion. Es findet Säurekorrosion unter Wasserstoffentwicklung statt. Sauerstoffkorrosion und Säurekorrosion können in Spalten im Wechsel auftreten. Achtung: Inhomogene Legierungen und edelmetallreduzierte Legierungen unterliegen einer verstärkten Spaltkorrosion. (Abb. 278)

Spaltquerschnitt
die Form des Spaltquerschnitts ist mit entscheidend für ein gutes Füllvermögen des Lotes. Es wird unterschieden zwischen: Sich erweiternd (sehr ungünstig), nicht verändernd, gleich breit (günstig), sich verengend (sehr günstig)

Spannungen, endogene
Endogene Spannungen entstehen, wenn die Abformmasse erst in einem Zustand beginnender Vernetzung in die Mundhöhle und damit in ihre endgültige Form gebracht wird. Dabei bilden sich bereits elastische Bezirke innerhalb des Materials, die bei der Verformung elastisch deformiert werden. Während der Aushärtung vermindern sich infolge von Fließvorgängen zwar die Spannungen, doch bleibt ein Teil derselben erhalten und hat nach der Verfestigung der Masse noch eine Rückstelltendenz, die sich in dem Moment der Entnahme aus dem Mund löst und zu Deformationen der dargestellten Lumina führt. Vollständig ausschalten lassen sich diese Effekte nicht. → A-Silikone neigen aufgrund der ihnen eigenen Reaktionskinetik weniger zu endogenen Spannungen, da eine messbare Vernetzung erst spät beginnt. Werden → Statikmischsysteme benutzt, kommt es nicht mehr zur Ausbildung endogener Spannungen, da das Material unmittelbar nach dem Anmischen bereits appliziert wird. Bei → K-Silikonen kann durch Kaltlagerung (Kühlschrank) vor der Applikation dem Auftreten endogener Spannungen wirkungsvoll begegnet werden.
→ Abformverfahren

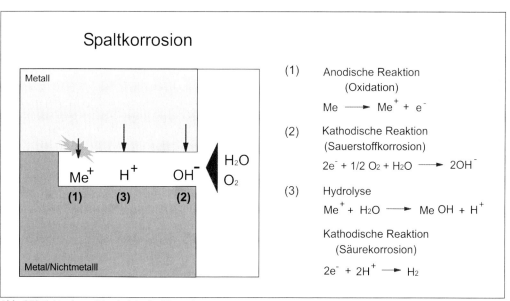

Abb. 278 Elektrodenreaktion bei der Spaltkorrosion

Spannungs-Dehnungs-Diagramm

Darstellung der Abhängigkeit der Verformung eines Körpers in Abhängigkeit von der angreifenden Spannung (Kraft/Fläche) → Hooke'sches Gesetz. Legt man an einen Körper eine Zugspannung (Kraft/Querschnitt) s an, wird er in Zugrichtung gedehnt um den Betrag (D). Nach Entlastung wird die ursprüngliche Länge bei elastischer Verformung unterhalb der Elastizitätsgrenze (P) wieder eingenommen. Bei stärkerer Belastung verbleibt bei Metallen ein plastischer Verformungsrest (D). Mit der kaltplastischen Deformation des Metalls ist eine Festigkeitssteigerung verbunden die sich bei erneuter Zugbelastung in einer geänderten Kurve bemerkbar macht. Achtung: Keramiken (spröde Werkstoffe) brechen bei Überschreitung der Grenze (P) (Abb. 279)

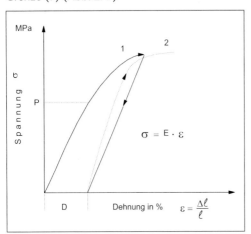

Abb. 279 Schematische Darstellung der Dehnungs-Spannungskurve. P Elastizitätsgrenze → Elastizitätsmodul. Verfestigung (2) bei Belastung nach vorheriger plastischer Deformation (D)

Spannungsreihe
→ elektrochemische Spannungsreihe

Spannungsrelaxation
allmähliche Abnahme von endogenen Spannungen, die einer fixierten Materialprobe aufgezwungen worden sind, z.B. durch thermische und/oder → Polymerisationskontraktion in einer starren Polymerisationsform.

Spätsprung, Sintern Keramikbrand
Brennen Abkühlungskurve
Abkühlungsrisse
Während der Funktionsperiode können durch das Lösen innerer Spannungen Sprünge in der Keramik auftreten. Innere Spannngen können bei größeren Unterschieden in den Wärmedehnungen hierfür verantwortlich gemacht werden.

Speichelmangel
→ Xerostomie

Splitterpolymerisat
durch Fräsen aus Polymerblöcken (Blockpolymerisation) gewonnenes Polymerpulver für das → Anteigverfahren (bei MMA/PMMA-Kunststoff); → Perlpolymerisat.

Spray-on-Verfahren
→ Sprühverfahren

Spritzabformung
Zusammenfassender Begriff für solche Abformverfahren, bei denen das Abformmaterial nicht nur im Abformlöffel appliziert wird, sondern zusätzlich die präparierten Zähne mit Abformmasse umspritzt werden (→ Abformverfahren)

Spritz-Gießen
Umformen von Kunststoff, in dem dieser zunächst plastifiziert und dann unter Druck durch eine Düse in den Hohlraum eines geschlossenen Werkzeuges eingebracht wird. In der dentalen Technologie als S. im Kartuschensystem: In Einmalgebrauchs-Metallkartuschen befindet sich Kunststoff-Granulat, dass mit automatischer Temperatur- und Drucksteuerung bis nahe an die Grenze der Depolymerisation verflüssigt, mit hohem Druck rasch in die → Hohlform gespritzt und dort unter Druck bis zum Erhärten durch Abkühlen belassen wird. Zeitweilig Prothesenherstellung aus → Polycarbonat und → Polyamid; gegenwärtig zur Verarbeitung von PMMA-Copolymerisat (PVS-H/Polyan, Spritztemperatur bei 260 °C) eingesetzt. Rel. hoher technologischer Aufwand, strö-

mungstechnische Optimierung schwierig, da stets Objekte mit individueller Gestalt. Dadurch und durch die erhebliche Temperaturdifferenz zwischen Spritz-/Küvetten- und Raumtemperatur Entstehung von Spannungen im Prothesenkörper, und in der Gebrauchsperiode Formveränderungen und → Craquelierungen möglich. Vorteilhaft: geringere Wasseraufnahme als bei PMMA, bessere Schlagfestigkeit, porenfreie Struktur. Alternative bei nachgewiesener → MMA-Unverträglichkeit.

Sprödigkeit
Eigenschaft von Werkstoffen, die ohne plastische Verformung beim Überschreiten der Proportionalitätsgrenze (Spannungs-Dehnungs-Diagramm) zu Bruch gehen (z.B. Keramiken).

Sprühverfahren (Streuverfahren)
abwechselndes Aufbringen von Polymerpulver und Monomer kaltpolymerisierender → MMA/PMMA-Kunststoffe auf ein gewässertes und isoliertes Modell zum schichtweisen Aufbau kieferorthopädischer Apparaturen. Durch das drucklose Auftragen wird eine Lagerveränderung der auf dem Modell fixierten Drahtelemente vermieden. Anschließend Überdruckpolymerisation.

SR-Ivocap-Verfahren
→ Ivocap-System

S-Sätze
Sicherheitsratschläge zum Umgang mit gefährlichen Stoffen → Anhang

Stabiles Risswachstum
Ausbreitung von Mikrorissen, die zum Versagen des Bauteils, i.e. zu katastrophaler Rissausbreitung führen. Den Beginn der stabilen Rissausbreitung markiert bei → Keramik der Wert der → Rissspitzenzähigkeit K_{I0}. Nach weiterer Spannungsüberhöhung wird die kritische Spannungsintensität erreicht, die den Wert der → Risszähigkeit festlegt. Unterhalb von K_{I0} kann es zusätzlich zum → unterkritischen Risswachstum kommen.

Stabilisator
Substanz, die chem. Reaktionen unterdrückt und damit die Lagerbeständigkeit von Ausgangsmaterialien erhöht (z.B. Hydrochinon: verhindert vorzeitige Polymerisation) bzw. Substanzen, die fertige Produkte vor → Alterung und Zersetzung schützen. (Abb. 280) → Inhibitor

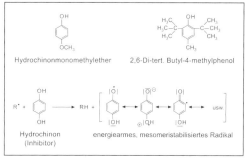

Abb. 280 Stabilisatoren

Stahlgoldlote
Lote auf Basis von AuAgCu und AuNiZn, wobei der Begriff Stahl irreführend ist, Diese Lotgruppe ist zum Verlöten von EM- und NEM-Bauteilen geeignet.

Standardpotenzial
Die Spannung (Potenzialdifferenz) zwischen der → Standard-Wasserstoffelektrode und einem Halbelement Metall/Salzlösung (aktive Lösung der Ionen dieses Metalls) wird als Standardpotenzial E_0 dieses Metalls bezeichnet. Das S. ist eine werkstoffspezifische Größe. Es besitzt, je nach dem Ladungszustand des Metalls gegen die Wasserstoffelektrode negatives oder positives Vorzeichen. Die Standardpotenziale sind Grundlage der → elektrochemischen Spannungsreihe (siehe auch → Elektrodenpotenziale).

Standard-Wasserstoffelektrode
Ist ein Halbelement, bestehend aus einem Platinblech, das in Salzsäure taucht und ständig von gasförmigen Wasserstoff umspült wird. An der Elektrode stellt sich ein Gleichgewicht zwischen der Bildung von H^+-Ionen aus elementarem Wasserstoff unter Abgabe von Elektronen

an das Platin (1) $H_2 \to 2\,H^+ + 2\,e^-$ und der Abscheidung von Wasserstoff unter Elektronenaufnahme aus dem Metall (2) $2\,H^+ + 2\,e^- \to H_2$ ein. Dieses Gleichgewichtspotenzial hat den Charakter eines Redoxpotenzials, bei dem nicht Metallionen, sondern Elektronen in beiden Richtungen durch die Phasengrenze treten. Das Metall selbst wird nicht angegriffen. Das Gleichgewichtspotenzial der Wasserstoffelektrode unter Standardbedingungen (25 °C, pH_2 = 101,3 kPa, Wasserstoffionenaktivität der Salzsäure 1 mol/l) wurde mit Null festgelegt. Die Standard-Wasserstoffelektrode dient als → Bezugselektrode zur Bestimmung der Standardpotenziale. Sie wird hierzu mit Hilfe eines Stromschlüssels (einer Elektrolytbrücke, z.B. gesättigte KCl-Lösung) mit dem zu messenden Halbelement verbunden. Die Spannung des so entstandenen galvanischen Elements wird im stromlosen Zustand gemessen (Abb.). Siehe auch → Elektrodenpotenziale (Abb. 281)

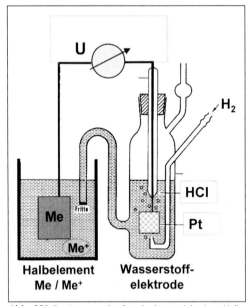

Abb. 281 Bestimmung des Standardpotenzials eines Halbelementes Me/Me⁺ gegen die Wasserstoffelektrode

Standortflora
resident flora; physiologische Besiedlung mit regelmäßig an definierten Orten des Körpers vor-

kommenden Mikroorganismen, mit unspezifischer Abwehrfunktion, da pathogene „Eindringlinge" unterdrückt werden.; in der Mundhöhle obligate *Anaerobier* wie Veillonellen, Prevotellen, Porphyromonas sp., Fusobakterien, Actinomyces sp., Laktobazillen, Propionibakterien; *aerob* wachsende orale Streptokokken (60–90 %), Neisserien; in geringerer Zahl Haemophilusarten, Staphylokokken, Corynebakterien, Enterokokken, auch Enterobakterien und Pseudomonaden; dazu Protozoen, Mycoplasmen, Sproßpilze. Durch die Eingliederung von Werkstoffen/Therapiemitteln kann die S. gestört werden, mögliche Folgen sind Verschiebung des Keimspektrums, Zunahme pathogener Keime, → Entzündung.

Standzeit
Nutzungszeit eines rotierenden Instrumentes ohne Rückgang der Abtragsleistung bei gleichgebliebenen Bedingungen.

Statikmischer
Automatisches Mischsystem, bei dem die Einzelkomponenten in einer Doppelkammerkartusche geliefert werden und sich mit Hilfe einer speziellen Mischpistole durch eine Mischdüse (eigentlicher Statikmischer) auspressen und dabei vermischen lassen. Bei Verwendung dieses Systems können keine Dosierfehler mehr auftreten. Die Verwendung dieser Mischsysteme garantiert eine homogene Durchmischung der Massen und wirkt der Entstehung endogener → Spannungen in Folge einer im Moment der Applikation schon fortgeschrittenen Vernetzung entgegen. Auch Lufteinschlüsse, die beim Anmischen von Hand nicht vermeidbar sind, kommen nicht zustande. Nach der Applikation verbleibt die Mischdüse auf der Kartusche und dient als Verschluss. Vor dem Ansetzen einer neuen Düse ist dafür Sorge zu tragen, dass die Austrittsöffnungen der Kartusche nicht durch vernetztes Material verstopft sind

Staub
bei der Ver- und Bearbeitung zahnmedizinscher Werkstoffe entstehender partikulärer Stoff

unterschiedlicher Gestalt, Korngröße und chemischer Zusammensetzung, mit arbeitsmedizinischer Relevanz (→ Pneumokoniose), sofern nicht wirksame Prophylaxe (Absaugung) betrieben wird. Die Wirkung des S. hängt ab von seiner chem. Zusammensetzung, Partikelgröße und -gestalt (nichtfibrogener oder fibrogener S., organischer S.) sowie von der Menge des Schwebestaubes und der Expositionszeit. Gefährlich sind lungengängige (Partikelgröße < 5 μm) und besonders fibrogene Stäube, die eine Fibrosierung des Lungengewebes verursachen. Die Selbstreinigungsmechanismen der Atemwege eliminieren etwa 90 % der inhalierten S. Partikel. Partikel unter 3 μm gelangen jedoch fast 100 %ig in das Lungengewebe. Nur ein Teil davon wird von Makrophagen aufgenommen und der Elimination zugeführt. Der überwiegende Teil wird abgelagert. Organische S. können evtl. als → Kontaktallergen wirken. An der Haut kann es besonders durch scharfkantige, mineralische und metallische S. zu Irritationen und Folgeerscheinungen (→ Entzündung, -→ Kontaktekzem) kommen. Auch hier besteht bei entsprechender individueller Disposition und chem. Struktur die Möglichkeit einer Kontaktallergie. (Abb. 282)

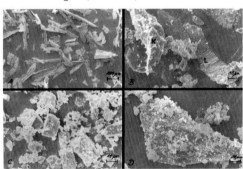

Abb. 282 Staub; **A.** Scharfkantiger Bearbeitungsstaub einer Co-Basis-Legierung (Hartmetallfräse FXX); **B.** Bearbeitungsstaub einer Co-Basis-Legierung (Korundschleifer), L = Legierungsspan, K = Korundteilchen mit aufliegendem Feinstaub; **C.** Gipsstaub; **D.** Bearbeitungsstaub von Verblendkomposit (Gummi-Keramik-Schleifkörper), Schleifkorn mit aufliegendem Feinstaub.

Steifigkeit
→ Biegefestigkeit

Steigzeit
Aufheizphase

Stein
→ Schleifkörper montierte auf Schaft mit d = 2,34 mm geklebt, Größe, Form, Farbe

Sterilisation
im hygienischen Sinn die Beseitigung *aller* (pathogenen und apathogenen) Mikroorganismen einschl. ihrer Sporen in Stoffen, Zubereitungen oder an Gegenständen mit physikal. (Heißdampf, Heißluft, Strahlen) oder chem. Mitteln (Gas, chem. „Kaltsterilisation").
→ Desinfektion, → Desinfektionsmittel

Stiftformen
Bei den Stiften werden Zylinder- und Kegelstifte unterschieden, Gewindezapfen können integriert sein (Abb. 283)

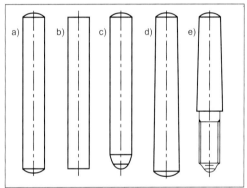

Abb. 283 Auswahl technischer Stiftformen, a Zylinderstift m6, b Zylinderstift h11, c gehärteter Zylinderstift, d Kegelstift, e Kegelstift mit Gewindezapfen

Stiftverbindungen
Bei der Stiftverbindung sind alle Teile fest miteinander verbunden, sie dienen der Befestigung, Lagesicherung und Zentrierung von Bauteilen. Zu finden sind sie bei kompliziert aufgebauten zahntechnischen Verbindungselementen (siehe Attachments)

Stirnnaht
→ Nahtarten

Stomatitis

Entzündung der Mundschleimhaut verschiedener Formen und Ätiologie

Stomatitis prothetica

durch das Tragen von Zahnersatz bedingte → Entzündung der Mundschleimhaut mit den klassischen Symptomen (meist prothesenkongruente) Rötung (calor); Schwellung (tumor), Schmerz (dolor), lokaler Temperaturerhöhung (calore). Die Kombination mit subjektiven Beschwerden, wie Zungen-, Gaumen-, Lippen-, Schleimhautbrennen, Geschmacksirritation, trockenem Mund (→ Xerostomie) oder Hypersalivation ist möglich aber nicht häufig (→ burning mouth syndrome, Glossodynie). Meist multikausale Ätiologie durch mechanische, mikrobielle und/oder chem. Noxen. Mechanisch: Eigenbeweglichkeit der Prothese, Mängel der Okklusion und Bißhöhe, Parafunktionen, Mikrorauhigkeiten der Prothesenbasis. Mikrobiell: Auflagerung von vitalen und avitalen Mikroorganismen auf den Prothesenwerkstoff, Einlagerung in Strukturdefekte, Bildung von Mikrobiotopen; plaqueinduzierte Stomatitis prothetica; durch die Schleimhautbedeckung pH-Verschiebung und Bildung eines anaeroben Milieus bei idealer Feuchtigkeit, Temperatur sowie Nahrungsangebot für Mikroorganismen; Verschiebung des physiologischen Keimspektrums; atypische Vermehrung einzelner Spezies, z.B. Candida albicans; chemisch: mikrobielle Toxine, Antigene, Inhaltsstoffe aus Nahrung, Prothesenreiniger und (selten) Prothesenkunststoff. Weitere Ursachen können endokrine Störungen, Ernährungsdefizite, schwere Allgemeinerkrankungen, Pharmaka (Antibiotika, Antidepressiva, Steroide) sein, beim Prothesenträger im höheren Alter häufig kombiniert. Das Fehlen klinisch fassbarer morphologischer Symptome deutet auf endogene, meist psychosomatische Ursachen hin. Bei normaler Reaktionslage der Gewebe hängt die Akzeptanz der gebräuchlichen → Prothesenkunststoffe weniger von ihrer stofflichen Zusammensetzung (chemische → Biokompatibilität) als vielmehr von ihren physikalischen Eigenschaften und ihrer Struktur ab (funktionelle Biokompatibilität). Der Prophylaxe dient eine atraumatische, hygienefreundliche Prothese aus einem gut auspolymerisiertem Kunststoff mit optimaler Struktur (→ Druckpolymerisation).

Stopfen

Einbringen eines → Kunststoffteiges in eine Hohlform aus Typ III oder IV-Gips.

Stopfgold

Versorgung von kleinen Kavitäten durch unlegiertes Gold, das in Form von Folienschnipseln oder Watte eingebracht wird, und mit speziellem Instrumentarium homogen verdichtet wird. Es kommt zum Kaltverschweißen des eingebrachten Goldes.

Stopf-Preß-Verfahren

(Syn. Naßpressverfahren), klassische, chemoplastische Verarbeitung von MMA/PMMA-Kunststoff; ein aus Flüssigkeit (Hauptbestandteil → MMA) und Pulver (Hauptbestandteil → PMMA) hergestellter Kunststoffteig wird in eine durch → Einbetten eines Wachsvorbildes gewonnene zweiteilige Gipshohlform (stabile mehrteilige Messingküvette als Formkasten) gestopft (→ Stopfen), darin gepresst (→ Pressen) und polymerisiert (→ Polymerisation).

Stoßarten

bezeichnet die Lage der zu fügenden Teile zueinander, es wird unterschieden: (Abb. 284)

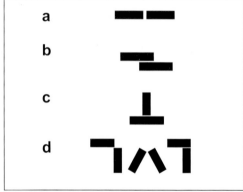

Abb. 284 Stoßarten a Stumpfstoß, b Überlappungsstoß, c T-Stoß, d Eckstoß

Strahlen

Technologie, bei der ein partikelförmiges abrasives oder hartes kugelförmiges → Strahlmittel durch einen kräftigen Druckluftstrom (in der allg. Technik auch durch Zentrifugalkraft oder ein Magnetfeld) in hohe Geschwindigkeit versetzt wird und durch seine kinetische Energie beim Auftreffen auf das Strahlobjekt (z.B. Gußobjekt, Keramikpressling) dieses reinigt (Abstrahlen) oder konditioniert (Erzeugen einer mikroretentiven Legierungsoberfläche für den Verbund mit Kunststoff oder Keramik). Trockenstrahlen durch Luft oder Gas und Nassstrahlen. Strahlverfahren, die der Feinbearbeitung und Oberflächenveredlung dienen, sind in der dentalen Technologie das Kugelstrahlen (shot peening) mit kugelförmigen mineralischen oder metallischem Strahlmittel und das Mikrostrahlverfahren (Micro-Finishing) mit abrasiven und nichtabrasiven feinkörnigen Strahlmittelgemischen, weiter ein magnet-abrasives Nassverfahren mit dünnen Stahlstiften, die in einem aggressiven Ätzbad oder einem neutralen Reinigungbad durch ein rotierendes Magnetfeld über die nichtmangnetischen Werkstücke bewegt werden (Ecoclean, Microclean).

Strahlgeräte

Geräte, die die Beschleunigung des → Strahlmittels beim → Strahlen, und damit die Säuberung eines Objektes oder dessen Mikrostrukturierung bewirken.

Strahlmittel

Für das (Ab)strahlen eingesetzter Stoff in unterschiedlichen Partikelformen und -größen; in der dentalen Technologie bevorzugt → Korund, SiO_2-dotiertes Korund (→ Rocatec-Konditionierung), aber auch Karborundum, Zirconium oder Glas- bzw. Kunststoff-Mikrokugeln oder Stahlstiftchen.

Strahlmodulatuion

→ Laser. gezielte zeitliche Veränderung der Ausgangsleistung, ist bei allen modernen zahntechnischen Schweißlasern angewendet, zur Schweißung von CoCr-Legierungen unerläßlich.

Strahlung, Bereiche

elektromagnetische Strahlung mit Wellen- und Korpuskularcharakter (Abb. 285)

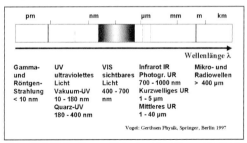

Abb. 285 Wellenlängenabhängige Darstellung der Strahlung, modifiziert nach Vogel: Gerthsen Physik, Springer Verlag

Streckenenergie

auch Energiezufuhr, Symbol Q, gibt die Wärmemenge in Joule an, die jedem Zentimeter Schweißnahtlänge von der Energiequelle zur Verfügung gestellt wird

Stressung

In der Werkstoffkunde intensive exp. Werkstoffbeanspruchung zur zeitlich gerafften Simulation der tatsächlichen Beanspruchung in der Mundhöhle. Methoden z.B.: Kochtest zur Prüfung der Hydrolysebeständigkeit von Verbundwerkstoffen (bei → Kompositen) oder Werkstoff-Verbunden (Legierungs-Kunststoff-Verbund); Temperaturwechselbelastung (üblich sind der Wechsel zwischen 5 °C und 55 °C). Durch unterschiedliche → WAK der Werkstoffe weren Spannungsspitzen an der Grenzfläche der Verbundpartner erzeugt; Trocken-Feucht-Wechsel, die über wechselnde Volumenveränderungen (Zunahme bei Flüssigkeitsaufnahme, Abnahme bei Austrocknung) Spannungen in der oberflächlichen Werkstoffschicht sowie zwischen ihr und tieferen Schichten im Werkstoff erzeugen, die zur → Alterung des Werkstoffs führen können.

Streuverfahren

schichtweiser Aufbau von (meist kieferorthopädischen) Kunststoffobjekten auf einem isolierten Modell durch Aufstreuen von Polymerpulver und Tränken mit monomer Flüssigkeit;

anschließend Überdruckpolymerisation des so entstandenen Teiges aus kaltpolymerisierbarem Kunststoff in einem Druckkessel.

Stromdichte-Potenzial-Kurve
→ Polarisationsmessungen

Strontiumaluminiumborosilikatglas
Wird aus der entsprechenden Glasschmelze hergestellt. Die erhaltenen Granulate werden in speziellen Mühlen zu Splittern auf mittlere Korngrößen zwischen 0,7 bis 1,5 µm heruntergemahlen. Nach dem Silanisieren dient das Glas als Füllstoff für Komposite. Bei genügend hohen Anteilen von Strontium im Glas, erhält das Komposit oder Ormocer gute röntgenopake Eigenschaften.

Struktur
1. Aufbau eines Werkstoffs, unterschieden in *innere S.* (homogen, inhomogen) und *äußere S.* (Oberflächenstruktur) mit erheblicher Relevanz für mechanische Eigenschaften und biologische Effekte. Zu erfassen durch Probenpäparation (Schliffe, → Metallographie) und mikroskopische Methoden (Auflicht-, Durchlicht-, → Elektronenmikroskopie). 2. Chem. Struktur (Strukturformel). 3. Aufbau eines Gewebes (Histologie).

Strukturfehler in Kunststoffen
→ Sichtbare Kunststoff-Mängel

Strukturkeramik
→ Hochleistungskeramik, die vornehmlich mechanisch beansprucht wird.

Strukturviskosität
Strukturviskoses Materialverhalten bedeutet eine Abnahme der stationären Viskosität mit der Schergeschwindigkeit, während → Thixotropie deren Abnahme mit der Zeit bedeutet. Strukturviskosität entsteht vornehmlich durch parallele Ausrichtung langkettiger Moleküle unter der Scherbelastung, die parallel ausgerichtet besser aneinander „vorbeigleiten" können. Nach Wegfall der Scherbelastung führt die

Brownsche Molekularbewegung sehr schnell zu einer Aufhebung der Parallelität und damit zu einem Viskositätsanstieg.

Stumpfaufbau
Gestaltung eines Stumpfes zur Aufnahme einer künstlichen Krone oder eines Brückenankers aus einer in größerem Umfang zerstörten natürlichen Zahnkrone mit Hilfe von Glasionomerwerkstoff oder besser (in Verbindung mit einem → Dentinhaftvermittler) → Komposit (für Stumpfaufbauten: autopolymerisierend oder lichthärtend; hohe mechanische Festigkeit durch besonders hohen Füllstoffgehalt, ggf. kontrastreich eingefärbt zur Unterscheidung von der natürlichen Zahnhartsubstanz); ggf. Retentionsunterstützung durch parapulpäre Stiftchen, Aufbauschrauben, Wurzelstift.

Stumpfnaht
→ Nahtarten

Stumpfstoß
→ Stoßarten

Substanzpolymerisation
Das reine Monomer wird ohne Zusatz von Lösungs- oder Suspensionsmitteln polymerisiert. Die Monomere werden mit Initiatoren versetzt und je nach deren Art mit Wärme, Licht oder mittels eines Redoxvorganges ausgehärtet. Nach der Polymerisation werden die groben Stücke in speziellen Mühlen zu Splittern auf mittlere Korngrößen um 2 bis 150 µm zerkleinert. Sehr häufig wird den Monomeren vor dem Polymerisationsprozess anorganischer Füllstoff in Form von feinstteiligem Siliciumdioxid zugesetzt. → Massepolymerisation

Sulcusflüssigkeit
Aus dem Sulcus gingivalis (bei Entzündungen vermehrt) austretendes Exudat, das bei (initial) feuchtigkeitsempfindlichen → Füllungswerkstoffen und Haftvermittlersystemen (GIZ, → Komposits, → Dentinhaftvermittler) durch konsequentes Trockenlegen, ggf. absolutes Trockenlegen mit → Kofferdam, abgehalten werden muss.

Suspensionspolymerisation, (Perlpolymerisation)

Polymerisationsverfahren zur Herstellung feiner Polymerperlen. (lat.) suspendere = aufhängen, schwebend halten. (heiß)-Polymerisation kleinster in Suspension (meist Wasser) gebrachter und mittels Schutzkolloide (Dispergatoren) im Schwebezustand gehaltener Monomertröpfchen (MMA) (einschließlich darin gelöstem → Initiator (meist Dibenzoylperoxid) zu kugelförmigem Polymer durch Erhitzung; bei Prothesenkunststoffen dominierendes Verfahren zur Herstellung von (Perl-) Polymerpulver mittlerer Korngrößen (< 30 μm) → PMMA. Vergl. → Massepolymerisation.

Synergist

→ Akzelerator → Targis Link. org. Legierungs-Kunststoff-Verbundverfahren. Einkomponentiger Primer, der das bifunktionelle Monomer Methacryloyl-oxidecyl-dihydrogenphosphat (MDP) enthält. Beim Auftragen des → Primers auf die Legierungsoberfläche erfolgt über die stark sauer reagierende Phosphorsäuregruppe die Anbindung an die Legierungsoberfläche, während die Methacrylatgruppe für die Polymerisationsreaktion mit dem Kunststoff zur Verfügung steht. Die Dauerhaftigkeit des Verbundes wird durch hydrophobe Monomere im Primer unterstützt, die in die Verbundschicht eingebaut werden und den Wasserzutritt zur Legierungsoberfläche erschweren. (Abb. 286)

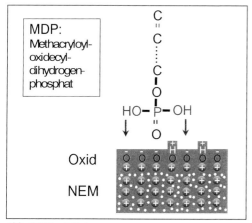

Abb. 286 Targis Link

Targis Link
Adhäsiv für Verblendkunststoffe → Synergist

TEA
Transversale elektrische Anregung bei Atmosphärendruck, Anwendung beim TEA-CO_2-Laser

TEGDMA
→ Triethylen-glykol-dimethacrylat

Teflon
Warenzeichen von der Fa. Du Pont für Polytetrafluorethylen (PTFE).

Teilabformung
Abformung eines Kieferteilbereiches.

Teleskopkrone
Doppelkronensystem als Verbindungselement der Teilprothetik. Die Außenfläche der Innenkrone und die Innenfläche der Außenkrone sind parallelwandig gestaltet. Die Haftkraft wird durch die Übergangspassung (Reibung) von Innen- und Außenkrone bestimmt. Die zahntechnisch erzielbare Genauigkeit zur Herstellung einer definierten Haftreibung ist fragwürdig. Eingesetzt werden deshalb häufig zusätzliche Retentionselemente. (Abb. 287)

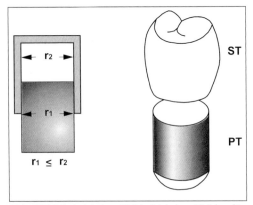

Abb. 287 Zylinderteleskop, PT Primärteleskop, ST Sekundärteleskop.

TEMmn
engl.: transversal electro magnetic mode, Abkürzung für transversal angeregte Schwingun-

gen. Beschreibt die Energieverteilung über den Strahlquerschnitt. (Abb. 288)

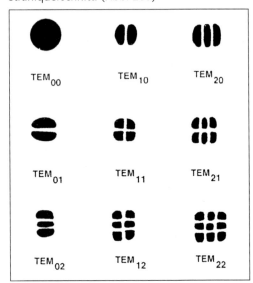

Abb. 288 Transversale elektromagnetische Moden (TEM)

Temperaturleitfähigkeit
→ Wärmeleitfähigkeit

Temperaturstrahler
durch Temperatur angeregte strahlungsfähige Systeme, die ein verschieden breites Frequenzspektrum ausstrahlen

Temperaturwechselbelastung
→ Stressung

**Temporärer Kronen-
und Brückenkunststoff**
Kunststoff für Interimsversorgung bei Kronen- und Brückenersatz (sog. → Provisorium); überwiegend (Marktanteil etwa 80 %) *Diacrylat-Komposits* (Organische Matrix: → bis-GMA, → UDMA, → TEGDMA u.ä.; 35 bis 40 Masse% anorganischer oder organischer → Füllstoff) als Paste/Paste-Präparate in Doppelkartuschen mit statischem Mischansatz; des weiteren *höhere Acrylate* (z.B. i-Butylmethacrylat-Flüssigkeit als Monomer und Polyethylmethacrylat-Polymerpulver) und *MMA/PMMA-Systeme* als Pulver-Füssigkeit-Präparate für manuelles Zubereiten.

Patientenbezogene Anforderungen: Chemische → Biokompatibilität (keine stofflich negativen Wirkungen, geringe Reaktionswärme, keine Irritation von Mundphysiologie und → Mundflora); funktionelle → Biokompatibilität (hohe mechanische Festigkeit und hohe Elastizität bei vollständiger Rückstellung, um Kraftspitzen abzufangen, ohne dass es zum Bruch oder Aussplittern kommt, Abrasionswiderstand, Dimensionsgenauigkeit, Formbeständigkeit, Resistenz im Mundmilieu, unerwünscht ist → Sprödigkeit als Ursache für Frakturanfälligkeit); Ästhetik (Farbe und lichtoptische Eigenschaften wie Zahnhartsubstanz in Abstimmung mit dem Befestigungswerkstoff, keine endogene oder exogene Verfärbung); Hygiene (innere → Struktur dicht, Oberflächenstruktur wenig plaqueretentiv gut hygienisierbar).

Anwenderbezogene Anforderungen: Zubereitung und Verarbeitung (dosierunempfindlich, angepasste Abbindecharakteristik, gut applizierbar, formbar, verträglich mit gängigen Befestigungswerkstoffen, zahnärztlich polierbar, als polymerisiertes Objekt leicht und schadensfrei entfernbar und wiedereingliederungsfähig, reparierbar (→ Anpolymerisation); Arbeitshygiene (keine biologisch negativen Wirkungen auf die Verarbeiter (→ Sensibilisierung durch Komponenten, Wirkung von Bearbeitungsstaub); Wirtschaftlichkeit (Lagerfähigkeit, ergonomisch günstige Verarbeitung, angemessene Kosten, Erfolgssicherheit der Werkstoff-Methoden-Kombination). (Abb. 289)

Tenside

Als Netzmittel verwendete grenzflächenaktive Stoffe. Zusatzmittel in der Sinter-Keramik, um das Fließverhalten während des Brandes zu verbessern. z.B. Borax, Kaliumoxid, Natriumoxid. Allgemein auch Wash-, Reinigungs-, Spülmittel.

Teratogenität

Fruchtschädigung; Eigenschaft, (angeborene) Fehlbildungen hervorzurufen; möglich durch chem. Substanzen (bekanntes Beispiel Contergan-Katastrophe), physikalische (ionisierende Strahlung) oder biologische (Viren) Noxen; muss bei zahnmedizinischen Werkstoffen ausgeschlossen sein.

Textur

In der Metallurgie Gefüge, nach kaltplastischer Deformation Ausbildung in Form langgestreckter Körner → Metallgefüge, in der Zytologie Zellwand (Abb. 290)

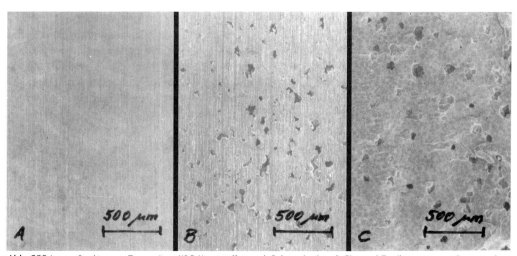

Abb. 289 Innere Struktur von Temporären K&B-Kunststoffen nach Polymerisation; **A:** Ein- und Zweikomponenten-Pasten stehen praktisch porenfrei zur Verfügung und polymerisieren porenfrei (Diacrylat-Komposit); **B:**'höhere' Acrylate und **C:** MMA/PMMA-Systeme entwickeln als Pulver-Flüssigkeit-Präparate durch Anmischen und Monomerdiffusion in die Pulverpartikel in Abhängigkeit vom Mischungsverhältnis in unterschiedlichem Ausmaß Porositäten.

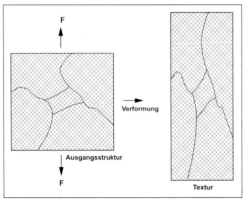

Abb. 290 Kaltplastische Verformung des Vielkristalls. Ausbildung langgesteckter Körner:Textur

thermische Kontraktion
→ Volumenverhalten

Thermocycling
→ Stressung

Thermoplaste
nach DIN 7724 (11/1983) bei Gebrauchstemperatur weiche, harte oder auch elastische → Polymere, die oberhalb der Gebrauchstemperatur einen Fließübergangsbereich besitzen, d.h. erweichen ohne sich zu zersetzen. T. entstehen bei der Polymerisation monofunktioneller Monomere. Bei der Polykondensation und Polyaddition entstehen sie durch Reaktion bifunktioneller Ausgangsstoffe. Thermoplaste sind endlose unvernetzte Fadenmoleküle (Abb. 291) statistischer Molmasse. Die fadenartigen Makromoleküle wechselwirken lediglich durch intermolekulare Nebenvalenzkräfte, die durch Temperaturerhöhung oder geeignete Lösungsmittel reversibel aufgehoben und wiederhergestellt werden können. Thermoplaste können einfach zu Formkörpern verarbeitet werden, in-

dem sie aufgescholzen und in eine Form gepresst werden → Spritzgießen, → Tiefziehen. Zu den Thermoplasten zählen → PMMA, → Polyamide, → Polycarbonate, → Polyester, → Polyacetale (POM), → Polystyrol, → Polyurethane.

Eigenschaften: Thermoplaste können amorph, teilkristallin sowie hochkristallin vorkommen. Bei Thermoplasten vesteht man unter Kristallinität die regelmäßige Anordnung der Makromoleküle (Struktur). Sehr niedrige bzw. keine Kristallinität besitzen Polymethylmethacrylat, Polystaren oder → Polyvinylchlorid. Hohe Kristallinitätsgrade besitzen beispielsweise Polyethylen, Polypropylen oder Polytetrafluorethylen. Thermoplaste besitzen aufgrund ihrer nicht einheitlichen Molekülgröße keinen exakten Schmelzpunkt, sondern ein Schmelzintervall, bei dessen Durchlaufen sie zunächst plastisch werden, um dann bei noch höheren Temperaturen in eine mehr oder weniger viskose Schmelze überzugehen. Wird die Temperatur noch weiter erhöht, zersetzen sie sich (→ Depolymerisation). Unterhalb des → Glasübergangsbereiches sind die Thermoplaste hart und spröde, oberhalb plastisch verformbar. Amorphe Thermoplaste sind in Lösungsmitteln gut quellbar bzw. sogar löslich. Im gelösten Zustand werden die intermolekularen Wechselwirkungen zwischen den endlosen Fadenmolekülen aufgehoben, und die Makromoleküle können sich in der Lösung frei bewegen. Mit steigender Kristallinität nehmen Quellbarkeit und Löslichkeit deutlich ab, das Schmelzintervall dagegen nimmt deutlich zu. Die stark kristallinen Thermoplaste sind in Lösungsmittel vollkommen unlöslich. Ihr Schmelzintervall liegt nahe an der Zersetzungstemperatur. (Abb. 292)

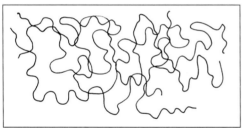

Abb. 291 Struktur von Thermoplasten

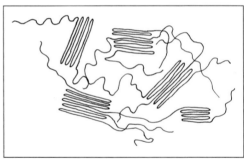

Abb. 292 Struktur kristalliner Thermoplaste

Thermoplastisch

Die Eigenschaft eines Materials sich unter Wärmezufuhr einen plastischen Zustand einzunehmen und beim Abkühlen wieder zu verfestigen.

thermoplastische Verarbeitung

Umformen von Kunststoff-Halbfertigteilen aus linear aufgebauten oder thermolabil vernetzen Polymeren in deren Fließübergangsbereich oberhalb der Gebrauchstemperatur. In der dentalen Technologie z.B. → Tiefziehen, → Spritz-Gießen, → Schmelz-Pressen.

Ternäres Zustandsdiagramm

→ Zustandsdiagramm für Legierungen mit 3 Komponenten. (Abb. 293)

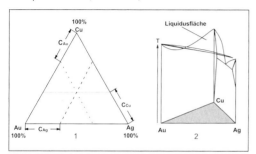

Abb. 293 Dreistoffsystem Au, Ag, Cu. 1 Konzendrationsdreieck, 2 dreidimensionales Zustandssystem mit Liquidusflächen oberhalb des Dreiecks, T Temperatur

Thixotropie

Viele Flüssigkeiten zeigen eine mehr oder weniger stark ausgeprägte Viskositätsabnahme bei Scherbeanspruchung (→ Strukturviskosität). Daneben zeigen thixotrope Substanzen noch einen von der Scherzeit abhängigen Ab- bzw. Aufbau von Bindungskräften zwischen den Molekülen oder Teilchen (Wasserstoffbrücken, Schwefelbrücken). Im Ruhezustand der Flüssigkeit ergibt sich durch solche Bindungskräfte eine dreidimensionale Gerüststruktur. Im Vergleich zu den primären Bindungskräften sind diese Bindungen schwach. Sie brechen leicht, wenn die Flüssigkeit längere Zeit einer Scherung ausgesetzt wird. Eine thixotrope Substanz muss

sich nicht nur in Abhängigkeit der Scherzeit verflüssigen, sondern sie muss per Definition ihre Struktur innerhalb einer für die Substanz typischen Ruhezeit wieder aufbauen. Es handelt sich hierbei also um einen reversiblen und reproduzierbaren Vorgang. (Abb. 294)

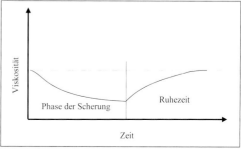

Abb. 294 Viskositätsabnahme bei Scherung

Tiefschweißeffekt

Ein beim Schweißen oberhalb einer Mindestleistungsdichte auftretender Effekt, durch den der Strahl unter Bildung eines Dampfkanals besonders tief in das Werkstück eindringt

Tiefziehen

Umformtechnologie; im Dentallabor werden Halbzeuge aus → Thermoplast (→ Polystyrol, → Polycarbonat, → PMMA, weicher Kunststoff) in Platten- oder Folienform mittels → Tiefziehgerät bis in den Fließübergangsbereich erwärmt (IR-Strahler) und durch Krafteinwirkung (Druckluft oder Vakuum), ggf. unter Zwischenlage einer Gummi- oder PUR-Schaumstoffplatte, die ein Durchschlagen von Formteilen verhindern soll, rationell und unkompliziert verformt. Hauptanwendung: Miniplastschienen.

Tiefziehfolien

als Folien oder Platten vorliegende chemisch verschiedene Thermoplaste zur Herstellung von Abform- oder Modellations-Hilfen. Material, Dicke und Durchmesser sind hinsichtlich der Anwendung wählbar. → Polycarbonat (PC, Dicke 1–2 mm, Durchmesser 120 mm, anpolymerisierbar), Polyethylen (PE, 0,4–1 mm, weich, Durchmesser 40 bis 120 mm, nicht anpolymerisierbar);

→ Polystyrol (PS, Dicke 1–3 mm, Durchmesser 120 mm, chemische Verschweißung mit MMA), → PMMA (0,8–3mm, 120 mm Durchmesser, anpolymerisierbar); Polypropylen (PP, Dicke 0,6–1 mm, Durchmesser 40–120 mm, nicht anpolymerisierbar, Ethylen-Vinylacetat (EVA, Dicke 0,1–4mm, Durchmesser 40–120 mm, anpolymerisierbar), Celluloseacetobutyrat (CAB, Dicke 0,5–1mm, Durchmesser 40–120 mm, anpolymerisierbar). Verformung in → Tiefziehgeräten

Tiefziehgerät

Vorrichtung zum thermischen Umformen von → Thermoplasten auf einer formgebenden Unterlage, in der Regel ein stabiles Modell, unter Einwirkung von Wärme, meist durch IR-Strahler, sowie durch Druck oder Vakuum, evtl. unter Zwischenschaltung einer Gummi- oder PUR-Schaum-Lage, die das Entstehen gleichmäßiger Schichtdicken unterstützen soll.

Titan

Chem. Zeichen Ti. Element in der 4. Nebengruppe des Periodensystems (Atomgewicht 47,9, Ordnungszahl 22, 3d und 4s Valenzelektronen); Wertigkeit IV, auch III selten II. Besitzt hohe chemische Reaktivität; besondere Affinität besteht zu Sauerstoff. In reinem Zustand silberweißes, duktiles Metall; Dichte 4,5 g cm^{-3} (Leichtmetall); Schmelzpunkt:1668 $^+$ 50 °C.

Als technischer Werkstoff besitzt Titan herausragende Eigenschaften: sehr günstiges Verhältnis von Festigkeit und Masse (hohe spezifische Festigkeit), ausgezeichnete Korrosionsbeständigkeit (auch im aggressiven Milieu).

Wichtige Einsatzgebiete: Luft- und Raumfahrttechnik, chemische Industrie (Anlagen für aggressive Stoffe), Lebensmitteltechnik, Galvanotechnik, Sportgeräte, Medizin (Orthopädie, Osteosynthese, Herzschrittmacher, Endoprothesen, Implantate).

Geschichtliches: 1791 isolierte *W. Gregor* aus dem magnetischen Eisensand von Manaccan (Cornwall) ein Metalloxid, in dem er ein unbekanntes Metall vermutete, das er Manaccanit nannte. 1795 untersuchte der Berliner Chemiker

M. H. Klaproth ein rotes Mineral aus Bionik in Ungarn und nahm darin ein unbekanntes metallisches Element an. Bezeichnete es als Titanum (griech. Mythologie: Titanen – Kinder von Uranos und Gaia) und wies die Identität mit Manaccanit nach. 1825 Darstellung des metallischen Titans durch *Berzelius*. 1910 durch *M. A. Hunter* Herstellung von 98–99 %igem Titan-Metall durch Reduktion von TiO_2 mit Natrium. 1938 durch *W.J. Kroll* Erfindung der Reduktion von Titantetrachlorid mit Magnesium. Nach 1950 Aufschwung der Titanmetallurgie (Luft- und Raumfahrt). Welt-Jahresproduktion an Titan betrug Mitte der 80er Jahre etwa 150000 t.

Vorkommen: Titan ist in fast allen Mineralien, Gesteinen und Böden in kleinen Mengen enthalten. Mit 0,6 % der in der Erdkruste vorhandenen Elemente ist es nach Eisen, Aluminium und Magnesium vierthäufigstes Metall. Die Vorräte werden auf 600 Millionen Tonnen geschätzt. Primärvorkommen in Eruptivgesteinen als Titanate: → Ilmenit ($FeTiO_3$), als Oxide: → Rutil (TiO_2), als Übergangsformen z.B. in Silikaten: Sphen ($CaTi (SiO_4) O$). Sekundärvorkommen in Sanden an Meeresstränden (Ilmenitsande) und in Tonen. Rutil und Ilmenit sind die Ausgangsmaterialien für die metallurgische Titangewinnung, Ilmenit dient auch zur Herstellung der (weißen) TiO_2-Pigmente. Die Weltförderung an Titanmineralien dient nur zu 4 % der Titanmetallurgie, 95 % betreffen die Pigmentherstellung.

Abbauwürdige Vorkommen: Australien, Brasilien, Kanada, Norwegen, Südafrika, Ukraine.

Gewinnung: Ausgangsmaterial zur Titangewinnung ist vorwiegend Rutil (90–97 % TiO_2) aus mineralischen Seifen und Sanden und „synthetisches Rutil", das aus Ilmenit in einem Hüttenprozess vom Eisen getrennt und in der Schlacke angereichert wird.

Eine Direktreduktion des TiO_2 zu metallischem Titan mit niedrigem Sauerstoffgehalt ist wegen der hohen Bildungsenthalpie des TiO_2 und hoher Sauerstofflöslichkeit des Titans bis heute auf wirtschaftlichem Wege nicht möglich. Die Metallurgie des Titans verläuft über Chlorierung des Titandioxids und Reduktion des entstandenen Ti-

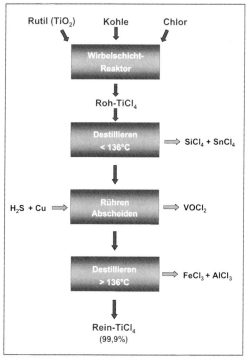

Abb. 295 Gewinnung und Reinigung des Titantetrachlorids

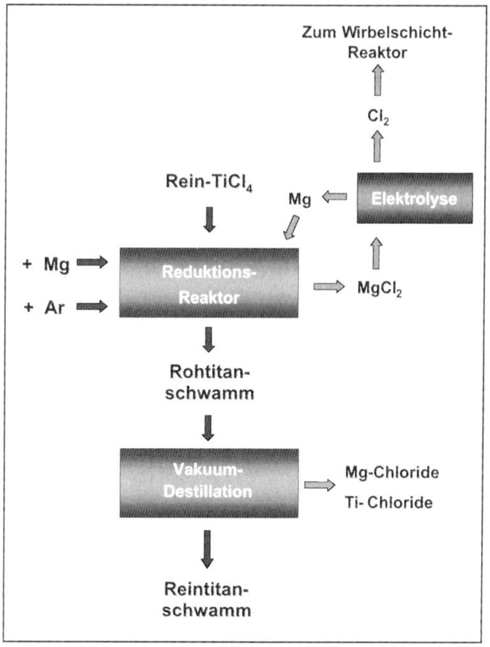

Abb.296 Reduktion von Titantetrachlorid mit Magnesium zu Titanschwamm

tantetrachlorids auf folgenden Wegen: Chlorierung des TiO_2: Angereichertes Rutil (96 % TiO_2), Kohle und Chlorgas reagieren im Wirbelschichtverfahren (etwa 1000 °C) zu $TiCl_4$. Nebenprodukte: CO, CO_2, Phosgen ($COCl_2$). (Abb. 295)
Es folgt das Abscheiden und Reinigen des $TiCl_4$: Nach Abkühlen liegt gelbes Produkt vor, das 94 % $TiCl_4$, andere Metallchloride und Verunreinigungen enthält. Reinigung erfolgt durch fraktioniertes Destillieren bei Temperatur <136 °C Abdampfen von $SiCl_4$, $SnCl_4$, bei Temperatur >136 °C mit Abdampfen von $FeCl_3$, $AlCl_3$ durch Rühren und Abscheiden von Niederschlägen (bes. $VOCl_2$). Es entsteht 99,9 % reines Titantetrachlorid. (Abb. 296)
Rohtitan wird mittels Reduktion von $TiCl_4$ mit verschiedenen Verfahren gewonnen:
1. Verfahren nach *Hunter* mit Natrium: Flüssiges Natrium reagiert mit $TiCl_4$ unter Argonatmosphäre bei 650–950 °C. Entstehender Titanschwamm wird zentrifugiert und getrocknet.
2. Verfahren nach *Kroll* mit Magnesium: Mag-

nesium wird bei 651 °C im Reaktor unter Argon-Schutzgas geschmolzen und $TiCl_4$-Dampf eingeleitet. Bei einer Reaktions-Temperatur von 850–950 °C entsteht Titanschwamm.
Es folgen die Reinigen des Rohtitanschwamms durch Vakuumdestillation bei 900–1000 °C, das Schmelzen des Titanschwamms und das Pressen des Titanschwamms zu Elektroden, das Schmelzen im Vakuum-Lichtbogenofen mit „selbstverzehrender" Elektrode.
Material- und Energiebilanz der Titanmetallurgie: für 1 Kg Ti: 3,96 Kg $TiCl_4$, 1,01 Kg Mg (zum Teil im Kreislauf), 30 kWh.

Titan – biologisches Verhalten

Die Passivschicht des Titans (TiO_2) hat kristallinen, glasartigen Charakter und besitzt daher eine hohe Dielektrizitätskonstante, d.h. ist elektrisch nicht leitend. An passivierten Titanoberflächen werden daher Elektronenaustasch und ein Fluss von Ionen in das umgebende biologische Milieu verhindert.

Durch Depassivierung (kurzzeitig, z.B. durch Abrieb, Fluoridwirkung) freigesetztes Titan wandelt sich im biologischen Milieu sofort in Titanoxid (TiO_2) bzw. Titanhydroxid ($Ti(OH)_4$) um. Die Oxide und Hydroxide des Titans haben eine hohe negative Bildungsenthalpie, d.h. sie sind thermodynamisch sehr stabil. Eine Hydrolyse findet nicht statt, die Löslichkeit in Körperflüssigkeit ist extrem gering. Titanoxide und -hydroxide besitzen keine Reaktionsbereitschaft mit organischen Molekülen und werden nicht in Zellen oder Geweben resorbiert. Die physikalisch-chemisch begründete Biokompatibilität von Reintitan wurde durch In vitro- und In vivo-Untersuchungen bestätigt. Subkutane Implantationen im Tierversuch zeigten nach 12wöchiger Liegezeit gute Einheilung. Bindegewebige Abkappselung als Fremdkörperreaktion war bei Titan, Tantal und Niob am geringsten ausgeprägt (Abb.). Klinische Beobachtungen und Erfahrungen mit Reintitan als Osteosynthese-Implantat- und Prothesenwerkstoff bestätigen die experimentell nachgewiesene Biokompatibilität. Lokal toxische und allergische Reaktionen wurden nicht beschrieben. (Abb. 297)

retisch korrosionsanfällig. Seine ausgeprägte Korrosionsbeständigkeit beruht auf der spontanen Passivierung, der Ausbildung dichter, stabiler, festhaftender Oxidschichten (Passivschichten), wenn Sauerstoff in der Umgebung vorhanden ist. Wachstum der Passivschicht ist im Vergleich zu anderen Metallen (Chrom, Aluminium) ausgeprägter und schneller (bei Raumklima nach 2 Stunden 1,7 nm, nach 40 Tagen 3,5 nm, nach 4 Jahren 25 nm). Die Passivschicht (TiO_2 = Rutil) bildet sich nach Beschädigung bei Anwesenheit von Sauerstoff sofort wieder (spontane Repassivierung). Repassivierungszeit beträgt in 0,9 % NaCl-Lösung 45 ms. Die Passivschicht ist beständig gegenüber fast allen Säuren, gegen Chloride, nicht gegen Fluoride. Sie ist eine elektrisch nicht leitende (gleichsam mineralische) Deckschicht, die Elektronenaustausch und Ionenfluß nicht zuläßt. Titan und eine Reihe von Titanlegierungen gehören zu den elektrochemisch beständigsten metallischen Werkstoffen. Vergleichende Messungen der anodischen Polarisation von Dentallegierungen in unterschiedlichen anorganischen Elektrolyten und im biologischen Milieu bestätigen für Titan die ausgeprägte Passivierung (Abb. 298). Auch unter aggressiven Spaltkorrosionsbedingungen (0,9 % NaCl-Lösung, pH = 1) ist im Potenzialbereich bis 1,5 V keine Korrosion nachweisbar. Die Passivschicht des Titans kann durch Fluoride zerstört werden; hohe Fluoridkonzentrationen und saure pH-Werte begünsti-

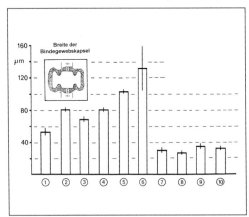

Abb. 297 Ergebnisse tierexperimenteller Prüfung durch subkutane Implantation von Metallzylindern bei Ratten; Breiten der Bindegewebskapseln um die Implantate: 1 bis 4 Kobaltbasislegierungen, 5 und 6 Nickelbasislegierungen, 7 Niob, 8 Tantal, 9 Titan (10 Teflon)

Titan – Korrosionsverhalten

Titan ist ein Nichtedelmetall. Normalpotenzial $Ti \rightarrow Ti^{2+} + 2e = -1,75$ V; Titan ist also theo-

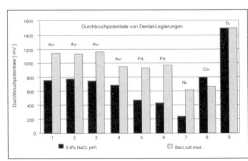

Abb. 298 Lochfrass- bzw. Durchbruchspotenziale von metallischen Dentalmaterialien in anorganischen (0,9 % NaCl-Lösung, pH =1) und organischen (Bakterien-Kulturmedium) Elektrolyten. Materialtypen: 1 bis 3 hochgoldhaltige Legierungen, 4 goldreduzierte Legierung, 5 und 6 Palladiumbasis-Legierungen, 7 Nickelbasis-Legierung, 8 Kobaltbasis-Legierung 9 Titan

gen den Korrosionsangriff. Applikation handelsüblicher zahnmedizinischer Fluorid-Prophylaxe-Präparate im In vitro-Langzeitversuch zeigte, dass die Anwendung von Fluoriden in Mundwässern und Zahnpasten zu keinem Korrosionsangriff führt (ständige Repassivierung), dagegen bei haftenden Gelen und Lacken leichte Lochfraßkorrosion möglich ist.

Titan – Kristallstruktur

Titan tritt, wie eine Reihe anderer Metalle auch, in unterschiedlichen Gittermodifikationen auf: bei tieferen Temperaturen in der Kristallstruktur als hexagonal dichte Kugelpackung: α-Titan (α-Phase), bei einer Temperatur (Transustemperatur) von 882 ± 2 °C erfolgt bei Reintitan die allotrope Umwandlung in die Hochtemperaturphase (β-Phase), die β-Phase kristallisiert kubisch-raumzentriert und wird β-Titan genannt. Die Phasenumwandlung beim Abkühlen aus der b-Phase ist mit einer Atomverschiebung im Gitter und einer Volumenzunahme verbunden (Bedeutung bei Keramikaufbrand!). Die Gitterstruktur bestimmt die mechanischen Eigenschaften: die plastische Verformbarkeit (Duktilität) nimmt vom hexagonal dicht gepackten a-Titan zum kubisch-raumzentrierten β-Titan zu. Das Bestehen der 2 Gittermodifikationen ist Grundlage der Vielfalt der Eigenschaften von → Titanlegierungen.

Titan – physikalische Eigenschaften

Titan technischer Reinheit (Cp-Titan) besitzt a-Struktur. Viele seiner Eigenschaften werden vom Reinheitsgrad bestimmt. Von größter Bedeutung ist die Sauerstoffaufnahme (siehe Titan Grad 1–4 nach DIN 17850 und → α-Titanlegierungen). Allgemein gilt: mit abnehmendem Reinheitsgrad nehmen Härte und Festigkeit zu, die Bruchdehnung ab; das Material wird härter und spröder. Viele physikalische Eigenschaften des Cp-Titans kommen dem Einsatz in der Zahnmedizin entgegen; einige sind bei Verarbeitung und Anwendung besonders zu berücksichtigen: der hohe Schmelzpunkt bedingt eine hohe Warmfestigkeit beim Keramikaufbrand, der niedrige WAK wirkt sich günstig auf die feste

Schwindung und damit Passfähigkeit von Gussobjekten aus (siehe → Titan – Gusstechnologie), erfordert aber für den Keramikaufbrand besondere Massen mit niedrigem WAK, die geringe Wärmeleitfähigkeit (gegenüber Goldlegierungen um Faktor 13,5 geringer) verringert bei Restaurationen die thermische Belastung des Pulpa-Dentin-Systems, begünstigt die → Laser – Schweißbarkeit, bereitet Probleme bei der → Oberflächenbearbeitung, der niedrige E-Modul (Vergleich: Kobaltbasis-Legierungen 220 Gpa) und die niedrige Dehngrenze erfordern bei abnehmbaren Gussprothesen stärkere Dimensionierung und eine spezielle Klammervermessung, die Härte (HV 10 im Gusszustand etwa 200) entspricht der der Typ IV – Goldlegierungen. (Tab. 12)

Physikalische Größe	Wert/Dimension
Dichte (bei 25 °C)	4,5 g cm^{-3}
Schmelzpunkt	1668 +- 50 °C
Linearer Wärmeausdehnungs-koeffizient (20–700 °C)	9,0–10,1 . 10-6 K -1
Wärmeleitfähigkeit	0,226–0,201 W cm-1 K -1
E-Modul	105–116 Gpa
Härte HV10	120–158
Bruchdehnung	20–25 %
Zugfestigkeit	290–540 Mpa
0,2 % Dehngrenze	170–310 Mpa

Tab. 12 Physikalische Eigenschaften von Titan technischer Reinheit (Grad 1 und 2)

Titanbearbeitung mit rotierenden Instrumenten

Das bei herkömmlichen Dentallegierungen laboratoriumsübliche Vorgehen bei spanabhebender Bearbeitung und Politur (Fräsen und Schleifen mit hohen Drehzahlen, Politur mit „rundem" Korn und unter Druck) ist für Titan, insbesondere im Gusszustand, ungeeignet: die harte Randschicht (→ α-case) setzt den Werkzeugschneiden einen hohen Eindringwiderstand entgegen; sie wird wenig abgetragen, unter dem Druck der Schneiden aber deformiert, als Folge entsteht an der Bearbeitungsstelle hohe Reibungswärme, die durch den geringen Spanabtrag und wegen der niedrigen Wärmeleitfähigkeit des Titans nicht abgeleitet wird, die lokale Erhitzung führt zur verstärkten Sauerstoffdiffusion in die Titanrandschicht und zu deren weiterer Aufhärtung; als Folge wird die spanabhebende Bearbeitung zunehmend schwierig und eine Politur unmöglich (Abb. 299). Der negative Bearbeitungseffekt ist bei Schleifkörpern besonders ausgeprägt: die meist sehr kleinen Titanspäne verkleben die Spanräume, der Schleifkörper „schmiert" und erhitzt die Bearbeitungsstelle besonders stark. Ähnlich ist die Wirkung der herkömmlichen Politur mit Pasten mit „rundem" Korn und unter Druckanwendung.

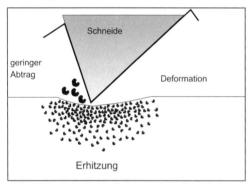

Abb. 299 Probleme bei der herkömmlichen Oberflächenbearbeitung von gegossenem Titan mit rotierenden Instrumenten

Titanbearbeitung mit rotierenden Instrumenten erfordert besondere Hilfsmittel und spezielles Vorgehen. Grundsatz: die Wärmeentwicklung an der Werkstückoberfläche ist gering zu halten; dies bedeutet: 1. Die Oberflächenbearbeitung muß schneidend erfolgen. Titangussobjekte sind mit speziellen Hartmetallfräsern zu bearbeiten. Diese haben eine besondere Schneidengeometrie: einen vergrößerten Keilwinkel (wegen der besseren Wärmeableitung) undeinen Fasenanschliff, der das Eindringen der Schneide in die Werkstückoberfläche begünstigt. Auch Feinbearbeitung und Politur erfolgen schneidend mit fein- und feinstkristallinen Partikeln (Schleifpapier, silikongebundene Feinstschleifer, Feinschleifpasten). 2. Die Drehzahlen der Bearbeitungsinstrumente sind niedrig (5000 bis

max. 10000 U/min) zu halten; der Vorschub muß gering sein.

Die Dentalindustrie bietet spezielle Bearbeitungssätze zur Oberflächenbearbeitung von Titan an. Die damit erreichten Oberflächenzustände entsprechen denen bei Goldlegierungen.

Titanbearbeitung durch Strahlverfahren

Gussobjekte aus hochschmelzenden Dentallegierungen und aus Titan weisen eine „Gusshaut" auf, die aus aufgesinterten Einbettmassepartikeln und Oxiden besteht. Ihre Entfernung erfolgt mittels Strahlverfahren, wobei Korund grober Körnung (110–250 μm) mit wenig gerichtetem Partikelstrahl und relativ geringem Strahldruck eingesetzt wird (Reinigungsstrahlen). Ergebnis ist ein stark zerklüftetes, unregelmäßiges Oberflächenprofil mit Rauhtiefen von 10–20 μm. Die Randschichten weisen Gefügestörungen auf; Strahlkörner sind impaktiert (Abb. 300). Diese Oberflächen erfordern aufwändige Bearbeitung mit rotierenden Instrumenten. Häufig verbleiben Restdefekte und Gefügestörungen in den Randschichten (Begünstigung der Plaqueadhäsion).

Optimierung und Rationalisierung der Oberflächenbearbeitung von gegossenem Titan ermöglichen Mikrostrahlverfahren: durch Einsatz von Feinstrahlmitteln bei erhöhtem Strahldruck (4–5 bar) und gerichtetem Partikelstrahl werden verbesserte Oberflächenzustände erreicht. Bei Mikrostrahlverfahren (Microfinishing) sind 2 Arbeitsphasen zu unterscheiden:

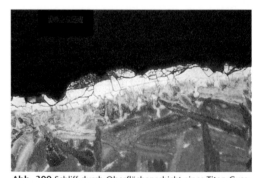

Abb. 300 Schliff durch Oberflächenschicht eines Titan-Gussobjektes nach Abstrahlen mit Strahlkorund 250 μm. α-case teilweise abgetragen, zum Teil zertrümmert, einzelne Strahlkörner eingelagert, darunter Deformationszone

1. Reinigungsstrahlen mit abrasivem Mikrostrahlmittel (Korund und Karborundum, Körnung 30–80 μm) bewirkt Abtrag der Oberflächenstörungen bei kleinflächigen Aufrauhungen

2. Verdichtungsstrahlen (→ „Shot peening") mit Mikrostrahlkugeln (Zikonerde, Durchmesser 40–65 μm) führt zur Profileinebnung durch plastische Deformation (Abb. 301).

Bei geringem Aufwand für Politur wird ein verbesserter Oberflächenzustand erreicht.

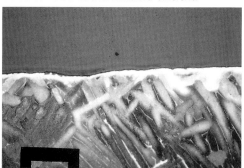

Abb.301 Schliff durch Oberflächenschicht eines Titan-Gussobjektes nach abrasivem Mikrostrahlen und anschließendem Mikrokugelstrahlen.

Titanguss

Vergießen von Titan unter Bedingungen des zahntechnischen Laboratoriums erfordert die Berücksichtigung materialbedingter Besonderheiten:

1. Die hohe Sauerstofflöslichkeit des Titans erfordert Luftabschluss beim Schmelzen und Gießen (absolutes Vakuum, reinstes Argon als Schutzgas,).

2. Wegen hoher chemischer Reaktivität des Titans können Grenzflächenreaktionen mit keramischen Schmelztiegeln und Bestandteilen der Einbettmasse (Silikate, Phosphate) auftreten; es sind daher chemisch inerte Stoffe einzusetzen. Guss muss in relativ kühle Hohlform erfolgen (Temperaturabhängigkeit der Reaktionen).

3. Die hohe Schmelztemperatur erfordert effizientes Schmelzsystem; durchgesetzt hat sich das Lichtbogenschmelzen (Wolframelektrode gegen Schmelzgut im Kupfertiegel).

4. Wegen niedriger Dichte von Titan (4,5 g cm^{-3}) entstehen beim Schleuderguss geringe Zentri-fugal-Kräfte. Spezielle Titan-Schleudergussgeräte erfordern hohe Anlaufbeschleunigung (80–200 g); sie sind technisch aufwändig. Bevorzugt werden Vakuum-Druckgussgeräte. Aufbau und Wirkungsweise des Vakuum-Druckgusses unter Schutzgas (Abb. 302):

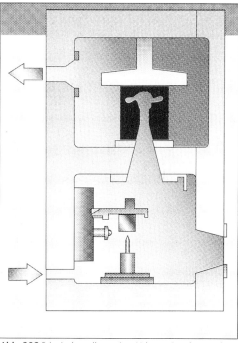

Abb. 302 Prinzipdarstellung einer Vakuum-Druckgussanlage

Schmelz- und Gusskammer (Muffel) sind gasdicht voneinander getrennt; werden zunächst evakuiert (Restdruck etwa 50 mbar). Danach wird Schutzgas (Argon 4.8 bzw. 5.0 nach DIN 32 526) von der Schmelzkammer her eingeleitet. Zünden des Lichtbogens, Niederschmelzen des Metalls (20 s), Kippen der Schmelze auf den Gusstrichter und gleichzeitig Erhöhen des Argon-Überdrucks (etwa 3,5–4,5 bar). Guss erfolgt in relativ kühle Muffel (20–450 °C), Gusszeit daher sehr kurz.

Titanguss – Einbettmassen

Phosphatgebundene, SiO$_2$ – Basis-Einbettmassen sind für den Titanguss nicht geeignet. Der Hochtemperatureinfluss der Schmelze führt zur Zersetzung der Silikate und Phophate. Sauerstoff und weitere Fremdelemente aus der Einbettmasse werden in die Randschicht aufgenommen. Bildung der → α-case mit Verunreinigungen (Si, P, Al); bis zu 300 µm dick, Struktur heterogen mit Ausscheidungen, Poren und Rissen; hart und spröde.

Neuzeitliche Titanguss-Einbettmassen sind chemisch inert; bestehen aus Refraktäroxiden (z.B. Magnesiumoxid, Zirkonoxid, Kalzium-Aluminat-Bindung). Aufnahme von Fremdelementen daher minimal, Sauerstoffdiffusionszone (α-case) auf 20–30 µm reduziert; Aufhärtung bis max. 100 µm nachweisbar (Abb. 303, Abb. 304).

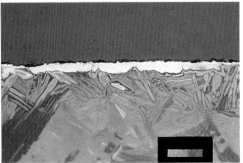

Abb. 303 Schliff durch Titangussobjekt, das in reaktionsträge MgO-Basis-Einbettmasse gegossen wurde. Dicke der Randschicht 20–30 µm

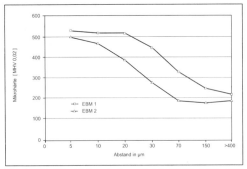

Abb. 304 Mikrohärteverlauf an einem Schliff durch eine Titangussprobe; EBM 2: inerte MgO-Basis-Einbettmasse

Volumenverhalten der Einbettmassen und geringe feste Schwindung von Titan (1,4–1,6 Vol.%; Vergleich: Kobaltbasis-Legierungen 2,0–2,3 Vol.%) bedingen eine hohe Passgenauigkeit von Gussobjekten.

Titanguss – Röntgenkontrolle

Röntgengrobstrukturuntersuchungen dienen der zerstörungsfreien Qualitätskontrolle metallischer Werkstücke (z.B. Lunker, Schweißfehler). Die Röntgendurchlässigkeit (Röntgentransluzenz) eines Stoffes hängt von seiner Kernladungszahl ab (Beispiele: Gold 79, Kobalt 27, Titan 22). Titan ist daher besonders röntgendurchlässig; die Qualitätskontrolle von Gussobjekten ist im zahntechnischen Laboratorium mit speziellen (geschlossenen) Röntgengeräten möglich und kann klinischen Mißerfolgen vorbeugen (Abb. 305).

Die Röntgendurchlässigkeit ermöglicht auch die Röntgendiagnostik bei Titanrestaurationen im Munde.

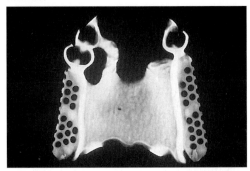

Abb. 305 Röntgenogramm eines Prothesengerüstes aus Titan

Titan hoher Reinheit

Jodid- oder Elektrolyt-Titan. Enthält geringe Spuren atmosphärischer Gase (z.B. 0,02 % Sauerstoff, 0,003–0,004 Stickstoff) und herstellungsbedingter Fremdelemente (z.B. 0,009–0,015 % Kohlenstoff, 0,001–0,005 % Eisen). Herstellung durch thermische Spaltung von Titantetrajodid an elektrisch beheizten Drähten (1000 °C) oder durch Schmelzelektrolyse. In der Festigkeit (Zugfestigkeit, Streckgrenze) ist es dem → Titan technischer Reinheit unterlegen.

Titankeramik

Die Materialeigenschaften des Titans stellen an aufbrennkeramische Massen besondere Anforderungen: 1. Die β/α-Phasenumwandlung bei der Transustemperatur von 882 ± 2 °C ist mit einer Volumenzunahme verbunden (siehe → Titan – Kristallstruktur). Diese Temperatur darf beim Keramikaufbrand nicht erreicht werden. Titan-Keramikmassen sind daher niedrigschmelzend. 2. Der WAK (20–500 °C) ist mit $9{,}6 \cdot 10^{-6}$ K^{-1} niedriger als bei Dentalaufbrennlegierungen. Um beim Abkühlen nach dem Brand Druckspannungen zu erzeugen, sind Aufbrennmassen mit besonders niedrigem WAK ($< 9{,}0 \cdot 10^{-6} K^{-1}$) erforderlich

3. Reaktionsfreudigkeit und Sauerstofflöslichkeit bedingen an der Titan-Keramik-Grenzfläche Ausbildung der α-case und dicker Oxidschichten, die sich nachteilig auf die Trennfestigkeit auswirken (Abb. 306). Es sind daher keramische Grundmassen erforderlich, die die Sauerstoffreaktion unterbinden. Neuzeitliche Titan-Keramikmassen erfüllen diese Forderungen. Spezielle Bonder reduzieren das Titanoxid bzw. binden Silikate an das Oxid. Es werden Trennfestigkeiten erreicht, die deutlich über den Forderungen nach DIN 13 927 (25 Mpa) liegen.

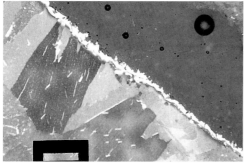

Abb. 306 Metallographischer Schliff durch Titan-Keramik-Grenzfläche mit Oxidschicht und α-case

Titan – Kunststoff – Verbund

Ein unter den Bedingungen des Mundmilieus beständiger Verbund zwischen Titan und Kunststoffen (Kompositen) ist erforderlich für: das Verblenden von Gerüsten von Restaurationen und Prothesen, das Fügen von Prothesenelementen durch Kleben, das adhäsive Befestigen von Therapiemitteln.

Voraussetzung für den stabilen Verbund ist: die mechanische Konditionierung der Titanoberfläche zur Erzeugung mikroretentiver, Haftkräfte durch Korundstrahlen (z.B. Strahlpartikel 110 µm), die chemische Konditionierung zum Aufbau von Verbundschichten, die Mittler zwischen Metallbindung und kovalenter chemischer Bindung sind, eine Barriere gegen das Eindringen von Wassermolekülen in die Verbundzone bilden. Nach den Wirkprinzipien können unterschieden werden: anorganische Verfahren zur Haftvermittlung durch oxidische oder silikatische Beschichtung, organische Verbundverfahren zur Erzielung stabiler polarer Bindungen durch spezielle Primer.

Für den Titan-Komposit-Verbund haben sich die Verfahren der silikatischen Beschichtung seit Jahren bewährt; sie liefern etwa gleiche Trennfestigkeitswerte wie bei den Kobaltbasis-Legierungen. Besonders geeignet zur Konditionierung von Titan sind → Primer auf der Grundlage von Phosphorsäureestern. Diese reagieren mit der TiO_2-Schicht der Oberfläche unter Bildung stabiler Me-O-P-Bindungen. Die bei Titan erreichten Verbundfestigkeiten sind höher als bei Edelmetall- und Nichtedelmetalllegierungen.

Titanlegierungen

Vorhandensein der 2 Gittermodifikationen des Titans (hexagonal dichte Kugelpackung, kubisch raumzentriert) und ihr Einfluss auf die Materialeigenschaften (→ Titan – Kristallstruktur) ist Voraussetzung für die Vielfalt der Titanlegierungen. Gegenwärtig sind etwa 100 Titanbasis-Legierungen bekannt, davon besitzen etwa 20 größere wirtschaftliche Bedeutung.

Bei der Legierungsbildung ist der Einfluss der Legierungselemente auf Ausbildung der α- oder β-Phase entscheidend: α-stabilisierende Elemente erweitern den Existenzbereich der α-Phase zu höheren Temperaturen und können zusätzlich ein zweiphasiges (α + β) – Gebiet ausbilden. α-stabilisierende Elemente: Aluminium, Sauerstoff, Stickstoff, Kohlenstoff, β-stabilisierende Elemente erweitern den Bereich der β-Phase zu tieferen Temperaturen. β-stabilisierende Elemente: Vanadium, Molybdän, Eisen, Chrom, Kupfer, Palladium.

Einteilung der Legierungen nach Phasenausbildung: einphasige α-Legierungen, zweiphasige (α + β)-Legierungen, einphasige β-Legierungen.

Die Eigenschaften der Legierungen werden durch Anteil und Eigenheiten der Phasen bestimmt.

Die α-Titanlegierungen besitzen eine begrenzte Festigkeit und geringe Duktilität. In Korrosionsverhalten, Oxidationsbeständigkeit und Schweißbarkeit sind sie überlegen. Wichtigste α-Titanlegierungen: → Titan technischer Reinheit.

Die zweiphasigen (α + β)-Titanlegierungen können bei Raumtemperaturen β-Volumenanteile von 5–40 % enthalten. Sie besitzen hohe Festigkeit und Duktilität. Wichtigste (α + β)-Titanlegierung: Ti-6Al-4V (entspricht 50 % der gesamten Titanproduktion). Anwendung in der Zahnmedizin in Form von Halbzeugen (Schrauben, Wurzelstifte, Attachments, vereinzelt als Implantate). Korrosionsbeständigkeit und Biokompatibilität werden kritisch beurteilt. In neuerer Zeit wird stattdessen eine Titan-Aluminium-Niob-Legierung (Ti-6Al-7Nb) als Biomaterial empfohlen.

Titanlote

aus der technischen Anwendung Lote auf Pd-Basis, AgPdGa, TiCuNi, TiZrBe, TiZrNiBe, zur Lötung von Stahl an Titan PdAgSi u.a.

Titannitridbeschichtung

Titannitrid (TiN). Goldgelbe bis braune Substanz. Chemisch und thermisch (Schmelzpunkt 3220 °C) sehr widerstandsfähig, hohe Härte (8–9 nach Mohs), elektrisch leitend. Dient zur Beschichtung metallischer Werkstoffe. Dabei ist nach der Aufgabe zu unterscheiden: funktionelle Beschichtung (Schichtdicken >20 µm) zur Erzielung verschleißfester Oberflächen von Maschinenlagern u.ä., zur Erhöhung der Standzeit bei Bohr- und Fräswerkzeugen (auch Dentalfräsern), ästhetische Beschichtung (Dünnschichten von wenigen µm) zur Erzeugung eines goldfarbenen Aussehens bei Gebrauchs- und Schmuckgegenständen; auch bei Konstruktionselementen (z.B. Klammern) von Prothesen empfohlen, Beschichtung zur Verbesserung des Korrosionsverhaltens.

Die TiN-Beschichtung von Dentallegierungen ist kritisch zu bewerten, da die Schichten oft mikroskopische Fehlstellen aufweisen oder unter funktioneller Beanspruchung (z.B. bei gegossenen abnehmbaren Teilprothesen) Risse und Defekte auftreten können. Als Folge kommt es zur → Spaltkorrosion, wodurch auch üblicherweise mundbeständige Legierungen angegriffen werden und Metallunverträglichkeiten hervorrufen können. Die Titannitridbeschichtung von Restaurationen und Prothesen aus Dentallegierungen ist daher abzulehnen. Eine TiN-Beschichtung von Titan ist aus elektrochemischer und biologischer Sicht unbedenklich. Sie kann zum mechanischen Oberflächenschutz (gegebenenfalls auch aus kosmetischen Erwägungen) eingesetzt werde. Siehe → Oberflächenbeschichtung von Titan-Implantaten und -Endoprothesen.

Die TiN-Beschichtung erfolgt meist durch PVD-Verfahren (Sputtern).

Titan-Plasma-Flame-Beschichtung

Plasmabeschichtung von Implantaten mit Titan (TPS). Ziel ist die Vergrößerung der effektiven Oberfläche → Implantat-Werkstoffe, → Oberflächenbeschichtung

Titanschwamm

→ Titan

Titan technischer Reinheit

Cp-Titan (commercial pure Titanium). Enthält durch das Herstellungsverfahren bedingte Verunreinigungen und Sauerstoff, der bei der Metallurgie zur Erzielung höherer Festigkeit zugesetzt wird. Entsprechend den zulässigen Konzentrationen an Fremdelementen (insbesondere Sauerstoff) wird das technisch reine Titan nach DIN 17 850 in Grade eingeteilt. Titan Grad 1 ist das reinste Cp-Titan; es ist relativ gut kaltverformbar. Mit zunehmendem Sauerstoffgehalt nimmt die Festigkeit zu, die Zähigkeit ab. Grad 2 ist das am meisten in der indusrieellen Technik eingesetzte Cp-Titan. Als Gußwerkstoff für die dentale Technologie kommt fast ausschließlich Titan Grad 1 zu Einsatz. Reintitan besitzt hexagonale a-Struktur. (Siehe → Titan – Kristallstruktur, → Titanlegierungen). (Tab. 13)

	O	N	C	H	Fe
Grad 1	0,12	0,05	0,06	0,013	0,15
Grad 2	0,18	0,05	0,06	0,013	0,20
Grad 3	0,25	0,05	0,06	0,013	0,25
Grad 4	0,35	0,05	0,06	0,013	0,30

Tab. 13 Chemische Zusammensetzung (Höchstgehalte in M% nach DIN 17 850) von Titan technischer Reinheit (Titan = Rest)

Toleranz

bei zahnmedizinischen Werkstoffen die klinisch reaktionslose Akzeptanz durch eine aktive biochemische Leistung des kontaktierenden Gewebes; die Störung der dynamischen biochemischen Prozesse durch den Werkstoff (→ Noxe) wird ausbalanciert.

Total-Ätz-Technik

(total etching) Simultane Ätzung (Konditionierung) von Zahnschmelz und Dentin mit Phosphorsäure. Der Zahnschmelz wird unter Ausbildung eines retentiven Oberflächenreliefs demineralisiert, am Dentin erfolgen die Entfernung der Schmierschicht, die Eröffnung der Dentintubuli sowie die Demineralisation des inter- und peritubulären Dentins unter Freilegung des Kollagenfibrillennetzwerkes. Dabei sollte die Zeitdauer der Schmelzätzung 30–45 s betragen, während das Dentin für maximal 15–20 s mit Phosphorsäure angeätzt wird.

Total-Bond-Technik

(total bonding) adhäsive Verankerung einer Komposit- oder Kompomerfüllung an Zahnschmelz und Dentin mit Hilfe eines → Adhäsivsystems unter Verzicht auf eine separate Unterfüllung. Dabei kann ein Primer-Adhäsiv in Verbindung mit der Total-Ätz-Technik oder ein selbstätzendes (schmelz- und dentinkonditionierendes) Adhäsivsystem zur Anwendung kommen.

Totalprothese

schleimhaut- und ggf. implantatgelagerter Zahnersatz bei unbezahntem Kiefer aus → Prothesenkunststoff und → künstlichen Zähnen.

Tourenzahl

→ Drehzahl

Transluzenz

Durchlichtvermögen. Die Eigenschaft eines Werkstoffes Licht durchzulassen.

Transpamassen

Masse mit hohem Glasanteil für die durchscheinenden transluzenten Areale einer Verblendung; z.B. für die Schneidekantengestaltung. → Dentalkeramik

Treiben

Kaltverformung von Legierungen

Tribochemie

Teilgebiet der physikalischen Chemie. Einfluss der mechanischen Energie (Reibung, Stossenergie) auf das chemische Verhalten von festen Stoffen. (Gitterstörungen, erhöhte Reaktionsfähigkeit von Oberflächen) → (Sand-)Strahlung, → Adhäsion

Trennschleifen

Absetzen des Gußrestes vom Gußobjekt nach dem → Ausbetten mittels kunstharzgebundener (leicht) flexibler Schleifscheibe (Trennscheibe); Arbeitsschutz!

Trockenschleifen

Schleifen ohne Zufuhr von Flüssigkeit; Nachteile bei Schleifkörpern (außer galvanisch gebundenen): thermische Belastung und Schädigung des Schleifobjektes, z.B. thermolabiler Kunststoff (→ PMMA ab 70 °C), Pulpa-Dentin-System (kurzzeitig ab 50 °C, längerfristig ab 42 °C), Entwicklung von → Staub, Verschmieren des Schleifkörpers durch ungenügenden Abtransport der abgetragenen Partikel oder erhöhter Verschleiß. Zulässig bei thermostabilen Werkstoffen (Keramiken, metallischen Werkstoffen) mit galvanisch gebundenen (→ Diamantschleifkörpern) und gummigebundenen Schleifkörpern (→ Gummipolierer) unter konsequenter Absaugung entstehender Stäube.

Trydimit
Modifikation des Quarzes; → Quarz

Totalreflexion
vollständige Reflexion der Strahlung an einer Oberfläche

toxisch
giftig (wirkend).

Toxizität
(akute, subakute oder chronische) Giftigkeit; abhängig von der Dosis (Konzentration vor Einwirkunsgzeit); auch für die Inhaltsstoffe Zahnmedizinischer Werkstoffe gilt: Alle Dinge sind Gift und nichts ist ohn' Gift; allein die Dosis macht, dass ein Ding (k)ein Gift ist – PARACELSUS (1493–1541).

Transformator
elektrisches Bauteil zur Erzeugung des Schweißstromes und Auskopplung aus dem Versorgungsnetz, primärseitig durch Stromnetz gespeist wird über einen Eisenkern sekundärseitig ein Schweißstrom mit geringer Spannung aber hoher Stromstärke induziert. Verwendung heute noch zum Widerstands-(Punkt-)Schweißen in der Kieferorthopädie

Transparenz
Durchlässigkeit von Stoffen für Licht oder Strahlung. Die T. ist von der Wellenläge abhängig. → Farben

Trennmittel
→ Isoliermittel, Materialien die eine mechanische oder chemische Reaktionen zwischen verschiedenen Materialschichten, die bei Zahntechnischen Arbeitsgängen in Berührung treten, verhindern. (→ Alginate, Lacke, Öle/Fette, Seifen, → Wasserglas)

Triethylenglykoldimethacrylat = TEGDMA
Bifunktionelles Monomer (Vernetzer), das sehr häufig bei Füllungs- und Verblendkompositen eingesetzt wird. (Abb. 307)

Trockenpolymerisation
Langzeit-Heißpolymerisation im Wärmeschrank statt Wasserbad.

Trübungsmittel
Stoffe, die Glasuren oder Gläsern zugesetzt werden, um sie durch Reflexion und Streuung auffallenden Lichtes nur durchscheinend oder undurchsichtig zu machen; Bestandteil von → Opakern. Typische T.: NaF, CaF_2, SnO_2, ZnO, TiO_2 und ZrO_2.

T-Stoß
→ Stoßarten

Typ I Legierungen
Weiche Gußlegierungen; für geringe mechanische Beanspruchung; 80–180 N/mm^2 0,2% Dehngrenze

Typ II Legierungen
Mittelhate Gußlegierungen; für mäßige Beanspruchungen; 180–240 N/mm^2 0,2% Dehngrenze

Typ III Legierungen
Harte Gußlegierungen; für hohe Beanspruchungen; ausgehärtet: >240 N/mm^2 0,2% Dehngrenze

Typ IV Legierungen
Extraharte Gußlegierungen; für sehr hohe Belastungen; >300 N/mm^2 0,2% Dehngrenze; ausgehärtet: >450 N/mm^2

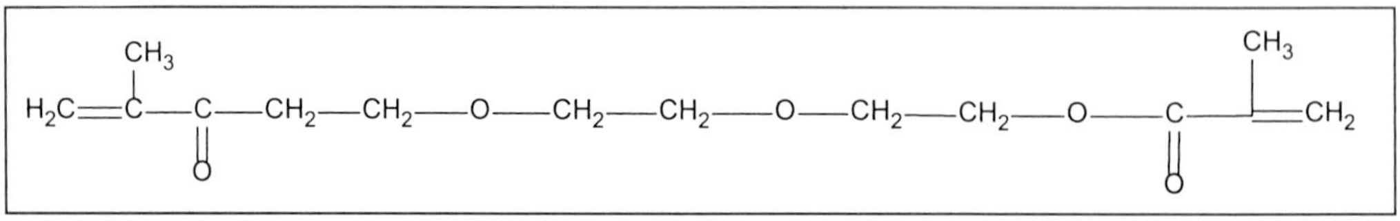

Abb. 307 Triethylenglykoldimethacrylat = TEGDMA

Überdruckpolymerisation

→ Polymerisation von autopolymerisierendem
→ MMA/PMMA-Kunststoff unter 4–6 bar Druck
in einem Druckkessel (Drucktopf) zur kompletten Verdichtung und zur Vermeidung von →
Strukturfehlern und in einem warmen Wasserbad zur Beschleunigung der Polymerisation.

Überempfindlichkeitsreaktion

über das normale Maß hinausgehende Gewebereaktion, → allergische Reaktion

Überlappungsstoß

→ Stoßarten

UDMA

→ **U**rethan-**Dim**eth**a**crylat, wichtiges Monomer
in Dentalkompositen.

Ultraschall-Reinigung

Säuberung von Werkstücken und Instrumentarium durch die Druckwellen eines mit Ultraschall (20 kHz - bis 10^9 Hz) angeregten und auf
die zu reinigenden Objekte (Werkstoff) abgestimmten Ultraschallbades. Schallintensität in
der ZM üblicher Ultraschall-Reinigungs-Geräte
ca. 50 W/cm². Wärmeentwicklung bei thermolabilen Werkstoffen (Prothese) beachten.

Umsetzungsgrad

Ist der Prozentsatz an Monomeren, der sich zum
Polymeren umgesetzt hat.

Umwandlungsverstärkung

bei → Zirkonoxid-Keramik auftretende Festigung des Werkstoffes durch die rissinduzierte
Umwandlung metastabiler, tetragonaler Phasenanteile in die monokline Phase. Durch die
mit der Phasenumwandlung einhergehende
lokale Volumenexpansion von ca. 4,5 % werden
an der Rissspitze Druckspannungen aufgebaut.
Dadurch benötigt der Riss mehr Energie, um
sich weiter fortzupflanzen. (Abb. 308)

ungesättigt

organische Verbindungen mit Doppel- oder
Dreifachbindungen im Molekül.

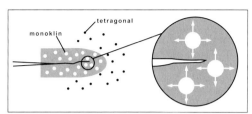

Abb. 308 Prinzip der rissinduzierten Umwandlungsverstärkung bei Zirkonoxidkeramik. Durch die rissinduzierte Phasenumwandlung tetragonal nach monoklin, die mit einer ca. 4,5
prozentigen Volumenexpansion der Elementarzellen verbunden ist, werden an der Rissspitze Druckspannungen aufgebaut. Dadurch benötigt der Riss mehr Energie, um sich weiter fortzupflanzen.

Universaladhäsiv

Adhäsivsystem für die Anwendung auf Zahnschmelz und Dentin (Adhäsivsysteme).

Universallegierungen: → Multiindikative

Legierungen. Überwiegen Goldbasislegierungen, die sowohl unverblendet, mit Kunststoffen
verblendet als auch mit speziellen Keramiken
verblendet bei der Herstellung von Zahnersatzkonstruktionen eingesetzt werden. Die Zusammensetzung ist sog. Goldgußlegierungen
sehr ähnlich. → Goldbasislegierung. Aufgrund
niedriger Solidustemperaturen und hoher
Wärmeausdehnungskoeffizienten sind spezielle
niedrigbrennende → Keramiken (syn. „low-fusing") notwendig. Edelmetallgehalt > 75 Gew %
(Au 61–75 %, Pt (Pd) bis max. 10 % Pd, Ag bis
10 %, Cu bis 5 %)

Universallote

in der Zahntechnik entsprechen der Zusammensetzung AuNiZn mit bis zu 20 % Nickel oder
Silberbasislote. Cadmiumhaltige Lote sind in
Deutschland verboten, in der Schweiz, Holland
usw. aber zulässig. Universallote zeichnen sich
durch eine erhöhte Korrosionsanfälligkeit aus.

unsichtbare Kunststoffmängel

verarbeitungsbedingte Fehler bei (PMMA)→
Kunststoffen

Unterfüllungsmaterialien

Unterfüllungsmaterialien dienen zur Versorgung (Abdeckung und Versiegelung) der Pulpa-

Dentinwunde, zum Ersatz des Dentins, zum Ausblocken von untersichgehenden Bereichen der Kavität sowie zur Verringerung des Volumens, das durch das Füllungsmaterial ersetzt wird. Als Unterfüllungswerkstoffe finden Verwendung: Kavitätenlacke, Calcium-Salicylat-Liner, Dentinadhäsive, Zemente → Zinkphosphat-Zement, → Glas-Polyalkenoat-Zement, → Zink-Polycarboxylat-Zement, → Zinkoxid-Eugenol-Zement;

Eigenschaften:

Mechanische Eigenschaften von Unterfüllungsmaterialien:

Material	Druckfestigkeit (MPa)	Zugfestigkeit (MPa)	E-Modul (GPa)
Calcium-Salicylat-Liner	12–26	1,0	0,4
Glas-Polyalkenoat-Zement	90–160	5-8	1,8–2,8
Glas-Polyalkenoat-Zement (kunststoffverstärkt)	90–150	11–14	3,3–4,0
Zinkoxid-Eugenol-Zement	5–15	0,41	0,3
Zinkoxid-Eugenol-Zement (kunststoffverstärkt)	38	3,4	2,1
Zink-Polycarboxylat-Zement	80	16	5,0
Zinkphosphat-Zement	70–160	8,0	22

pH-Werte von Unterfüllungszementen während der Abbindephase

Zeit	Zink-Phosphat-Zement	Glas-Polyalkenoat-Zement	Zink-Polycarboxylat-Zement
1 min	1,8–2,0	1,1–1,5	2,9
3 min	3,1	1,3–1,8	
10 min	3,8	3,1	4,2
60 min	4,5	4,5	5,2
24 Stunden	6–7	6–7	6–7

Unterfütterung

→ Prothesenunterfütterung

Unterfütterungsabformung

Abformung, die zur indirekten Unterfütterung von schleimhautgetragenem Zahnersatz dient. Dabei wird die vorhandene Prothese als individueller → Abformlöffel verwendet. Dazu müssen vor Beginn der Unterfütterungsabformung sämtliche Unterschnitte im Bereich der Prothesenbasis beseitigt werden, damit im zahntechnischen Labor die als Abformlöffel dienende Prothese vom Modell abgehoben kann, ohne dieses zu beschädigen.

Unterfütterungskunststoffe

Während für die aus biologischen Gründen zu bevorzugenden indirekten → Prothesenunterfütterungen im Labor „normale" Prothesenkunststoffe auf → MMA/PMMA-Basis verwendet werden, werden für die chairside-Unterfütterung besondere autopolymerisierende oder lichtpolymerisierbare Kunststoffe in günstig zu applizierender Konsistenz angeboten, meist als MMA-frei deklariert, auf der Basis von Diacrylat-Komposits. Durch den Füllstoffgehalt anderes Polierregime als bei PMMA erforderlich, nach längerer Tragezeit i.d.R. auffällige Bildung von → Belag.

Unterkritisches Risswachstum

Ausbreitung von Mikrorissen bei → Beanspruchungen, die weit unterhalb der → Festigkeit liegen; besonders ausgeprägt bei → Keramik. Das unterkritische Risswachstum kann verursacht werden durch mechanische Eigenspannungen, aber auch durch geringe Lastspannungen aufgrund einer von außen einwirkenden → Belastung. Ausgangspunkt für das unterkritische Risswachstum sind immer Fehlstellen im Werkstoff. Die Dynamik des unterkritischen Risswachstums kann beschrieben werden durch die → Risswachstumsparameter n und B. Da das unterkritische Risswachstum durch Feuchtigkeit an der Rissspitze eines sich ausbreitenden Risses verstärkt wird, verlangt das Phänomen gerade im dentalen Bereich (100 % relative Feuchte im Mund) besondere Beachtung.

Unverträglichkeitsreaktionen

normergische Reaktion, → Entzündung, → allergische Reaktion.

Urethandimethacrylat = UDMA

Bifunktionelles Monomer (Vernetzer), das sehr häufig bei Füllungs- und Verblendkompositen eingesetzt wird. Chemische Bezeichnung: 7,7,9-Trimethyl-4,13-dioxo-3,14-dioxa-5,12-diazahexadecan-1,16-dioxy-dimethacrylat (Abb. 309).

UV-Stabilisator

Ist ein Molekül, welches das Polymere gegenüber UV-Strahlung schützt. (Abb. 310)

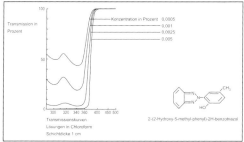

Abb. 310 UV-Stabilisator

UV-Strahlung

Ultraviolettstrahlung; elektromagnetische Strahlung im Wellenlängenbereich 10–400 nm (kürzer als sichtbares Licht, länger als Röntgenstrahlung); hinsichtlich biologischer Wirkung weiter unterschieden als UV-A (400–320 nm), UV-B (320–280 nm) und UV-C (280–200 nm)-Strahlung. In der ZM zeitweilig von Bedeutung bei der UV-→ Polymerisation von Dentalkunststoffen bei Nutzung von → Initatoren, die bei UV-A-Bestrahlung → Radikale bilden. Die UV-Strahlung wird von UV-Lampen (Quecksilberdampf-Lampen, Xenon-Lampen) in UV-Strahlern erzeugt; nicht benötigte Wellenlängen der Strahlung werden durch das Material des Lampenkolbens bzw. Filtergläser ausgefiltert (dadurch geringere Wäremeeinstrahlung), während die für den Initiator erforderlichen Wellenlängen den zu polymerisierenden Kunststoff treffen. Die erforderliche Strahlung kann vom UV-Strahler über Glasfaserkabel oder Glasfaserstäbe aus Quarzglas an das Arbeitsgebiet (restaurative Therapie im Mund) herangeführt werden. Heute weitestgehend durch Initiatoren (meist → Campherchinon) des Wellenlängenbereichs 490–430 nm (blauer Anteil des sichtbaren Lichts) abgelöst.

UV-Absorber

Syn. UV-Stabilisatoren, Lichtschutzsubstanzen; Additiva zu Dentalkunststoffen, die auftreffende UV-Strahlung, die zur Alterung und Gelbverfärbung der Kunststoffe führt, absorbieren und in Wärme umwandeln, meist Derivate des Benzophenons mit Hydroxy- u./o. Alkoxy-Gruppen oder substituierte Benzotriazole

UV-Polymerisation

durch Initiatoren, die bei Einwirkung von UV-A-Strahlung zerfallen und → Radikale bilden, z.B. Benzoinmethylether, ausgelöste → Polymerisation von Kunststoffen. Anfängliche Verarbeitung von Einkomponenten-Pasten-Komposits in der ZM. Da UV-Strahlung biologisch bedenklich und nur geringe Durchhärtetiefen bis etwa 1,5 mm, heute durch Lichtpolymerisation mit Strahlung des blauen sichtbaren Spektrums 440–480 nm abgelöst.

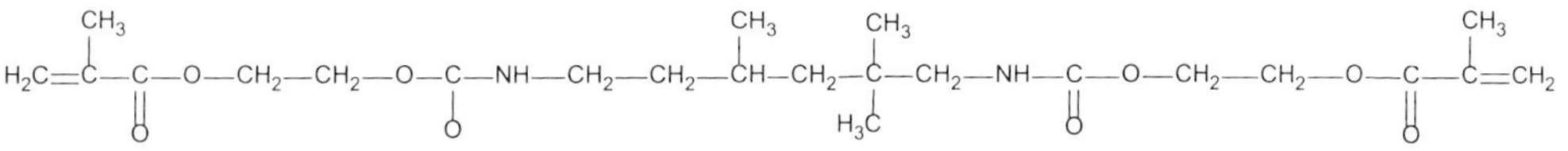

7,7,9-Trimethy-4,13-dioxo-5,12-diazahexadecan-1,16-dioxy-dimethacrylat (UDMA)

Abb. 309 UDMA

Vakuumbrand

bezeichnet das Brennen von keramischen Massen im Unterdruck (Fälschlicherweise als Vakuum in der Dentalen Technologie bezeichnet), wodurch sich die Transluzenz und Festigkeit erhöht und der Anteil an Porositäten innerhalb der Keramik verringert. Die Luft zwischen den Pulverteilchen der Masse wird abgezogen, bevor die Verglasung der Massenoberfläche beginnt. Die Massenteilchen lagern sich dichter als bei Athmosphärendruck zusammen. Im Unterdruck wird lediglich während der Aufheizphase gesintert.

Vakuum – Druckgussverfahren

→ Dentale Metallgussverfahren, Gießen → Titanguss

Veneers

Verblendschalen aus → Dentalkeramik, die adhäsiv mit der Zahnsubstanz verklebt werden.

Ventilrand

durch Funktionsabformung in seiner Dimension festgelegter, im Querschnitt etwa tropfenförmiger Abschlußrand der Prothese zum vestibulum oris; als Innen- und Außenventil besonders wichtig für den → Prothesenhalt.

Verarbeitungsbedingte Fehler bei (PMMA)Kunststoffen

Im Gegensatz zur industriell durchstandardisierbaren Produktion kann es bei der eher individuell geprägten dentalen Technologie der → MMA/PMMA-Kunststoffe mit zahlreichen Einzelschritten und umfangreicher Werkstoffkette zu sichtbaren (innere und/oder äußere Struktur) oder unsichtbaren Fehlern an Polymerisat und Therapiemittel kommen. *Sichtbar:* Fehler der inneren Struktur, wie Porositäten oder Blasen [bei Pulver-Flüssigkeit-Präparaten Einmischen von Luft bei ungünstiger Anmischtechnik; Mikrohohlräume (Schwundvakuolen) zwischen den ungenügend verkitteten Polymerteilchen bei zu trockenem Kunststoffteig (Monomermangel) und bei fehlerhaftem → Pressen (ungenügende Verdichtung), bei → Polymerisation unter atmo-

sphärischen Bedingungen statt unter Überdruck; durch falsche Temperaturführung bei der → Heißpolymerisation unter atmosphärischen Bedingungen statt Überdruck (vergl. → Ivocap-Verfahren) oder zu warmer Hohlform bei Kaltpolymerisation (Monomerdampfblasen, Wasserdampfblasen, Siedeblasen des → Azeotrops aus Monomer und Wasser)]; Fremdstoffeinlagerungen; Defekte als Einziehungen (Lakunen) an der Prothesenober- oder unterseite durch den Polymerisationsschwund in Abhängigkeit von der Isolation der Gipshohlform, der Objektgestaltung (Dicke) und der Technologie (Druckaufbau; s.a. Injektionsverfahren); Weißverfärbung; → Polierschäden mechanischer Art bzw. durch lokale Überhitzung; → Craquelierung durch Kontakt mit Lösungsmittel und MMA; werkstoff- und technologiebedingte *primäre* Formabweichungen [durch → Polymerisationsschrumpfung und bei Heißpolymerisaten thermische Kontraktion (meist als gerichtete Schwindung technologieabhängig); nach zu raschem Ausbetten bes. von Heißpolymerisaten durch sich lösende Spannungen im Kunststoffobjekt; auf fehlerhafte Bearbeitung oder einseitiges Abtragen zurückgehende Spannungen oder plastische Verformungen des begrenzt wärmefesten PMMA; bei → Unterfütterungen oder Erweiterungen Verziehungen durch die Polymersationskontraktion des angetragenen Kunststoffs; Spannungen und schlechte inhomogene mechanische Eigenschaften bei jeweils in Einzelschichten vollständig durchpolymerisierten, sukzessiv aufgebautem lichthärtenden Kunststoff)]; *sekundäre* Formveränderungen in der Gebrauchsperiode durch Milieueinfluß (Austrocknung oder → Quellung und Wasseraufnahme) und plastische Deformation (Fließneigung unter Dauerbelastung) des PMMA. Während der Tragedauer durch → Alterung geförderte Veränderungen (Verfärbungen, Aufrauhungen, → Craquelierung, Bildung von → Belag). (Abb. 311) *Unsichtbar:* bei der Verarbeitung von heiß-, kalt- oder lichtpolymerisierbaren Dentalkunststoffen (MMA/PMMA-System, Diacrylat-Komposits) können durch Verfahrensfehler (falsches Mischungsverhältnis, falsche Temperaturführung, ungenügender Druckaufbau, zu kurze Polymeri-

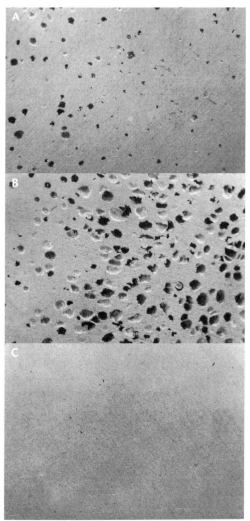

Abb. 311 Struktur von autopolymerisierendem MMA/ PMMA-Kunststoff. A. nach Polymerisation unter atmosphärischen Bedingungen; B. Gefügeschaden durch falsche Temperaturführung (vorrangig Siedeblasen); C. dichtes Gefüge nach Überdruckpolymerisation

sationszeit, reduzierte Lichtleistung des Bestrahlungsgerätes oder zu kurze Bestrahlungzeit) ein zu geringer Polymerisationsgrad (nur kurzkettige Makromoleküle), zu niedriger Polymerisationsumsatz (ungenügende Einbindung der reaktiven Gruppen) sowie erhöhter Gehalt an → Restmonomer (→ Weichmacher, mechanisch und biologisch relevant) zustandekommen, die sich auf die funktionelle und chemische → Biokom-

patibilität des Therapiemittels (Prothese, Füllung, Verblendung) negativ auswirken, evtl. mit Spätfolgen (Verfärbung, Abrasion, Alterung, Biokompatibilität, Werkstoffwirkungen).

Verarbeitungszeit
Zeitspanne, in der ein Werkstoff nach dem Anmischen der Komponenten oder Auftreffen von Licht (Lichtpolymerisate) applizierbar (und modellierbar) ist. Bei chemoplastisch-elastischen Abformwerkstoffen definiert als Gesamtverarbeitungszeit: „Zeitspanne vom Anmischen bis zum Beginn des Auftretens von Elastizität und Verlust an Plastizität". → Abformmaterialien

Verbindungen (mechanische)
formschlüssig: älteste, einfachste und billigste Verbindungsarten mit Übertragung von Kräften und Momenten durch das Ineinandergreifen der verbundenen Elemente. Ein Element umschließt ein anderes mit Formschluß auf einer bestimmten Fläche, die als Wirkfläche bezeichnet wird. Die Kräfte werden als Normalkräfte durch Druckspannungen (Pressung), in den ebenen oder gewölbten Berührungsflächen und als Schubkräfte in den einzelnen Verbindungen übertragen. Die Verbindung kann fest oder lose sein.
kraftschlüssig: es werden Antriebselemente kraftschlüssig, auch reibkraftschlüssig mit einander verbunden. Die Übertragung der Kräfte und Momente erfolgt durch Reibkräfte, die in den Reib- oder Wirkflächen der Teile durch anpressen erzeugt werden.
kraft- und formschlüssig: den einzelnen technologischen Gruppen der Verbindungselemente sind zahntechnische Anwendungen zugeordnet. Der Übergang von kraft- und formschlüssigen Verbindungselementen ist fließend.
Bolzen- und Stiftverbindungen (individuelle Verbolzungen), Paß- und Scheibenfederverbindungen (Federverbindungen an zahntechnischen Geräten), Niet- und Schraubenverbindungen (Vernieten von Platinlangstiftzähnen, Verschraubungen in Implantologie und Kombitechnik), Keil- und Kegelverbindungen (Verbindung konis-

V

chen Abutments zum Implantat), Verbindungen mit federnden Zwischengliedern (Federelemente in der Kombitechnik), Preß- und Klemmverbindungen (Haftung von Konuskronen), *stoffschlüssig:* Unterteilung in: Verbindungen mit artfremden Zusatzwerkstoff, Lötverbindungen, Klebeverbindungen, Verbindungen mit arteigenem Zusatzwerkstoff, Schweißverbindungen

Verbindungen, intermetallische

Metallische Kristallisation bei → Legierungen in der die Komponenten in ganzzahligen festen Atomverhältnissen kristallin eingebunden sind $A_m B_n$. Die Ausbildung von intermetallischen Verbindungen wird durch bestimmte Werte der Valenzelektronenkontzentration (Zahl der pro Atom an das Elektronengas abgegebenen Elektronen) begünstigt, z.B. das Verhältnis 3/2, 21/13. Die Bildung einer intermetallischen Verbindung ist i.d.Regel mit Ausbildung eines neuen teilweise sehr komplexen Gittersystems und/oder mit Änderung (Anstieg) der Schmelztemperaturbereiche und der mechanischen Eigenschaften verbunden. (Beispiele: CuZn, b-Messing, Ag_3Sn → Amalgam, $CuAl_2$)

Verbindungstechniken

verbinden von mindestens zwei Werkstücken durch kraft- und/oder formschlüssige Verfahren, wie → Nieten, Falzen, → Löten, → Schweißen, → Kleben, → Schrauben.

Verblendkeramik

Keramikmassen für die Verblendung von metallischen Gerüsten; dem Emaillieren verwandt; Wärmeausdehnungskoeffizient der Keramik und der Legierung sind aufeinander abgestimmt; in der Regel handelt es sich um Glaskeramik, da die Matrix der Massen zu wesentlichen Bestandteilen aus Glas besteht. → Dentalkeramiken

Verblendkomposit

→ Verblendkunststoff, → Komposit

Verblendkrone

Mit Keramik oder Kunststoff verblendete Krone.

Verblendkunststoff

wird heute auch meistens als Verblendkomposit → Komposit bezeichnet, da sie bezüglich der Zusammensetzung mit den Füllungskompositen nahezu übereinstimmen. Sie dienen zum zahnfarbenen Verblenden von metallischem Zahnersatz. Verschiedenen Farbsysteme werden angeboten. In der Regel gehören zu einem Farbsystem Zahnhals-, Dentin- und Schneidefarben sowie entsprechend eingefärbte Opaker. Die Opaker sind in der Regel vollkommen lichtundurchlässige lichthärtende oder trocknende Lacke, die zum Abdecken des Metallgerüstes dienen. Die Verblendkunststoffe gibt es als heiß- und kalthärtende Pulver/Flüssigkeits-Systeme sowie als heißhärtende oder lichthärtende Einkomponenten-Systeme (Pasten).

Pulver/Flüssigkeits-Systeme: Das Pulver ist eine Mischung aus unvernetzten bzw. mehr oder weniger stark vernetzten Polymethacrylaten unterschiedlicher Molmassen sowie Pigmente. Dem Pulver können darüber hinaus Splitterpolymere, feinstteiliges SiO_2 oder feinstgemahlene Gläser zugemischt sein. Die Flüssigkeit besteht hauptsächlich aus Methylmethacrylat, dem unterschiedliche Vernetzer, auch hochmolekulare, zugesetzt sind. Die *heißhärtenden* Materialien enthalten im Pulver den Initiator Dibenzoylperoxid. Sie sind relativ gut farbstabil und leidlich abriebsfest. Nach dem Anmischen und Modellieren werden die Materialien im Drucktopf ca. 10 Minuten lang bei einer Wassertemperatur von ca. 95 °C und ca. 6 bar Druck polymerisiert. Es gibt kaum noch einen Indika-tionsbereich für diese Materialgruppe. Sie wird gelegentlich noch zum Modifizieren von Kunststoffzähnen eingesetzt. Die *kalthärtenden* Produkte haben ein Redoxinitiatorsystem auf der Basis von Barbitursäurederivaten und Kupferionen. Die Barbitursäureverbindunden sind im Pulver, die Kupferionen in der Flüssigkeit enthalten. Farbstabilität und Abriebsfestigkeit sind leidlich. Nach dem Anmischen und Modellieren werden die Materialien im Drucktopf ca. 10 Minuten lang bei einer Wassertemperatur von ca. 50 °C und ca. 6 bar Druck polymerisiert. Die Indikation liegt nur in der Durchführung von kleineren Reparaturen.

Heißhärtende Einkomponenten-Systeme: Müssen nicht angemischt werden sondern sind sofort verarbeitbare pastöse Produkte. Sie bestehen aus einer Mischung hochmolekularer Diemthacrylate, denen organische und anorganische Füllstoffe sowie Pigmente zugemischt sind. Als Initiatoren dienen u.a. Peroxidverbindungen, die erst oberhalb von 100 °C zerfallen und Radikale bilden, die dann die Polymerisationsreaktion auslösen. Bedingt durch die hohe Zerfallstemperatur der Initiatoren, sind diese Materialien sehr gut lagerstabil. Ihre Aushärtung erfolgt im wassergüllten Drucktopf in ca. 10 bis 20 Minuten bei ca. 115 bis 125 °C und ca. 6 bar Druck. Farbstabilität, Abriebsfestigkeit und Dauerhaftigkeit dieser Produkte sind deutlich besser als die der Pulver/Flüssigkeits-Systeme.

Lichthärtende Verblendkunststoffe: Bezüglich ihrer Zusammensetzung sind diese Materialien nahezu identisch mit den heißhärtenden Einkomponenten-Systemen. Der wesentliche Unterschied besteht ausschließlich darin, dass hier Campherchinon und kein Heißinitiator als Polymerisationsstarter verwendet wird. Die Aushärtung erfolgt inspeziellen Lichtgeräten bei Wellenlängen zwischen ca. 350 und 500 nm in etwa 5 bis 30 Minuten. Es gibt Materialien, die bei Atmosphärendruck und solche, die unter Vakuum ausgehärtet werden. Bei der Polymerisation unter Vakuum wird der inhibierende Einfluss von Luftsauerstoff vermieden. Zu erwähnen ist, dass es auch lichthärtende Verblendkunststoffe gibt, die unter gleichzeitiger Hitzeeinwirkung ausgehärtet werden.

Verblendschalen

schalenförmiger Ersatz aus Dentalkeramik für verfärbte oder missgebildete Zahnhartsubstanz an der Labialseite von Frontzähnen; Präparation ausschließlich oder überwiegend im Zahnschmelz; → adhäsive Befestigung (→ Veneer).

Verblendtechnik

Verfahren um Kronen mit Keramik oder Kunststoff zahnfarben zu verblenden.

Verbundfestigkeit

aufzuwendende Kraft pro Fäche (N/mm^2, MPa), die notwendig ist, um zwei adhäsiv bzw. kohäsiv verbundene Werkstoffe zu trennen.

Verbundfestigkeit

ist das Festigkeitsverhalten von Verbundwerkstoffen aus unterschiedlichen Materialien gegenüber abscherender Kräfte. Sie wird im Scher-, Zug-, Biegeversuch ermittelt. Das Festigkeitsverhalten ist abhängig von der chemischen bzw. physikalischen Art des Verbundes. Maßeinheit: N/mm^2

Verbundkunststoff

Syn. Komposites, Composites; Mischung aus organischer Matrix (→ Diacrylat-Monomere) und anorganischen → Füllstoffen (Quarz, Aluminiumoxid, Silikatgläser, pyrogene Kieselsäure). Durch → Silanisierung der anorganischen Partikel wird ihre chemische Bindung zur Kunststoffmatrix realisiert (→ Verbundwerkstoff). Die Vorteile der V. liegen in geringer → Polymerisationsschrumpfung, geringer Wärmeausdehnung und verbesserten mechanischen Eigenschaften.

Verbundsysteme

In der Kunststofftechnik Verfahren, mit denen durch das Aufbringen bestimmter Schichten, ein kohäsiver Verbund zwischen zwei chemisch unterschiedlich aufgebauten Werkstoffen ermöglicht wird (→ Rocatec, → Silicoater, → Silicoater MD, → Targis Link, → Metal Primer II, → Alloy Primer).

Verbundwerkstoff

Werkstoff, der durch den Verbund von mindestens zwei Materialien erhalten wird und dadurch die chem. und physikal. Eigenschaften der Einzelkomponenten übertrifft. Voraussetzung ist eine chemische Verbindung beider Komponenten. → Dentalkeramik. (Abb. 312)

Verdrängungseffekte

Dimensionsfehler einer zweizeitigen Abformung, die durch eine elastische → Deformation (Verdrängung) der ersten Phase (i.d.R. Knetmasse) während der Zweitabformung entstehen. Nach der Entformung stellt sich das Material zurück und deformiert so die dargestellten Strukturen. Durch Verdrängungseffekte bedingte Fehler sind naturgemäß verfahrensbedingt und auf zweizeitige → Abformverfahren beschränkt.

Verdünnermonomer

Zusatz von niedermolekularem Monomer zu relativ hochviskosen → Diacrylatmonomeren zur Senkung der Viskosität, um bei → Kompositen den Anteil an → Füllstoff erhöhen zu können.

Verfärbung

bei zahnmed. Werkstoffen meist unerwünschte Farbveränderung aus endogener (im Material selbst liegender) oder exogener (außerhalb des Materials liegender) Ursache (z.B. → Prothesenverfärbung, Verfärbung von → Legierungen durch chemische (trockene) oder elektrochemische → Korrosion).

Verfärbungssichere Keramik

Beim keramischen Brand kann bei Palladium-Silberlegierungen Silberoxid in der erweichten Keramik in Lösung gehen und zu einer grünlichen Verfärbung der Verblendung führen. Moderne Dentalkeramik löst dieses Silberoxid ohne Farben zu bilden. Dies geschieht in der Regel in der Grundmassenschicht. → Palladium; → Silberlegierungen

Verformung

reversible (elastische) oder irreversible (plastische) Formänderung, die durch Einwirkung äußerer Kräfte hervorgerufen wird

Verformungsverfestigung

Durch Verformung bei niedrigen Temperaturen steigt die Versetzungsdichte. Die Dehngrenze ist proportional dazu. → Textur (Abb. 313)

Verbundwerkstoff

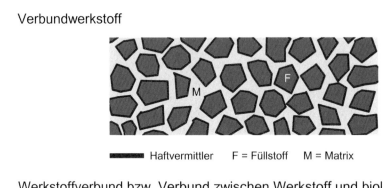

Haftvermittler F = Füllstoff M = Matrix

Werkstoffverbund bzw. Verbund zwischen Werkstoff und biologischem Substrat

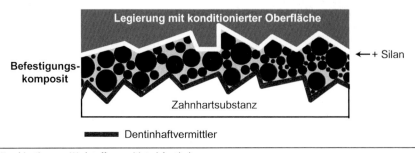

Legierung mit konditionierter Oberfläche

Befestigungskomposit

←+ Silan

Zahnhartsubstanz

Dentinhaftvermittler

Abb. 312 Kombination von Werkstoffen zur Materialoptimierung

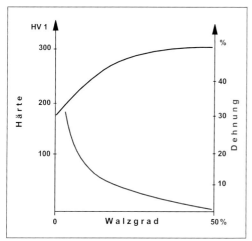

Abb. 313 Abhängigkeit der Härte und der Dehnbarkeit vom Walzgrad einer Legierung

Verformungsrest

(syn. Formveränderungsrest). Bleibende Verformung nach der Verformung einer Abformung. → Abformmaterialien, → Plastizität

Vergolden

Durch galvanisches Abscheiden kann Dentallegierungen eine Goldschicht aufgebracht werden. Diese Schicht ist nur bedingt abrasionsstabil und nicht vollständig dicht. → Galvanisieren (Abb. 314)

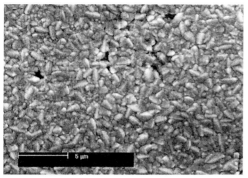

Abb. 314 Oberfläche einer galvanischen Vergoldung mit Porositäten in der Beschichtung.

Vergüten

Bei Metallen Steigerung der mechanischen Festigkeitswerte durch thermische Behandlung

(Erhitzung auf Temperaturen > 400 °C). → Legierungen, → Ausscheidungshärtung, → Diffusion

Verlorener Kopf

→ Gießen. Schmelzreservoir zur Kompensation der Abbindekontraktion von Metallen (ca. 5 Vol. %). Der V. soll erst nach dem dentalen Gussobjekt erstarren, um das Nachfließen von Schmelzanteilen zu garantieren und àLunker zu vermeiden.

Vernetzer

niedermolekulare Reagentien, die bi- oder polyfunktionelle Gruppen enthalten und über diese lineare Moleküle miteinander vernetzen.

Vernetzung

Reaktion, bei der lineare oder verzweigte Makromoleküle zu dreidimensionalen polymeren Netzwerken verknüpft werden.

Verschleiß

fortschreitender Abtrag (Abnutzung) an der Oberfläche eines Festkörpers.

Verschleißfestigkeit

qualitative Kennzeichnung des Widerstandes eines Werkstoffes gegen Abnutzung an der Oberfläche.

Verschmieren

Zusetzen der Arbeitsfläche eines → Schleifkörpers während des → Schleifens durch wärmebedingte Plastifizierung des bearbeiteten Werkstoffs (z.B. Kunststoff, Amalgam); zu vermeiden durch auf den zu bearbeitenden Werkstoff abgestimmte Struktur des Schleifkörpers und angepasste Bedingungen (Nassschleifen, Kühlung bzw. geringe Wärmeentwicklung durch wenig Druck und höhere → Drehzahl).

Versiegeln

Auftragen einer möglichst verschleißfesten Schutzschicht auf Oberflächen. Das Aufbringen eines dünnflüssigen, lichtpolymerisierbaren Kunststofffilms auf Prothesenkunststoff, statt einer Politur, hat sich klinisch nicht bewährt. Diese → Versiegelungskunststoffe werden unter Mundbedingungen relativ schnell aufgerauht, fördern exogene Verfärbungen und verstärken die Anheftung von → Belag. Auf temporärem K&B-Kunststoff wegen der wesentlich kürzeren Verweildauer im Mund möglich.

Versiegelungskunststoff (für Fissuren)

(EN 26874, ISO 6874), niedrig viskoser gefüllter oder ungefüllter Kunststoff.

Zusammensetzung: aromatische, aliphatische oder alizyklische → Dimethacrylate (z.B → TEGDMA, → Bis-GMA, → Urethan-Dimethacrylat-Addukte), z.T. angereichert mit anorganischen Füllkörpern (3–40 %) aus pyrogenem SiO_2, Ba-Gläsern, Ionomerglas und Zusätzen wie Titandioxid oder NaF, CaF_2, Fluorosilikatgläser. Außerdem können neben den Monomeren auch polymerisierbare Polycarbonsäuren enthalten sein und dem Versiegelungskunststoff eine Glas-Polyalkenoat-Komponente verleihen.

Abbindung: Versiegelungskunststoffe erhärten durch radikalische Polymerisation. Die Erhärtungsreaktion ist exotherm. Nach Art der Härtung lassen sich Versiegelungskunststoffe für Fissuren einteilen in Typ 1: chemisch härtend, Typ 2: photopolymerisierend.

Verarbeitung: Die Applikation der Versiegelungskunststoffe erfolgt nach Vorbehandlung des Zahnschmelzes mit einem phosphorsäurehaltigen Ätzgel (→ Schmelzätz-Technik). Während der Schmelzätzung und der Applikation des Versiegelungskunststoffes sollte Trockenheit herrschen. Die Anlage von → Kofferdam ist empfehlenswert. Autopolymerisierende Versiegelungskunststoffe werden durch Vermischen von Initiator- und Akzeleratorflüssigkeit zubereitet (Initiator = Benzoyl-Peroxid, Akzelerator = organisches Amin). Versiegelungskunststoffe werden mit Pinseln, Kanülen, Spritzen, Kugelstopfern oder speziellen Applikatoren auf den geätzten Zahnschmelz aufgetragen.

Eigenschaften: linearer thermischer Expansionskoeffizient: 71–94 x 10^{-6} / K^{-1}

Eigenschaften von Versiegelungskunststoffen

	Ungefüllt	Gefüllt
Druckfestigkeit (Mpa)	130	170
Zugfestigkeit (MPa)	24	31
E-Modul (GPa)	2,1	5,2
Wasseraufnahme innerhalb von 7 Tagen (mg/cm^2)	2,0	1,3

Anwendung: Kariesprophylaktische Versiegelung von Fissuren und Grübchen.

Verträglichkeit: Unpolymerisierter Versiegelungskunststoff kann bei empfindlichen Personen Hautsensibilisierungen (Allergie, Kontaktdermatitis) hervorrufen. (Abb. 315)

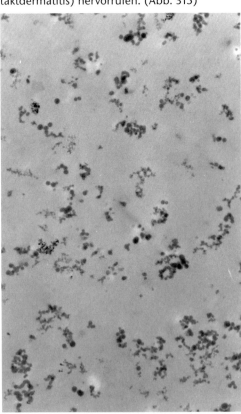

Abb. 315 Mikrogefüllter Versiegelungskunststoff im transmissionselektronenmikroskopischen Bild (Ultradünnschnitt)

Versiegelungslacke

→ Versiegelungskunststoffe

Versprödung

Abnahme der plastischen Verformbarkeit (Verformung) eines Werkstoffes. Ist meist mit einer Verfestigung des Werkstoffes verbunden.

Verstoffwechselung

bei Zahnmedizinischen Werkstoffen die Einbeziehung in biochemische Prozesse lebender Systeme, z.B. von → Monomeren dentaler Kunststoffe in den Stoffwechsel von Mikroorganismen unter Mangelbedingungen.

Verzögerer

Redarder; Substanz, die eine chemische Reaktion zeitlich verlangsamt. Bei Zahnmedizinischen Werkstoffen zur Einstellung von Verarbeitungs- und Abbindezeit benutzt.

Vickers-Härte

→ Härtemessung

Vierpunktbiegeversuch

→ Biegeversuch

Vinylkunststoffe

Kunststoffe aus Monomeren mit der sehr reaktiven Vinyl-Gruppe (→ Polyvinylchlorid, Vinylacetat-Polymere, Vinylesterharze).

Vinylsiloxan

→ Polyvinylsiloxan

VIS

(visible) sichtbarer Bereich des Lichts

Viskoelastisch

Eigenschaft eines Materials bei Belastung gleichzeitig eine elastische sowie auch plastische → Deformation zu zeigen. Elastomere Abformmaterialien zeigen typischerweise ein viskoelastisches Verhalten.

Viskoelastizität

gleichzeitige plastische und elastische Verformung amorpher Werkstoffe bei mechanischer Belastung. Der elastischen Deformation (Hooke Gesetz) überlagert sich ein den Gesetz-mäßigkeiten für Flüssigkeiten folgender Fließvorgang.

viskos

zähflüssig

Viskosität

h; Maßeinheit: Pa · s. Bezeichnet das Fließverhalten flüssiger Systeme. Man versteht darunter die Eigenschaft einer Flüssigkeit, der gegenseitigen laminaren Verschiebung zweier benachbarter Schichten einen Widerstand entgegenzusetzen (= Zähigkeit, innere Reibung), den man als Fließwiderstand bezeichnet. Bewegen sich verschiedene Flüssigkeitsschichten mit unterschiedlicher Geschwindigkeit, so treten viskose Kräfte auf, die bewirken, dass schneller fließende Schichten verlangsamt und langsamer fließende Schichten beschleunigt werden. Diese Vorgänge unterliegen physikalischen Gesetzmäßigkeiten, wobei insbesondere Schergeschwindigkeit (Geschwindigkeitsgefälle) und Schubspannung eine Rolle spielen. Unterschieden wird zwischen Newton'schen Flüssigkeiten, deren Fließverhalten von Schergeschwindigkeit und Schubspannung unabhängig ist und durch eine Gerade charakterisiert wird, und nicht-Newton'schen Flüssigkeiten, deren Viskositätsverhalten von Schergeschwindigkeit und Schubspannung abhängig ist und deren Fließkurven je nach ihrem Verlauf als → thixotrop, → strukturviskos, rheopex, dilatant, plastisch usw. bezeichnet werden. Bei dilatanten Flüssigkeiten nimmt die Viskosität mit steigender Schergeschwindigkeit zu, bei strukturviskosen Flüssigkeiten ab. Bei thixotropen Flüssigkeiten baut sich die (ursprüngliche) Viskosität nach Scherende zeitverzögert wieder auf. Entsprechende Messungen ergeben dann eine scheinbare Viskosität, die mit Rotationsviskosimetern, Kugelfallviskosimetern, Kapillarviskosimetern oder mit nach anderen Messprinzipien arbeitenden Geräten bestimmt werden kann. Viskositäten sind immer temperaturabhängig.

VMK

Vita Metall Keramik. → Dentalkeramik

Vol.-%

Angabe einer bestimmten Volumenkonzentration.

%Vol

Angabe einer Volumenabweichung gegenüber dem Ausgangsvolumen.

Vollkeramik

Bezeichnung für Zahnersatzkonstruktionen aus keramischen Materialien (mit oder ohne Hartkerngerüst) ohne Metallunterstützung. Aufgrund der im Vergleich zu Metallen geringeren Bruchfestigkeiten und insbesondere Dauerfestigkeiten von Keramikwerkstoffen sind höhere Materialstärken bei Kronen bzw. Brückenankern und den Approximalverbinderquerschnitten erforderlich. → Risswachstum → Risszähigkeit. Neben Presstechniken → Empress sind → CAD/CAM-Systeme mit verblendeten Hartkerngerüsten üblich. (Abb. 316)

Volumenveränderungen

Zunahme (Expansion) oder Abnahme (Kontraktion) des von einem (geometrisch definierten) Stoff eingenommenen Rauminhaltes (Volumen) durch chemische Reaktion (z.B. Abbindekontraktion von → Alginat-Abformmaterial, → K-Silikon, → Polymerisationskontraktion von → MMA, Abbindeexpansion von → Gips), durch thermischen Einfluss (thermische Kontraktion von Gips, flüssige Schwindung bei Legierungen, Brennschwindung der Dentalkeramischen

Massen, thermische Expansion von → Einbettmassen), Abgabe von Bestandteilen (Wasser aus Alginat-Abdrücken; Alkohole bei der Kondensationsreaktion von C-Silikonen), Alterung von Gelen (Synärese der Alginate), Umwandlung von Phasen (Änderung der Dichte beim Übergang von a- in b-Phase bei Titan).

Volumenschwund

→ Schrumpfung

Volumenverhalten

(messbare) Veränderung des Volumens (Zunahme bzw. Abnahme) durch chemische Reaktion (Abbindekontraktion, Abbindeexpansion; Polymerisationskontraktion) bzw. unter Veränderung der Umgebungsbedingungen (thermische Kontraktion, Schrumpfung durch Abgabe von Inhaltsstoffen); in der dentalen Technologie bes. wichtig für die Paßgenauigkeit von Therapiemitteln, die über eine Werkstoffkette mit unterschiedlichem V. der Partner hergestellt werden. Besondere Problematik durch im Raum ungleichmäßige Volumenveränderungen (→ Schrumpfung, → Schrumpfungslenkung, → Spannungsrelaxation).

Vordeformation

Darunter wird eine gezielte Lageveränderung der zu schweißenden Teile verstanden, um den später auftretenden Schweißverzug zu kompensieren, ist bei zahntechnischen Objekten selten realisierbar. (Abb. 317)

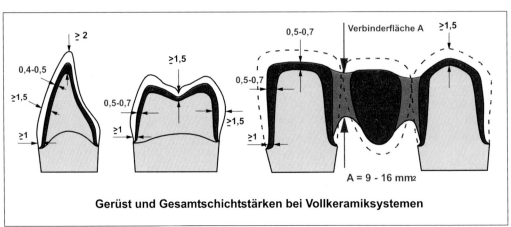

Gerüst und Gesamtschichtstärken bei Vollkeramiksystemen

Abb. 316 Konstruktionsvorgaben bei Vollkeramiksystemen mit Hartkern-Gerüsten

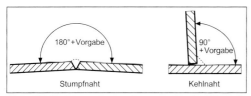

Abb. 317 Vordeformation zur Kompensation der Schrumpfung, modifiziert nach 3 – Bildunterschrift: Reduzierung von Schweißteilen durch Vordeformation, modifiziert nach 3

Vorlote

auch als Vorschwemmlote bezeichnet, werden bei Lötungen von CoCr-Legierungen mit Edelmetallegierungen zum Konditionieren der CoCr-Legierung verwendet. Die Zusammensetzungen entsprechen AuNi-Legierungen mit rund 80 % Gold. Die eigentliche Lötung mit dem Edelmetallteil wird mit Goldloten ausgeführt. Man spricht bei dieser Vorgehensweise auch von indirekter Lötung. → Lote

Vorpolieren

Arbeitsschritt zwischen Formkorrektur durch → Schleifen und Oberflächenfinish durch → Polieren; entspricht Feinschleifen mit entsprechenden Schleif- und → Poliermitteln feinster, einheitlicher Körnung, bei Metallen mit Vorpolierpasten, bei Kunststoffen mit Bimsteinersatz auf rotierenden Filzkörpern oder harten Bürsten. Subjektives Bild: Mattglanz ohne Kratzer (Rillen).

Vorwall

auf eine Wachsmodellation oder Wachsaufstellung aufgebrachte Silikon-Abformmasse, die als Formhilfe und zur Fixierung der künstlichen Zähne dient, z.B. beim „wax up" vor der Gestaltung des metallischen Gerüstes in der → Metallkeramik oder beim Aufgiessen von Prothesenkunststoff-Teig vor der → Druckpolymerisation der Kunststoffanteile einer Modellgußprothese.

Vorwärmtemperatur

bezeichnet die festgelegte Temperatur, auf die ein keramisches Objekt erhitzt werden muss, bevor der eigentliche keramische Sinterprozess beginnt.

Vulkanisation

allg. die Umwandlung von plastischen in gummielastische → Polymere durch → Vernetzung mit Schwefel bzw. Schwefelverbindungen, durch energiereiche Strahlung, → Peroxide meist unter Hitzeeinwirkung. Der Name gründet sich auf die Kennzeichen des Vulkanismus, Hitze und Schwefel. Die Schwefelmenge beeinflusst die entstehende Konsistenz. Die Heißvulkanisation von → Kautschuk geht auf den Amerikaner GOODYEAR 1839, den Briten HANCOCK und die Deutschen LÜDERSDORF und BENZINGER zurück und wurde erstmals 1851 von EVANS, einem in Frankreich angesiedelten US-Amerikaner, für die Herstellung von Prothesen vorgeschlagen. Nach dem Ablauf von Patenten war Kautschuk ab 1881 frei verfügbar. Der Rohkautschuk war mit ca. 32 Masse % Schwefel und Farbstoffen (rot, rosa, braun, schwarz) versetzt und stand als Plattenmaterial zur Verfügung. Er wurde stückweise in Küvettenhohlformen gestopft, gepresst und in einem Vulkaniserkessel (z.B. Wasserbad 168 °C; 6,2 bar) über etwa 1 Stunde zum Endprodukt verarbeitet. Bei dieser Vulkanisation werden die Isoprenketten über Schwefel-Brücken vernetzt.

Wachse———

Stoffgruppe gleicher physikalisch-technischer Eigenschaften aber unterschiedlicher Herkunft und chemischer Struktur. „Echte" Wachse sind Ester höherer einwertiger Alkohole mit höheren Carbonsäuren. Wachsähnliche Substanzen sind Japantalg, Paraffine und synthetische Produkte. Wachse sind bei niedriger Temperatur fest/hart und transparent bis opak mit teilweiser mikrokristalliner Struktur. Bei Temperaturerhöhung gehen Wachse über eine plastische Phase mit mehr oder weniger ausgeprägtem Schmelzintervall ohne Zersetzung in eine meist klare, niedrigviskóse Schmelze über. Die W. haben bei Zimmertemperatur unterschiedliche Härten, die aber nicht im Zusammenhang mit den Schmelztemperaturbereichen stehen. Auch unterhalb der Plastifizierungstemperatur zeigen Wachse (typabhängig) unter Belastung eine langsame Formänderung → Flow. W. sind in der Regel sehr reaktionsträge, verbrennen in reinem Zustand rückstandsfrei → Gusswachse. W. zeigen hohe Werte der Erstarrungs- und Abkühlungskontraktion. Die erzielbare Genauigkeit sowie die dauerhafte Formtreue bei Modellationen sind somit beschränkt. Für dentale Anwendungen werden Gemische verschiedener W. hergestellt, um die Eigenschaften (Härte, Erweichungs-/Schmelzinterwall) an die jeweilige Anwendung anzupassen. Produktabhängig sind die W. eingefärbt. Aufgrund der Temperaturempfindlichkeit der W. sind für unterschiedliche Umgebungstemperaturen auch verschiedene Wachskompositionen üblich (Winterwachs mit höherem Paraffinanteil und Sommerwachs mit Carnaubawachsanteilen). → Modellierwachse, → Bisswachse (Abb. 318, Tab. 14, Tab. 15)

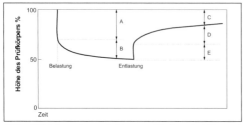

Abb. 318 Dimensionsverhalten von Wachsen bei Be- und Entlastung. B Flow, C bleibende Deformation, D plastisch-elastisches Rückfedern.

Naturwachse/ Harze	Vertreter	Herkunft
Pflanzenwachse	Karnaubawachs	Palmen
	Japanwachs	Beeren
	Candelillawachs	Gräser
	Tallharz	Zellulose
	Kolophonium	Kiefern
Tierwachse	Bienenwachs	Bienen
	Wollfettwachs (Lanolin)	Schafwolle
	Chinesisches Wachs	Blattläuse
	Schellackwachs	Lackschildlaus
Erdwachse	Montanwachs	Braunkohle
	Paraffin	Erdöl, Kohle
	Ozokerit	Erdöl
Voll-Synthetische Wachse	Kohlenwasserstoffwachse (Fischer-Tropsch-Synthese)	

Tab. 14 Herkunftsbereiche der Vorprodukte zur Herstellung von Dentalwachsen

Name	Schmelzpunkt °C	Härte
Karnaubawachs	80 bis 90	hart
Kolophonium	85 bis 90	
Schellackwachs	68 bis 75	
Montanwachs	78 bis 90	
Stearinsäure	70	
Paraffin	45 bis 58	
Ozokerit	70 bis 90	
Bienenwachs	63 bis 65	
Lanettewachs	48 bis 55	
Woll(fett)wachs	31 bis 45	weich

Tab. 15 Schmelzpunkte und Festigkeitsbereiche von Wachsen

Wachs-Keramik-Masse

Keramik in Wachs eingebettet, um keramische Schultern modellieren zu können. Das Wachs brennt während des Sinterprozesses aus.

Wachsmodell

komplettes oder partielles Vorbild einer Zahnersatzkonstruktion aus Wachs, das nach → Einbetten und Austreiben des Wachses und damit Herstellen einer Hohlform (→ Einbettmasse) oder durch Überschichten mit Gips oder Silikon-

Masse (Vorwall) und Einbringen (→ Gießen, → Pressen) des definitiven Werkstoffs (Legierungsschmelze, → Prothesenkunststoff-Teig, Keramik) in diesen übergeführt wird. In der Keramiktechnologie auch als mechanisch oder optisch abzutastendes Vorbild (Präinlay, Präkrone) für (Aus)-schleifverfahren.

WAK
→ Wärmeausdehungskoeffizient

Walleinbettung
→ Einbetten; → Stopf-Pressen

Wärmeausdehnungskoeffizient
α, WAK. Kennwert für die mit einer Temperaturänderung verbundene Dimensionsänderung; entspricht der rel. Längenänderung $\Delta l/l_0$ (linearer WAK bei Festkörpern) oder der rel. Volumenänderung $\Delta V/V_0$ (Volumen-WAK) jeweils pro °C Temperaturänderung. Die Angabe des lin. WAK bezieht sich auf die Längenänderung eines Probekörpers der Länge 1 m (10^6 µm) bei der Temperaturänderung um 1 °C. In der Literatur sind unterschiedliche Bezeichnungen des WAK üblich: α = xx 10^{-6}/°C, WAK = µm*m/K (Mikrometer mal Meter durch Kelvin). Für herkömmliche Dentalkeramiken sollte der WAK zwischen 13,5–15*10^{-6}/K liegen. Der Wärmeausdehnungskoeffezient der Keramik sollte unterhalb der Erweichungstemperatur etwas niedriger als der der Metalllegierung liegen, um die Keramik unter Druckspannung vorzubelasten. → Metallkeramik

Wärmedehnung
die spezifische Volumen- oder Längenänderung von festen, flüssigen oder gasförmigen Stoffen. Bei Erwärmung eines Körpers nehmen die Schwingungen seiner Masseteilchen zu, und deren gegenseitiger Abstand vergrössert sich. Der Körper nimmt einen grösseren Raum ein. Die Wärmeausdehnung betrifft sowohl feste als auch flüssige oder gasförmige Stoffe. Feste Körper dehnen sich beim Erwärmen in alle Richtungen aus. Bei Stäben oder Drähten wirkt sich die Ausdehnung vor allem in der Länge aus. Der Ausdehnungskoeffizient ist materialabhängig. Flüssigkeiten dehnen sich wesentlich stärker aus als feste Körper. Ihre Ausdehnung erfolgt ebenfalls nach allen Raumrichtungen. Wegen der leichten Verschiebbarkeit der Masseteilchen nehmen Flüssigkeiten die Form ihrer Gefässe an; auch in Röhren ist daher die Ausdehnung stets eine Volumenänderung. Beim Erwärmen ändert sich mit dem Volumen auch die Dichte der Flüssigkeit. Die Ausdehnung von Gasen ist bedeutend stärker als bei festen oder flüssigen Körpern. Mit der Temperatur wächst das Produkt aus Druck und Volumen. Gewisse Stoffe, z.B. Wasser, Wismut, zeigen in bestimmten Temperaturbereichen bei Temperaturerhöhung eine Volumenverringerung. Die Wärmeausdehnung verläuft in erster Näherung linear. Bei Phasenübergängen kommt es zu Volumensprüngen, ohne dass eine Temperaturerhöhung stattfindet. Das Wärmedehnungsverhalten eines Werkstoffes ist insbesondere für den dentalen Bereich aus zwei Gründen von Bedeutung. Zum einen treten beim Einsatz in der Mundhöhle leicht Temperaturschwankungen von 70 K und mehr auf (heiß-kalt-Unterschiede durch Getränke und Speisen). Das bedeutet, dass das Volumen- und Gestaltänderungsbestreben der Restaurationen im entsprechenden Temperaturintervall toleriert werden können muss. Noch entscheidenderen Einfluss – aufgrund größerer Temperaturschwankungen – hat das Wärmedehnungsverhalten von Dentalwerkstoffen bei der Herstellung von Verbundrestaurationen. Bei einer VMK-Krone muss z.B. der Wärmedehnungskoeffizient α, im dentalen Bereich auch als Wärmeausdehnungskoeffizient WAK bezeichnet, der Verblendkeramik leicht höher als der des metallischen Substrates sein. Dadurch werden beim Abkühlen nach dem keramischen Brand in der Verblendung Druckspannungen induziert, was für keramische Werkstoffe mechanisch günstig ist.

Der → Wärmedehnungskoeffizient wird üblicherweise mittels Dilatometrie ermittelt. Dabei wird die temperaturabhängige Längenänderung eines Prüfkörpers mit Kreisquerschnitt bei langsamer Erwärmung gemessen.

Wärmekapazität

ist ein materialabhängiger Wert, der das Verhältnis der zugeführten Wärmemenge zur erzielten Temperaturerhöhung bezeichnet. Es ist die zur Erwärmung um 1 Kelvin erforderliche Wärmemenge. Als spezifische Wärmekapazität bezeichnet man das Verhältnis der zugeführten Wärmemenge als Produkt aus erwärmter Masse und Temperaturdifferenz.

Wärmeleitfähigkeit

Symbol λ; Maßeinheit: W/m · K; gibt an, welche Wärmemenge pro Zeiteinheit (J/s = W) bei einem Temperaturgefälle von 1 K/m durch eine Probe mit einem Querschnitt von 1 m^2 fließt. Zwischen der Wärmeleitfähigkeit und der elektrischen Leitfähigkeit besteht ein direkter Zusammenhang (Abb. 319)

Wärmemenge

bezeichnet die zur Erwärmung eines Körpers notwendige Energie; sie ist proportional der Masse des Körpers und der zur erzielten Temperaturdifferenz. Der Proportionalitätsfaktor ist ein stoffabhängiger Wert. Die Materialskonstante beschreibt die typische Wärmekapazität bezeichnet wird.

Wärmespannungen

mechanische Spannungen in Werkstücken, die als Folge der Behinderung von temperaturbedingten → Volumenveränderungen, z.B. durch angrenzende Konstruktionselemente, entstehen.

Warmfestigkeit

ist die Festigkeit von Werkstoffen bei stark erhöhter Temperatur, sie nimmt im allgemeinen mit steigender Temperatur ab, was durch Ausscheidungen im Gefüge verursacht wird. Die Warmfestigkeit wird durch den temperaturabhängigen Kennwert benannt, der im Warmzugversuch ermittelt wird. Aufbrennlegierungen weisen eine hohe Hochtemperaturfestigkeit auf, um bei hohen Brenntemperaturen formfest zu bleiben.

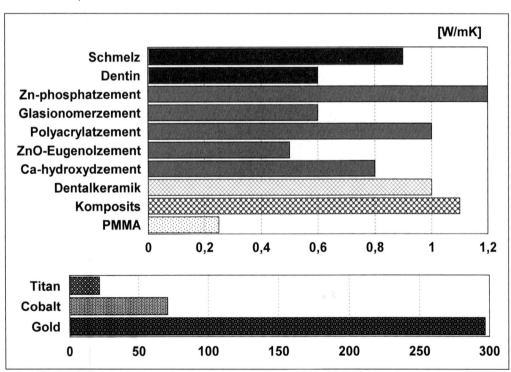

Abb. 319 Wärmeleitfähigkeit

Warmverformung

Bei Metallen plastische Formänderungen in heißem Zustand z.B. Schmieden im Gegensatz zu kaltplastischer Verformung.

Washbrand

Bezeichnung für den ersten Opaquerbrand in der Metallkeramik mit sehr dünner Pulveranmischung. Üblich insbesondere bei Verwendung von Haftbondern.

Washtechnik

(anglo-amerikanischer Begriff, für den kein direktes deutsches Pendant existiert).
Verfahren: Einzeitig-zweiphasige Abformtechnik.
Durchführung: Entspricht der → Doppelmisch- bzw. → Sandwichtechnik (auch als *putty wash* bezeichnet). Im Gegensatz zu den beiden letzteren Verfahren wird bei Anwendung dieser Technik jedoch kein knetbares Material (Putty) sondern eine hochvisköse Masse (*heavy-bodied*) als schwerfließende Komponente eingesetzt. In der Regel ist die Verwendung eines individuellen oder halbindividuellen Löffels erforderlich (z.B. → *Schreinemakers Löffel*) .
Eigenschaften: Wie → Doppelmisch/Sandwichabformung
Bevorzugte Anwendungsbereiche: Wie → Doppelmischabformung.

Wasseraufnahme

Masse-% an Wasser, die ein Werkstoff bei Wasserlagerung aufnimmt. Z.B. bei modernen Verblend- und Füllungskunststoffen ist die Sättigung meist nach etwa 14 Tagen Wasserlagerung erreicht; die W. beträgt dann < 2 %. Meist unerwünschte Eigenschaft aus mechanischen (Wasser als → Weichmacher) und biologisch/hygienischen Gründen.

Wasserglas

Visköse Lösung von Alkalisilikaten z.B. Na_2SiO_3, K_2SiO_3, K_2SiO_5, Verfestigung durch Trocknung. Verwendung als Klebstoff, Flammschutz, → Isoliermittel

Wasserhärtende Zemente

bestehen aus einer Flüssigkeit und einem Pulver, die während der Abbindung im Sinne einer Säure-Base-Reaktion miteinander reagieren. Hierzu zählen: Zinkphosphat-Zement, Silikatzement, Siliko-Phosphat-Zement, Zink-Polycarboxylat-Zement, Glas-Polyalkenoat-Zement (siehe dort). Wasserhärtende Zemente werden entsprechend ihrer Anwendung unterteilt in Befestigungszement, Unterfüllungszement und Füllungszement.

Anforderungen an wasserhärtende Zemente (gemäß ISO 9917)

Chemischer Typ	Anwendung	Filmdicke max. µm	Abbindezeit in Minuten Min.	max.	Druckfestigkeit Min. Mpa	Säureerosion max. mm/h
Zinkphosphat	Befestigung	25	2,5	8	70	1,0
Zink-Polycarboxylat	Befestigung	25	2,5	8	70	2,0
Glas-Polyalkenoat	Befestigung	25	2,5	8	70	0,05
Zinkphosphat	Unterfüllung	-	2	6	70	1,0
Zink-Polycarboxylat	Unterfüllung	-	2	6	70	2,0
Glas-Polyalkenoat	Unterfüllung	-	2	6	70	0,05
Silikat	Füllung	-	2	6	170	0,05
Siliko-Phosphat	Füllung	-	2	6	170	0,05
Glas-Polyalkenoat	Füllung	-	2	6	130	0,05

Wasserstoffbrückenbindung

Zwischenmolekulare Bindung (Dipol-Deformations-Wechselwirkung). Sie entsteht durch Wasserstoffionen die wechelseitig durch freie Elektronenpaare anderer Atome (z.B. Sauerstoffatome bei Wasser) gebunden werden. Die W. ist veranwortlich für die Assoziation kleinerer Moleküle zu größeren Verbänden. Die W. ist als „physikalischer" Bindungsmechanismus auch für die → Adhäsion beteiligt.

Wechselbelastung

Beanspruchung eines Werkstoffs in der Mundhöhle durch mechanische Be- und Entlastung, Temperaturwechsel, Feucht-Trocken-Wechsel; im Experiment zur → Stressung als regelmäßige (sinusförmige) Belastung, z.B. Dauerbiegeversuch, Temperaturwechselbelastung.

Wechselwirkungen, intermolekulare

Wirken zwischen verschieden Molekülen statt. Sie werden auch als Nebenvalenzkräfte bezeichnet. Es handelt sich hierbei beispielsweise um Wasserstoffbrückenbindungen oder van der Waals-Kräfte.

Wechselwirkungen, intramolekulare

Wirken innerhalb eines Moleküls zwischen den Atomen. Sie werden auch als Hauptvalenzkräfte bezeichnet. Es handelt sich hierbei um Atombindungen (kovalente Bindungen), Ionenbindungen und metallische Bindungen.

Weibullmodul

Maß für die charakteristische → Festigkeitsstreuung keramischer Werkstoffe im Sinne der → Weibullstatistik. Der Weibullmodul m korreliert mit der Standardabweichung s. Es gilt

$$s^2 = \overline{\sigma} \left(\frac{I_{m/2}}{I_m^2} - 1 \right) \quad \text{mit} \quad I_m = \Gamma \left(1 + \frac{1}{m} \right)$$

mit $\overline{\sigma}$ als arithmetischer Mittelwert, Γ als Gammafunktion und m als Weibullmodul. Werte für die Gammafunktion können Standardtabellen entnommen werden.

Weibullstatistik

Statistik, die die Fehlstellenverteilung und damit verknüpft die → Festigkeitsstreuung keramischer Werkstoffe am treffensten beschreibt. Geht zurück auf die von dem Schwedischen Ingenieur Waloddi Weibull entwickelte Theorie (1939). Der Zwei-Parameter-Ansatz nach Weibull lautet

$$F(\sigma_c) = 1 - \exp\left[-\left(\frac{\sigma_c}{\sigma_o} \right)^m \right]$$

mit F als Bruchwahrscheinlichkeit, σ_c als kritische Zugspannung, σ_0 als → charakteristische Festigkeit und m als → Weibullmodul. Es läßt sich mit Hilfe dieser Gleichung also bestimmen, wie groß die (statistische) Wahrscheinlichkeit in Prozent ist, dass ein keramischer Werkstoff mit den Kennwerten σ_0 und m frakturiert. (Abb. 320)

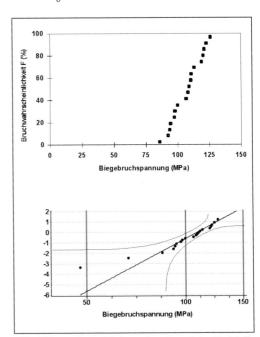

Abb. 320 Typische Festigkeitsverteilung keramischer Werkstoffe am Beispiel von Empress 1 dargestellt in einem linearen (oben) und in einem doppellogarithmischen Weibulldiagramm mit zusätzlicher Kennzeichnung der 95 %-Vertrauensintervallgrenzen (unten). Die Steigung der mit Hilfe der Maximum Likelihood-Methode ermittelten Ausgleichsgerade im doppellogarithmischen Diagramm definiert den Wert für den Weibullmodul. Je steiler die Ausgleichsgerade, i.e. je kleiner die Streuung der Einzelfestigkeitswerte, desto größer ist der Weibullmodul.

weich

geringe Festigkeit und hohe Plastizität.

weichbleibend

Bez. für Werkstoffe mit dauerhaft überwiegend plastischen (z.B. → Guttapercha für w. Wurzelfüllung) oder überwiegend elastischen Eigenschaften (z.B. → weicher Kunststoff).

weicher Kunststoff

Sammelbez. für chem. sehr unterschiedliche Kunststoffe mit ausgeprägten visko-elastischen Eigenschaften (→ Plastizität und → Elastizität). In der ZM zwei grosse Gruppen: 1. die vom Zahnarzt für temporäre Unterfütterung, Langzeitabformung und Konditionierung des Prothesenlagers eingesetzten sog. Gewebskonditioner. 2. weiche K. mit möglichst dauerhaften elastischen Eigenschaften für permanente Inkorporation (→ Prothesenunterfütterungen, Retentionsunterstützung, Implantatabdeckungen, Resektionsprothesen, → Epithesen, Obturatoren, kieferorthopädische Apparaturen, Aufbissschienen, Mundschutzapparaturen, Zahnfleischmasken, Tracheostomaabdeckungen), die direkt im Mund (chairside) oder zahntechnisch verarbeitet werden. Die (plasto-)elastischen Eigenschaften bewirken bei → Unterfütterungen Verteilung (nicht Minderung) der auf das Prothesenlager einwirkenden Kraft. Zur Druckstellenprophylaxe bei sehr ungünstigem Prothesenlager muss die Schichtdicke des weichen Kunststoffs gezielt festgelegt werden, da eine gleichmässig dicke Schicht weichen Kunststoffs gleichmässig komprimiert und so keine Umverteilung der Kräfte erreicht wird. Die geringen plastischen und weit überwiegenden elastischen Eigenschaften weicher Kunststoffe für permanente Inkorporation beruhen auf äusserer → Weichmachung, innerer → Weichmachung oder auf einer primär lockeren Molekülstruktur. Dominierende Werkstoffgruppe: → A-Silikone, daneben Fluorsilikon, weiche → Acrylate und andere. Weiche Kunststoffe auf A-Silikon-Basis, deren → Polyreaktion bei Raumtemperatur durch Platinkatayse nach Vermischen zweier Komponenten (Doppelkartusche mit statischem Mischer)

abläuft, zeigen hervorragende Dauerelastizität und -festigkeit, Dimensionsstabilität sowie sehr gute Biokompatibilität. Verbindung zu harten Prothesenkunststoffen auf → MMA/PMMA-Basis durch Lösungsmittel-Polymer-Primer. Verbundmöglichkeiten zu Legierungen bestehen im Makrobereich (mechanische Retention) und Mikrobereich (vor dem Aufbringen des A-Silikons a) → Korundstrahlen + → Silikatisieren der Legierung bzw. b) Korundstrahlen + Silikatisieren + Auftragen einer Schicht MMA/PMMA und Polymerisation + Auftragen eines Lösungsmittel-Polymer-Primers). Bei w. K. bestehen Probleme bei der Bearbeitung zu optimaler Oberflächenqualität; methodisch zu mindern durch primär genaue Formgebung und gewissenhafte Isolierung der Pressform bei laborseitiger Verarbeitung; Anlegen einer exakten Randleiste bzw. Stufe an der Prothesenbasis als Führungshilfe beim Abschneiden der Pressfahne mit einem Skalpell und zur Definition der Schicht-

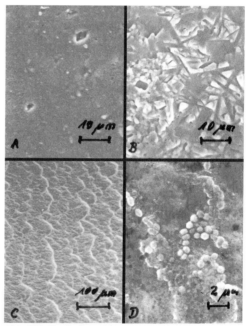

Abb. 321 Oberfläche weicher Kunststoffe auf A-Silikon-Basis. **A.** Polyreaktion im Kontakt zu gut isoliertem Modellgips; **B.** Polyreaktion im Kontakt zu mangelhaft isoliertem Modellgips: Wiedergabe der Gipsstruktur im Silikon; **C.** typisches ‚Riffel'-Muster nach Bearbeitung mit verschiedenartigen rotierenden Instrumenten (div. Fräser, Lisco, Schleifröllchen und -kappen); **D.** Mikrobielle Besiedlung unter Mundbedingungen (überwiegend Streptokokken)

dicke. – W. K. mit anderer chem. Basis als Mono-werkstoffe für besondere Indikationen (Positioner, Mundschutz bei Kontaktsportarten). Wichtige Werkstoffkenngrössen w. K. sind → Shore-A-Härte, Gesamtverformung (Resilienz), bleibende Deformation (→ Formveränderungsrest), Reissfestigkeit, Reissdehnung, Dimensionsverhalten, Farbstabilität, homogene und dichte Struktur. (Abb. 321)

Weichlote

Unter den Weichloten sind technische Lote zusammengefasst, die unterhalb einer Schmelztemperatur von 450 °C angewendet werden. Typische Weichlote basieren auf Zinnlegierungen, Beispiele sind Blei-Zinn-Antimonlote, Zinn-Bleilote, Zinn-Bleilote mit Kupfer oder Silberzusatz, Cadmium-Zinklote. Weichlote finden in der Zahnmedizin keine Anwendung.

Weichmacher

Additive zu Kunststoffmonomeren, die ohne diesen Zusatz harte Polymerisate ergeben (→ Weichmachung, → Phthalsäureester).

Weichmachung

äussere Weichmachung: Primär hartem Kunststoff (z.B. → MMA/PMMA-System) werden indifferente, meist esterartige Substanzen mit geringem Dampfdruck (z.B. → Phthalsäureester, Dibutylphthalat oder auch Benzylbutyladipinsäureester als Additive zugesetzt, die durch ihr Löse- und Quellvermögen oder durch physikalische Wechselwirkung mit den linearen → Makromolekülen die Struktur aufklockern. Z.B. treten polare Gruppen des Weichmachers mit polaren Gruppen der langgestreckten fadenförmigen Makromoleküle in Wechselwirkung. Die kleinen beweglichen Weichmacherdipole schieben sich zwischen die Kettenmoleküle und binden sich an deren Dipole. So werden die in einer wattebauschähnlichen Struktur vorliegenden Kettenmoleküle aufgelockert und beweglicher, was den primär harten Kunststoff → Plastizität und → Elastizität verleiht. Der äussere Weichmacher geht keine chem. Verbindung mit dem harten Kunststoff ein, wird während der

Gebrauchsperiode des weichen Kunststoffs ausgelöst und gegen Wasser und Zersetzungsprodukte aus der Mundhöhle ausgetauscht. So verlieren sich die zunächst „weichen" Eigenschaften, der Kunststoff versprödet und wird relativ rasch hygienisch inakzeptabel. Daher ist die äussere W. heute für permanent inkorporierte Dentalkunststoffe abzulehnen. (Abb. 322)

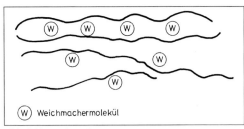

Abb. 322 Weichmachung

innere Weichmachung: Durch Copolymerisation zwischen Kunststoffmonomer und geeigneten Zusatzstoffen erreichbare Strukturauflockerung an sich harten Kunststoffs, z.B. Zumischung von niederen Acrylsäureestern zu MMA/PMMA-Kunststoff. Raumfüllende Seitenketten erweitern die Abstände der Makromoleküle und erhöhen die Kettenbeweglichkeit. – Das unter 1. und 2. beschriebene Weichmachungsprinzip ist heute in der Zahnmedizin zu Gunsten *weicher Kunststoffe mit primär lockerer Molekülstruktur* (relativ hohe Beweglichkeit der Makromoleküle) verlassen worden. Diese Struktur liegt nach der → Polyreaktion bei → K-Silikonen und → A-Silikonen, bei Silikonabkömmlingen wie Fluorsilikon und → Mischpolymerisaten aus Acrylaten und Silikonen oder Acrylaten und → Polyurethanen sowie aus Ethylen und Vinylacetat vor. Nachdem Lösungsmittel-Polymer-Primer einen zuverlässigen Verbund zwischen A-Silikon und PMMA ermöglichen, dominieren als weiche Kunststoffe für permanente Inkorporation in der ZM die A-Silikone: Verfestigung durch Polyaddition von Hydrogen- und Vinylsiloxanen (Platinkatalyse) ohne dass niedermolekulare Zwischenprodukte (Oligomere) verbleiben und flüchtige Nebenprodukte entstehen wie bei den durch Kondensation entstehenden C-Silikonen. A-Silikone besitzen bessere dauerelastische Eigenschaften als

C-Silikone, sind dimensionsstabil, besser bioverträglich und problemlos zu desinfizieren. (Abb. 323)

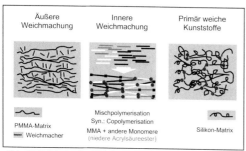

Abb. 323 Prinzip der Weichmachung und Beispiel eines primär weichen Kunststoffs.

Weißgoldlote
Lote auf Basis von AuPtAg

Weißverfärbung
helle Farbschleier in → PMMA-Kunststoff durch Häufung von Mikroporositäten; beruht auf der diffusen Reflexion und Transmission des Lichtes an ungenügend durch monomerhaltige Flüssigkeit verkitteten Polymerteilchen des Kunststoffteiges; „glasklarer" Kunststoff sieht dadurch z.B. opak aus.

Werkstoff
Material, das in mindestens einem Aggregatzustand einen technischen Nutzen erfüllt. → Zahnmedizinische Werkstoffe

Werkstoffprüfung
Untersuchung an Materialien auf ihre technologische, physikalischen, chemischen Eigenschaften, die Bearbeitbarkeit und auf spezifische Fehlermöglichkeiten. z.B. → Biegeversuch, → Härteprüfung, → Elastizität, → Risszähigkeit

Werkstoffwirkungen, positive
Durch Werkstoffe in der ZM das Wiederherstellen zerstörter Strukturen und gestörter/ausgefallener Funktionen (Ästhetik, Kau- und Sprechfunktion, psychologische Stabilisierung); Prophylaxe neuerlichen Schadens. *Negative W.:* Ungünstige Effekte durch zahnmedizinische

Werkstoffe im orofazialen Organ bzw. an dessen Geweben; *direkte W.:* chem. durch Inhaltsstoffe des Werkstoffs oder chem.-physikal. durch Reaktionstemperatur, Osmose erzeugte Reize (→ Noxe); *indirekte W.:* mechanische, thermische, mikrobiologische, auch chem. und chem.-physikal. Noxen, die nicht aus dem Werkstoff selbst stammen, sondern von diesem auf Grund ungenügender Voraussetzungen (z.B. hohe Wärmeleitfähigkeit, ungünstige innere und Oberflächenstruktur) an die Gewebe weitergeleitet bzw. von diesen nur ungenügend abgehalten werden. (Abb. 324)

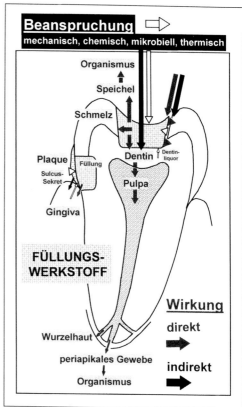

Abb. 324 Werkstoffwirkung und -beanspruchung am Beispiel eines Füllungswerkstoffs.

wet bonding
→ Dentinadhäsive

WEZ
Wärmeeinflusszone

Widerstandsschweißen

Schweißverfahren, das in zwei Verfahrensgruppen eingeteilt wird:
Widerstandspreßschweißen, Widerstandsschmelzschweißen. Letzterem wird das Punktschweißen zugerechnet. Die Schweißspannungen liegen unter 20 Volt bei erheblichen Strömen.

WIG

Wolfram-Inertgas-Schweißen, ein Lichtbogen brennt zwischen der nicht abschmelzenden Wolframelektrode und dem Werkstück unter Edelgasschutz

Wöhler-Kurve

Bestimmung der Dauerfestigkeit. Die Dauerfestigkeit eines Werkstückes wird an mehreren Probekörpern, die mit Wechsellasten unterschiedlicher Höhe bis zum Bruch belastet werden, experimentell bestimmt. Trägt man für die Proben die Dauerlast, unter der sie geprüft wurden, über der Grenzlastspielzahl (bei der sie versagt haben) auf, erhält man die Wöhler-Kurve. Zweckmäßig ist die logarithmische Darstellung der Abzisse. Bei der (bruchfreien) Dauerlast von mindestens 10^6 Belastungszyklen (Stahl 10^6, andere Werkstoffe auch höhere Werte) kann man von einer Dauerfestigkeit unter normalen Gebrauchsbedingungen ausgehen. Dauerfestigkeitsprüfungen sind für zahntechnische Konstruktionen bei der Verwendung neuer Konstruktionsformen und/oder Materialien- insbesondere bei Vollkeramiksystemen unabdingbar, da aus statisch ermittelten Bruchfestigkeiten kaum eine Vorhersage auf die Dauerfestigkeit unter Mundbedingungen möglich ist. → Dentalkeramik, → Vollkeramik (Abb. 325)

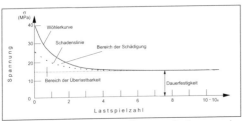

Abb. 325 Schematische Darstellung zur Bestimmung der Dauerfestigkeit mit Konstruktion der Wöhlerkurve.

Wolfram

W, Ordnungszahl 74, Atomgewicht 183,85, Wertigkeit 2 bis 6, Dichte 19,3, Schmelzpunkt 3422 °C. Graues hartes Metall. Härte HV 450. Anwendung für Glühfäden, Elektroschweisselektroden, Hartmetalle (WC) und als Legierungskomponente bei Co-Legierungen.

Wolframcarbid

Wolframmonocarbid (WC) als wichtigstes Carbid zur Herstellung von → Hartmetallen bzw. Diwolframcarbid (W_2C) oder ein eutektisches Gemisch aus WC und W_2C für verschleißfeste Schichten auf Werkzeugen.

Wollrad

aus radiär, dicht gefassten Wollfäden bestehende Scheibe, die auf die Spindel eines Poliermotors aufgesteckt oder als Handstückinstrument zusammen mit Polierpasten → Poliermitttel der Politur von Metallen dient.

Woll-Schwabbel

aus lockeren Fäden aufgebautes rotierendes Werkzeug für die Polierspindel des Poliermotors oder als Handstückinstrument zur Hochglanzpolitur von Zahnersatz unter Verwendung von flüssigen oder wachsartigen Poliermitteln.

Wurzelfüllung

besteht aus einem volumenstabilen Kernmaterial (Wurzelkanalfüllstifte) und dem Wurzelkanalfüllungswerkstoff (Sealer).

Wurzelkanalfüllstifte aus Guttapercha

DIN EN 6877), ISO-genormte Stifte und nicht ISO-genormte Stifte. Die Normierung der Guttaperchaspitzen → Guttapercha orientiert sich an der ISO-Norm für Wurzelkanalinstrumente. Allerdings lassen sich ISO-genormte Guttaperchastifte aufgrund technischer Probleme nur mit einer Toleranz von ± 0,05 mm anfertigen. Nicht ISO-genormte Guttaperchastifte weisen eine größere Konizität als genormte Guttaperchastifte auf und stehen standardisiert in den Größen fine-fine, medium fine, fine, fine-medium, medium, medium-large und large zur Verfügung.

Zusammensetzung: ca. 20 % Guttapercha (b-Phase), bis zu 75 % Füllstoffe (Zinkoxid), bis zu 20 % radioopake Zusätze (Schwermetallsulfate), 1–4 % Wachse und Kunststoffe sowie diverse Zusätze.

Eigenschaften: Guttaperchastifte zeichnen sich durch plastische Verformbarkeit aus. Guttaperchastifte besitzen keine adhäsiven Eigenschaften und dürfen daher nur in Kombination mit einem Wurzelkanalsealer verwendet werden.

Verarbeitung: Laterale/vertikale Kondensation.

Anwendung: Definitive Wurzelfüllung in Kombination mit einem Wurzelkanalfüllungswerkstoff (Sealer).

Verträglichkeit: Guttaperchastifte besitzen eine gute Biokompatibilität. Guttaperchastifte können bis zu 0,1 µg Cadmium in einzelnem Stift enthalten. Daraus erwachsen keine gesundheitlichen Probleme.

Wurzelkanalfüllstifte aus Silber

ISO-genormte Wurzelkanalfüllstifte.

Zusammensetzung: Silber mit geringen Anteilen (0,1–0,2 %) von Kupfer und Nickel.

Eigenschaften: Silberstifte sind nicht korrosionsbeständig.

Anwendung: Silberstifte sind aufgrund der ungenügenden Korrosionsresistenz zur definitiven Wurzelfüllung nicht geeignet. Sie lassen sich jedoch aufgrund ihrer Radioopazität zur röntgenologischen Bestimmung der Aufbereitungslänge, insbesondere in englumigen Wurzelkanälen, verwenden.

Verträglichkeit: **Achtung !!** Aufgrund der mangelnden Korrosionsbeständigkeit des Silbers resultiert aus dem Kontakt mit der Gewebeflüssigkeit die chemische Zersetzung der Stiftoberfläche und Freisetzung zytotoxischer Korrosionsprodukte, die entzündliche Reaktionen im periapikalen Gewebe hervorrufen.

Wurzelkanalfüllstifte aus → Titan

ISO-genormte Wurzelkanalfüllstifte.

Eigenschaften: Titanstifte sind korrosionsresistent und nicht kompressibel.

Anwendung: Definitive Wurzelfüllung in Kombination mit einem Wurzelkanalfüllungswerkstoff. Titanstifte lassen sich im Gegensatz zu Guttapercha-Stiften nicht plastisch verformen und der Kanalwand individuell anpassen. Sie sind daher nur zur Füllung von ISO-genormt aufbereiteten Wurzelkanälen mit weitgehend rundem Querschnitt indiziert.

Verträglichkeit: Titanstifte sind als biologisch inert einzustufen.

Wurzelkanalfüllungswerkstoffe (Wurzelkanalfüllpaste, Sealer)

Pulver-Flüssigkeits-Systeme oder Paste-Paste-Systeme (DIN EN 6876). Wurzelkanalfüllungs-werkstoffe werden in Kombination mit Wurzelkanalfüllstiften zur Wurzelfüllung angewendet. Wurzelkanalfüllungswerkstoffe allein eignen sich nicht zur Wurzelfüllung, da die Abbindekontraktion der Materialien einem dauerhaft bakteriendichten Verschluss des Wurzelkanals entgegensteht. Nach Normung beträgt die zulässige maximale Filmdicke der Wurzelkanalsealer 50 µm. Die Schichtstärke wird von der Viskosität, der Abbindezeit und der Größe der Pulverpartikel beeinflusst und sollte zwischen 25 und 50 µm betragen.

Wurzelkanalsealer lassen sich orientiert an der chemischen Zusammensetzung einteilen in Materialien auf Zinkoxid-Eugenol-Basis, auf Epoxidharzbasis, auf Polyketon-Basis, auf Methacrylatbasis, auf Polydimenthylsiloxan-Basis, auf Calcium-Salicylatbasis und auf Glas-Polyalkenoat-Zement-Basis.

Wurzelkanalfüllungswerkstoffe (Sealer) auf Calcium-Salicylat-Basis

Zweikomponenten-Material, Paste-Paste-System.

Basispaste: Calciumhydroxid, Kolophonium, Siliciumdioxid, Zinkoxid, Zinkstearat und Zusätze.

Aktivatorpaste: Polymethylensalicylate, Wismutcarbonat, Wismutoxid, Siliciumdioxid, Bariumsulfat.

Abbindung: Die Aushärtung erfolgt durch Bildung eines Calcium-Salicylat-Komplexes (Chelat-Komplex). Der pH-Wert des angemischten Sealers liegt bei 11–12. Die Abbindereaktion wird initiiert durch Wasser, das beim Anmischen und nach dem Einbringen des Sealers in den

Wurzelkanal vom Material aufgenommen wird. Die dabei entstehenden Hydroxidionen reagieren mit den sauren Phenolgruppen des Salicylates unter Ausbildung eines Chelatkomplexes.

Eigenschaften: gutes Abdichtungsvermögen und gute Volumenbeständigkeit. Druckfestigkeit: 10–13 MPa, Wasserlöslichkeit: 0,5–0,7% nach 1 Tag Wasserlagerung, 1,0–1,7% nach 7 Tagen Wasserlagerung. Ein möglicher therapeutischer Effekt der Sealer auf Calcium-Salicylat-Basis infolge der Freisetzung von Ca(OH)$_2$ ist umstritten.

Verarbeitung: Basispaste und Aktivatorpaste werden im Verhältnis 1:1 innerhalb von ca. 20 s angemischt und mit einem Lentulo in den getrockneten Wurzelkanal eingebracht. Die Abbindezeit des angemischten Materials beträgt im Wurzelkanal mehrere Stunden. Die Aushärtung eines Sealers auf Calcium-Salicylat-Basis ist feuchtigkeitsabhängig. Die für die Abbindung erforderliche Feuchtigkeit erreicht den in den Wurzelkanal eingebrachten Sealer über den Apex und über die Dentintubuli. Ohne Feuchtigkeitszutritt setzt die Aushärtung stark verzögert ein. Bei ungenügend getrockneten Wurzelkanälen erfolgt die Aushärtung relativ schnell. Die postendodontische Versorgung des Zahnes sollte frühestens 24 h nach Applikation des Wurzelkanalsealers erfolgen.

Anwendung: Endodontischer Sealer zur definitiven Wurzelfüllung in Kombination mit Wurzelkanalfüllstiften.

Verträglichkeit: Wurzelkanalsealer auf Calcium-Salicylat-Basis zeichnen sich durch eine gute Biokompatibilität aus. Sie können von der Gewebeflüssigkeit aufgelöst, phagozytiert und zellulär abtransportiert werden.

Wurzelkanalfüllungswerkstoffe (Sealer) auf Epoxidharzbasis

Paste-Paste-Systeme.

Zusammensetzung: Epoxid-Paste und Amin-Paste mit Zusätzen von Calciumwolframat, Zirkoniumoxid, SiO$_2$.

Abbindung: Die Abbindung basiert auf einer temperaturabhängigen Poly-Additions-Reaktion von Epoxid und Aminen. Die Amine polymerisieren mit dem Epoxid zu Copolymeren. Initiatoren oder Katalysatoren sind für die Additionsreaktion nicht erforderlich. Die Abbindereaktion wird durch thermische Energie gestartet und dauert mehrere Stunden. Verarbeitungszeit: 4 h, Abbindezeit: 8 h.

Eigenschaften: Epoxidharze zeichnen sich durch gute physikalische Eigenschaften, geringe Löslichkeit, gute Benetzung der Kanalwände und Randständigkeit aus. Abbindekontraktion: 1,76 %, Löslichkeit (nach 7d): 0,31 %.

Verarbeitung: Epoxid- und Amin-Paste werden im Verhältnis 1:1 angemischt und mit einem Lentulo in den Wurzelkanal eingebracht.

Anwendung: Endodontischer Sealer zur definitiven Wurzelfüllung in Verbindung mit Wurzelkanalfüllstiften.

Verträglichkeit: Sealer auf Epoxidharzbasis sind

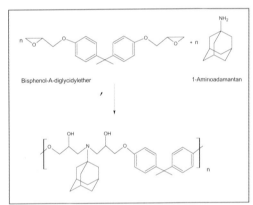

Abb. 326 Additionspolymerisation von Bisphenol-A-diglicidyether und 1-Aminoadamantan

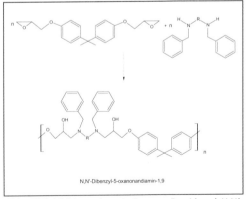

Abb. 327 Additionspolymerisation von Epoxid und N,N'-Dibenzyl-5-oxanonandiamin-1,9

im nicht erhärteten Zustand toxisch und verhalten sich nach der Polymerisation inert. Epoxidharze und Amine können bei prädisponierten Personen eine Sensibilisierung auslösen. (Abb. 326, Abb. 327)

Wurzelkanalfüllungswerkstoffe (Sealer) auf Glas-Polyalkenoat-Zement-Basis

Pulver-Flüssigkeits-System.

Zusammensetzung, Abbindung, Eigenschaften: siehe Glas-Polyalkenoat-Zement.

Verarbeitung: Der angemischte Sealer wird mit einem Lentulo in den Wurzelkanal eingebracht.

Anwendung: Endodontischer Sealer zur definitiven Wurzelfüllung in Verbindung mit Wurzelkanalfüllstiften.

Verträglichkeit: Sealer auf Glas-Polyalkenoat-Basis gelten als gewebeverträglich.

Wurzelkanalfüllungswerkstoff (Sealer) auf Methacrylatbasis

Paste-Paste-System.

Zusammensetzung: Hydroxyethylmethacrylat oder Urethandimethacrylat (Basispaste) und Katalysator.

Abbindung: Die Erhärtung erfolgt durch autokatalytische, chemisch induzierte radikalische Polymerisation. Die initiale Abbindung beginnt 15–20 min nach Mischbeginn, die endgültige Aushärtung ist nach 60 min erreicht.

Verarbeitung: Basis und Katalysatorpaste werden zu gleichen Teilen vermischt und über eine Kanüle bis 2–3 mm vor den Apex in den Wurzelkanal appliziert. Anschließend wird ein Guttaperchastift im Kanal platziert.

Anwendung: Endodontischer Sealer zur definitiven Wurzelfüllung in Kombination mit einem Wurzelfüllstift.

Verträglichkeit: siehe Methacrylate.

Wurzelkanalfüllungswerkstoffe (Sealer) auf Polydimethylsiloxan-Basis

Zweikomponenten-Pastensystem.

Flüssigkeit: Polymethylsiloxan, Silikonöl, Paraffinöl.

Pulver: Hexachloroplatinsäure (Katalysator), Zirkoniumdioxid.

Abbindung: Die Erhärtung erfolgt durch Polyaddition (siehe additionsvernetzende Silikone). Der Abbindeprozess geht mit einer geringen Expansion (0,2 %) einher.

Verarbeitung: Der angemischte Sealer wird mit einem Lentulo in den Wurzelkanal eingebracht. Die Verarbeitungszeit beträgt bis zu 30 min und wird durch die Zufuhr von Wärme reduziert. Beim Füllen des Wurzelkanals mit erwärmter Guttapercha ist die Verarbeitungszeit auf 3 min reduziert.

Anwendung: Endodontischer Sealer zur definitiven Wurzelfüllung in Kombination mit Wurzelkanalfüllstiften.

Verträglichkeit: Wurzelfüllmaterialien auf Polydimethylsiloxan-Basis gelten als gewebeverträglich.

Wurzelkanalfüllungswerkstoffe (Sealer) auf Polyketonbasis

Pulver-Flüssigkeits-System.

Pulver: Zinkoxid 98 %, Wismutphosphat 2 %.

Flüssigkeit: Phenylpentadion (Propionylacetophenon) 76 %, Copolymere von Vinylacetat, Vinylchlorid und Vinylisobutylether 23 %.

Abbindung: Polyaddition und Komplexbildung.

Eigenschaften: Sealer auf Polyketonbasis weisen eine gute Benetzung der Kanalwände auf und sind nach der Erhärtung in Gewebeflüssigkeit schwer löslich. Der erhärtete Sealer lässt sich nur schwer aus dem Wurzelkanal entfernen.

Verarbeitung: Der angemischte Sealer wird mit einem Lentulo in den Wurzelkanal eingebracht.

Anwendung: Endodontischer Sealer zur definitiven Wurzelfüllung in Verbindung mit Wurzelkanalfüllstiften.

Verträglichkeit: Sealer auf Polyketonbasis sind im nicht erhärteten Zustand toxisch. Im abgebundenen Zustand werden Sealer auf Polyketonbasis geringfügig resorbiert und zeichnen sich durch tolerierbare gewebeirritierende Eigenschaften aus.

Wurzelkanalfüllungswerkstoffe (Sealer) auf Zinkoxid-Eugenol-Basis

Pulver-Flüssigkeits-System.

Pulver: Zinkoxid (ZnO) > 40 %, radioopake Zusätze (Bariumsulfat, Silber, Wismutcarbonat) 30 %, Kunststoff oder Kollophonium 15–30 %.

Flüssigkeit: Eugenol 100 % oder Nelkenöl 78 % und Perubalsam 22 %.

Abbindung: Chelatbildung zwischen Zinkoxid und Eugenol (siehe Zinkoxid-Eugenol-Zemente). Die Abbindezeit beträgt 15 min bis 12 h.

Eigenschaften: Sealer auf Zinkoxid-Eugenol-Basis zeichnen sich durch eine gute Benetzung des Kanalwanddentins, geringe Schrumpfung und dadurch bedingt gute Wandständigkeit aus. Als Nachteil ist die Löslichkeit in Gewebeflüssigkeit zu werten: der abgebundene Wurzelkanalzement kann bei großflächigem apikalen Gewebekontakt aus dem Kanal in Lösung gehen. Druckfestigkeit: 8–50 MPa, Löslichkeit (in Wasser): 0,1–3,5 %, Abbindekontraktion: bis zu 5 %.

Verarbeitung: Der angemischte Sealer wird mit einem Lentulo in den Wurzelkanal eingebracht.

Anwendung: Endodontischer Sealer zur definitiven Wurzelfüllung in Verbindung mit Wurzelkanalfüllstiften.

Verträglichkeit: Wurzelkanalfüllpasten auf der Basis von Zinkoxid-Eugenol-Zementen besitzen infolge der Eugenolfreisetzung initial eine toxische, gewebeschädigende Wirkung. Dringt die eugenolhaltige Wurzelfüllpaste über den Apex hinaus, kann eine Schädigung des Parodonts nicht ausgeschlossen werden. Mit zunehmender Erhärtung sinkt die Freisetzung von Eugenol und damit die gewebeirritierende Wirkung, so dass die Zinkoxid-Eugenol-Wurzelkanalzemente gut toleriert werden. Durch das initial freigesetzte Eugenol haben diese Wurzelkanalzemente einen temporären antibakteriellen Effekt. Einige Wurzelkanalfüllungswerkstoffe auf der Basis von Zinkoxid-Eugenol enthalten Paraformaldehyd oder Corticosteroide als medikamentöse Zusätze. Formaldehyhaltige Wurzelfüllpasten haben eine neurotoxische und allergisierende Wirkung, daher ist der Zusatz von Paraformaldehyd zu Wurzelfüllmaterialien heute nicht mehr zu vertreten. Auch auf den Zusatz von Corticoiden, die neben dem entzündungshemmenden Effekt eine lokale Immunsuppression bewirken, sollte verzichtet werden. Eine typische Begleiterscheinung der Wurzelfüllungen mit corticoidhaltigen Zementen sind chronisch proliferierende Entzündungen. In der periapikalen Region können sich Mikroorganismen ansammeln, sobald die antibakterielle Wirkung des Wurzelkanalzementes nachlässt, die Corticoidfreisetzung aber noch anhält und dadurch die körpereigene Abwehr lokal geschwächt ist.

Xerostomie

Mundtrockenheit durch verminderte Speichelsekretion (Syn. Oligosialie, Hyposialie, Hyposalivation); evtl. Begleitsymptom der → Stomatitis prothetica. Ursachen können u.a. sein Allgemeinerkrankungen (Sjögren-Syndrom, Mikulicz-Syndrom, Diabetes), anticholinergisch wirkende Arzneimittel (z.B. Antidepressiva, Spasmolytika, beta-Rezeptorenblocker), Bestrahlungen, Speicheldrüsenentzündungen; Folge: erhöhte Kariesneigung, problematischer → Prothesenhalt.

YAG

Yttrium-Aluminium-Granat

Yttriumfluorid

Wird durch Fällung aus Lösungen hergestellt. Es handelt sich um kugelförmige Partikel einer mittleren Korngröße um 1 µm. Das Material wird nach dem Silanisieren als Füllstoff für Komposite verwendet. Aufgrund der hohen Atommasse des Yttriums bewirkt der Füllstoff gute röntgenopake Eigenschaften.

Zähigkeit

die bis zum Reißen eines Werkstoffes erforderliche Verformungsenergie pro Volumeneinheit.

Zahnfarbe

Natürliche Zähne zeigen aufgrund eines komplexen Aufbaues (Transparentzonen/Schmelz, Dentinfarben in der Zahnmitte, ggf. dunklere Farbtöne am Zahnhals) keinen einheitlichen Farbeindruck. Die Zahnfarbenbestimmung ist deshalb (jedenfalls unter metrischen Gesichtspunkten) schwierig. → Farben, → Farbbestimmung.

Zahnfleischmaske

im Mund aus → weichem Kunststoff gefertigter (problembehafteter) abnehmbarer Ersatz für verlorengegangenes Zahnfleisch; im Labor aus → A-Silikon auf dem Modell nachgebildeter Zahnfleischsaum, der eine den natürlichen Gegebenheiten am marginalen Parodontium bzw. der Zahnfleischpapille entsprechende Konturierung von (festsitzendem) Zahnersatz sicherstellt.

Zahnhalsmassen

Dem Zahnhalsbereich des natürlichen Zahnes farblich und in seinen lichtoptischen Eigenschaften nachempfundene Keramikmassen oder Verblendkomposits für die schichtweise Gestaltung festsitzenden Zahnersatzes (auch Dentinmassen, Schmelzmassen). → Detailkeramik

Zahnlack

→ Füllungslack

Zahnmedizinische Werkstoffe

unbelebtes, körperfremdes (→ alloplastisches) Material mit definierter chem. Zusammensetzung und messbaren physikal. Eigenschaften sowie möglichen Effekten an biologischen Substraten.
Zweckbestimmung: Ersatz verlorengegangener Strukturen; Wiederherstellen gestörter/ausgefallener Funktionen; Prophylaxe; selten medikamentöse Wirkung.
Einsatzart: Permanente oder nur temporäre Inkorporation (Behandlungsmittel); extraoraler Hilfswerkstoff (Gewerbematerial).
Anforderungen: 1. Klinisch: Mit der temporären oder permanenten Inkorporation treten Werkstoff und Gewebe (Organismus) in ein Wechselverhältnis. Beständigkeit der z.W. unter den vielgestaltigen und wechselnden Beanspruchungen im orofazialen Organ und Reizarmut (bzw. Reizlosigkeit) gegenüber den Geweben sind die entscheidenen Voraussetzungen für die klinische Brauchbarkeit. Hinzu kommen ggf. ästhetische Anforderungen. Messbare Parameter für die klin. Brauchbarkeit sind physikal. und chem. Eigenschaften sowie biologische Effekte (Biologische Werkstoffprüfung). 2. Technologisch: Der Einsatz z.W. ist i.d.R. an ihre Verarbeitung gebunden. Dadurch besteht ein Wechselverhältnis zw. Werkstoff und Verarbeitung. Über die technolog. Brauchbarkeit entscheidet a) unter ergonomischem Aspekt die Möglichkeit rationeller Einbindung in klinische und labortechnische Arbeitsabläufe; b) unter wirtschaftlichem Aspekt das Verhältnis des Aufwandes an Arbeit, Zeit und finanziellen

Mitteln zum Arbeitsergebnis (Kosten/Nutzen-Relation) bei gleichzeitig hoher Erfolgssicherheit des Komplexes Verarbeitung-Werkstoff; c) unter arbeitsmedizinschem Aspekt die Sicherheit vor gesundheitlicher Beeinträchtigung des zahnmedizinischen Teams. (Abb. 328)

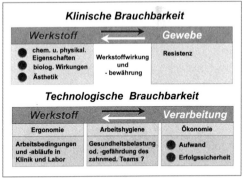

Abb. 328 Kriterien der Brauchbarkeit Zahnmedizinischer Werkstoffe.

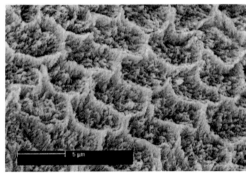

Abb. 329 Zahnschmelz nach Anätzung mit Phosphorsäure

Zahnschmelz

Zahnhartsubstanz. Härteste Substanz im menschlichen Organismus Die Dicke der Schmelzschichten ist individuell unterschiedlich und abhängig von der Topographie, ebenso die (Mikro-)Härte (HV 250–400). Das Strukturgefüge entsteht während der Amelogenese und besteht aus einer Anordnung von Schmelzprismen, Prismenscheiden und zwischenprismatischen Zonen. Die einzelnen Kristallite (chemisch Hydroxylapatit $Ca10(PO_4)6(OH)_2$) haben die Form hexagonaler Stäbchen. Deren Richtung zur Zahnoberfläche ist abhängig von der Lokalität → Säureätztechnik. Die zwischenprismatische Schichtstärke ist < 0,2 µm. Z. besteht überwiegend aus anorganische Bestandteile > 97 %. (Geringste Anteile kollagener Strukturen wurden jüngst nachgewiesen). Der Z. zeigt charakteristische lichtoptische Eigenschaften (Hunter-Schregersche Streifung). (Abb. 329)

Zellkultur

aus unterschiedlichen Geweben durch Disaggregation gewonnene Zellen, die in definierten Nährmedien (Proteine, Salze, Vitamine, evtl. Antibiotika) unter kontrollierten Bedingungen

in spez. Kulturgefäßen aus spez. Kunststoff oder Glas gezüchtet (vermehrt, kultiviert) werden; wegen begrenzter Lebensdauer und begrenzter Anzahl von Zellteilungen werden durch fortlaufendes Anlegen von Subkulturen (Disaggregieren und erneutes Aussäen) etablierte, permanente Zellinien gehalten. Epithel- oder fibroblastenähnliche Zellen durchlaufen dabei einen typischen Zellvermehrungszyklus, der zur Bildung von ein- oder mehrschichtigen Zellrasen führt (Monolayer- oder Multilayer); die Z. ist eine wichtige Methode der biologischen Werkstoffprüfung; dabei sind z.B. Zellzahl (lebende oder tote Zellen durch Differentialfärbung unterschieden), Morphologie und/oder biochemische Leistungen, Kriterien für normales oder durch Zytotoxizität eingebrachter Werkstoffe, Werkstoffeluate oder -komponenten gestörtes Wachstum; gut standardisierbare Methodik ohne ethische Bedenken; der auf zellulärer Ebene quantifizierte biologische Effekt kann klinisch allerdings durch komplexe Einflüsse überdeckt (abgeschwächt oder verstärkt) werden. Zellkulturtests liefern daher wichtige Basisinformationen ohne Anwendungstests bzw. klinisch kontrollierte Studien entbehrlich zu machen. (Abb. 330)

Zellstoff

aus → Cellulose, der verbreitetsten pflanzlichen Gerüstsubstanz, nach Reinigung durch versch. Verfahren und in unterschiedlichem Grad von weiteren Gerüstsubstanzen (Lignin, Hemicellulose, Pektin, Harz) aus (minderwertigem) Holz,

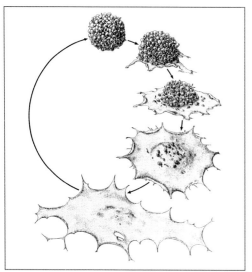

Abb. 330 ungestörter Zellvermehrungszyklus In vitro

panzen (abhängig vom Präparationswinkel) zu vermeiden. (Abb. 331)

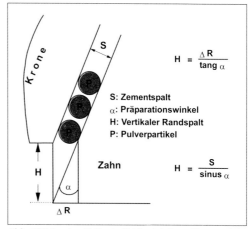

$$H = \frac{\Delta R}{tang\ \alpha}$$

S: Zementspalt
α: Präparationswinkel
H: Vertikaler Randspalt
P: Pulverpartikel

$$H = \frac{S}{sinus\ \alpha}$$

Abb. 331 Randspalthöhe in Abhängigkeit von Zementstärke S und Präparationswinkel α

Baumwolle und anderen faserreichen Pflanzen bzw. Pflanzenteilen (Stroh, Schilf) hergestelltes Fasermaterial, dessen Aufnahmefähigkeit für Flüssigkeiten die breite Anwendung auch in der ZM (Watte, Watterollen, Verbandstoffe, Zellstoffplatten) bedingt; Zellstoffpulver ist Füll- und Bindemittel in Zahnpasten.

Zemente

Werkstoffgruppe, die wasserhärtende Zemente (Zinkphosphatzement, Silikatzement, Siliko-Phosphat-Zement, Zink-Polycarboxylat-Zement, Glas-Polyalkenoat-Zement) und nicht wasser-härtende Zemente (Zinkoxid-Eugenol-Zement, Ethoxybenzoesäure-Zement, Eugenolfreier Zink-oxid-Zement) umfasst. (Tab. 16)

Zementierspalt

Bei der Zementierung von Zahnersatz ist die Mindestschichtstärke von Befestigungszemen-ten zu berücksichtigen. Nach Normung soll diese 25 µm nicht überschreiten. In der Praxis sind abhängig von der Anmischung aber auch produktbedingt höhere Schichtstärken bis 50 µm einzuplanen. Die Innenform einer Krone/Brückenanker soll somit um den Freiraum < 50 µm größer gestaltet sein, als die Aussen-form des Zahnstumpfes um okklusale Diskre-

Zink

Bestandteil von Edelmetalllegierungen. Dichte 7,1 g/cm^3, Schmelzpunkt: 420 °C. Große Bedeu-tung im Stoffwechsel.

Zinkoxid-Eugenol-Zement

Pulver-Flüssigkeits-System oder Paste-Paste-System (DIN EN 3107).
Pulver: Pulvergemisch der chemischen Zusam-mensetzung Zinkoxid (ZnO) 69 %, Kolopho-nium 29 %, Zinkstearat 1 %, Zinkacetat < 1 %. Um die mechanischen Eigenschaften zu ver-bessern, kann dem Pulver polymerisiertes Me-thylmethacrylat in Pulverform zugesetzt sein.
Flüssigkeit: Eugenol 85 % (2-Allyl-2-Methoxy-phenol), andere Öle (z.B. Olivenöl) 15 %.
Abbindung: Die Abbindereaktion ist geringfü-gig exotherm. Eugenol reagiert mit ZnO unter Ausbildung von Chelatkomplexen („Zink-Euge-nolate"). Für die Abbindereaktion ist die Anwe-senheit von Wasser essentiell: bei Verwendung von vollständig dehydriertem ZnO-Pulver findet keine Härtung des angemischten Zementes statt. ZnO-Pulver mit 2 % Wasseranteil ergibt Zementmischungen, die innerhalb von 24 Stun-den aushärten. Bei einem Wasseranteil von 5 % im ZnO-Pulver beträgt die Erhärtungszeit weni-ger als 15 min.

Verarbeitung: Das Verhältnis Pulver/Flüssigkeit ist individuell dosierbar. Mit zunehmendem Pulveranteil steigen die Viskosität und Festigkeit des Zementes. Das Anmischen erfolgt auf einer Glasplatte; das Pulver wird in kleinen Portionen in die Flüssigkeit flächig eingemischt.

Eigenschaften: Druckfestigkeit und Löslichkeit werden durch das Pulver-Flüssigkeitsverhältnis bestimmt. Druckfestigkeit: 15–35 MPa, linearer thermischer Expansionskoeffizient: 35 µm/K.

Anwendung: Provisorisches und permanentes Befestigungsmaterial, provisorisches Unterfüllungs- und Füllungsmaterial, eingeschränkt als permanentes Unterfüllungsmaterial, Cp-Behandlung. Aus dem angemischten und erhärteten Zement wird Eugenol freigesetzt. Eugenolhaltige Zemente sollten daher in Kavitäten, die mit Komposit versorgt werden, weder als Unterfüllungsmaterial noch als provisorisches Verschlussmaterial eingesetzt werden. Das im abgebundenen Zement sowie auch in den Dentintubuli verbleibende Eugenol inhibiert die Polymerisation der Kompositkunststoffe. Die zulässige maximale Schichtstärke für Befestigungsmaterialien auf der Basis von Zinkoxid-Eugenol-Zementen beträgt 25 µm.

Verträglichkeit: Im abgebundenen Zustand enthält der Zement zu 25–50 % freies Eugenol, das dem Zement einem bakteriziden Effekt verleiht. Als Phenolderivat besitzt Eugenol zytotoxische Eigenschaften und übt eine suppressive Wirkung auf die Nervenendigungen aus (sedativer, „kalmierender" Effekt). In direktem Kontakt mit der Pulpa verursacht Eugenol Zellschäden bis hin zur irreversiblen Pulpanekrose. Diese toxischen Eigenschaften werden allerdings durch eine intakte Dentinschicht zwischen Kavität und Pulpa soweit abgeschwächt, dass Zinkoxid-Eugenol-Zemente zu therapeutischen Zwecken bei der Behandlung der profunden Karies eingesetzt werden. (Abb. 332)

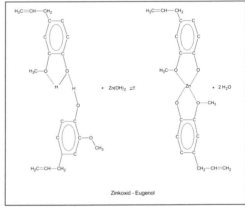

Abb. 332 Zink-Eugenol-Zement

Zinkoxid-Eugenol-Zement

(Kunststoff-verstärkt), Pulver-Flüssigkeits-System. Zinkoxid-Eugenol-Zement mit Zusatz von polymerem Methylmethacrylat (PMMA) zwecks Verbesserung der mechanischen Eigenschaften.
Pulver: Zinkoxid 80 %, PMMA 20 %.
Flüssigkeit: Eugenol.
Eigenschaften: Druckfestigkeit: 40 MPa.
Anwendung: Provisorisches Füllungsmaterial.

Zementtyp	Abbindezeit bei 37° C (min)	Druckfestigkeit Nach 24 h (MPa)	Maximale Löslichkeit nach 24 h (%)	Maximale Filmdicke (µm)
Typ I: Provisorischer Befestigungszement Klasse 1: Pulver-Flüssigkeit –fest werdend Klasse 2: Paste-Paste – weich bleibend	4–10	35 (maximal)		25 25
Typ II: Permanenter Befestigungszement	4–10	35 (minimal)	1,5	25
Typ III: provisorischer Unterfüllungs- und Füllungszement	3–10	25 (minimal)		
Typ IV: Unterfüllungszement	4–10	5 (minimal)		-

Tab. 16: Anforderungen an Zinkoxid-Eugenol-Zemente und eugenolfreie Zinkoxidzemente (gemäß DIN EN 3107)

Zinkoxid-Eugenol-Paste

Irreversibel-starres Abformmaterial;

Norm: ISO-Norm in Vorbereitung (2002) ADA-Spezifikation Nr. 16; es werden zwei Typen (Typ I schwerfließende, Typ II mittelfließende Konsistenz) unterschieden; eine ISO/DIN-Norm existiert nicht.

Zusammensetzung: Reaktive Komponenten Zinkoxid (Pulver) und Eugenol (Flüssigkeit) (ca. 80 m% ZnO bzw. 15 m% Eugenol). Zusätzlich Öle (Olivenöl, aber auch Mineralöl) und Füllstoffe (Harze, Talkum, Vaseline) zur Einstellung einer pastösen Form; Katalysatoren (z.B. Zinkacetat); Farbstoffe.

Eigenschaften: Das Fließvermögen und auch die Wiedergabegenauigkeit sind sehr gut. Die Massen weisen aber kein Rückstellvermögen auf und sind daher zur Abformung unterschnittener Gebiete nicht geeignet. Abbindekontraktion: 0,15 % lin.–0,29 % lin.

Verarbeitung: Beim Anmischen werden gleiche Stranglängen auf dem Anmischblock verrührt. Die Mischzeit beträgt etwa 30–45 Sekunden. Da die Masse sehr gut am Löffel klebt, ist die Verwendung von Haftlack nicht erforderlich. Wegen der geringen Standfestigkeit und der hohen Abbindekontraktion ist zur Applikation in jedem Fall ein individueller Löffel anzufertigen. Die abzuformenden Gebiete sollten feucht sein, um ein Anhaften der Masse zu verhindern. Unter Mundbedingungen härtet das Material in 4–5 Minuten aus. Der Abbindevorgang kann ohne Nachteile durch Zugabe von einigen Tropfen Wasser oder Alkohol beim Anmischen erheblich beschleunigt werden.

Desinfektion: Unproblematisch; längere Einlagerungszeiten in eine wässrige Desinfektionslösung sollten jedoch vermieden werden.

Modellmaterial: Als Modellmaterial kommt ausschließlich Gips in Betracht. Die fertige Abformung darf ohne vorherige Isolierung ausgegossen werden. Sie läßt sich, wenn der Gips erhärtet ist, im 60–70 °C warmen Wasserbad erweichen und nach etwa 10 Minuten gut vom Gipsmodell ablösen. Die Abformung kann über mehrere Tage gelagert werden. Eine Latenzzeit zwischen der Entformung und Modellher-

stellung ist nicht erforderlich.

Verträglichkeit: Die Verträglichkeit der Materialien ist prinzipiell gut; gelegentlich sind jedoch Schleimhautirritationen zu beobachten, die durch das → Eugenol hervorgerufen werden. Auch allergische Reaktionen auf Eugenol wurden beschrieben.

Zinkphosphatzement

Pulver-Flüssigkeits-System (DIN EN 29917, früher DIN 13902).

Pulver: gesintertes/gemahlenes Pulver unterschiedlicher Korngrösse (Feinkorn/Typ I, Mittelkorn/Typ II) der chemischen Zusammensetzung Zinkoxid (ZnO) < 90 %, MgO < 10 %, SiO_2, CaF_2, div.

Flüssigkeit: gepufferte Orthophosphorsäure (hygro-skopisch, Flasche verschlossen halten) H_3PO_4 < 55 % mit Zusätzen von AL^{3+} < 3 %, Zn^{2+} < 10 %, div. Der Rest ist H_2O.

Abbindung: Die Reaktion ist exotherm. In schrittweiser Reaktion bilden sich nach einer Übergangsphase kristalline Zinkphosphate $Zn(H_2PO_4)_2*2H_2O$ > $ZnHPO_4*H_2O$ > $Zn_3(PO_4)2$ $*4H_2O$ (tertiäres Zinkphosphat) Die Reaktionsgeschwindigkeit (schnellhärtend, normalhärtend) ist abhängig von der Pulverkorngrösse sowie den Zusätzen (z.B. MgO) und der Verarbeitungstemperatur.

Verarbeitung: Das Verhältnis Puver/Flüssigkeit ist individuell dosierbar. Zur Ableitung der Reaktionswärme ist die Anmischung auf Glasplatten vorteilhaft. Das Pulver wird in kleinen Portionen in die Flüssigkeit flächig eingemischt.

Eigenschaften: Nach Abbindung teilweise kristallin und weisslich opaque. Druckfestigkeit und Löslichkeit sind von dem Pulver-/Flüssigkeitsverhältnis bestimmt (s. Abb.). WAK ca. 8 µm/°K. Abbindekontraktion < 0.1 %.

Anwendung: Unterfüllungs-, Aufbau- und Befestigungsmaterial. Während der Abbindung resultieren zeitlich begrenzte (abhängig vom Mischungsverhältnis) saure Eigenschaften, die zu Irritationen der Pulpa führen können (ggf. Lokalanesthesie). Nach Normung beträgt die zulässige max. Schichtstärke von Feinkornzementen 25 µm, von Mittelkornzementen

40 µm. Bei klinischer Anwendung sind oft höhere Filmdicken zu erwarten. *Verträglichkeit:* Toxische Reaktionen des abgebundenen Zementes sind nicht bekannt. (Abb. 333)

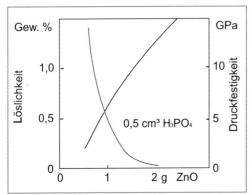

Abb. 333 Löslichkeit und Druckfestigkeit von Zinkphosphatzementen in Abhängigkeit vom Pulver-Flüssigkeitsverhältnis

Zink-Polycarboxylat-Zement

Pulver-Flüssigkeits-System (DIN EN 29917/9917-1).

Pulver: gesintertes und gemahlenes Pulver der chemischen Zusammensetzung ZnO 70–90 %, MgO 8–9 % sowie Zusätze von Feldspat oder Zinnfluorid. Bei wasseranmischbaren Zementen sind 15–18 % Polyacrylsäure in getrockneter Form dem Pulver beigemischt.

Flüssigkeit: Polyacrylsäure oder Copolymere von Polyacrylsäure mit Itakon- oder Maleinsäure 15–40 % (Molekulargewichte zwischen 25.000 und 50.000), der Rest ist Wasser.

Abbindung: Nach dem Anmischen des Zementes liegt der pH-Wert bei 3–4. Aus der Reaktion von Polyacrylsäure und Zinkoxid-Pulver resultiert die Freisetzung von Zinkionen. Durch Ausbildung von Zink-Brücken kommt es zur Vernetzung der Polyacrylsäuremoleküle. Der erhärtete Polycarboxylat-Zement besteht aus einem amorphen Zink-Carboxylatgel, in das die Pulverpartikel eingebettet sind.

Verarbeitung: Zink-Polycarboxylat-Zemente werden innerhalb vom 30–60 s im Pulver-Flüssigkeits-Gewichtsverhältnis von 1,5 : 1 angemischt. Die Verarbeitungszeit beträgt 2,5–3,5 min und die Abbindezeit 6–9 min. Die Abbindezeit lässt

sich verlängern, wenn der Zement auf einer gekühlten Glasplatte angemischt wird.

Eigenschaften: Druckfestigkeit: 70–99 MPa, Zugfestigkeit: 8–12 MPa, E-Modul: 4–6 GPa, Löslichkeit in Wasser: 0,05–0,6 %, WAK ca. 7 µm/K, Abbindekontraktion 1 (–6) %. Ähnlich wie Glas-Polyalkenoat-Zemente besitzen auch Zink-Polycarborylat-Zemente die Fähigkeit zur Adhäsion an der Zahnhartsubstanz, wobei Haftkräfte von 7–8 MPa erreicht werden.

Anwendung: Unterfüllung, provisorische Füllung, Befestigungswerkstoff für Restaurationen. Nach Normung beträgt die zulässige max. Schichtstärke von Befestigungsmaterialien aus Zink-Polycarboxylat-Zement 25 µm.

Verträglichkeit: Zink-Polycarboxylat-Zemente werden als gut pulpaverträglich eingestuft. Toxische Reaktionen des abgebundenen Zementes sind nicht bekannt. (Abb. 334, 335)

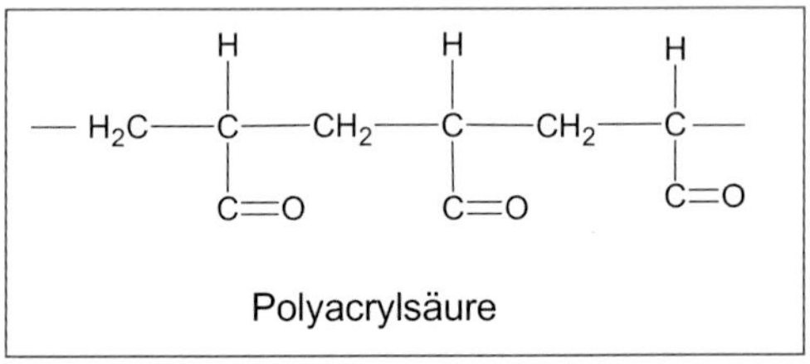

Abb. 334

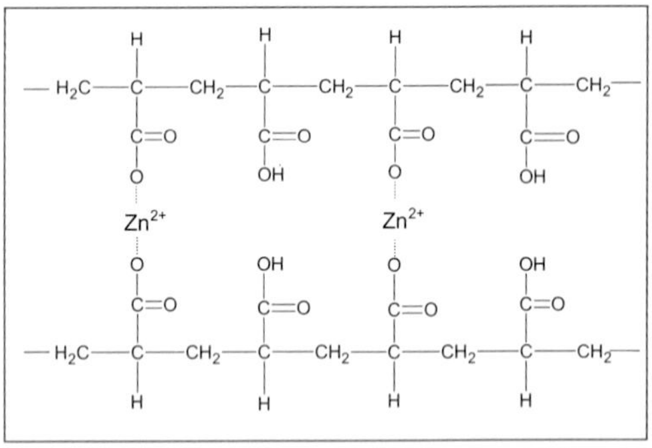

Polyacrylsäure

Abb. 335 Abbindereaktion von Zink-Polycarboxylat-Zement: „Vernetzung" der Polyacrylsäuremoleküle durch Ausbildung von Zn^{2+}-Brücken zwischen den Carboxylgruppen.

Zinksulfat-Zement

Pulver-Flüssigkeits-System.

Pulver: ZnO, $ZnSO_4$, $CaSO_4$, Zusätze von Mastix, Gummi arabicum.

Flüssigkeit: Wasser.

Abbindung: Erhärtung durch die Reaktion von ZnO und ZnSO$_4$ mit Wasser unter Ausbildung von Zn$_2$(OH)$_2$SO$_4$.

Anwendung: Provisorisches Kavitätenverschlussmittel.

Zinn

Bestandteil von Edelmetalllegierungen. Dichte 118,69 g/cm^3, Schmelzpunkt: 232 °C. Hoher Dampfdruck.

Zinnoxid

SnO, Poliermittel in Polierpasten für Metall und Glas.

Zirkoniumdioxid

→ Zirkonoxid

Zirkonoxid

gebräuchlicher Name für → Zirkoniumdioxid, ZrO$_2$, → Hochleistungskeramik, ausgezeichnete → Biokompatibilität, hohe → Festigkeit (ca. 800–1200 MPa), hoher → Weibullmodul (ca. 15–25), d.h. geringe → Festigkeitsstreuung, hohe → Risszähigkeit (ca. 7–10 MPam^{0,5}), geringe Neigung zum → unterkritischen Risswachstum (→ Risswachstumsparameter n > 30), Werkstoff mit ausgeprägter → Polymorphie: unterhalb von 1170 °C monoklines Kristall, gewonnen aus Mineral Zirkon (ZrSiO$_4$) oder aus Mineral Baddeleyite (Hauptbestandteil: ZrO$_2$ mit TiO$_2$, HfO$_2$, SiO$_2$ und Fe$_2$O$_3$), zwischen 1170 und 2370 °C Phasenumwandlung in tetragonal, oberhalb von 2370 °C kubische Phase (s. Abb. 1), Schmelzpunkt bei 2680 °C. Bei Phasentransformation von tetragonal nach monoklin: ca. 4,5 prozentige Expansion der Elementarzelle. Zur Unterdrückung der Expansion: üblicherweise 3–5 prozentige Dotierung von ZrO$_2$ mittels Oxiden (z.B. Yttriumoxid Y$_2$O$_3$, Ceroxid CeO$_2$, Magnesiumoxid MgO oder Kalziumoxid CaO), dadurch metastabiles Gleichgewicht der tetragonalen Hochtemperaturphase bis auf Mund- und Raumtemperatur. Anforderungen an die physikalischen und chemischen Eigenschaften von Yttriumoxid-stabilisiertem ZrO$_2$ als Werkstoff für Implantate in ISO/DIS 13356.2.

Anwendungen: Abutments, Kronen, Brücken und Wurzelstifte. (Abb. 336)

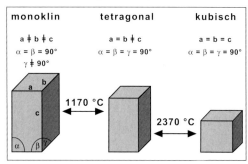

monoklin	tetragonal	kubisch
a $\neq$ b $\neq$ c	a = b $\neq$ c	a = b = c
$\alpha = \beta = 90°$	$\alpha = \beta = \gamma = 90°$	$\alpha = \beta = \gamma = 90°$
$\gamma \neq 90°$		

Abb. 336 Kristallsysteme und Phasenübergänge bei Zirkonoxidkeramik.

Zinnfolie

in unterschiedlicher Stärke (0,1 bis 0,5 mm) angebotene Folie aus Sn, die im Zuge der Prothesenherstellung zur Isolation zwischen Gips und Kunststoffteig oder zum Hohllegen wenig resilienter Bereiche (raphe palatina) vor dem Einbringen des Kunststoffteiges auf dem Modell adaptiert wird.

Zubereitung

Teil der Verarbeitung von Mehrkomponenten-Werkstoffen in der ZM; umfasst im Gegensatz zu Fertigpräparaten oder Einkomponenten-Werkstoffen, die sofort angewendet werden, die vorgeschalteten Arbeitsschritte Dosieren und Mischen. Um optimale Werkstoffqualität zu erreichen, müssen beim Dosieren Richtigkeit und Präzision des Mischungsverhältnisses gegeben sein. Richtigkeit ist stets zu fordern und besteht, wenn durchschnittliches und optimales Komponentenverhältnis übereinstimmen. In der Praxis streuen die dosierten Komponentenverhältnisse um einen Mittelwert. Ziel ist es, einen Komponentenbereich zu treffen, der zu optimaler Werkstoffqualität führt. Die zulässige Breite dieses Bereichs ist abhängig von der Dosierempfindlichkeit des Werkstoffs und den Qualitätsanforderungen (Haltbarkeit, Genauigkeit). Die Präzision ist der Ausdruck für die Streuung der Komponentenverhältnisse um das mittlere Verhältnis bei wiederholtem Dosieren. Präzision ist in einem Maß zu fordern, das der Dosierempfindlichkeit des Werkstoffs und den Qualitätsanforderungen gerecht wird. Wichtigstes Ziel beim Mischen ist die homogene Verteilung der Komponenten. Außerdem schließt die Zubereitung Forderungen nach Wirtschaftlichkeit (Materialökonomie), Hygiene, Arbeitshygiene und eine ergonomisch günstige Methodik (Anpassung zwischen Verarbeiter und Arbeitsbedingungen, einfach, geringer Zeitbedarf, Arbeitsfluß) ein. Die Anforderungen an ein werkstoffgerechtes Zubereiten lassen sich durch relativ dosierunempfindliche Werkstoffe, Ablösung von Mehrkomponenten-Werkstoffe durch Einkomponenten-Werkstoffe und Technisierung der Zubereitung (Dosierhilfsmittel, maschinelles Mischen, industrielle Prädosierung einzelner oder aller Komponenten bzw. Dosier-Misch-Applikations-Systeme) zunehmend leichter erfüllen.

Zugfestigkeit

Die Z. beschreibt insbesondere bei Metallen das Belastbarkeitsverhalten. In den Datenblättern der Legierungshersteller ist die Z. unter Berücksichtigung der zahntechnischen Verarbeitung (w weich, a ausgehärtet, b langsame Abkühlung, g nach dem Brand) angegeben.

Zugversuch

Der Z. ist für viele Werkstoffe (insbesondere Metalle) eine Prüfmethode, die die Festigkeitseigenschaften des Stoffes charakterisieren kann. Die Durchführung des Versuches ist in entsprechenden Normen festgelegt. → Anhang/Normen. Üblich ist die Herstellung von Probestäben und die Testung in Universalprüfmaschienen. Der Zugversuch findet auch Anwendung zur Testung von Materialverbunden (Metall/Komposit, Keramik/Komposit, Schmelz/Komposit, Dentin/Komposit). (Abb. 337)

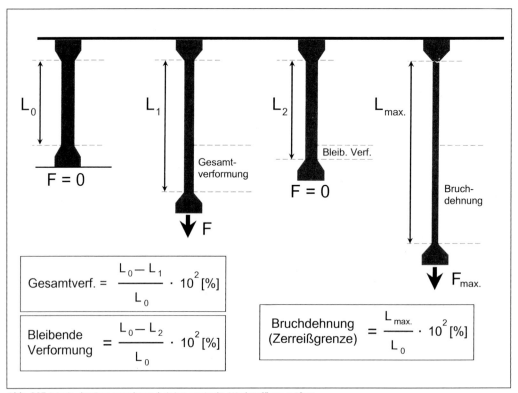

$$\text{Gesamtverf.} = \frac{L_0 - L_1}{L_0} \cdot 10^2\,[\%]$$

$$\text{Bleibende Verformung} = \frac{L_0 - L_2}{L_0} \cdot 10^2\,[\%]$$

$$\text{Bruchdehnung (Zerreißgrenze)} = \frac{L_{max.}}{L_0} \cdot 10^2\,[\%]$$

Abb. 337 Prinzip des Zugversuchs und einige ermittelte Werkstoffkenngrößen

Zulegewerkstoff

korrekterweise als Zusatzwerkstoff zu bezeichnen, gemeint ist Lot oder Schweißzusatzmaterial

Zungenbrennen

→ burning mouth syndrome

Zustandsdiagramm

Grafische Darstellung zum Schmelzverhalten und der Kristallisationszusammensetzung von Legierungen in Abhängigkeit von der prozentualen Zusammensetzung der Komponenten. Z. können aus den Abkühlungskurven der Legierungen konstruiert werden. Hierzu werden die Halte- und Knickpunkte (Schmelzpunkte, bzw. Beginn der Kristallisation) der Temperatur-Zeit-Abkühlungskurven in ein Temperatur-Konzentrations-Koordinatensystem übertragen. Bei binären (2-Stoff-) Systemen sind auf der x-Achse die Konzentrationen beider Komponenten derart aufgetragen (Kozentrationsachse), dass jeder x-Wert ein Mischungsverhältnis A:B in der Summe 100 % ergibt (z.B. 80 % A+ 20 %B). Üblich ist die Angabe auf der x-Achse mit Werten zwischen 0 und 100 %. Auf der y-Achse ist die Temperatur aufgetragen. Bei völliger Mischbarkeit der Komponenten im festen Zustand → Mischkristall resultiert ein Z. mit zwei Kurvenzügen, die sich bei den reinen Komponenten treffen. Der oberer Kurvenzug (Liquidus-Linie/-Kurve) gibt die Grenze zwischen dem rein flüssigen Zustand und der beginnenden Mischkristallbildung an, der unter Kurvenzug (Solidus-Linie-Kurve) die Grenze zwischem festen Zustand (unterhalb) und dem Bereich der Mischkristallbildung. Der Bereich zwischen den Kurvenzügen beschreibt das Erstarrungsverhalten mit dem → Schmelzintervall und der Zusammensetzung der jeweiligen Mischkristalle (Lot zur Abzisse). Es herrscht ein hetrogener Zustand mit festen und noch flüssigen Phase. Bei völliger Unmischbarkeit der Komponenten im festen Zustand ergibt sich eine Liqiduslinie, die für eine bestimmte Konzentration beider Komponenten ein Minimum der Schmelztemperatur (eutektische Temperatur, kleiner als die

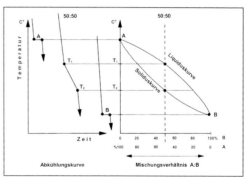

Abb. 338 Konstruktion des Zustandsdiagramms aus den Abkühlungskurven einer Legierung aus 2 Komponenten bei völliger Mischbarkeit im festen Zustand

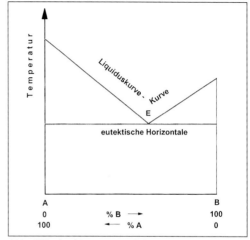

Abb. 339 Abgeleitetes Zustandsdiagramm bei völliger Unmischbarkeit der Komponenten

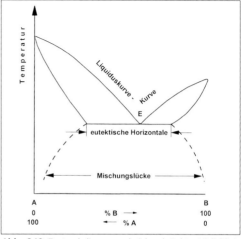

Abb. 340 Zustandsdiagramm bei beschränkter Löslichkeit im festen Zustand

315

Schmelztemperaturen der Komponenten) auf-
weist. Die Soliduslinie ist zu einer horizontalen
Linie (eutektische Horizontale) entartet. Bei der
eutektischen Temperatu entsteht ein getrennt
kristallines Gemenge der Komponernten in der
Konzentration, die auf der Abzisse abzulesen ist.
Bei teilweiser Mischbarkeit in festem Zusand
ergeben sich komplexe Verlaufsformen von
Liquidus- und Soliduslinie. Es bleibt bei der
Ausbildung einer eutektischen Temperatur mit
dem Unterschied, dass dort ein Gemenge von
Mischkristallen der jeweils maximalen Sättigung
der Komponenten ineinander abgeschieden
wird. Die eutektische Horizontale ist entsprechend verkürzt. → Mischungslücke. Bei ternären
(3-Stoff-)Systemen werden die Konzentrations-
achsen auf die Seiten eines gleichseitigen
Dreieckes gelegt. Die Temperaturachse steht auf
dem Dreieck senkrecht. Es resultieren Liquidus-
fläche und Solidusfläche. (Abb. 338, Abb. 339,
Abb. 340)

Zweiphasenabformung
→ Korrekturabformung

Zytotoxizität
Zellgiftigkeit; möglicher biologisch negativer
Effekt durch direkte (chem. bedingte) → Werkstoffwirkung, die im Zuge der biologischen →
Werkstoffprüfung mittels → Zellkulturen anhand verschiedener Parameter quantifiziert
wird; häufig als relative Z. im Vergleich mit in
ihrem klinischen Verhalten bekannten Werkstoffen ausgewiesen. (Abb. 341)

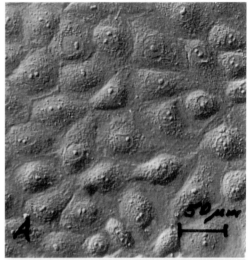

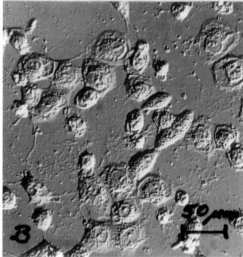

Abb. 341 Epitheloide Monolayer-Zellkultur. **A.** unbeeinfluss-
tes Wachstum. **B.** Schädigung durch Werkstoff-Eluat

Größe	Zeichen	SI-Einheit	Weitere Einheiten	Umrechnungen	
Länge	l, s	m	µm, mm, dm, usw.	1 in	= 2,54 cm
				1 ft	= 3,05 dm
Fläche	A	m^2	µm² usw.	1 a (Ar)	= 10^2 m²
				1 sq.in	= 6,45 cm²
				1 sq.ft	= 9,29 dm²
Volumen	V	m^3	mm³, 1 dm³ = 1 l, ml, cl. usw.	1 cu.in	= 16,39 cm³
				1 cu.ft	= 28,32 cm²
				1 gal (US)	= 3,79 dm³
				1 gal (UK)	= 4,55 dm³
Masse	m	kg	µg, mg, g	1 dwt	= 1,56 g
				1 Oz	= 28,35 g
				1 lb	= 453,6 g
Stoffmenge	n	Mol, mol			
Molare Masse	M	kg/mol			
Dichte	ρ	kg/m³	g/cm³	1 dwt/cu.in	= 94,87 g/cm³
				1 lb/cu.in	= 27.68 g/m²
Frequenz	f	Hz	1 Hz = 1/s		
Temperatur	T	K (Kelvin)	mK, °C	t °C	= TK - 273,15
				t °C	= (t °F - 32) * 5/g
Kraft	F	N (Newton)	µN, mN, KN usw.	1 kp	= 9,81 N
Arbeit	W	J (Joule)		1 J	= N * m = W * s
					= kg * m² * s²
Wärmemenge	Q	J (Joule) kWh		1 cal	= 4,187 J
				1 J	= kg * m² * s²
				1 kWh	= 3,6 * 10⁶ J
Wärmeleitfähigkeit	λ	W/m * k	W/cm * K J * m⁻¹, K⁻¹	1 kcal/m * h * °C	kg * m * s⁻³ * k⁻¹ = 1,16 W/m * k
Leistung	P	W (Watt)		W	= J * s⁻¹
				1 PS	= 735,5 W
				1 kcal/h	= 1,16 W
Druck	P	Pa (Pascal)	Pa = N/m²	1 bar	= 0,1 N/mm² = 105 Pa
				1 Torr	= 1,33 mbar = 1 mm Hg
				1 at	= 0,98 bar
				1 psi	= 6,89 kPa
Mechanische Spannung	G	Pa	N * m⁻² 1 N/mm² = 1 MPa	Pa	= kg * s⁻² * m⁻¹
				1 psi	= 6,9 mN/mm²
Elastizitätsmodul	E	Pa	N * m⁻²	1 kp/mm_	= 9,81 MPa
Elektrizitätsmenge	Q	C (Coulomb)		C	= A * s
				e	= 1,6021 * 10–19 °C
Elektrische Spannung	U	V (Volt)		V	= W * A⁻¹
					= kg * m² * s⁻³, A⁻¹
Elektrischer Widerstand	R	Ω (Ohm)		_	= V * A⁻¹
				R	= U/I (Ohmsches Gesetz)
Elektrischer Strom	I	A (Ampere)	mA usw.	I	= Q/t, 1 A = 1 C/1 s
				1 A	= 1 kg * m² * s⁻³ * V⁻¹
Elektrische Feldstärke	E	V * m⁻¹		V * cm⁻¹	= 10² * V * m⁻¹
Lichtstärke	L	cd (Candala)			
Lichtstrom	ϕ	lm (Lumen		lm	= cd * sr
				1 sr	= 1 Steradiant = 65,6° Winkel
Beleuchtungsstärke	E	lx (Lux)		lx	= lm * m⁻²
					= cd * sr * m⁻²
Energie	W	J (Joule)		J	= N * m
					W * s = kg x m² * s⁻²
				1 J	= 0,102 kpm = 2,78 * 10⁻⁷ kWh
Strahlungsaktivität	A	Bq (Bequerel) Bq = 1/s		Ci (Curie)	= 3,7 x 10⁷ Bq
Strahlungs-Energie-dosis-Leistung	D	Gy/s Gy = Gray"		Gy/s	= W/kg = m_/s³
					1 rd (Rad) = 10⁻² Gy

Tab. 17: Physikalische Basisgrößen und abgeleitete Einheiten mit Umrechnungen

Werkstoffe	Dichte g/cm³	E-Modul Gpa (* 1000 Mpa)	WAK * 10-6 * K-1	Härte HV, HB*	Wärmeleitf. w/mk	TS °C
Ag (Silber)	10,5	75	19	26	427	960
Al (Aluminium)	2,7	71	23	15–20*	237	659
Au (Gold)	19,3	78	14	25	315	1063
Co (Kobalt)	8,8	210	12	125*	69	1490
Cr (Chrom)	7,1	190	6	350	91	1903
Cu· (Kupfer)	8,9	125	17	35*	398	1083
Fe (Eisen)	7,9	211	12	70*	80	1530
Ga (Gallium)	5,9	10	18	3*	30	29,8
In (Indium)	7,3	10,8	32	0,9*	86	156,6
Mo (Molybdän)	10,2	330	5	160*	138	2620
Ni (Nickel)	8,9	210	13	100*	90	1452
Pd (Palladium)	12	123	11	50	72	1550
Pt (Platin)	21,4	170	8,9	39	73	1774
Sn (Zinn)	7,3	42	27	5*	64	232
Ti (Titan)	4,5	115	8,4	120–250	23	1668
Zn (Zink)	7,1	110	29	35*	67	419
Ag-Legierungen	10–12	70–100	15–18	50 (w)–280 (a)	200–300	900–1150
Au-Guss-Leg. >60%	15–19	90–100	12–18	120 (w)–280 (a)	150–300	900–1100
Au-Guss-Leg. <60%	1–15	80–110	12–18	130 (w)–300 (a)	120–280	850–1100
Au Mk-Leg. >60%	17–19	80–110	14–15	110 (w)–270 (a)	150–300	1050–1250
Au Mk-Leg.<60%	13–18	100–130	13–14	140 (w)–300 (a)	120–280	1100–1300
Au-Universalleg.	14–17	80–120	16–17	120 (w)–280 (a)	150–300	900–1100
Co-Cr Leg.Mod.	8–9	200–250	15–18	330 (w)–430 (a)	40–60	1200–1400
Co-Cr.Leg.Mk	8–9	180–240	14–15	230 (w)–350 (a)	40–60	1300–1450
Ni-Cr. Leg.	8–9	180–220	14–15	180 (w)–400 (a)	40–60	1100–1400
Pd-Leg.	11–12	90–150	12–14	180 (w)–400 (a)	100–150	1150–1300
Amalgam	11–12	20–60	22–28	90–150*	23	–
Komposite	1,7–2,5	3,5–25	18–55	20–120*	0,5–0,7	–
GIZ	1,8–2,1	3–24	10-14	40–80*	0,6	-
ZnO-Zement	2,6	7–24	12	36*	1,3	–
Dentalkeramik	2,2–2,5	60–130	8–16	450–650	1	–
Aluminiumoxid	3,8	350	5,5–8,2	1800	20–24	–
Zirkoniumdioxid	6,0	205	10	1200	2	–
PMMA	1,2	2,4–3,8	81	15–20*	0,3	–
Dentin	2,2	15–20	8	60–70	0,6	–
Schmelz	3	50–85	11	250–400	0,9	–

Tab. 18: Physikalische Daten wichtiger Werkstoffe

Periode	1. Gruppe	2. Gruppe	3. Gruppe	4. Gruppe	5. Gruppe	6. Gruppe	7. Gruppe	8. Gruppe		
1.	1 H Wasserstoff 1,008							2 He Helium 4,00		
2.	3 Li Lithium 6,94	4 Be Beryllium 9012,00	5 B Bor 10,81	6 C Kohlenstoff 12,01	7 N Stickstoff 14,01	8 O Sauerstoff 16,00	9 F Fluor 19,00	10 Ne Neon 20,18		
3.	11 Na Natrium 22,99	12 Mg Magnesium 24,31	13 Al Aluminium 26,98	14 Si Silizium 37892,00	15 P Phosphor 30,97	16 S Schwefel 32,06	17 Cl Chlor 35,45	18 Ar Argon 39,95		
4.	19 K Kalium 39,10	20 Ca Kalzium 40,08	21 Sc Scandium 44,96	22 Ti Titan 47,90	23 V Vanadin 50,94	24 Cr Chrom 52,00	25 Mn Mangan 54,94	26 Fe Eisen 55,85	27 Co Kobalt 58,93	28 Ni Nickel 58,70
	29 Cu Kupfer 63,55	30 Zn Zink 65,38	31 Ga Gallium 69,72	32 Ge Germanium 72,59	33 As Arsen 74,92	34 Se Selen 78,96	35 Br Brom 79,90	36 Kr Krypton 83,80		
5.	37 Rb Rubidium 85,47	38 Sr Strontium 87,62	39 Y Yttrium 88,91	40 Zr Zirkonium 91,22	41 Nb Niob 92,91	42 Mo Molybdän 95,94	43 Tc Technetium 97,00	44 Ru Ruthenium 101,10	45 Rh Rhodium 102,90	46 Pd Palladium 106,40
	47 Ag Silber 107,90	48 Cd Kadmium 112,40	49 In Indium 114,50	50 Sn Zinn 118,70	51 Sb Antimon 121,80	52 Te Tellur 127,60	53 J Jod 126,90	54 Xe Xenon 131,30		
6.	55 Cs Zäsium 132,90	56 Ba Barium 137,30	57 La Lanthan 138,90 *	72 Hf Hafnium 178,50	73 Ta Tantal 180,90	74 W Wolfram 183,90	75 Re Rhenium 186,20	76 Os Osmium 190,20	77 Ir Iridium 192,20	78 Pt Platin 195,10
	79 Au Gold 197,00	80 Hg Quecksilber 200,60	81 Tl Thallium 204,40	82 Pb Blei 207,20	83 Bi Wismut 209,00	84 Po Polonium [209]	85 At Astat [210]	86 Rn Radon [222]		
7.	87 Fr Francium [223]	88 Ra Radium [226]	89 Ac Aktinium [227] **	104 Rf Rutherfordium [261]	105 Db Dubnium [262]	106 Sg Seaborgium [263]	107 Bh Bohrium [264]	108 Hs Hassium [265]	109 Mt Meitnerium [268]	110 Uun Ununillium [269]

* Lanthaniden

58 Ce Zer 140,10	59 Pr Praseodym 140,90	60 Nd Neodym 144,20	61 Pm Promethium 145,00	62 Sm Samarium 150,40	63 Eu Europium 152,00	64 Gd Gadolinium 157,30	65 Tb Terbium 158,90	66 Dy Dysprosium 162,50	67 Ho Holmium 164,90	68 Er Erbium 167,30	69 Tm Thulium 168,90	70 Yb Ytterbium 173,00	71 Lu Lutetium 175,00

** Aktiniden

90 Th Thorium 232,00	91 Pa Protaktinium [231]	92 U Uran 238,00	93 Np Neptunium [237]	94 Pu Plutonium [244]	95 Am Amorizium [243]	96 Cm Curium [247]	97 Bk Berkelium [247]	98 Cf Kalifornium [251]	99 Es Einsteinium [252]	100 Fm Fermium [252]	101 Md Mendelevium [258]	102 No Nobelium [259]	103 Lr Lawrencium [260]

[ ] Massenzahl des stabilsten Isotops

Nichtmetall   Halbmetall

Tab. 19: Periodensystem der Elemente

Verzeichnis der DIN-Normen in der Zahnheilkunde

DIN EN ISO 1559:2001-12
    (=EN ISO 1559:2001; =ISO 1559:1995 + TC 1:1997)
Zahnärztliche Werkstoffe – Legierungen für zahnärzliche
Amalgame
Dental materials – Alloys for dental amalgam

DIN EN ISO 1561:1998-01
    (=EN ISO 1561:1997; =ISO 1561:1995)
Dentales Gusswachs
Dental casting wax

DIN EN ISO 1562:1995-04
    (=EN ISO 1562:1995; =ISO 1562:1993)
Dental-Goldgusslegierungen
Dental casting gold alloys

DIN EN ISO 1564:1999-03
    (=EN ISO 1564:1998; =ISO 1564:1995)
Dentale Abformmassen auf Agarbasis
Dental aqueous impression materials based on agar

DIN EN ISO 1567:2000-07
    (=EN ISO 1567:2000; =ISO 1567:1999)
Zahnheilkunde – Prothesenkunststoffe
Dentistry – Denture base polymers

DIN EN ISO 3336:1996-05
    (=EN ISO 3336:1996; =ISO 3336:1993)
Zahnheilkunde – Kunststoffzähne
Dentistry – Synthetik polymer teeth

DIN EN ISO 4049:2001-01
    (=EN ISO 4049:2000; =ISO 4049:2000)
Zahnheilkunde – Füllungs-, restaurative und
Befestigungskunststoffe
Dentistry – Polymer-based filling, restorative and luting
materials

DIN EN ISO 4823:2001-08
    (=EN ISO 4823:2000; =ISO 4823:2000)
Zahnheilkunde – Elastomere Abformmassen
Dentistry – Elastomeric impression materials

DIN EN ISO 4824:2000-06
(=EN ISO 4824:1996 + A1:2000; =ISO 4824:1993 + Amd.1:1997)
Zahnheilkunde – Keramikzähne
Dentistry – Ceramic denture teeth

DIN EN ISO 6871-1:1996-12
    (=EN ISO 6871-1:1996; =ISO 6871-1:1994)
Edelmetallfreie Dental-Gusslegierungen – Teil 1: Kobalt-Basis
Legierungen
Dental base metal casting alloys – Part 1: Cobalt-based alloys

DIN EN ISO 6871-2:1996-12
    (=EN ISO 6871-2:1996; =ISO 6871-2:1994)
Edelmetallfreie Dental-Gusslegierungen – Teil 2: Nickel-Basis
Legierungen
Denal base metal casting alloys – Part 2: Nickel-based alloys

DIN EN ISO 6872:1999-03
    (=EN ISO 6872:1998; =ISO 6872:1995 + Amd.1:1997)
Dentalkeramik
Dental ceramic

DIN EN ISO 6873:2000-07
    (=EN ISO 6873:2000; =ISO 6873:1998)
Dentalgipse
Dental gypsum products

DIN EN ISO 7490:2001-09
    (=EN ISO 7490:2000; =ISO 7490:2000)
Dentale gipsgebundene Einbettmassen
Dental gypsum-bonded casting investments

DIN EN ISO 7491:2001-01
    (=EN ISO 7491:2000; =ISO 7491:2000)
Zahnärztliche Werkstoffe - Bestimmung der Farbbeständigkeit
Dental materials - Determination of colour stability

DIN EN ISO 8891:2000-11
    (=EN ISO 8891:2000; = ISO 8891:1998)
Dentalgusslegierungen mit einem Edelmetallanteil von
mindestens 25 % bis unter 75 %
Dental casting alloys with noble metal content of at least
25 % but less than 75 %

DIN EN ISO 9693:2000-12
    (=EN ISO 9693:2000; =ISO 9693:1999)
Dentale restaurative Metallkeramiksysteme
Metal-ceramic dental restorative systems

DIN EN ISO 9694:1999-03
    (=EN ISO 9694:1998; =ISO 9694:1996)
Phosphatgebundene Einbettmassen in der Zahnheilkunde
Dental phosphate-bonded casting investments

E DIN EN ISO 9917-1:2002-04
    (= prEN ISO 9917-1:2001; =ISO/DIS 9917-1:2001)
Zahnärztliche Werkstoffe – Wasserhärtende Zemente –
Teil 1: Zemente mit Säure-Basis-Abbindung aus Pulver und
Flüssigkeit
Dental materials – Water-based cements –
Part 1: Powder/liquid acid-base cements

DIN EN ISO 9917-2:1999-10
    (=EN ISO 9917-2:1999; =ISO 9917-2:1998)
Zahnärztliche wasserhärtende Zemente –
Teil 2: Lichtaktivierte Zemente
Dental water-based cements – Part 2: Light-activated cements

DIN EN ISO 10139-2:2001-12
    (=EN ISO 10139-2:2001; =ISO 10139-2:1999)
Zahnheilkunde - Weichbleibende Unterfütterungswerkstoffe
für Prothesen – Teil 2: Werkstoffe für langzeitige Anwendung
Dentistry – Soft lining materials for removable dentures –
Part 2: Materials for long-term use

DIN EN ISO 10271:2002-01
    (=EN ISO 10271:2001; = ISO 10271:2001)
Dentale metallische Werkstoffe – Korrosionsprüfverfahren
Dental metallic materials – Corrosion test methods

DIN EN ISO 10477:2000-08
(=EN ISO 10477:1996 + A1:2000; = ISO 10477:1992 +
Amd.1:1998)
Zahnheilkunde – Kronen- und Brückenkunststoffe
Dentistry – Polymer based crown and bridge materials

DIN EN ISO 11244:1999-12
(=EN ISO 11244:1999; =ISO 11244:1998)
Löteinbettmassen in der Zahnheilkunde
Dental brazing investments

DIN EN ISO 11245:2000-10
(=EN ISO 11245:2000; =ISO 11245:1999)
Dentale Restaurationen – Phosphatgebundene
hitzebeständige Modellstumpfwerkstoffe
Dental restorations – Phosphate-bonded refractory die
materials

DIN EN ISO 11246:1999-03
(=EN ISO 11246:1998; =ISO 11246:1998)
Ethylsilikatgebundene Einbettmassen in der Zahnheilkunde
Dental ethyl silicate bonded casting investments

DIN EN ISO 12163:2000-11
(=EN ISO 12163:2000; =ISO 12163:1999)
Dentale Basisplatten- und Modellierwachse
Dental baseplate/modelling wax

DIN EN ISO 13716:2000-11
(=EN ISO 11245:2000; =ISO 11245:1999)
Reversible-irreversible Hydrokolloid-
Abformmaterialiensysteme
Dentistry – Reversible-irreversible hydrocolloid impression
material

E DIN EN ISO 13897:2002-04
(=prEN ISO 13897:2001; =ISO/DIS 13897:2001)
Zahnheilkunde – Zahnärztliche Amalgamkapseln
Dentistry – Dental amalgam capsules

DIN 13912:1996-06
Zahnheilkunde – Dental-Gusslegierungen; Basis, Nickel,
Cobalt, Eisen
Dentistry – Dental casting alloys; Basis nickel, cobalt, iron

DIN 13971:1998-01
Zahnheilkunde – Kieferorthopädische Drähte
Dentistry – Orthodontic wires

E DIN EN ISO 14233:2002-01
(=prEN ISO 14233:2001; =ISO/DIS 14233:2001)
Zahnheilkunde – Modellstumpfwerkstoffe aus Kunststoff
Dentistry – Polymer-based die materials

E DIN EN ISO 14356:2000-12
(=prEN ISO 14356:2000; =ISO/DIS 14356:2000)
Dentale Dubliermassen
Dental duplicating material

DIN EN 21560:1991-09
(=EN 21560:1991; =ISO 1560:1985)
Zahnheilkunde; Zahnärztliches Quecksilber
Dentistry; Dental mercury

DIN EN 21563:1992-01
(=EN 21563:1991; =ISO 1563:1990)
Zahnärztliche Alginat-Abformmassen
Dental alginate impression material

DIN EN 23107:1992-05
(=EN 23107:1991; =ISO 3107:1988)
Zahnärztliche Zinkoxid-Eugenol- und Zinkoxid-Noneugenol-
Zemente
Dental zink oxide/eugenol cements and zink oxide non-
eugenol cements

DIN EN 26874:1992-10
(=EN 26874:1992; =ISO 6874:1988)
Zahnheilkunde; Versiegelungkunststoffe für Fissuren
Dentistry; Dental resin-based pit and fissure sealants

DIN EN 29333:1992-12
(=EN 29333:1991; =ISO 9333:1990)
Dentallote
Dental brazing materials

DIN EN 29917:1994-06
(=EN 29917:1994; =ISO 9917:1991 + TC 1)
Zahnärztliche wasserhärtende Zemente
Dental water-based cements

DIN EN 30139-1:1994-08
(=EN 30139:1994; =ISO 10139-1:1991)
Zahnheilkunde; Weichbleibende Unterfütterungswerkstoffe
für Prothesen – Teil 1: Werkstoffe für kurzzeitige Anwendung
Dentistry; Resilient lining materials for removable dentures –
Part 1: Short-term materials

Tab. 20: Normenverzeichnis für die wichtigsten zahnärztlichen Werkstoffe

R-SÄTZE:

R1: In trockenem Zustand explosionsfähig.

R2: Durch Schlag, Reibung, Feuer oder andere Zündquellen explosionsfähig.

R3: Durch Schlag, Reibung, Feuer oder andere Zündquellen besonders explosionsfähig.

R4: Bildet hochempfindliche explosionsfähige Metallverbindungen.

R5: Beim Erwärmen explosionsfähig.

R6: Mit und ohne Luft explosionsfähig.

R7: Kann Brand verursachen.

R8: Feuergefahr bei Berührung mit brennbaren Stoffen.

R9: Explosionsgefahr bei Mischung mit brennbaren Stoffen.

R10: Entzündlich

R11: Leichtentzündlich

R12: Hochentzündlich

R14: Reagiert heftig mit Wasser.

R15: Reagiert mit Wasser unter Bildung hochentzündlicher Gase.

R16: Explosionsfähig in Mischung mit brandfördernden Stoffen.

R17: Selbstentzündlich an der Luft.

R18: Bei Gebrauch Bildung explosionsfähiger/leichtentzündlicher Dampf-Luftgemische möglich.

R19: Kann explosionsfähige Peroxide bilden.

R20: Gesundheitsschädlich beim Einatmen.

R21: Gesundheitsschädlich bei Berührung mit der Haut.

R22: Gesundheitsschädlich beim Verschlucken.

R23: Giftig beim Einatmen.

R24: Giftig bei Berührung mit der Haut.

R25: Giftig beim Verschlucken.

R26: Sehr giftig beim Einatmen.

R27: Sehr giftig bei Berührung mit der Haut.

R28: Sehr giftig beim Verschlucken.

R29: Entwickelt bei Berührung mit Wasser giftige Gase.

R30: Kann bei Gebrauch leicht entzündlich werden.

R31: Entwickelt bei Berührung mit Säure giftige Gase.

R32: Entwickelt bei Berührung mit Säure sehr giftige Gase.

R33: Gefahr kumulativer Wirkungen.

R34: Verursacht Verätzungen.

R35: Verursacht schwere Verätzungen.

R36: Reizt die Augen.

R37: Reizt die Atmungsorgane.

R38: Reizt die Haut.

R39: Ernste Gefahr irreversiblen Schadens.

R41: Gefahr ernster Augenschäden.

R42: Sensibilisierung durch Einatmen möglich.

R43: Sensibilisierung durch Hautkontakt möglich.

R44: Explosionsgefahr bei Erhitzen unter Einschluß.

R45: Kann Krebs erzeugen.

R46: Kann vererbbare Schäden verursachen.

R48: Gefahr ernster Gesundheitsschäden bei längerer Exposition.

R49: Kann Krebs erzeugen beim Einatmen.

R50: Sehr giftig für Wasserorganismen.

R51: Giftig für Wasserorganismen.

R52: Schädlich für Wasserorganismen.

R53: Kann in Gewässern längerfristig schädliche Wirkung haben.

R54: Giftig für Pflanzen.

R55: Giftig für Tiere.

R56: Giftig für Bodenorganismen.

R57: Giftig für Bienen.

R58: Kann längerfristig schädliche Wirkungen auf die Umwelt haben.

R59: Gefahr für die Ozonschicht.

R60: Kann die Fortpflanzungsfähigkeit beeinträchtigen.

R61: Kann das Kind im Mutterleib schädigen.

R62: Kann möglicherweise die Fortpflanzungsfähigkeit beeinträchtigen.

R63: Kann das Kind im Mutterleib möglicherweise schädigen.

R64: Kann Säuglinge über die Muttermilch schädigen.

R65: Gesundheitsschädlich: Kann beim Verschlucken Lungenschäden verursachen.

R66: Wiederholter Kontakt kann zu spröder oder rissiger Haut führen.

R67: Dämpfe können Schläfrigkeit und Benommenheit verursachen.

R68: Irreversibler Schaden möglich

KOMBINATIONEN DER R-SÄTZE:

R14/15: Reagiert heftig mit Wasser unter Bildung hochentzündlicher Gase.

R15/29: Reagiert mit Wasser unter Bildung giftiger und hochentzündlicher Gase.

R20/21: Gesundheitsschädlich beim Einatmen und bei Berührung mit der Haut.

R21/22: Gesundheitsschädlich bei Berührung mit der Haut und beim Verschlucken.

R20/22: Gesundheitsschädlich beim Einatmen und Verschlucken.

R20/21/22: Gesundheitsschädlich beim Einatmen, Verschlucken und bei Berührung mit der Haut.

R21/22: Gesundheitsschädlich bei Berührung mit der Haut und beim Verschlucken.

R23/24: Giftig beim Einatmen und bei Berührung mit der Haut.

R24/25: Giftig bei Berührung mit der Haut und beim Verschlucken.

R23/25: Giftig beim Einatmen und Verschlucken.

R23/24/25: Giftig beim Einatmen, Verschlucken und bei Berührung mit der Haut.

R24/25: Giftig bei Berührung mit der Haut und beim Verschlucken.

R26/27: Sehr giftig beim Einatmen und bei Berührung mit der Haut.

R27/28: Sehr giftig bei Berührung mit der Haut und beim Verschlucken.

R26/28: Sehr giftig beim Einatmen und Verschlucken.

R26/27/28: Sehr giftig beim Einatmen, Verschlucken und bei Berührung mit der Haut.

R36/37: Reizt die Augen und die Atmungsorgane.

R37/38: Reizt die Atmungsorgane und die Haut.

R36/38: Reizt die Augen und die Haut.

R36/37/38: Reizt die Augen, Atmungsorgane und die Haut.

R39/23: Giftig: Ernste Gefahr irreversiblen Schadens durch Einatmen.

R39/24: Giftig: Ernste Gefahr irreversiblen Schadens bei Berührung mit der Haut.

R39/25: Giftig: Ernste Gefahr irreversiblen Schadens durch Verschlucken.

R39/23/24: Giftig: Ernste Gefahr irreversiblen Schadens durch Einatmen und bei Berührung mit der Haut.

R39/23/25: Giftig: Ernste Gefahr irreversiblen Schadens durch Einatmen und durch Verschlucken.

R39/24/25: Giftig: Ernste Gefahr irreversiblen Schadens bei Berührung mit der Haut und durch Verschlucken.

R39/23/24/25: Giftig: Ernste Gefahr irreversiblen Schadens durch Einatmen, Berührung mit der Haut und durch Verschlucken.

R39/26: Sehr giftig: Ernste Gefahr irreversiblen Schadens durch Einatmen

R39/27: Sehr giftig: Ernste Gefahr irreversiblen Schadens bei Berührung mit der Haut.

R39/28: Sehr giftig: Ernste Gefahr irreversiblen Schadens durch Verschlucken

R39/26/27: Sehr giftig: Ernste Gefahr irreversiblen Schadens durch Einatmen und bei Berührung mit der Haut.

R39/26/28: Sehr giftig: Ernste Gefahr irreversiblen Schadens durch Einatmen und durch Verschlucken.

R39/27/28: Sehr giftig: Ernste Gefahr irreversiblen Schadens bei Berührung mit der Haut und durch Verschlucken.

R39/26/27/28: Giftig: Ernste Gefahr irreversiblen Schadens durch Einatmen, Berührung mit der Haut und durch Verschlucken.

R42/43: Sensibilisierung durch Einatmen und Hautkontakt möglich.

R48/20: Gesundheitsschädlich: Gefahr ernster Gesundheitsschäden bei längerer Exposition durch Einatmen.

R48/21: Gesundheitsschädlich: Gefahr ernster Gesundheitsschäden bei längerer Exposition durch Berührung mit der Haut.

R48/22: Gesundheitsschädlich: Gefahr ernster Gesundheitsschäden bei längerer Exposition durch Verschlucken.

R48/20/21: Gesundheitsschädlich: Gefahr ernster Gesundheitsschäden bei längerer Exposition durch Einatmen und durch Berührung mit der Haut.

R48/20/22: Gesundheitsschädlich: Gefahr ernster Gesundheitsschäden bei längerer Exposition durch Einatmen und durch Verschlucken.

R48/21/22: Gesundheitsschädlich: Gefahr ernster Gesundheitsschäden bei längerer Exposition durch Berührung mit der Haut und durch Verschlucken.

R48/20/21/22: Gesundheitsschädlich: Gefahr ernster Gesundheitsschäden bei längerer Exposition durch Einatmen, Berührung mit der Haut und durch Verschlucken.

R48/23: Giftig: Gefahr ernster Gesundheitsschäden bei längerer Exposition durch Einatmen.

R48/24: Giftig: Gefahr ernster Gesundheitsschäden bei längerer Exposition durch Berührung mit der Haut.

R48/25: Giftig: Gefahr ernster Gesundheitsschäden bei längerer Exposition durch Verschlucken.

R48/23/24: Giftig: Gefahr ernster Gesundheitsschäden bei längerer Exposition durch Einatmen und durch Berührung mit der Haut.

R48/23/25: Giftig: Gefahr ernster Gesundheitsschäden bei längerer Exposition durch Einatmen und durch Verschlucken.

R48/24/25: Giftig: Gefahr ernster Gesundheitsschäden bei längerer Exposition durch Berührung mit der Haut und durch Verschlucken.

R48/23/24/25: Giftig: Gefahr ernster Gesundheitsschäden bei längerer Exposition durch Einatmen, Berührung mit der Haut und durch Verschlucken.

R50/53: Sehr giftig für Wasserorganismen, kann in Gewässern längerfristig schädliche Wirkung haben.

R51/53: Giftig für Wasserorganismen, kann in Gewässern längerfristig schädliche Wirkung haben.

R52/53: Schädlich für Wasserorganismen, kann in Gewässern längerfristig schädliche Wirkung haben.

R68/20: Gesundheitsschädlich: Möglichkeit irreversiblen Schadens durch Einatmen.

R68/21: Gesundheitsschädlich: Möglichkeit irreversiblen Schadens bei Berührung mit der Haut.

R68/22: Gesundheitsschädlich: Möglichkeit irreversiblen Schadens durch Verschlucken.

R68/20/21: Gesundheitsschädlich: Möglichkeit irreversiblen Schadens durch Einatmen und bei Berührung mit der Haut.

R68/20/22: Gesundheitsschädlich: Möglichkeit irreversiblen Schadens durch Einatmen und durch Verschlucken.

R68/21/22: Gesundheitsschädlich: Möglichkeit irreversiblen Schadens bei Berührung mit der Haut und durch Verschlucken.

R68/20/21/22: Gesundheitsschädlich: Möglichkeit irreversiblen Schadens durch Einatmen, Berührung mit der Haut und durch Verschlucken.

S-SÄTZE:

S1: Unter Verschluß aufbewahren.

S2: Darf nicht in die Hände von Kindern gelangen.

S3: Kühl aufbewahren.

S4: Von Wohnplätzen fernhalten.

S5: Unter ... aufbewahren (geeignete Schutzflüssigkeit ist anzugeben).

S6: Unter ... aufbewahren (inertes Gas ist anzugeben).

S7: Behälter dicht geschlossen halten.

S8: Behälter trocken halten.

S9: Behälter an einem gut gelüfteten Ort aufbewahren.

S12: Behälter nicht gasdicht verschließen.

S13: Von Nahrungsmitteln, Getränken und Futtermitteln fernhalten.

S14: Von ... fernhalten. (Inkompatible Substanzen sind anzugeben.)

S15: Vor Hitze schützen.

S16: Von Zündquellen fernhalten - Nicht rauchen.

S17: Von brennbaren Stoffen fernhalten.

S18: Behälter mit Vorsicht öffnen und handhaben.

S20: Bei der Arbeit nicht essen und trinken.

S21: Bei der Arbeit nicht rauchen.

S22: Staub nicht einatmen.

S23: Gas/Rauch/Dampf/Aerosol nicht einatmen (Geeignete Bezeichnung(en) sind anzugeben).

S24: Berührung mit der Haut vermeiden.

S25: Berührung mit den Augen vermeiden.

S26: Bei Berührung mit den Augen gründlich mit Wasser abspülen und Arzt konsultieren.

S27: Beschmutzte, getränkte Kleidung sofort ausziehen.

S28: Bei Berührung mit der Haut sofort abwaschen mit viel ... (Mittel sind anzugeben).

S29: Nicht in die Kanalisation gelangen lassen.

S30: Niemals Wasser hinzufügen.

S33: Maßnahmen gegen elektrostatische Aufladung treffen.

S35: Abfälle und Behälter müssen in gesicherter Weise beseitigt werden.

S36: Bei der Arbeit geeignete Schutzkleidung tragen.

S37: Geeignete Schutzhandschuhe tragen.

S38: Bei unzureichender Belüftung Atemschutzgerät anlegen.

S39: Schutzbrille/Gesichtsschutz tragen.

S40: Fußboden und verunreinigte Gegenstände mit ... reinigen. (Material ist Hersteller anzugeben).

S41: Explosions- und Brandgase nicht einatmen.

S42: Bei Räuchern/Versprühen geeignetes Atemschutzgerät anlegen. (Geeignete Bezeichnung(en) sind anzugeben.)

S43: Zum Löschen ... (Löschmittel ist anzugeben) verwenden. (Wenn Wasser die Gefahr erhöht, anfügen: „Kein Wasser verwenden".)

S45: Bei Unfall oder Unwohlsein sofort Arzt zuziehen. (Wenn möglich, dieses Etikett vorzeigen.)

S46: Bei Verschlucken sofort ärztlichen Rat einholen und Verpackung oder Etikett vorzeigen.

S47: Nicht bei Temperaturen über .. °C aufbewahren (Temperatur ist anzugeben).

S48: Feucht halten mit ... (Geeignetes Mittel ist anzugeben.)

S49: Nur im Originalbehälter aufbewahren.

S50: Nicht mischen mit ... (Inkompatible Substanz ist anzugeben.)

S51: Nur in gut gelüfteten Bereichen verwenden.

S52: Nicht großflächig für Wohn- und Aufenthaltsräume zu verwenden.

S53: Exposition vermeiden! Vor Gebrauch besondere Anweisung einholen.

S56: Diesen Stoff und seinen Behälter der Problemabfallentsorgung zuführen.

S57: Zur Vermeidung einer Kontamination der Umwelt geeigneten Behälter verwenden.

S59: Information zur Wiederverwendung/Wiederverwertung beim Hersteller/Lieferanten erfragen.

S60: Dieser Stoff und sein Behälter sind als gefährlicher Abfall zu entsorgen.

S61: Freisetzung in die Umwelt vermeiden. Besondere Anweisung einholen/Sicherheitsdatenblatt zu Rate ziehen.

S62: Bei Verschlucken kein Erbrechen herbeiführen. Sofort ärztlichen Rat einholen und Verpackung oder dieses Etikett vorzeigen.

S63: Bei Unfall durch Einatmen: Verunfallten an die frische Luft bringen und ruhigstellen.

S64: Bei Verschlucken Mund mit Wasser ausspülen. (Nur wenn Verunfallter bei Bewußtsein ist.)

KOMBINATIONEN DER S-SÄTZE:

S1/2: Unter Verschluß und für Kinder unzugänglich aufbewahren.

S3/7: Behälter dicht geschlossen halten und an einem kühlen Ort aufbewahren.

S3/9/14: An einem kühlen, gut gelüfteten Ort, entfernt von ... aufbewahren. (Die Stoffe, deren Kontakt vermieden werden muß, sind anzugeben.)

S3/9/14/49: Nur im Originalbehälter an einem kühlen, gut gelüfteten Ort, entfernt von ... aufbewahren. (Die Stoffe, deren Kontakt vermieden werden muß, sind anzugeben.)

S3/9/49: Nur im Originalbehälter an einem kühlen, gut gelüfteten Ort aufbewahren.

S3/14: An einem kühlen Ort, entfernt von ... aufbewahren. (Stoff mit dem der Kontakt vermieden werden muß, ist anzugeben.)

S7/8: Behälter trocken und dicht geschlossen halten.

S7/9: Behälter dicht geschlossen an einem gut gelüfteten Ort aufbewahren.

S7/47: Behälter dicht geschlossen und nicht bei Temperaturen über ... °C aufbewahren.

S20/21: Bei der Arbeit nicht essen, trinken, rauchen

S24/25: Berührung mit den Augen und der Haut vermeiden.

S29/56: Nicht in die Kanalisation gelangen lassen, diesen Stoff und seinen Behälter der Problemabfallentsorgung zuführen.

S36/37: Bei der Arbeit geeignete Schutzhandschuhe und Schutzkleidung tragen.

S36/37/39: Bei der Arbeit geeignete Schutzkleidung, Schutzhandschuhe und Schutzbrille/Gesichtsschutz tragen.

S36/39: Bei der Arbeit geeignete Schutzkleidung und Schutzbrille/Gesichtsschutz tragen.

S37/39: Bei der Arbeit geeignete Schutzhandschuhe und Schutzbrille/Gesichtsschutz tragen.

S47/49: Nur im Originalbehälter bei einer Temperatur von nicht über ... °C aufbewahren. (Temperatur ist anzugeben.)

Tab. 21: Verzeichnis der wichtigsten Ergänzungen zu den auf Gefahrstoffbehältern/-verpackungen angegebenen Gefährlichkeitsmerkmalen (Ziffern Rxx und Sxx). R-Sätze: Hinweise auf besondere Gefahren von gefährlichen Stoffen, S-Sätze: Sicherheitsratschläge zum Umgang mit gefährlichen Stoffen

Gefährlichkeitsmerkmale

Explosions-gefährlich

Gefahrenbezeichnung:	explosionsgefährlich
Wirkung der Stoffe:	Können durch Schlag, Reibung, Erwärmung, Feuer oder andere Zündquellen auch ohne Beteiligung von Luftsauerstoff explodieren.
Stoffbeispiele:	Pikrinsäure

Brand-fördernd

Gefahrenbezeichnung:	brandfördernd
Wirkung der Stoffe:	Sind in der Regel selbst nicht brennbar, können aber bei Berührung mit brennbaren Stoffen die Brandgefahr und die Heftigkeit eines Brandes beträchtlich erhöhen.
Stoffbeispiele:	Kaliumchlorat, Kaliumpermanganat

Ätzend

Gefahrenbezeichnung:	ätzend
Wirkung der Stoffe:	Zerstören lebendes Gewebe (z. B. bei Säuren mit pH < 2 oder Laugen mit pH > 11.5)
Stoffbeispiele:	Natronlauge (> 2%ig), Natriumhypochlorid 3%ig (Chlorbleichlauge)

Sehr giftig

Gefahrenbezeichnung:	sehr giftig
Wirkung der Stoffe:	Können in **sehr geringen Mengen** beim Einatmen, Verschlucken oder Berühren mit der Haut schwere akute oder chronische Gesundheitsschäden erzeugen oder zum Tode führen
Stoffbeispiele:	Kaliumcyanid, Flußsäure > 7%ig

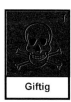

Giftig

Gefahrenbezeichnung:	giftig
Wirkung der Stoffe:	Können in **geringen Mengen** beim Einatmen, Verschlucken oder Berühren mit der Haut s akute oder chronische Gesundheitsschäden verursachen oder zum Tode führen
Stoffbeispiele:	Arsen, Flußsäure 1–7 %ig

Gefahrenbezeichnung:	krebserzeugend
Wirkung der Stoffe:	Können durch Einatmen, Verschlucken oder Berühren mit der Haut Krebserregen, bzw. die Krebshäufigkeit erhöhen
Stoffbeispiele:	Benzo [a] pyren, Benzol

Gefährlichkeitsmerkmale

Gesundheits-schädlich

Gefahrenbezeichnung:	gesundheitsschädlich
Wirkung der Stoffe:	Können durch Einatmen, Verschlucken oder Berühren mit der Haut akute oder chronische Gesundheitsschäden verursachen oder zum Tode führen
Stoffbeispiele:	Glykol, Chloroform

Gefahrenbezeichnung:	Verdacht auf krebserzeugend
Wirkung der Stoffe:	Steht im Verdacht, durch einatmen, Verschlucken oder Berühren mit der Haut Krebs zu erregen.
Stoffbeispiele:	Dichlormethan

Reizend

Gefahrenbezeichnung:	reizend
Wirkung der Stoffe:	Können bei Kontakt mit der Haut zu Entzündungen führen
Stoffbeispiele:	Calciumchlorid, Desinfektionsmittel (einige), Stycast Part A

Hoch-entzündlich

Gefahrenbezeichnung:	hochentzündlich
Wirkung der Stoffe:	Haben als Flüssigkeiten einen **extrem niedrigen Flammpunkt** (< 0 °C) und einen niedrigen Siedepunkt bzw. Siedebeginn (< 35 °C); als Gase können sie unter Normalbedingungen mit Luft ein explosionsfähiges Gemisch bilden.
Stoffbeispiele:	Diethylether, Acetylen

Leicht-entzündlich

Gefahrenbezeichnung:	leichtentzündlich
Wirkung der Stoffe:	Können sich bei gewöhnlicher Temperatur an der Luft erhitzen und entzünden, oder haben einen **niedrigen Flammpunkt** (< 21 °C), oder bilden unter Feuchtigkeit eine gefährliche Menge hochentzündlicher Gase.
Stoffbeispiele:	Ethanol, Isopropylalkohol

Umwelt-gefährlich

Gefahrenbezeichnung:	umweltgefährlich
Wirkung der Stoffe:	Können Wasser, Boden, Luft, Klima, Pflanzen oder Mikroorganismen derart verändern, daß Gefahren für die Umwelt entstehen.
Stoffbeispiele:	Lindan, PCB

Tab. 22: Zusammenstellung relevanter Gefährlichkeitsmerkmale von Gefahrstoffen